临床常见病中医诊断与治疗

■ 邵建珍 等 主编

上海科学普及出版社

图书在版编目（CIP）数据

临床常见病中医诊断与治疗／邵建珍等主编. —上海：上海科学普及出版社，2023.8
ISBN 978-7-5427-8527-5

Ⅰ.①临… Ⅱ.①邵… Ⅲ.①常见病－中医诊断学②常见病－中医治疗学 Ⅳ.①R24

中国国家版本馆CIP数据核字（2023）第140921号

统　　筹　张善涛
责任编辑　陈星星
整体设计　宗　宁

临床常见病中医诊断与治疗
主编　邵建珍　等
上海科学普及出版社出版发行
（上海中山北路832号　邮政编码200070）
http://www.pspsh.com

各地新华书店经销　　山东麦德森文化传媒有限公司印刷
开本 787×1092 1/16　印张 19　插页 2　字数 517 000
2023年8月第1版　　2023年8月第1次印刷

ISBN 978-7-5427-8527-5　定价：198.00元
本书如有缺页、错装或坏损等严重质量问题
请向工厂联系调换
联系电话：0531-82601513

编委会

主 编

邵建珍　姬广慧　杨　云　吴　琼
巴燕·艾克海提　冯　磊　潘　茎

副主编

吴瑞兰　朱丹丹　聂　静　柳　青
高　磊　张爱玉　耿　娟　李　朕

编　委（按姓氏笔画排序）

巴燕·艾克海提（新疆医科大学附属中医医院）

冯　磊（河南中医药大学第三附属医院）

朱丹丹（徐州医科大学第二附属医院）

李　朕（石河子大学第一附属医院）

杨　云（金乡县中医院）

吴　琼（青岛市黄岛区中心医院）

吴瑞兰（单县中医医院）

张爱玉（河北省秦皇岛市青龙满族自治县中医院）

邵建珍（山东省招远市中医医院）

柳　青（赤峰市第二中医蒙医医院）

耿　娟（桓台县人民医院）

聂　静（涉县中医院）

高　磊（北京华科中西医结合医院）

唐　元（湘潭市中医医院）

姬广慧（日照市中医医院）

梁嘉昱（中国人民解放军海军第九〇五医院）

潘　茎（聊城市冠县第一中医医院）

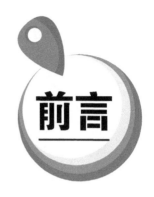

前言

　　中医学是运用中医学理论和中医临床思维方法,防治并阐明疾病的病因、病机、证候、诊断、辨证论治规律、预后及预防、康复、调摄等内容的一门临床学科。它蕴含着丰富的华夏文化,是中华民族千百年来的文化精髓,是人文与生命科学有机结合形成的系统的、整体的医学体系。与此同时,中医学既继承了历代医家的学术思想和临床经验,又汲取了现代中医在理论与实践方面的新成就、新进展、新技术。随着人们生活水平的不断提高和健康意识的不断增强,中医学在诊疗疾病方面越来越具有独特的优势。作为临床工作者,了解和掌握中医学的基础知识及临床治疗技能,丰富临床诊疗手段,提高疗效显得尤为重要。为此,我们组织在中医诊疗方面有丰富临床经验的专家编写了《临床常见病中医诊断与治疗》一书,旨在满足临床医学专业理论与实践的需要。

　　本书首先介绍了中医学基础知识,包括中医学说、中医诊断方法、中医辨证基础等;然后主要从病因、病机、临床表现、诊断与治疗方面讲解了临床上的不同病证;最后介绍了其他相关的中医学内容。本书内容丰富,言简意赅,层次分明,专业性、科学性和实用性强,读者通过对本书内容的学习,能够系统掌握中医学的基础理论、基本知识和基本技能。本书可供中医各科的临床医师阅读,也可作为中医院校学生初进临床的参考书,对提高中医临床医师综合分析问题和解决问题的能力有很强的指导作用。

由于本书编者较多,编写风格不尽相同,加之编写时间仓促,书中存在的疏漏与不当之处,希望广大读者见谅,并提出意见和建议,以便后期修正。

《临床常见病中医诊断与治疗》编委会
2023 年 6 月

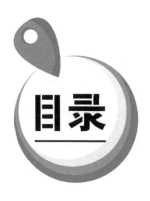

目录

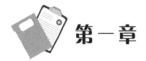

第一章

中 医 学 说

第一节 阴 阳 学 说

阴阳学说是中国古代朴素的对立统一理论,它认为阴和阳两个对立统一的方面,贯穿于一切事物之中,是一切事物运动和发展变化的根源及其规律。

阴阳是宇宙中相互关联的事物或现象对立双方属性的概括。凡是运动的、外向的、上升的、温热的、无形的、明亮的、兴奋的都属于阳。相对静止的、内守的、下降的、寒冷的、有形的、晦暗的、抑制的都属于阴。

一方面阴阳双方是通过比较而分,如 60 ℃的水,同 10 ℃的水相比,当属阳,但同 100 ℃的水相比则属阴。因此,单一事物就无法定阴阳。另一方面,阴阳之中复有阴阳,如昼为阳,夜属阴,而白天的上午属阳中之阳,下午则属阳中之阴,黑夜的前半夜为阴中之阴,后半夜为阴中之阳。但是必须注意,任何事物都不能随意分阴阳,不能说寒属阳,热属阴,也不能说女属阳,男属阴,必须按照阴和阳所特有的属性来一分为二才是阴阳。

阴阳学说的基本内容概括为以下五个方面。

一、阴阳交感

阴阳交感是指阴阳二气在运动中互相感应而交合的过程,阴阳交感是万物化生的根本条件。在自然界,天之阳气下降,地之阴气上升,阴阳二气交感,形成云、雾、雷、电、雨、露,生命得以诞生,从而化生出万物。在人类社会,男女媾精,新的生命个体诞生,人类得以繁衍。如果阴阳二气在运动中不能交合感应,新事物和新个体就不会产生。

二、阴阳对立制约

对立即相反,如上与下、动与静、水与火、寒与热等。阴阳相反导致阴阳相互制约。如温热可以驱散寒气,冰冷可以降低高温,水可以灭火,火可以使水沸腾化气等,温热与火属阳,寒冷与水属阴,这就是阴阳对立相互制约。阴阳双方制约的结果,使事物取得了动态平衡。

三、阴阳互根互用

阴阳互根是指一切事物或现象中相互对立着的阴阳两个方面,具有相互依存、互为根本的关

1

系,即阴和阳任何一方都不能脱离另一方而单独存在。每一方都以相对的另一方的存在为自己存在的前提和条件,如热为阳,寒为阴,没有热也就无所谓寒,没有寒也就无所谓热。阴阳互用是指阴阳双方不断地资生、促进和助长对方,如藏于体内的阴精,不断地化生为阳气,保卫于体表的阳气,使阴精得以固守于内,即阴气在内,是阳气的根本,阳气在外,是阴精所化生的。

四、阴阳消长平衡

阴阳消长平衡是指对立互根的双方始终处于一定限度内的、彼此互为盛衰的运动变化过程,致阴消阳长或阳消阴长等。包括以下四种类型。

(一)此长彼消

这是制约较强造成的,如热盛伤阴、寒盛伤阳皆属此类。

(二)此消彼长

这是制约不及所造成的,如阴虚火旺、阳虚阴盛皆属此类。

(三)此长彼亦长

这是阴阳互根互用得当的结果。如补气以生血、补血以养气。

(四)此消彼亦消

这是阴阳互根互用不及所造成的,如气虚引起血虚,血虚必然气虚,阳损及阴,阴损及阳等。

阴阳平衡,指对立互根的阴阳双方,总是在一定限度内、在一定条件下维持着相对的动态平衡。

五、阴阳相互转化

阴阳相互转化指对立互根的阴阳双方在一定条件下可以各自向其相反的方面发生转化。即阳可转为阴,阴可转为阳,气血转化,气精转化,寒热转化等,一般都产生于事物发展变化的"物极"阶段,即所谓"物极必反"。阴阳消长是一个量变的过程,而阴阳转化是在量变基础上的质变。

(邵建珍)

第二节 五 行 学 说

五行学说也属古代哲学范畴,是以木、火、土、金、水五种物质的特性及其"相生"和"相克"规律来认识世界、解释世界和探求宇宙规律的一种世界观和方法论。所谓五行是指木、火、土、金、水五种物质及其运动变化。

一、五行特性

(一)木的特性

"木曰曲直","曲"屈也,"直"伸也。曲直即是指树木的枝条具有生长柔和、能曲又能直的特性。因而引申为凡具有生长、升发、条达、舒畅等性质或作用的事物均归属于木。

(二)火的特性

"火曰炎上","炎"是焚烧、热烈之义,"上"是上升。"炎上"是指火具有温热上升的特性。因而引申为凡具有温热、向上等特性或作用的事物均归属于火。

(三)土的特性

"土爱稼穑","爱"通"曰","稼"即种植谷物,"穑"即收割谷物。"稼穑"泛指人类种植和收获谷物的农事活动。因而引申为凡具有生化、承载、受纳等性质或作用的事物均归属于土。

(四)金的特性

"金曰从革","从",由也,说明金的来源,"革"即变革,说明金是通过变革而产生的。自然界现成的金属极少,绝大多数金属都是由矿石经过冶炼而产生的。冶炼即变革的过程,故曰"金曰从革"。因而凡具有沉降、肃杀、收敛等性质或作用的事物均归属于金。

(五)水的特性

"水曰润下","润"即潮湿、滋润、濡润,"下"即向下、下行,"润下"是指水滋润下行的特点。故引申为凡具有滋润、下行、寒凉、闭藏等性质或作用的事物皆归属于水。

二、自然界五行结构系统

自然界五行结构系统见表1-1。

表 1-1　自然界五行结构系统

五行	五音	五味	五色	五化	五方	五季	五气
木	角	酸	青	生	东	春	风
火	徵	苦	赤	长	南	夏	暑
土	宫	甘	黄	化	中	长夏*	湿
金	商	辛	白	收	西	秋	燥
水	羽	咸	黑	藏	北	冬	寒

*长夏指农历六月。

三、人体五行结构系统

人体五行结构系统见表1-2。

表 1-2　人体五行结构系统

五行	五脏	五腑	五官	形体	情志	五声	变动	五神	五液	五华
木	肝	胆	目	筋	怒	呼	握	魂	泪	爪
火	心	小肠	舌	脉	喜	笑	忧	神	汗	面
土	脾	胃	口	肉	思	歌	哕	意	涎	唇
金	肺	大肠	鼻	皮	悲	哭	咳	魄	涕	毛
水	肾	膀胱	耳	骨	恐	呻	栗	志	唾	发

人体五行结构系统构成了中医藏象学说的理论构架。

四、五行的生克制化规律

(一)五行相生

五行相生是五行之间递相资生、促进的关系,是事物运动变化的正常规律。其次序为木生火、火生土、土生金、金生水、水生木、木生火。

（二）五行相克

五行相克是五行之间递相克制、制约的关系，是事物运动变化的正常规律。其次序为木克土、土克水、水克火、火克金、金克木、木克土。

五行相生关系又称为"母子关系"，任何一行都存在"生我"和"我生"两方面的关系。"生我者为母""我生者为子"。五行相克关系又称为"所胜""所不胜"关系，"克我"者为"所不胜"，"我克者"为"所胜"。

（三）五行制化

五行制化是指五行之间生中有制、制中有生、递相资生制约以维持其整体的相对协调平衡的关系。如木克土，土生金，金克木，说明木克土，而土生金，金反过来再克木，维持相对平衡关系。水克火，水生木，木生火，说明水既克火，又间接生火，以维持相对协调平衡的关系。

五、五行乘侮和母子相及

（一）五行相乘

五行相乘是五行中的某一行对被克者的另一行过度克制，从而致事物与事物之间失去了正常的协调关系，其原因是克我者一行之气过于强盛或我克者一行之气本气虚弱。如生理状态下，木克土；在病理状态下，即出现木乘土，原因有木旺乘土或土虚木乘。

五行相乘规律与五行相克的次序完全一致，但意义不同，前者是病理状态，后者是生理状态。

（二）五行相侮

五行相侮是五行中某一行对原来克我者的一行反向克制，从而使事物间失去了正常的协调关系。其原因是我克者一行之气过于强盛或克我者一行之气本身虚弱。如生理状态下，木克土；在病理状态下，即出现土侮木。五行相侮规律与五行相克规律相反，是一种病理状态。

（三）母子相及

1.母病及子

母行异常影响到子行，结果母子两行均异常。

2.子病犯母

子行异常影响到母行，结果母子两行均异常。

（巴燕·艾克海提）

第三节　藏　象　学　说

藏象学说是通过对人体的生理、病理现象的观察，研究人体脏腑等的生理功能、病理变化及其相互关系的学说。

一、内脏的分类及其区别

内脏的分类及其区别见表1-3。

表 1-3　内脏的分类及其区别

类别	内容	生理功能特点	形态特点
五脏	心、肝、脾、肺、肾	藏精化气,生神, 藏精气而不泻, 满而不能实	主要为实体性器官
六腑	胆、胃、大肠、小肠、膀胱、三焦、心包络	传化物而不藏, 实而不能满, 以通降为用	多为管腔性器官
奇恒之腑	脑、髓、骨、脉、胆、女子胞(精室)	藏精气而不泻, 不传化物。 除胆外,无表里关系。 除胆外,无阴阳五行配属关系	形态中空,有腔 相对密闭

二、五脏

(一)心的主要生理功能和病理表现

(1)心主血脉是指心气推动血液在脉中运行,流注全身,发挥营养和滋润作用。心主血脉的前提条件是心行血,指心气维持心脏的正常搏动,推动血液在脉中运行;心生血,是指心火将水谷精微化赤生血;心主脉,是指脉道的通畅,血液在脉中的正常运行,形成脉象。心主血脉的生理表现,主要从以下四个方面观察。面色红黄隐隐,红润光泽;舌质淡红;脉象和缓有力,节律均匀,一息四至;虚里搏动(指心尖)和缓有力,节律均匀,其动应手。其病理表现:心气虚,心血虚,血脉空虚可导致心悸不安,面色苍白或萎黄,舌质淡白,脉细弱微,虚里心悸不安;心血瘀,心血阻滞,可出现心绞痛症状,面色灰暗,唇青舌紫,脉结、代、促、涩,虚里闷痛。

(2)心藏神主要是指心具有主宰人体五脏六腑,形体官窍的一切生理活动和人体精神意识思维活动的功能。而精神意识思维活动主要体现在五神,即神、魂、魄、意、志。五志,即喜、怒、忧、思、悲。五神五志又分属五脏,但主宰是心。中医学中有心(属五脏)和脑(属奇恒之腑)等概念,但以心概脑。心主神志的生理表现,主要是精神饱满,反应灵敏。其病理表现如下。①心不藏神:反应迟钝,健忘,神志亢奋,烦躁不安,失眠,谵语多梦。②神志衰弱:神志不合,萎靡不振;神志错乱和癫狂等,后者属现代医学重型精神病范畴。

(二)肺的主要生理功能和病理表现

(1)肺主宣发指肺气向上升宣,向外布散。生理作用:①通过呼吸运动,排除人体内浊气;②通过人体经脉气血运行,布散由脾转输而来的水谷精微、津液于全身,内至五脏六腑,外达肌腠皮毛;③宣发卫气,调节腠理开合,排泄汗液,并发挥抗邪作用。病理表现为肺失宣发,如恶寒发热、自汗或无汗、胸闷、咳喘、鼻塞、流清涕,属现代医学上感范畴。

(2)肺主肃降指肺气向下通降或使呼吸道保持洁净。生理作用:①通过呼吸运动,吸入自然界清气;②通过经脉气血运行,将肺吸入清气和由脾而来的水谷精微、津液下行布散;③通过咳嗽等反射性保护作用,肃清呼吸道内过多的分泌物,以保持其清洁。病理表现:胸闷、咳喘。

(3)肺主气,司呼吸。肺主气为肺具有主持呼吸之气、一身之气的功能概括。肺司呼吸,指肺具有呼浊吸清,实现机体内外气体交换的功能。生理作用:①吸入自然界的清气,促进人体气的生成,营养全身;②呼出体内浊气,排泄体内废物,调节阴阳平衡;③调节人体气机的升降出入运动。病理表现:胸闷、咳喘、呼吸不利、呼吸微弱。

（4）肺主通调水道指肺主宣发肃降功能,对体内水液的输布排泄起着疏通和调节作用。水道指人体内水液运行的通道。肺主通调水道,其生理作用主要是调节体内水液代谢的平衡。机制主要是肺主宣发使津液向外、向上散布,濡养脏腑、器官、腠理、皮毛,呼浊和排汗,将部分水分和废物排出人体外。肺主肃降,使津液下行布散,濡养人体,使代谢后水液下行布散至膀胱,通过膀胱的气化作用生成尿液。肺通调失职可出现痰饮水肿。

（5）肺朝百脉,助心行血:肺朝百脉指全身血液通过经脉聚会于肺并进行气体交换,再输布于全身。肺气宣发肃降具有协助心脏、助心行血、促进血液运动的作用。肺气虚,血脉瘀滞,肺气宣降失调会导致胸闷、心悸、咳喘、唇青舌紫。

（6）肺主治节指肺具有协助心脏对机体各个脏腑组织器官生理活动的治理调节作用,是肺的生理功能的概括。

（三）脾的主要生理功能和病理表现

（1）脾主运化水谷指脾对饮食物的消化,化为水谷精气,以及对其的吸收、转输和散精作用。其生理机制:①脾协助胃消磨水谷。②脾协助胃和小肠把饮食物化为水谷精微。③吸收水谷精微转输到心肺,经肺气宣发肃降而布散全身经脉、气血运行布散全身。其病理表现:食欲缺乏、腹胀、便溏、四肢倦怠无力、少气懒言、面色萎黄、舌质淡白。

（2）脾主运化水液指脾对水液的吸收、转输、布散作用。其生理机制:①脾吸收津液。②将津液转输到肺,通过肺的宣降而布散全身,起濡养作用,转输到肾、膀胱,经膀胱的气化作用而形成尿液。脾虚失运而致水液停滞,表现内湿,如痰饮、水肿、带下、泻泄。

（3）脾主升清指脾具有将水谷精微等营养物质吸收并上输入心肺头目、化生气血以营养全身的功能。其病理表现:①升清不及可出现眩晕、腹胀、便溏、气虚的表现。②中气下陷,腹部胀坠,内脏下垂,如胃下垂、脱肛、子宫下垂等。

（4）脾主统血指脾有统摄血液在脉内运行,不使其逸出脉外的作用。脾不统血表现有出血、崩漏、尿血、便血、皮下出血等。

（四）肝的主要生理功能和病理表现

（1）肝主藏血指肝具有贮藏血液、调节血量、防止出血的生理功能。其病理表现如下。①机体失养:如头目失养、视力模糊、夜盲、目干涩、眩晕;筋脉失养:肢体拘急、麻木、屈伸不利;胞宫失养:月经后期、月经量少、闭经。②血证:肝血虚,肝火旺盛,热迫血行。③肝肾阴虚:肝阳上亢,阳亢生风,眩晕,上重下轻,头胀痛,四肢麻木。④月经过多、崩漏。

（2）肝主疏泄指肝具有疏通、宣泄、升发、调畅气机等综合生理功能。其病理表现如下。疏泄不及:气郁,气滞,胸胁、乳房、少腹胀痛。疏泄太过:气逆则面红目赤、心烦易怒、头目胀痛。气滞则血瘀,胸胁刺痛、痛经、闭经。气滞则水停,鼓胀水肿。肝失疏泻还可引起肝脾不调、肝胃不和致腹胀、恶心、呕吐、嗳气、反酸。肝胆气郁则口苦、恶心、呕吐、黄疸等。肝气郁结:闷闷不乐,多疑善虑,喜太息。肝气上逆,致情志亢奋、急躁易怒、失眠多梦。肝失疏泻可引起气血不和,冲任失调,致经带胎产异常、不孕不育。

（五）肾的主要生理功能和病理表现

（1）肾藏精是指肾具有封藏精气、促进人体生长发育和生殖的功能,以及调节机体的代谢和生殖活动的作用。

肾精包括先天之精和后天之精。先天之精指禀受于父母的生殖之精,后天之精即水谷精微和脏腑之精,二者之间的关系是后天之精依赖于先天之精活力资助,才能不断化生,先天之精依赖于后天之精的培育充养。肾精可化生肾气,肾气有助于封藏肾精。肾中精气按其功能类别可划分为肾阴、肾阳。肾阴是指肾中精气对各脏腑组织器官起滋养濡润作用的生理效应。肾阳指肾中精气对各脏腑组织器官起推动温煦作用的生理效应。其病理表现:①肾中精气不足,可导致生长发育障碍,生殖繁衍能力减弱,发生某些遗传性或先天性疾病。②肾阴阳失调,肾阳虚可致虚寒证,肾阴虚可致虚热证。

(2)肾主水液指肾主持和调节人体的水液代谢平衡。人体代谢水液经三焦下行归肾,肾将含废物成分多的水液下注膀胱。通过肾及膀胱气化作用而排出体外,以维持体内水液代谢的平衡。其病理表现:肾气(阳)虚(肾气不化)可致气化失常,导致水液代谢障碍,津液停滞,尿少,痰饮水肿,癃闭;津液流失(肾气不固),尿频,尿多。

(3)肾主纳气指肾具有摄纳肺所吸入的清气,以防止呼吸表浅的作用。病理表现为呼吸表浅微弱,呼多吸少,动辄气喘。

三、六腑

(一)胆的生理功能
(1)藏泄精汁助消化。
(2)主决断,指胆在精神意识活动中具有准确判断作出决定的作用。

(二)胃的生理功能
(1)主受纳,腐熟水谷:指胃具有接受容纳饮食物,消化饮食物成为食糜,吸收水谷精微和津液的功能。
(2)主通降,以通降为和:胃气下行降浊特点主要是指胃受纳水谷并将食糜下传入小肠的作用,同时也概括了胃气协助小肠将食物残渣下传入大肠,协助大肠传化糟粕的功能。

(三)小肠的生理功能
(1)主受盛化物指小肠具有接受由胃下降的食糜并将其进一步消化,化为水谷精微的功能。
(2)主分清别浊指小肠将食糜进一步分别为水谷精微、津液和食物残渣、剩余水分的功能。

(四)大肠的生理功能
主传化糟粕,具有接受食物残渣,吸收水分,将食物残渣化为粪便,排出大便的功能。

(五)膀胱的主要生理功能
膀胱的主要生理功能是贮藏津液、排泄小便。

(六)三焦的概念和生理功能
三焦的概念其一是指脏腑的外围组织,是分布于胸腹腔的大腑,又称孤腑,其主要功能如下。①通行元气:元气通过三焦而至五脏六腑,推动和激发各脏腑生理功能活动。②决渎行水:具有疏通水道,通行水液的功能,是水液、津液运行输布的道路。

三焦的概念其二是指人体上中下三个部位及其相应脏腑功能的概括。上焦指横膈以上,即心、肺、心包络、头面部、上肢。中焦指横膈以下脐以上,包括脾、胃、肝脏等。下焦指脐以下,包括肝、肾、大小肠、膀胱、精室、子女胞、下肢。其中肝按功能特点可划归下焦,按部位分类划归中焦。三焦的主要生理功能:"上焦如雾",指上焦心肺布散全身津液,营养周身的作用,如同雾露弥散一样。"中焦如沤",指中焦脾胃消化饮食物,吸收水谷精微、津液的作用,如同酿酒一样。"下焦如渎",指胃、大肠、小肠、膀胱传导糟粕,排泄废物作用,如同沟渠必需疏通流畅。

四、脏与脏之间的关系

(一)心和肺

心和肺主要表现在气血互根互用。肺主气司呼吸,生成宗气,主宣降,肺朝百脉,助心行血,促进心主血脉的生理功能。心行血,肺脏得养,血为清气载体而布散全身,促进肺主宣降的生理功能。

(二)心和脾

心和脾主要表现在血液的化生、运行上的相辅相成。脾运化水谷精微,则心血充盈。心脏化赤生血,则脾得血养。脾主统血,防止血逸脉外,心气维持心脏的正常搏动,推动血行脉中。

(三)心和肝

心和肝主要反映在血液运行、精神活动的相辅相成。心气维持心脏的正常活动;肝主疏泄则气机条畅,促进血液运行,肝主藏血,调节人体部分血量,有助于血液的正常运行。在精神活动方面,心藏神,产生和主宰人的精神活动,调节人体脏腑生理功能,肝主疏泄,调畅人的精神情志活动,肝藏魂,主谋虑。

(四)心和肾

心和肾主要表现在心肾相交。肾阴上济于心,以滋心阴,则心火不亢,心火下降于肾,以温肾阳,则肾水不寒。

(五)肺和脾

肺和脾主要表现在气的生成、津液输布代谢的协同作用。脾为生气之源,脾主运化水谷精微功能旺盛,则水谷精气来源充足。肺为主气之枢,肺在自然界中吸入清气和脾主运化水谷精气,合称宗气。肺的宣降作用推动全身气血正常运行。在代谢方面,脾主运化水液,上输布于肺,经肺的宣降而输布全身,肺主宣降,通调水道,防止内湿痰饮。

(六)肺和肝

肺和肝主要表现在气机升降协调、气血运行的协同作用。肺主肃降,肝主升发,升降相因,则气机协调,肺朝百脉助心行血,促进气血运行,肝主疏泄,气机条畅,促进血液运行,肝主藏血,调节血量,有助于血液的正常运行。

(七)肺和肾

肺和肾主要表现在水液代谢、呼吸运动、脏阴互资的协同作用。肾主水液,升清降浊,肺主宣发肃降,通调水道,维持水液代谢平衡。肺司呼吸,肺主气,肾主纳气,摄纳肺从自然界吸入之清气,防止呼吸表浅,肾阴是一身阴液之根本,肾阴充养肺阴,肺主肃降下输清气,水谷精气,滋养肾阴。

(八)肝和脾

肝和脾主要表现在对饮食的消化、血液的生成运行方面的协同作用。"土得木而达",脾属土,肝属木,肝主疏泄,气机条畅,促进脾纳腐运化,促进脾升胃降,疏泄胆汁,进入小肠,有助消化。"木赖土以培之",脾胃功能健旺,气血生化有源,促进肝藏血、藏魂。脾主运化水谷精微,气血生成有源,肝主疏泄,气机条畅,促进血液运行,肝主藏血,调节血量。脾主统血,防止血逸脉外。

(九)肝和肾

肝和肾主要表现在肝肾同源。肝藏血,肾藏精,精血同源于水谷精微,且精血互化。

(十)脾和肾

脾和肾主要表现在水液代谢中的协同作用(见前述)和先后天的资生促进作用。肾阳温煦脾阳,脾运化水谷精微充养肾精。

由于六腑是以传化物为其生理特点,故六腑之间的相互关系主要体现于饮食物的消化吸收和排泄过程中的相互联系和密切配合。

五脏与六腑之间的关系,实际上就是阴阳表里的关系,由于脏属阴,腑属阳,脏为里,腑为表,一脏一腑,一阴一阳,一里一表,相互配合,并有经脉相互络属,从而构成脏腑之间的密切联系。

(冯 磊)

第四节 经 络 学 说

经络是经脉和络脉的总称,是人体运行全身气血、联络脏腑形体官窍、沟通上下内外的通道。经络学说是研究人体经络系统的组织结构、生理功能、病理变化及其与脏腑形体官窍、气血津液等相互关系的学说,是中医理论体系的重要组成部分。

一、经络系统

经脉是人体气血循行的主要通道,经脉包括十二正经,奇经八脉和十二经别。经脉有固定的循行路线,且循行部位一般较深,多纵行分布于人体上下。十二正经包括手、足三阴经和手、足三阳经。奇经包括督脉、任脉、冲脉、带脉、阴跷脉、阳跷脉、阴维脉、阳维脉,十二经别是十二经脉的较大分支,起于四肢,循行于脏腑深部,上出于颈项浅部。

络脉也是经脉的分支,但多无一定的循行路径,纵横交错,网络全身,多布于人体浅表。络脉有别络、浮络和孙络之分,其中别络的主要功能是加强相为表里的两条经脉之间在体表的联系。

经脉外连经筋和皮部,经脉络脉内络属脏腑,联系全身的组织、器官,散布于体表各处,同时深入体内,连属各个脏腑。经络的基本生理功能是运行全身气血,营养脏腑组织,联络脏腑器官,沟通上下内外,感应传导信息,调节功能平衡。

二、十二经脉

(一)经脉的命名和分布

经脉的命名主要是根据阴阳、手足、脏腑三个方面而定的。人体各部位按阴阳分类,脏为阴,腑为阳,内侧为阴,外侧为阳,手经循于上肢,足经循于下肢。阴经属脏,循行于四肢内侧,阳经属腑,循行于四肢外侧。

十二经脉命名及分布规律见表1-4。

(二)走向规律

手之三阴,从胸走手;手之三阳,从手走头;足之三阳,从头走足;足之三阴,从足走腹胸。阴经向上,阳经向下。

表 1-4　十二经脉命名及分布规律

			前	中	后
十二经脉	阴经（内侧）	手	肺	心包	心
			太阴	厥阴	少阴
		足	脾	肝	肾
	阳经（外侧）	手	大肠	三焦	小肠
			阳明	少阳	太阳
		足	胃	胆	膀胱

(三)交接规律

阴阳经交于四肢末端,阳经交于头面部,阴经交于内脏,即手三阴经与手三阳经交于上肢末端,手三阳经与足三阳经交于头面部,足三阳经与足三阴经交于下肢末端,足三阴经与手三阴经交于内脏。

(四)表里关系

主要与脏腑的表里关系有关,如手太阴肺经,属肺络大肠,手阳明大肠经,属大肠络肺,其特点是四肢内外侧相对的两条经互为表里。如手太阴肺经分布于上肢内侧前部,手阳明大肠经分布于上肢外侧前部。

(五)流注次序

手太阴肺经示指端,手阳明大肠经鼻翼旁,足阳明胃经足大趾端,足太阴脾经心中,手少阴心经小指端,手太阳小肠经目内眦,足太阳膀胱经足小趾端,足少阴肾经胸中,手厥阴心包经无名指端,手少阳三焦经目外眦,足少阳胆经足大趾,足厥阴肝经肺中交于手太阴肺经。

三、奇经八脉

奇经八脉是督、任、冲、带、阴跷、阳跷、阴维、阳维脉的总称。其主要功能是可加强十二经脉之间的联系,调节十二经脉气血,参与肝、肾、女子胞、脑、髓等重要脏器生理功能。其中督脉为阳脉之海,总督一身之阳经;任脉为阴脉之海,总督一身之阴经;冲脉为血海,调节十二经脉气血。

(吴瑞兰)

第五节　气血津液学说

一、气

气是构成人体和维持人体生命活动最基本的物质。

(一)气的生成来源

1.先天之精气

肾中精气,来源于父母生殖之精。

2.后天之精气

来源于饮食物,经脾胃化生之水谷精气和来源于自然界经肺吸入之清气。

(二)气的生理作用

气具有推动人体各脏腑组织器官生理功能的作用。气可促进精血、津液的化生、输布及其功能活动。

(三)气机

气机指气的运动。脏腑的气机规律为心气主降,肺气主宣发肃降,脾气主升,肝主升发,肾气主升,六腑都主降。气机失调的主要表现形式有气滞(郁)、气逆、气陷、气闭、气脱等。

(四)气的分类

1.元气

元气是人体中最基本、最重要的根源于肾的气,其生成依赖于肾中精气所化生和水谷精气的充养,其分布形式是发源于肾,以三焦为通道,输布于全身。其主要生理功能:①推动人体生长发育和生殖。②促进和调节各脏腑、经络、组织生理功能活动。③决定体质强弱,具有抗病能力。

2.宗气

宗气是由肺吸入之清气和脾胃化生之水谷精气汇集于胸中结合而成。在一定程度上是心肺功能的代表。其分布积聚于胸中,贯注于心肺。向上出于肺,循喉咙而走息道,向下注入丹田,并注入足阳明之气街(相当于腹股沟部位)而下行于足,其贯心者经心脏入脉,在胸中推动气血的运行。其主要生理功能:①走息道司呼吸。②贯心脉而行气血。③与人体视听言动等功能相关。

3.营气

营气是行于脉中、具有营养作用之气。由于营气行于脉中化生为血,营气和血可分而不可离,故常称"营血",营气和卫气相对而言。营气在脉中,卫气在脉外,在外者属阳,在内者属阴,故又称营阴。其生成主要由脾胃运化之水谷精气中的精纯柔和部分所化生,其主要功能是化生血液,营养全身。

4.卫气

卫气是行于脉外之气,由脾胃化生水谷精气中剽疾滑利部分所化生。卫气行于脉外,白昼依赖体表手足三阳经脉,由头面部别行布散至肢端而不还流。夜晚从肾开始,依相克次序在五脏中运行。其主要生理功能:①护卫肌表抗御外邪。②启闭汗孔,调节体温。③温养脏腑,润养皮毛。④维持人体"昼精而夜瞑"的生理状态。

二、血

血是运行于脉中而循环流注于全身的富有营养和滋润作用的红色液体,是构成人体和维持人体生命活动的基本物质之一。其生成依赖于水谷精微化血,津液化血,精髓化血,与脾、胃、心、肝、肾密切相关。血行于脉中,运行于全身,环周不休,有节律地流动。心气充沛是维持血循的基本动力。肺朝百脉,助心行血和宗气的推动作用;肝主疏泄,促进血的运行和调节血量作用;脾主统血作用等是血循的基本条件。血的主要功能是润养和滋润全身,且血液是神志活动的主要物质基础。

三、津液

津液是人体一切正常水液的总称。在机体内除血液之外,其他所有的液体均属津液范畴,包括各脏腑组织的内在体液及其正常的分泌物。津液来源于饮食。脾主运化水液,肾主水液,肺主通调水道,肝主疏泄,胃主纳腐,小肠分清别浊,大肠主津,膀胱贮藏津液、排泄小便,三焦的决渎功能等密切相关。其中与脾、肺、肾关系最为密切,而以肾最为重要。其排泄方式有汗、呼气、尿、粪。津液的生理功能:津液经孙脉络渗入血脉中化为血液滋润和濡养全身,通过排泄代谢废物而调节阴阳平衡,津液还是气之载体之一。

四、气血之间的关系

(一)气对血的作用

气为血之帅,是就气对血的生成循行中的主导作用而言,对气的生血、行血、摄血作用的概括。气能生血是指水谷精微是血液生成的主要物质来源。气化作用是血液生成的动力。气能行血是指气的推动和温煦作用是血循行的动力。气能摄血是指气的固摄作用具有防止血逸脉外的功能。

(二)血对气的作用

血为气之母,是就血为气的物质基础和依附根源而言,是血能载气、血能养气的概括。血能载气是指血为气的载体,气依附于血,才不致浮散脱失,血能养气是指血不断为脏腑组织功能活动提供营养,血足则气充。

五、津血之间的关系

津血之间的关系主要表现在津血同源,即同源于水谷精微,主要依赖于脾胃功能活动所化生,津和血之间可以互相转化。

六、气与津液的关系

气与津液的关系主要表现在气能生津,气能推动和激发脾胃功能,有助于脾胃运化水谷精微,津液源于水谷精气,故气是津液生成的物质基础和动力。气能行津,指气的运动变化是津液输布排泄的动力。气能摄津,指气的固摄作用控制着津液的排泄。

(吴瑞兰)

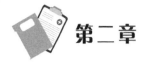

第二章

中医诊断方法

第一节 望　　诊

望诊是医师运用视觉观察患者的神色形态、局部表现，通过舌象、分泌物和排泄物色质的变化来诊察病情的方法。望诊应在充足的光线下进行，以自然光线为佳。

一、全身望诊

全身望诊主要是望患者的精神、面色、形体、姿态等，从而对病性的寒热虚实，病情的轻重缓急，形成总体的认识。

（一）望神

神，广义是指高度概括的人体生命活动的外在表现，狭义是指神志、意识、思维活动。望神即通过观察人体生命活动的整体表现来判断病情。

1.得神

得神多见精力充沛，神志清楚，表情自然，言语正常，反应灵敏，面色明润含蓄，两目灵活明亮，呼吸顺畅，形体壮实，肌肉丰满等。

2.少神

少神多见于神气不足，精神倦怠，动作迟缓，气短懒言，反应迟钝，面色少华等。

3.失神

失神多见于神志昏迷，或烦躁狂乱，或精神萎靡；目睛呆滞或晦暗无光，转动迟钝；形体消瘦，或全身水肿；面色晦暗或鲜明外露；还可见到呼吸微弱，或喘促鼻翕，甚则猝然仆倒，目闭口开，手撒遗尿，或撮空理线，寻衣摸床等。

4.假神

假神多见大病、久病、重病之人，精神萎靡，面色晦暗，声低气弱，懒言少食，病未好转，突然见精神转佳，两颊色红如妆，语声清亮，喋喋多言，思食索食等。也称"回光返照""残灯复明"。

（二）望色

望色是指通过观察皮肤色泽变化以了解病情的方法。能了解脏腑功能状态和气血盛衰、病邪的性质及邪气部位。

1.常色

正常的面色与皮肤色,包括主色与客色。

(1)主色:终身不变的色泽。

(2)客色:受季节、气候、生活和工作环境、情绪及运动的因素影响所致气色的短暂性改变。

2.病色

病色包括五色善恶与五色变化。五色善恶主要通过色泽变化反映出来,明润光泽而含蓄为善色;晦暗枯槁而显露为恶色。五色变化主要表现有青、赤、黄、白、黑五色,主要反映主病、病位、病邪性质和病机。

(1)青色:主寒证、痛证、惊风、血瘀。

(2)赤色:主热。

(3)黄色:主湿、虚、黄疸。

(4)白色:主虚、寒、失血。

(5)黑色:主肾虚、水饮、瘀血。

(三)望形体

形体指患者的外形和体质。

1.胖瘦

胖瘦主要反映阴阳气血的偏盛偏衰的状态。

2.水肿

面浮肢肿而腹胀为水肿证;腹胀大如裹水,脐突、腹部有青筋是臌胀之证。

3.瘦瘪

大肉消瘦,肌肤干瘪,形肉已脱,为病情危重之恶病质。小儿发育迟缓,面黄肌瘦,或兼有胸廓畸形,前囟迟闭等,多为疳积之证。

(四)望动态

动态指患者的行、走、坐、卧、立等体态。

1.动静

阳证、热证、实证者多以动为主;阴证、寒证、虚证者多以静为主。

2.咳喘

呼吸气粗,咳嗽喘促,难于平卧,坐而仰首者,是肺有痰热,肺气上逆之实证;喘促气短,坐而俯首,动则喘甚,是肺虚或肾不纳气;身肿心悸,气短咳喘,喉中痰鸣,多为肾虚水泛,水气凌心射肺之证。

3.抽搐

抽搐多为动风之象。手足拘挛,面颊牵动,伴有高热烦渴者,为热盛动风;伴有面色萎黄,精神萎靡者,为血虚风动;手指震颤蠕动者,多为肝肾阴虚,虚风内动。

4.偏瘫

猝然昏仆,不省人事,偏侧手足麻木,运动不灵,口眼㖞斜,为中风偏枯。

5.痿痹

关节肿痛,屈伸不利,沉重麻木或疼痛者多是痹证;四肢痿软无力,行动困难,多是痿证。

二、局部望诊

局部望诊是对患者的某些局部进行细致的观察以了解病情的方法。

（一）望头面

头部过大过小均为异常,多由先天不足而致;囟门陷下或迟闭,多为先天不足或津伤髓虚;面肿者,或为水湿泛溢,或为风邪热毒;腮肿者,多为风温毒邪,郁阻少阳;口眼㖞斜者,或为风邪中络,或为风痰阻络,或为中风。

（二）望五官

1.望眼

眼部内应五脏,可反映五脏的情况。其中目眦血络属心,白睛属肺,黑睛属肝,瞳子属肾,眼胞属脾。望眼主要包括望眼神、色泽、形态的变化以了解人体气血盛衰的变化。

2.望耳

耳主要反映肾与肝胆的情况。

3.望鼻

鼻主要反映肺与脾胃的情况。

4.望口唇

口唇主要反映脾胃的情况。

5.望齿龈

齿龈主要反映肾与胃的情况。

（三）望躯体

见瘿瘤者,为肝气郁结,气结痰凝;见瘰疬者,为肺肾阴虚,虚火灼津,或感受风火时毒,郁滞气血;项强者,为风寒外袭,经气不利,或为热极生风;鸡胸者,多为先天不足,或为后天失养;腹部深陷,多为久病虚弱,或为新病津脱;腹壁青筋暴露者,多属肝郁血瘀。

（四）望皮肤

主要观察皮肤的外形变化及斑疹、痘疮、痈疽、疔疖等情况。

（五）望毛发

主要为色泽、分布及有无脱落等情况。

三、望排出物

望排出物包括望排泄物和分泌物。如痰、涎、涕、唾,呕吐物,大小便等,通过观察性状、色泽、量的多少等辨别疾病的寒热虚实,脏腑的盛衰和邪气的性质。

四、望小儿指纹

望小儿指纹适用于 3 岁以内的小儿,与成人诊寸口脉具有相同的诊断意义。小儿指纹是手太阴肺经的分支,按部位可分为风、气、命三关。示指第一节为风关,第二节为气关,第三节为命关。正常指纹为红黄隐隐于示指风关之内。其临床意义可概括为纹色辨寒热,即红紫多为热证,青色主惊风或疼痛,淡白多为虚证;淡滞定虚实,即色浅淡者为虚证,色浓滞者为实证;浮沉分表里,即指纹浮显者多为表证,指纹深沉者多为里证;三关测轻重,即指纹突破风关,显至气关,甚至显于命关,表明病情渐重,若直达指端称为"透关射甲",为临床危象。

五、望舌

舌诊对了解疾病本质,指导辨证论治有重要意义。

望舌时应注意光线充足,以自然光线为佳。患者应自然伸舌,不可太过用力。并注意辨别染苔。正常舌象可概括为淡红舌,薄白苔,即舌质淡红明润,胖瘦适中,柔软灵活;舌苔薄白均匀,干湿适中,不黏不腻,揩之不去。

(一)望舌质

1.舌色

(1)淡白舌:舌色红少白多,色泽浅淡,多为阳气衰弱或气血不足,为血不盈舌,舌失所养而致。主虚证、寒证。

(2)红舌:舌色鲜红或正红,多由热邪炽盛,迫动血行,舌之血脉充盈所致。主热证。

(3)绛舌:舌色红深,甚于红舌。主邪热炽盛,主瘀。

(4)青紫舌:色淡紫无红者为青舌,色深绛而暗是紫舌,二者常常并见。青舌主阴寒,瘀血;紫舌主气血壅滞,瘀血。

2.舌形

(1)老嫩:舌质粗糙,坚敛苍老,主实证或热证,多见于热病极期;浮胖娇嫩,或边有齿痕,主虚证或寒证,多见于疾病后期。

(2)胖瘦:舌体肥大肿胀为胖肿舌,舌体瘦小薄瘪为瘦瘪舌。

(3)芒刺:舌乳头增生、肥大高起,状如草莓星点,为热盛之象。

(4)裂纹:舌面有裂沟,深浅不一,浅如划痕,深如刀割,常见于舌面的前半部及舌尖侧,多因阴液耗伤。

(5)齿印:舌边有齿痕印记称为齿痕舌,多属气虚或脾虚。

(6)舌疮:以舌边或舌尖为多,形如粟粒,或为溃疡,局部红痛,多因心经热毒壅盛而成。

(7)舌下络脉:舌尖上卷,可见舌底两侧络脉,呈青紫色。若粗大迁曲,兼见舌有瘀斑瘀点,多为有瘀血之象。

3.舌态

(1)痿软:舌体痿软无力,伸卷不灵,多为病情较重。

(2)强硬:舌体板硬强直,活动不利,言语不清,称舌强。

(3)震颤:舌体震颤抖动,不能自主。常因热极生风或虚风内动所致。

(4)喎斜:舌体伸出时,舌尖向左或向右偏斜,多为风中经络,或风痰阻络而致。

(5)卷缩:舌体卷缩,不能伸出,多为危重之证。

(6)吐弄:舌体伸出,久不回缩为吐舌。舌体反复伸出舐唇,旋即缩回为弄舌,为心脾经有热所致。

(7)麻痹:舌体麻木,转动不灵称舌麻痹。常见于血虚风动或肝风夹痰等证。

(8)舌纵:舌体伸出,难以收回称为舌纵,多属危重凶兆。

(二)望舌苔

1.苔质

(1)厚薄:透过舌苔能隐约见到舌质者为薄,不见舌质者为厚。苔质的厚薄可反映病邪的浅深和轻重。苔薄者多邪气在表,病轻邪浅;苔厚者多邪入脏腑,病较深重。由薄渐厚,为病势渐增;由厚变薄,为正气渐复。

(2)润燥:反映津液之存亡。苔润表示津液未伤;太过湿润,水滴欲出者为滑苔,主脾虚湿盛或阳虚水泛。苔燥多为津液耗伤,或热盛伤津,或阴液亏虚。舌质淡白,口干不渴,或渴不欲饮,多为阳虚不运,津不上承。

(3)腐腻:主要反映中焦湿浊及胃气的盛衰情况。颗粒粗大,疏松而厚,易于刮脱者,称为腐苔,多为实热蒸化脾胃湿浊所致;颗粒细小,状如豆腐渣,边缘致密而黏,中厚或糜点如渣,多为湿热或痰热所致;苔厚,刮之不脱者,称为腻苔,多为湿浊内蕴,阳气被遏所致。

2.苔色

(1)白苔:多主表证、寒证、湿证。

(2)黄苔:多主里证、热证。黄色越深,热邪越重。

(3)灰苔:多主痰湿、里证。

(4)黑苔:主里证,多见于病情较重者。苔黑干焦而舌红,多为实热内炽;苔黑燥裂,舌绛芒刺,为热极津枯;苔薄黑润滑,多为阳虚或寒盛。

3.苔形

舌苔布满全舌者为全苔,分布于局部者为偏苔,部分剥脱者为剥苔。全苔主痰湿阻滞;偏苔多属肝胆病证;苔剥多处而不规则称花剥苔,主胃阴不足;小儿苔剥,状如地图者,多见于虫积;舌苔光剥,舌质绛如镜面,为肝肾阴虚或热邪内陷。

(吴瑞兰)

第二节 闻 诊

闻诊是通过听声音和嗅气味来诊察疾病的方法。

一、听声音

(一)声音
实证和热证,声音重浊而粗、高亢洪亮,烦躁多言;虚证和寒证,声音轻清、细小低弱,静默懒言。

(二)语言
1.谵语
神志不清,语无伦次,语意数变,声音高亢。多为热扰心神之实证。

2.郑声
神志不清,声音细微,语多重复,时断时续。为心气大伤、精神散乱之虚证。

3.独语
喃喃自语,喋喋不休,逢人则止。属心气不足之虚证,或痰气郁结清窍阻蔽所致。

4.狂言
精神错乱,语无伦次,不避亲疏。多为痰火扰心。

5.言謇
舌强语謇,言语不清。多为中风证。

(三)呼吸
1.呼吸
呼吸主要与肺肾病变有关。呼吸声高气粗而促,多为实证和热证;呼吸声低气微而慢,多为虚证和寒证。呼吸急促而气息微弱,为元气大伤的危重证候。

2.气喘

呼吸急促,甚则鼻翼翕动,张口抬肩,难以平卧,多为肺有实邪或肺肾两虚所致。

3.哮

呼吸时喉中有哮鸣音。哮证有冷热之别,多时发时止,反复难愈,多为缩痰内状,或外邪所诱发。

4.上气

气促咳嗽,气逆呕呃。多为痰饮内停,或阴虚火旺、气道壅塞而致。

5.太息

时发长吁短叹,以呼气为主。多为情志抑郁,肝不疏泄。

(四)咳嗽

有声无痰为咳,有痰无声为嗽,有痰有声为咳嗽。暴咳声哑为肺实;咳声低弱而少气,或久咳喑哑,多为虚证。

(五)呕吐

胃气上逆,有声有物自口而出为呕吐,有声无物为干呕,有物无声为吐。虚证或寒证,呕吐来势徐缓,呕声低微无力;实证或热证,呕吐来势较猛,呕声响亮有力。

(六)呃逆

气逆于上,自咽喉出,其声呃呃,不能自主,俗称"打呃"。虚寒者,呃声低沉而长,气弱无力;实热者,呃声频发,高亢而短,响而有力。

二、嗅气味

(一)口气

酸馊者是胃有宿食;臭秽者是脾胃有热,或消化不良;腐臭者,可为牙疳或内痈。

(二)汗气

汗有腥膻味为湿热蕴蒸;腋下汗臭者,多为狐臭。

(三)痰涕气味

咳唾浊痰脓血,味腥臭者为肺痈;鼻流浊涕,黄稠有腥臭为肺热鼻渊。

(四)二便气味

大便酸臭为肠有积热;大便溏薄味腥为肠寒;失气奇臭为宿食积滞;小便臭秽黄赤为湿热;小便清长色白为虚寒。

(五)经带气味

白带气味臭秽,多为湿热;带下清稀腥臊多为虚寒。

(高 磊)

第三节 问 诊

问诊包括询问一般情况、主诉、既往史、个人生活史、家族史,并围绕主诉重点询问现在证候等。

一、问寒热

（1）恶寒发热：恶寒与发热同时出现，多为外感病初期，是表证的特征。

（2）但寒不热：多为里寒证。新病畏寒为寒邪直中；久病畏寒为阳气虚衰。

（3）但热不寒：高热不退，为壮热，多为里热炽盛；按时发热，或按时热盛为潮热（日晡潮热者，为阳明腑实证；午后潮热，入夜加重，或骨蒸痨热者，为阴虚）。

（4）寒热往来：恶寒与发热交替而发，为正邪交争于半表半里，见于少阳病和疟疾。

二、问汗

主要诊察是否汗出，汗出部位、时间、性质、多少等。

（1）表证辨汗：表实无汗，多为外感风寒；表证有汗，为表虚证或表热证。

（2）里证辨汗：汗出不已，动则加重者为自汗，多因阳气虚损，卫阳不固；睡时汗出，醒则汗止为盗汗，为阴虚内热；身大热大汗出，为里热炽盛，迫津外泄；汗热味咸，脉细数无力，为亡阴证；汗凉味淡，脉微欲绝者，为亡阳证。

（3）局部辨汗：头汗可因阳热或湿热；半身汗出者，多无汗部位为病侧，可因痰湿或风湿阻滞，或中风偏枯；手足心汗出甚者，多因脾胃湿热，或阴经郁热而致。

三、问疼痛

1.疼痛的性质

新病疼痛，痛势剧烈，持续不解而拒按者为实证；久病疼痛，痛势较轻，时痛时止而喜按者为虚证。

2.疼痛的部位

头痛，痛连项背，病在太阳经；痛在前额或连及眉棱骨，病在阳明经；痛在两颞或太阳穴附近，为少阳经病；头痛而重，腹满自汗，为太阴经病；头痛连及脑齿，指甲微青，为少阴经病；痛在巅顶，牵引头角，气逆上冲，甚则作呕，为厥阴经病。胸痛多为心肺之病。常见于热邪壅肺，痰浊阻肺，气滞血瘀，肺阴不足及肺痨、肺痈、胸痹等证。胁痛，多与肝胆病关系密切，可见于肝郁气滞、肝胆湿热、肝胆火盛、瘀血阻络及水饮内停等病证。脘腹痛，其病多在脾胃。可因寒凝、热结、气滞、血瘀、食积、虫积、气虚、血虚、阳虚所致。喜暖为寒，喜凉为热，拒按为实，喜按为虚。腰痛，或为寒湿痹证，或为湿热阻络，或为瘀血阻络，或为肾虚所致。四肢痛，多见于痹证。疼痛游走者，为行痹；剧痛喜暖者，为寒痹；重着而痛者，为湿痹；红肿疼痛者，为热痹。足跟或胫膝酸痛为气血亏虚，经气不利常见。

四、问饮食口味

主要问食欲好坏，食量多少，口渴饮水，口味偏嗜，冷热喜恶，呕吐与否等情况，以判断胃气有无及脏腑虚实寒热。

五、问睡眠

主要有失眠与嗜睡。不易入睡，或睡而易醒不能再睡，或睡而不酣，易于惊醒，甚至彻夜不眠者为失眠，为阳不入阴、神不守舍所致。时时欲睡，眠而不醒，精神不振，头沉困倦者为嗜睡，多见于痰湿内盛、困阻清阳、阳虚阴盛或气血不足。

六、问二便

主要了解二便的次数、便量、性状、颜色、气味，以及便时有无疼痛、出血等方面。

七、问小儿及妇女

(一)问小儿

主要应了解出生前后的情况，以及预防接种和传染病史与传染病接触史，小儿常见致病因素有易感外邪、易伤饮食、易受惊吓等。

(二)问妇女

应了解月经的初潮、月经周期、行经天数、经量、经色、经质、末次月经，或痛经、带下、妊娠、产育，以及有无经闭或绝经年龄等情况。

（李 朕）

第四节 切 诊

一、脉诊的部位和方法

脉诊的常用部位是手腕部的寸口脉，并分为寸、关、尺三部。通常以腕后高骨为标记，其内侧为关，关前（腕侧）为寸，关后（肘侧）为尺。其临床意义大致为左手寸候心、关候肝胆，右手寸候肺、关候脾胃，两手尺候肾。

以中指定关位，示指切寸位，环指（无名指）切尺位。诊脉时用轻力切在皮肤上称为浮取或轻取；用力不轻不重称中取；用重力切按筋骨间称为沉取或重取。诊脉时，医师的呼吸要自然均匀，以医师正常的一呼一吸的时间去计算患者的脉搏数。切脉的时间必须在 50 秒以上。

二、正常脉象

三部有脉，沉取不绝，一息四至（每分钟 70～80 次），不浮不沉，不大不小，从容和缓，流畅有力。临床所见斜飞脉、反关脉均为脉道位置的变异，不属于病脉。

三、常见病脉及主病

(一)浮脉

1.脉象

轻取即得，重按反减；举之有余，按之稍弱而不空。

2.主病

主表证，为卫阳与邪气交争，脉气鼓动于外而致。也见于虚证，多因精血亏损，阴不敛阳或气虚不能内守，脉气浮散于外而致。内伤里虚见浮脉，为虚象严重。

（二）洪脉

1.脉象

脉形宽大,状如波涛,来盛去衰。

2.主病

气分热盛,证属实证,乃邪热炽盛,正气抗邪有力,气盛血涌,脉道扩张而致。

（三）大脉

1.脉象

脉体阔大,但无汹涌之势。

2.主病

邪盛病进,又主正虚。根据脉之有力与无力,辨别邪正的盛衰。

（四）沉脉

1.脉象

轻取不应,重按始得。

2.主病

里实证可见于气滞血瘀、积聚等,为邪气内郁,气血困阻,阳气被遏,不能浮应于外而致,多脉沉而有力,按之不衰。里虚证,为气血不足,阳气衰微,不能运行营气于脉外所致,多脉沉无力。

（五）弱脉

1.脉象

轻取不应,重按应指细软无力。

2.主病

气血不足,元气耗损。阳气衰微,鼓动无力而脉沉。阴血亏虚,脉道空豁而脉细无力。

（六）迟脉

1.脉象

脉来缓慢,一息脉动不足四至。

2.主病

脉迟无力,为阳气衰微的里虚寒证。脉迟有力,为里实寒证。

（七）缓脉

1.脉象

一息四至,应指徐缓。

2.主病

湿证、脾虚,亦可见正常人。

（八）结脉

1.脉象

脉来缓中时止,止无定数。

2.主病

主阴盛气结,寒痰瘀血,气血虚衰。实证者脉实有力,迟中有止,为实邪郁遏,心阳被抑,脉气阻滞而致。虚证者脉虚无力,迟中有止,为气虚血衰,脉气不相顺接所致。

(九)数脉

1.脉象

脉来急促,一息五至以上(每分钟 90 次以上)。

2.主病

热证是若数而有力,多因邪热鼓动,气盛血涌,血行加速而致。数而无力,多因精血亏虚,虚阳外越,致血行加速,脉搏加快。

(十)促脉

1.脉象

往来急促,数而时止,止无定数。

2.主病

实证多为阳盛热实或邪实阻滞,见脉促有力。前者因阳热亢盛,迫动血行而脉数,热灼阴津,津血衰少,致急行血气不相接续,故脉有歇止。后者由气滞、血瘀、痰饮、食积等有形之邪阻闭气机,脉气不相接续而致;虚证多为脏气衰败,可见脉促无力。多因阴液亏耗,真元衰惫,气血不相接续而致。

(十一)虚脉

1.脉象

举之无力,按之空虚,应指软弱。

2.主病

虚证,多见于气血两虚。因气虚则血行无力,血少则脉道空虚而致。

(十二)细脉

1.脉象

脉细如线,应指明显,按之不绝。

2.主病

主气血两虚,诸虚劳损;又主伤寒、痛甚及湿证。虚证因营血亏虚,脉道不充,血运无力而致。实证因暴受寒冷或疼痛,则脉道拘急收缩,细而弦紧。湿邪阻遏脉道,则见脉象细缓。

(十三)代脉

1.脉象

脉来迟缓力弱,时发歇止,止有定数。

2.主病

虚证多脉代而无力,良久不能自还,为脏气衰微,脉气不复所致。实证多脉代而有力,多为痹证、痛证、七情内伤、跌打损伤等邪气阻遏脉道,血行涩滞而致。

(十四)实脉

1.脉象

脉来坚实,三部有力,来去俱盛。

2.主病

实证乃邪气亢盛,正气不衰,正邪剧烈交争,气血涌盛,脉道坚满而致。若虚证见实脉则为真气外越之险候。

(十五)滑脉

1.脉象

往来流利,应指圆滑,如盘走珠。

2.主病

痰饮、食积、实热。为邪正交争,气血涌盛,脉行通畅所致。脉滑和缓者,可见于青壮年的常脉和妇人的孕脉。

(十六)弦脉

1.脉象

形直体长,如按琴弦。

2.主病

肝胆病、诸痛、痰饮、疟疾。弦为肝脉,以上原因使肝失疏泄,气机失常,经脉拘急。老年人脉象多弦硬,为精血亏虚,脉失濡养而致。此外,春令平脉亦见弦象。

(十七)紧脉

1.脉象

脉来绷紧有力,屈曲不平,左右弹指,如牵绳转索。

2.主病

寒证、痛证、宿食。乃邪气内扰,气机阻滞,脉道拘急紧张所致。

(十八)濡脉

1.脉象

浮而细软。

2.主病

主诸虚,又主湿。

(十九)涩脉

1.脉象

脉细行迟,往来艰涩不畅,如轻刀刮竹。

2.主病

气滞血瘀、伤精血少、痰食内停。

四、按诊

按诊是医师用手直接触摸或按压患者某些部位,以了解局部冷热、润燥、软硬、压痛、肿块或其他异常变化,从而推断疾病部位、性质和病情轻重等情况的一种诊病方法。

(1)按胸胁:主要了解心、肺、肝的病变。

(2)按虚里:虚里位于左乳下心尖冲动处,反映宗气的盛衰。

(3)按脘腹:主要检查有无压痛及包块。腹部疼痛,按之痛减,局部柔软者为虚证;按之痛剧,局部坚硬者为实证。

(4)按肌肤:主要了解寒热、润燥、肿胀等内容。肌肤灼热为热证,清冷为寒证。

(5)按手足:诊手足的冷暖,可判断阳气的盛衰。

(6)按俞穴:通过按压某些特定俞穴以判断脏腑的病变。

(吴瑞兰)

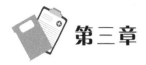

第三章

中医辨证基础

第一节 辨证的基本要求

一、全面分析病情

完整收集真实的四诊材料,参考现代物理和实验室检查,这是全面分析病情,取得正确辨治结果的客观依据。片面的或不真实的四诊材料,往往是误诊、误治的原因。内科病证是复杂多变的,有时其临床显现的脉症,也不免有假象,有的假在脉象上,有的假在症状上,有的假在舌象上,故临诊时应仔细鉴别和辨识。如果四诊不全,便得不到全面、确切的资料,辨证分析就难准确,容易发生误诊。

中医学的整体观,是全面分析病情,指导内科临床辨证的重要思想方法。整体观在内科临床上的具体应用,可从人体本身与自然环境对人体疾病的影响两方面来说明。因为人体的形体、官窍和经络,都与脏腑息息相关,内外相通,彼此联系。人体一旦发生疾病,不论局部和全身,都会出现病理反应,即局部的病可以影响全身,全身的病可以反映于某一局部;内部的病可以表现于外,外部的病也可传变入里;情志变化更可以影响内脏功能,内脏的病变也可以引起情志活动的异常。所以临证时既要诊察局部,也要审察全身;既要诊察"神",也要审察"形",两者不可偏废。

证候的表现常受体质的影响,这也是运用整体观指导辨证时,应重视的内容。因为每个患者的禀赋有虚实强弱之别、体质有阴阳寒热之分,因此虽患同一疾病,其临床表现则不尽相同,治疗用药亦当有所差别。他如患者的年龄、性别、职业、工作条件等,与某些疾病之发生,也有一定关系,辨证时均应注意。

自然界对人体疾病的影响,包括四时气候与地理环境,也是属于中医整体观的内容,在全面分析病情,进行临床辨证时,对这些条件必须给予重视。例如,春夏两季,气候偏温,阳气升发,人体腠理因而疏松开泄,对风寒表证,则不宜过用辛温发散之品,以免开泄太过,耗气伤阴;秋冬之季,气候偏冷,阴旺阳衰,人体腠理致密,阳气潜藏于内,若病非大热,就应慎用苦寒之品,以免伤阳。再如,对同样风寒表证之治疗,在北方严寒地区,辛温药量则可加重,而在南方温热地区,辛温药量就宜减轻,或改用轻淡宣泄之品。以上说明气候和地理环境与疾病的表现和治疗都有其一定的关系。

此外,由于中医学和西医学的理论体系不同,在临床上经常可以遇到一些经西医学检查诊断,并无阳性结果的疾病,这些疾病有的较为难治,而中医对此辨治,则常可收到良好疗效。也可看到一些经中医辨证论治认为治愈的病例,而用西医学的化验检查,则认为并未真正治愈的病例。对待这类病例,则应尊重客观,既要参考化验检查的结果,又要重视中医辨证的依据,扬长补短,尽可能地全面分析病情,使辨证更趋准确。

综上,整体观在内科临床辨证上的应用,实际上就是因人、因地、因时制宜。因人制宜是指在辨证时,不宜孤立地只看到病证,还必须重视到患者的整体和不同患者的特点。因时、因地制宜是指诊治疾病时,不仅要重视人的特点,还要看到自然环境对人体疾病的影响。此外,对化验检查结果,也应参考。只有从整体观念出发,全面考察问题,分析问题,善于因人、因时、因地制宜,才能取得比较符合实际的辨证。

二、掌握病证的特点和变化

内科病证都有各自的临床特点和变化规律,以便有别于他科病证。因此,在辨证时掌握不同类别病证的特点和变化,也是非常重要的环节。

中医内科病证大体可分为外感疾病(包括伤寒和温病)和内伤杂病两大类,两者各有不同的病因病机、临床、证候及发展演变的特点。外感疾病主要根据六经、卫气营血和三焦来进行辨治;内伤杂病主要以脏腑的病因病机来指导辨证论治。这样,就将伤寒温病、内伤杂病的病因、发病、病机变化和临床特点,有了详细而明确的区分。

(一)六经病证的特点和变化

六经病证,是指《伤寒论》中六经所属脏腑病机变化表现于临床的各种证候。它包括太阳、阳明、少阳、太阴、少阴、厥阴等,反映了伤寒6种不同的病位、病性、病机和病势归类及证候特点,并作为辨证的依据。凡寒邪在表,或者表邪入里化热,且属正盛邪实的太阳、阳明、少阳,均为阳证,治疗当以祛邪为主;凡病位入里,且属正虚抗病力减弱的太阴、少阴和厥阴均为阴证,治疗当以扶正为主。

伤寒的病因,以人体感受寒邪为主,以皮毛肌腠为入侵途径,循经脉由表而里,传至脏腑。其病机变化,为六经及其所系脏腑受寒邪侵袭,由表入里,由阳转阴,故其临床特点,病初必见伤寒表证,寒邪入里化热,则转为里实热证。在伤寒日久不愈,正虚阳衰的情况下,则多传肝脾肾三脏,出现腹满自利、但欲寐、厥逆等一系列损阳伤正的病机反映。

由于六经各系一定的脏腑,故各经病证常会累及其所系的脏腑,反映出脏腑的证候。如太阳经受病之初,多表现为太阳经证。当表邪不解,影响到太阳腑的时候,就会出现蓄水证或蓄血证。当寒邪入里,又可因人体正气的强弱而有不同的变化。正气衰弱则病由实转虚,可出现累及心肾的少阴病;正气盛则病转实,而出现病在胃肠的阳明病。因此,六经病证实际上就是六经所系脏腑在病理条件下,反映于临床的证候。

六经病证既然是脏腑经络病机变化的临床反映,故一经的病证,常会涉及另一经,从而出现传变、合病和并病。一般认为,"传"是指病情随着一定的趋向发展;"变"是指病情在某些特殊条件下起着性质的转变。疾病的传变与否,常取决于2个主要因素:一为邪正消长的力量比较,一为治疗处理的得当与否。如自表而里,由阳而阴,这是一般邪胜正衰的传变规律;若在正胜邪退的情况下,则病势能由里达表,由阴出阳。

合病和并病,都是不能单独用一经的病证来归纳的复杂证候。凡2经或3经的证候同时在一个患者身上出现者，称为"合病"。《伤寒论》中有太阳阳明合病、太阳少阳合病、阳明少阳合病和三阳合病4种。凡一经的病证未罢，又出现另一经的证候者，称为"并病"，《伤寒论》中有太阳阳明并病和太阳少阳并病两种。

此外，还有因误治之后、正气太虚、病情恶化危重者，称为"坏病"。《伤寒论》中特别提出了"观其脉证，知犯何逆，随证治之"的论述，作为诊治"坏病"的原则。

（二）卫气营血病证的特点及其变化

卫气营血，是人体感受四时不同温热病邪所引起的多种急性温热病过程中的四种阶段的总称。温病临床分类繁多，有以季节气候定名，有以四时主气定名，也有以发病或流行特点而定名。尽管临床分类众多，但就其病变性质而论，一般可归纳为温热和湿热两大类。温邪入侵人体的途径，系由口鼻而入，循卫气营血而分属于上、中、下三焦所属脏腑。其病机变化，主要由于温邪入侵卫、气、营、血后，最易化火灼伤津液，耗血动血，故其临床特点是化热最速，极易产生一系列火炽伤阴等病机反映，它包括卫分、气分、营分、血分等4个不同阶段的证候。卫分是温病的初期阶段，病位主要在肺卫；气分为温病的中期，乃温邪由表入里，病情渐重，病位在肺、胃、脾、胆、肠，高热为其主症；营分乃温邪更为深入，致津液耗伤，病位主要是心与心包，为温病的较重阶段，身热夜甚，时有谵昏为其主症；温邪进入血分，其主症为高热出血，神志受扰，病位在心、肝、肾，属温病晚期的严重阶段。

卫、气、营、血证候的传变过程，一般多从卫分开始，按由卫-气-营-血的演变发展，称为"顺传"。它反映出病邪由表入里、由浅而深；病情由轻而重、由实而虚的传变过程。临床观察表明，这与西医学关于急性传染病的由前驱期-症状明显期-极期-衰竭期的演变程序是基本一致的。

由于患者体质强弱及其反应状态的不同，致病温邪类别有异，常可出现"逆传"的证候。所谓"逆传"，是指邪入卫分后，不经过气分阶段，而直接深入营分和血分。实践证明，"逆传"是一种特殊临床类型，它和"顺传"过程中出现的营分、血分证候，在内脏病变的本质上无明显差异，临床脉证也基本相同，其主要区别在于传变过程的渐进性与暴发性的不同。

卫气营血证候的传变无固定形式，有初起不见卫分病证而径见气分或营分病证者；有的卫分证未罢，又兼见气分证而致"卫气同病"者；也有气分证尚存，同时出现营分证或血分证者，称"气营两燔"；更有严重者，邪热充斥表里，遍及内外，出现卫气营血同时累及的局面。不过卫气营血的证候传变，病在卫气，病情较浅较轻；病入营血，病情较深较重。不过其浅深轻重的程度是相对的，所以临证时则应详细观察，避免贻误诊治。

（三）脏腑病证的特点及其变化

脏腑、经络、气血是中医学独特的生理系统，是构成人体的一个有密切联系的整体。病理情况下表现的脏腑病证，是致病因素导致的脏腑病机变化，反映于临床的不同证候。以脏腑议病辨证，始见于《黄帝内经》"风论""痹论""痿论"和"咳论"诸篇，以后《金匮要略》《备急千金要方》《中藏经》渐有发展，至钱乙《小儿药证直诀》的"五脏辨证"、张元素的《脏腑标本药式》问世后，相继有以脾胃立论的、以主命门立说的、以专温肾和养阴等各学派的兴起，逐渐形成了用脏腑寒热虚实来分析疾病发生和演变的学术主张，充实和奠定了脏腑病证的理论基础，其辨证论治的规律性也逐步被认识和总结出来。中华人民共和国成立以来，通过广泛的临床、教学和科研实践，对脏腑病证的理论和证治研究，又有了一定的进展。从20世纪60年代始，全国中医药院校各版教材，已将脏腑病证列为内科学的总论，被公认为指导中医内科临床的基本理论之一。

脏腑病证的范围较广，所以临床表现的证候极为复杂。就其病因而言，虽然多属内伤杂病的范畴,有时亦兼外感,或由外感演变而成。以内伤而论,既有七情、劳伤、起居饮食等不同,又有彼此的夹杂参合,故病机变化也较复杂。不过以脏腑病证分类,就能执简驭繁,纲举目张,从而认识疾病的本质。

从病因与脏腑病证的病机关系分析,由七情、劳伤致病的,必耗气伤阴,多先伤心、肝、肾三脏,在临床上多表现为抑郁不快、心烦不安、失眠梦遗、倦怠乏力、饮食减少、心悸气短等为特征的证候;由饮食失节致病的,或为食滞,或属湿热,或属虚寒,多先损伤脾胃,出现胃纳呆滞、脘腹痞满,或大便溏泻等为特征的证候;若起居无常,寒暖失调,则外邪易乘之而入,肺卫首当其冲,或感于肺,或为皮毛所受,即出现鼻塞咳嗽、恶风发热等为特征的表证。

由于脏腑之间有互为表里和五行生克的生理关系,所以在疾病演变过程中,反映出来的病机变化和证候,多具有一定规律和范围。如心之生理功能主要主血脉和神志,小肠与心互为表里,因此在病理条件下,反映在临床上的证候,就离不开血脉运行障碍、情志思维活动异常和心移热于小肠的证候,其病证范围则以心悸、心痛、健忘、失眠、癫狂、昏迷、吐血、衄血、舌疮、梦遗、尿血等为常见;肝之生理功能是主疏泄和藏血,司全身筋骨关节之屈伸,胆与肝互为表里,在病理条件下,主要表现为情志异常、惊恐、血失所藏的证候,其病证范围则以中风、眩晕、头痛、痉、痛、昏厥、积聚、吐血、衄血、惊恐、不寐、耳鸣、耳聋、疝气、麻木、颤证等为常见;脾胃的生理功能主要为主受纳和运化水谷,其病理表现则为水谷消化吸收的失调,其病证范围主要表现为泄泻、黄疸、胃脘痛、呕吐、呃逆、水肿、鼓胀、痰饮、吐血、便血等;肺的生理功能为主气司呼吸,肺与大肠互为表里,故病理表现主要为气机出入升降的失常,其病证范围以感冒、咳嗽、哮喘、肺痈、肺痨、肺痿、肺胀、咳血、失音、胸痛等为常见;肾的主要生理功能为主藏精,为生殖发育之源,主水液以维持体内津液之平衡,与膀胱互为表里,在病理情况下,则反映为精气津液失调,其病证范围以消渴、痿、水肿、喘、尿血、淋浊、癃闭、小便失禁、遗精、阳痿、腰痛、耳鸣、耳聋等为常见。

由于脏腑的生理功能是与经络密切联系的,因此不少经络病证的证候,常常通过脏腑的病机变化反映出来,如肝经的主要见证为巅顶头痛、两胁痛、目赤、面青等,以五脏病机分析,则可概括为肝气化火和肝阳上亢的实证;如以经络病机分析,因肝之经脉布胁肋,连目系,下颊环喉,会于巅,故上述诸症之出现,均与经络循行部位有密切关系。因此,各种内科杂病,既是脏腑的不同证候,也包括经络病机变化反映在临床上的不同证候。

由于气血既是脏腑功能的反映,又是脏腑活动的产物,因此,人体病机变化无不涉及气血。因气血来源于脾胃,出入升降治节于肺,升发疏泄于肝,帅血贯脉而周行于心,统摄于脾,故脏腑一旦受病,就直接或间接地反映出气血的病机变化,出现不同气血的病证。

痰湿既是脏腑病机变化的产物,也是脏腑病证的临床表现,又是直接或间接的致病因素。痰为湿之变,湿则分为外湿和内湿。外湿系六淫之邪,多由体表肌肤侵入,浅则伤及皮肉筋脉,流注关节,深则可入脏腑,脾阳素虚者易从寒化,胃热之体易从热化;过用寒凉易于寒化,妄加温燥易于热化。内湿多因饮食不节,恣食酒醴、肥甘,损伤脾胃,运化失调,水失敷布,内聚为患或为泄泻,或为肿满,或为饮邪,或为痰阻。此即《素问·至真要大论篇》所说"诸湿肿满,皆属于脾"的病机。

由此可见,脏腑的病证多与气血痰湿的运行和代谢障碍密切相关,气血痰湿的病理表现,又是脏腑病证的直接体现。

三、明析辨证与辨病的关系

病和证,都是人体阴阳平衡失调,出现了病机变化的临床反应。它不仅是概括一组症状的综合征,而且是反映内外致病因素作用于机体后,表现的不同特征、性质和病理机转。因此,病和证都是对人体在病理情况下,概括其病因、病位、病机、病性、病势,以及邪正消长,阴阳变化的临床综合诊断。

中医学的辨证论治,既讲辨证,也讲辨病。汉代张仲景《伤寒论》是一部论述辨证论治的典籍。《金匮要略》则是论述辨病的专著,其中的中风、疟疾、肺痈、消渴、肠痈等篇,开辨病论治之先河。

辨证与辨病是密切相关的。一方面,疾病的本质和属性,往往是通过"证"的形式表现于临床的,所以"证"是认识疾病的基础,辨"证"即能识"病";另一方面,"病"又是"证"的综合和全过程的临床反应,只有在辨"病"的基础上,才能对辨脉、辨证和论治等一系列问题,进行较全面的讨论和阐述。具体地说,"辨证"多属反映疾病全过程中某一阶段性的临床诊断;"辨病"则较多反映疾病全过程的综合诊断。不过"病"和"证"的区别,还不能简单地全部用疾病的"全程"和"阶段"来解释。因为古代不少的病,如黄疸、咳嗽、水肿等,现在看来乃属一种症状。同样,一些古代的证,如痉、脱等,今日已逐渐发展成为单独的疾病。

"病"和"证"的关系,还表现在同一疾病可以出现不同的"证",不同的疾病也可以出现相同的"证"。前者称"同病异证",后者称"异病同证"。这里的"证",不是指病程阶段不同而出现不同的"证",主要是与致病病因和人的体质差异的结果。如感冒一病,有因风寒袭表和风热上犯的差异,而有风寒表证和风热表证的不同,同属风寒袭表,由于体质差异,又有表实证与表虚证之别。又如在痢疾、泄泻、淋证等不同病的某一阶段,均可出现"下焦湿热"的相同证候。在治疗处理上,前者"病"虽同而"证"不同,则治疗不同;后者"病"虽异,而"证"相同,故治疗相同。此即所谓"同病异治"和"异病同治"。

虽然"病"和"证"的关系如此密切,但在具体临床上还必须熟练掌握好辨证,才能更好地达到辨病的目的。古人为此创造了丰富多彩的辨证方法,如八纲辨证、六经辨证、卫气营血辨证,以及脏腑辨证、气血津液辨证、病因辨证等。它们都是从不同的角度和不同的高度,反映疾病共性的规律性认识,是从具体的疾病中概括和总结出来的,又反过来指导对疾病的辨证。

四、周密观察,验证诊断

收集四诊材料,全面分析病情,根据疾病的特点和变化,进行辨证和辨病,从而立法、选方、遣药,但辨证论治正确与否尚需用治疗效果来验证。若其辨证论治收到预期疗效,则表示辨证论治正确无误。临床上,由于受到认识水平和技术水平的限制,部分地或全部地修改原有的辨证结果和论治方法,也是常见的。因为一些疑难的或临床表现不典型的病例,往往需要经过深入和系统的动态观察,才能得到正确的辨证。如呕吐一证,既可起于外感,又可发于内伤,起于外感又有因寒因热的不同,发于内伤则有气滞和湿浊之别。不论外感内伤,呕吐乃胃气上逆所导致。而胃气上逆又不仅限于胃腑本身的病,有时也可由肝气横逆而引起,或肾气衰败而导致。这些鉴别和辨证,都必须进行全面地动态地观察,才能辨识出来。若初察患者之吐,非由外感引起,乃发于情绪不舒之后,症又见胁痛胀满、吞酸嗳气、脉弦,先辨为肝气犯胃的呕吐,遣以疏肝和胃之方药,药后仅胁痛胀满、吞酸嗳气之症稍缓,而呕吐未平,且出现小便不利、面足水肿,脉转细弦而缓,追问病史,以往曾有反复水肿、腰痛头昏之候。按此详察分析,其吐虽与肝气不疏有关,但致吐之由乃是肾气衰败、浊邪上干所致,可改用疏肝益肾、化浊和胃之法。系统地进行动态观察,随证施治,不断验证辨证,这样才有可能得到符合临床实际的正确辨证。

此外,必须强调指出,对急症和重危病例,如卒中昏迷或急性中毒的患者,在四诊材料一时无法全面收集之前,则当及时提出应急的"急则治其标"的辨证和诊断,迅速采取有效的治疗措施,及早进行必要的处理,切不可只顾于辨证和诊断细节问题的纠缠,置患者于侧而不进行必要的抢救,以致贻误时机。

(姬广慧)

第二节　辨证的一般原则

辨证的过程,就是诊察、辨析和处理疾病的过程。这一过程中,医师要熟练掌握中医学的系统理论和诊疗方法,包括掌握和运用辨证的一般原则,才能辨证确切,处理得当。这些原则,概括起来就是:分主次,辨真假,审标本,别虚实。

一、分清证的主次,注重主证转化

对于内科一个具体的病证,在诊疗时,应从其临床表现的复杂证候群中,首先辨明其主证,抓住其主证,这是辨证中的关键所在。判断主证,不能单从症状出现的多少和明显与否来决定,而是要侧重于病因病机的分析比较,何种证能反映病机本质,对病情发展起关键作用,其即是主证。例如,某些黄疸患者,病情比较复杂,既有胁痛、抑郁等肝郁的见症,又有倦怠、纳呆、腹满、泄泻等脾虚症状,甚至还有其他见症。若按病机分析,抓住脾虚为其主证,治以调理脾胃为主,随证加减,往往可使各种症状好转。而另一些患者则表现为胁痛剧烈、眩晕、口苦、易怒、失眠,虽见其他一二兼证,但按病机分析,应以肝郁化火为主证,治以疏肝清热为主,就有可能收到预期效果。因此,辨明主证,抓住主证,即能抓住主要矛盾,就有助于确定主要和次要的治法方药。

同时,必须注意,作为主证并不是始终不变的。在一定条件下,寒证可以转化为热证,热证可以转化为寒证;虚证可以转化为实证,实证可以转化为虚证。然而证的转化,是以一定因素作为条件的,包括体质、气候、饮食、情志、药物等各种因素。在密切观察证情变化中,医者尤应注意观察病证转化的条件,作为分析判断的参考。例如,一些肺痨患者,初期多表现为阴虚内热,或骨蒸潮热,烦躁失眠,干咳痰血等,经过一段较长时间养阴清热之后,一部分患者治愈或好转,有一部分患者可转化为虚寒证,出现畏寒肢冷、气短自汗、便溏、阳痿等。这是由于病程过久,正气受损,阳气衰微,或因用药失当,过用寒凉,削伐元阳之气。这些因素都是导致主证转化的条件,必须充分注意观察,若主证一旦转化,就应及时采取相应的治疗措施。

在观察分析证的转化过程中,必须分清主次。有的是主证发生了根本的转化,有的则是非主证发生了转化,变成了主要矛盾。如溃疡病,症见胃脘隐痛、胀满不舒、嗳气吐清涎、喜按喜暖且得温而缓、便溏溲清、脉濡而缓,此乃脾胃虚寒之证,治宜温中散寒,但在治疗过程中,出现吐血便血、胃腹胀痛加剧、脉转滞涩,此乃主证遂成寒凝血瘀,治当改以温阳祛瘀之法。又如素有饮证,风热外加,出现高热烦渴、脉洪大、喜冷饮,此乃气分高热为其主证,当以清热生津为法,挫其热势。但病后不久,热邪方退,由于风热引动饮邪,出现喘息不得卧、痰涎稀白而多、脉转沉,此乃宿饮诱发所致,治当改用肃肺涤饮之法。以上举例,说明在注意证的转化时,也要分清主次。

二、辨明寒热真假,抓住病证本质

在临床诊断过程中,典型证候较易认识,但不典型的证候也为数不少,有时一些症状还互相矛盾,甚至出现假象,最常见的就是寒热的真假,即所谓"真寒假热""真热假寒""阴盛格阳""阳盛格阴",由此而不容易明确病证的本质。在这种情况下,必须克服片面性和表面性,要从极其复杂的综合征中,透过现象看本质,分清真假,辨明主次。要做到这一点,首先应抓住关键性证候,不要被假象所迷惑。有时假象很多,而反映本质的症状或体征只有一两个,但唯此才是主要的依据。一般说来,舌脉之象最具辨别寒热真假的参考价值。虚寒的脉象迟而无力,舌质淡嫩而湿润;实热的脉象数而有力,舌质干红而苔燥。但问诊也不可忽视,从四诊合参之中,寻找主要依据。例如寒证,口不渴而喜热饮,畏寒蜷卧,虽身热不欲去衣,舌淡白湿润,脉象重按无力,虽有其他假热的症状,只要抓住上述脉症,就可以判为寒证。其次,要全面分析各种因素,包括从体质、年龄、病史、病程、饮食、情志、服药史等去找线索,进行详细的比较,才能辨明其寒热的真假。现将寒热真假鉴别诊断列表 3-1 如下。

表 3-1　寒热真假鉴别诊断

鉴别点	真寒假热,阴证似阳	真热假寒,阳证似阴
寒热	身虽热,但欲近衣	身寒,反不欲近衣
渴饮	口虽渴,但不欲饮,或喜热饮	口不甚渴,但喜冷饮
面色	面虽赤,但色嫩,见于两颧	面色虽晦,但目光有神
神态	虽烦躁,但形瘦神靡	虽神昏,但有谵语、躁动
红肿	身虽肿,但无红热	身虽无肿,但见红热
四肢	四肢虽热,但身前不热	四肢厥冷,但身前灼热
小便	小便虽利,但清而不浊	小便虽长,但浊而不清
大便	大便虽结,但少而不热	大便虽利,但量多而臭
脉象	脉虽大,但按之不实	脉虽沉,但按之有力
舌质	舌虽红,但润滑	舌虽淡,但少津
舌苔	苔虽厚,但色不黄	舌虽薄,但色多黄

三、详审病证标本,掌握先后逆从

审察病证之标本,以定治法之先后逆从,这是辨证的重要内容。《素问·标本病传论篇》曾这样强调:"知标本者,万举万当,不知标本,是谓妄行。"所谓标,就是疾病表现于临床的标志和现象;所谓本,就是发生疾病的根本。疾病的标本不是固定不变的,它往往随具体疾病和具体患者各有不同。以病因而论,引起疾病发生的病因为本,所表现于外的各种临床征象是标;以病变部位而论,原发病变部位为本,继发病变部位是标;以症状本身而论,原发症状是本,继发症状是标;以病之新旧而论,旧病是本,新病是标。病证虽多,但总不离标本,一切复杂的证候,都可以分析出它的标本,即透过其现象分析其本质,从而确立正确的辨证和实施合理的治疗。

病证的标本审明之后,治疗上的原则,先治其本或先治其标,不是千篇一律的,当视具体病情的轻重缓急而定。一般而论,在本病急、本病重的情况下,固然是先治其本;不过在标病急、标病重的情况下,则又须先治其标,或者标本同治。但是,由于标本是可逆的,是可互相影响的,所以治标也可以达到治本,治本也可以达到治标。如临床治疗上的扶正以祛邪,治本即所以治标;祛邪而扶正,治标即所以治本。由此可知,病证之标本,本可以及标,标也可以及本,因而在治疗上,也可以本病治标,标病治本,就是这个道理。

审明标本,定出先后处理的原则之后,采用"逆治"或"从治"就不难掌握了。所谓"逆""从",即治疗上的正治与反治之法。"正治",即"逆治"之法,是采取与证候相反的药性来矫正其偏胜的临床表现,也就是一般所说的"寒者热之,热者寒之,虚者补之,实者泻之",以热治寒,以寒治热,以补对虚,以泻对实,证药完全相反的治法。而"反治",即"从治"之法,则是采取与证候(指某些假象)相同的药性来矫正其偏胜的临床表现,也就是我们一般所说的"寒因寒用,热因热用,通因通用,塞因塞用",以热治热,以寒治寒,以泻治通,以补治塞,证药完全相反的治法。如以呕吐一证为例,既可起于脾虚运化失权,也可因于食物中毒而发。前者脾虚是本,呕吐是标,当采用正治之法,以治其本,用补脾和胃之剂以止其呕吐;后者邪毒犯胃为本,呕吐是标,当采用反治之法,以治其本,用催吐、下泻之剂,使其再吐再泻,以求其邪毒完全排出,达到止吐止泻。这说明根据中医学的整体观,运用于临床,详审病证的标本,掌握治法的先后逆从,确能将理法方药统一起来,使辨证和治疗更能符合实际。

四、识别邪正虚实,合理施以补泻

辨邪正虚实是对病邪和正气消长与病情发展演变关系的客观估价和分析,也是临床辨证的重要原则之一。它对于疾病的诊断是否正确,治疗处理是否得当,都有十分重要的意义。

"虚"是精气亏损而不足,"实"是邪气盛而有余,故虚是正虚,实是邪实。"实"是指致病因素、病理产物所导致的较为强烈的病理反应;"虚"是指人体防御能力、代偿能力或修复能力不足的病机情况。两者之间互相影响,不能截然分开。邪气盛则正气受到郁遏或损耗,导致正气亦虚,因而邪气愈盛则正气愈虚的情况较为常见。识别虚实,一般不外辨表里之虚实,阴阳之虚实,气血的虚实,脏腑的虚实。凡外感之病多有余,内伤之病多不足。不过见的虚证中多夹有实,实中多兼有虚,临证时,应详细识别。

从邪正虚实的关系上看,正气的充沛,有赖于全身脏腑经络功能的正常运转,如肺气的肃降、心血的循行、肝气的条达、脾胃的运化、肾气的气化、经络的流通等,如果外邪内袭,破坏了这种运转功能,便出现病态。不解除这种破坏,便不能恢复脏腑经络的正常功能。张从正曾说:"邪未去,而不可言补,补之则适足以资寇。"因此对于正气受损的虚证,要特别注意有无实邪为患,如夹有实邪,单纯用补法,疗效往往不够理想。对这类患者的补泻,多主张"以通为补"或"通补兼施",达到"邪去则正自安"的效果。如部分心痛、心悸患者,虽然临床上表现为一派虚象,仍然要以祛瘀除痰为主治,适当配合补法,疗效更好。当然也有以虚证为主,需用扶正之补法者。如有些长期发热的心痛、心悸患者,多数先由痰瘀而致阴虚或阳虚,在适当时期,还须用养阴益气或扶阳之法,才能达到退热开痹止痛的效果;若仍以大剂祛瘀清热,攻伐寒凉之品,往往症虽减而复发,正气更虚而邪气更实。因此,只有辨清虚实,才能合理施以补泻,收到预期的治疗效果。

（姬广慧）

第三节 辨证论治的步骤

内科辨证论治的具体步骤,从临床实用出发,一般可归纳为诊察、议病、辨性、定位、求因、明本、立法、选方、遣药及医嘱等。

一、诊察

诊察就是四诊合参,审察内外,通过望、闻、问、切四诊对患者作周密观察和全面了解,既要了解患者的病史和临床表现,又要了解外在环境对疾病发生、发展的可能影响。将诊察所得,进行分析归纳,运用从外测内、见症推病、以常衡变的方法,来判断患者的病情,以此作为辨证立法、处方用药的依据。这是辨证论治的第 1 步,也是最重要的一个环节。

四诊资料是否搜集恰当,是否切合病情,与辨证准确与否有着密切关系。因此,在进行四诊时,不但要做到全面系统,还要做到重点突出,详而有要,简而不漏。既要防止无目的的望,不必要的闻,又要避免当问不问和应切未切等缺失,使四诊资料更好地为辨证提供必要依据。

二、议病

议病即辨明病证,包括辨清疾病类别在内,临床上有显著特征的疾病,一般较易辨识,但对于某些复杂疾病,必须通过对病因病机的深入分析,周密鉴别,甚至通过试探性、诊断性治疗,方能最终识别与确定病证。

三、辨性

辨性,即是辨别病证的性质。疾病的发生,根本在于邪正斗争引起的阴阳失调,故病性无非阴阳的偏盛偏衰,阳盛则热,阴盛则寒,故病性具体表现在寒热属性上。而虚实是邪正消长盛衰的反映,也是构成病变性质的一个重要方面。寒热虚实是一切病变中最基本的性质,各种疾病均不离于此。由于基本病变是虚实寒热,所以治疗的总原则,就是补虚、泻实、清热、温寒。辨清病变性质的目的,在于对病证有一个基本的认识,治疗上有一个总的原则,故辨识病证性质是辨证中的一项重要内容。

四、定位

定位指判定病变部位。定位是辨证论治中至关重要的问题。因为病位不同,病证性质随之不同,治疗措施也就不同。定位一般包括表里定位,多用于外感疾病;脏腑、经络定位,多用于杂病;气血定位,通常杂病要分气分病、血分病,温病要辨清卫、气、营、血与三焦。这些定位方法或简或繁,各有其适用范围,有时需结合应用。其中的脏腑定位,不单广泛应用于杂病,外感疾病也常有应用,脏腑定位涉及的病变范围较广,定位也比较具体。现代中医学家方药中在其所著的《辨证论治研究七讲》一书中,将有关脏腑辨证的内容,结合其临床实践加以归纳,提出了从 7 个方面进行脏腑定位的方法:①根据脏腑归属部位及所属经络循行部位,从临床表现特点进行定位。②从各脏腑功能特点进行定位。③从各脏腑在体征上的特点进行定位。④从各脏腑与季节气候的特殊联系进行定位。⑤从各脏腑与病因方面的关系和影响来进行定位。⑥从各脏腑与体型、体质、年龄、性别的关系和影响进行定位。⑦从发病时间及临床治疗经过上的特点进行定位。这7个方面是相互联系的,临证时必须四诊合参,综合分析,才可能使定位符合实际。

五、求因

求因就是审证求因。它是辨证的进一步深化,是根据患者一系列具体证候,包括对患者症状、体征的四诊所得和某些化验检查结果,加以综合分析,求得疾病的症结所在,为临床治疗提供确切依据。这里所求的"因",其涵义有广义和狭义两个方面。广义之"因",包括对病因、病机和病情进行全面的分析和了解,也就是从临床一系列具体征象中,分析确定其病因是什么? 病在何经何脏,其病机和发展演变如何,务使其分析所得的辨证、辨病,能切合病情的实际。狭义之"因",乃是根据患者的临床表现,辨明其具体病因,掌握病因,针对病因,从根本上治疗疾病。临证时不仅要明确广义的"因",而且要明确具体的"因",这样才能达到真正审证求因的目的。

六、明本

"治病求本"是诊治疾病的根本原则。无论针对病因治疗或针对病机治疗都必须遵循这一原则。而这里所说的"明本",是指在分析发病的病理机转中,根据疾病的发生、发展、变化的全过程,来探求哪一个脏腑或哪一种病机变化在其中起主导作用,为治病求本提供先决条件。例如,患者在剧烈吐泻或慢性腹泻后,出现拘急痉挛,谓之土虚木乘,则脾虚为本,肝风为标,当以实脾为主,佐以平肝解痉。又如在温病过程中发生肝风内动,或热极生风者,应凉肝息风,通过凉泻肝热而平息肝风;若系肾阴受损,不能涵养肝木,又宜滋阴息风,通过滋肾养肝而平息其风。两者均以风为标,但前者以热盛为本,而后者以阴虚为本。"明本"是针对病机而"求因"的具体化,它使病机的主次以及因果关系得到明确,是确定治法的可靠依据。

七、立法

立法就是确立治疗方法。它是根据辨证的结果而确立的。每一种证候都有相应的治法,如肝火犯肺的咳嗽,采用清肝肃肺的治法;脾虚痰湿的咳嗽,采用健脾化痰的治法。治则是对疾病提出治疗处理的原则,而治法乃是针对具体病证实施的治疗方法。治则指导治法,治法体现治则,这便是两者的辩证关系。

八、选方

选方是依据所确立的治法而选用适当的方剂。方剂是针对证候、治法而设,具有固定的组成配伍,有其一定的适用范围。因此,要选择好恰当的方剂,必须熟悉方剂的组成、方义和药物配伍关系及其适用范围。

方剂是前人临床经验的总结,是历代医家在有关学术理论指导下,和对某些病证认识的基础上所创制的。我们应该重视、继承、运用它,并在前人的基础上不断发展和创新。刘完素《素问病机气宜保命集·本草论第九》:"用方不对病,非方也;剂不蠲疾,非剂也。"因此,临床上要防止杂药凑合,有法无方的弊病。当然,也有不拘成方,随证遣药,而法度井然者。在临床实践中,两者都必须不断总结和提高。

九、遣药

遣药是在选定方剂的基础上，随证加减药物。由于病证的复杂多变，很难有一定的成方与具体病情完全吻合。所以，应根据病证的兼夹情况和照顾疾病的次要矛盾适当加减药物。这是对方剂的灵活应用，使之更能贴切病情。

十、医嘱

医嘱主要包括服药注意事项和将息调养事宜。如某些药物的先煎后下、药物的具体服法、饮食宜忌，以及情志劳逸、房事调摄等，以便消除不利于康复的因素，使治疗更好发挥作用，促使疾病早日痊愈。

以上诊察、议病、辨性、定位、求因、明本 6 个方面的内容，属于辨证的范围，是辨证论治中的"理"；立法、选方、遣药与医嘱，则是论治的具体体现。这样，便构成了辨证论治的理法方药的统一。只是为了叙述方便和利于学习、掌握，才分为 10 个具体的步骤和方面，在临床应用时，并不是绝对按这样的顺序，有时相互并用或结合运用。例如，诊察是搜集临床资料的阶段，是辨证论治的前提，但在诊察过程中，实际已涉及议病、辨性、定位、求因、明本，彼此之间又有着紧密不可分割的联系。所以，在临床上不必拘泥于这种格式和先后次序，可以根据具体病情和自己的熟练程度，灵活运用。

（姬广慧）

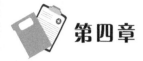

第四章

中药与方剂

第一节 常用中药

一、解表药

凡具有发散功效,用以解除表证的药物,称为解表药。解表药多味辛,性能发散,又能发汗,可使肌表之邪从表随汗而解。解表药分为辛温解表药和辛凉解表药两类(表 4-1)。

表 4-1　常用解表药

药名	性味	功能	主治	用法用量
麻黄	辛、微苦,温	发汗解表 宣肺平喘 利水消肿	风寒感冒 咳嗽气喘 风水水肿	水煎服 3~10 g
桂枝	辛、甘,温	散寒解表 祛风除湿 温经通阳	外感风寒表证 风寒湿痹,肢节疼痛 心阳不足;脾阳虚衰;月经不调	水煎服 3~10 g
防风	辛、甘,微温	散风解表 祛湿止痛 祛风止痉	外感风寒表证 风湿痹或寒湿关节疼痛 破伤风	水煎服 3~10 g
紫苏	辛、温	发汗解表 行气宽中	风寒感冒,咳嗽痰多 脾胃气滞,胸闷呕吐	水煎服 3~10 g
桑叶	苦、甘,寒	疏风清热 清肝明目	外感风热之表证 肝经风热;肝肾不足	水煎服 3~10 g
菊花	辛、甘,微寒	疏散风热 平肝明目 清热解毒	外感风热证 肝阳上亢;肝肾阴虚 疔疮肿瘤	水煎服 3~10 g

辛温解表药适用于风寒表证,可见恶寒发热,头痛身痛,无汗或有汗,舌苔薄白,脉浮紧或浮

缓等。常用辛温解表药有麻黄、桂枝、防风、羌活、细辛、生姜等。

辛凉解表药适用于风热表证,可见发热微恶风寒,咽干咽痛,口渴,舌苔薄黄,脉浮数等。常用辛凉解表药有柴胡、薄荷、葛根、菊花、桑叶等。

解表药虽能通过发汗解除表证,但用之不当,汗出过多,又易耗散阳气,损伤津液,或产生其他不良反应。因此要中病即止,不可久用或过量使用。凡阳虚自汗、阴虚盗汗、泻利呕吐、吐血下血、疮疡已溃、麻疹已透、热病后期津液已亏等证应慎用。

二、清热药

凡药性寒凉,以清除里热为主要作用,能治疗热性病证的药物,称为清热药。根据作用不同,分为清热泻火药、清热解毒药、清热凉血药、清热燥湿药、清虚热药五类(表4-2)。

表 4-2　常用清热药

药名	性味	功效	主治	用法用量
石膏	辛、甘,大寒	清热泻火 清肺胃热 生肌敛疮	热在气分证 胃火上炎 肺热咳喘	水煎服 15~60 g
知母	苦、甘,寒	清热泻火 滋阴润燥	热病;肺热咳嗽,阴虚燥咳 阴虚证;胃热口渴及消渴证	水煎服 6~12 g
金银花	甘、寒	清热解毒 凉血止痢 清热凉血	外感风热或温热病;热毒疮痈,咽喉肿痛 热毒血痢 温热病;热病后期	水煎服 3~10 g
生地黄	甘、苦,寒	凉血止血 养阴生津	血热妄行之出血证 热病伤津,消渴证	水煎服 3~10 g
玄参	甘、苦咸,寒	清热凉血 养阴解毒	热入营血证 阴虚肺燥;外感风热;瘰疬、痰核	水煎服 3~10 g
黄芩	苦,寒	清热燥湿 清热解毒 凉血安胎 清热燥湿	湿热所致多种病证 肺热咳嗽;火毒疮痈,咽喉肿痛 血热胎动不安 胃肠湿热泻痢	水煎服 3~10 g
黄连	苦,寒	清热泻火 清热解毒	热病,高热,烦躁,神昏谵语 痈肿,疔毒	水煎服 1~5 g
黄柏	苦,寒	清热燥湿 养阴清热	湿热所致证 阴虚发热	水煎服 3~12 g

(1)清热泻火药主要适用于急性热病或心火、肺热、胃热、暑热引起的实热证,可见高热、烦躁、谵语、发狂、口渴、尿黄便干、苔黄燥、脉洪数等。

(2)清热解毒药主要适用于各种热毒证,可见咽喉肿痛,疮痈肿毒、斑疹、丹毒,痄腮、痢疾、毒蛇咬伤及肿瘤等。

(3)清热凉血药主要适用于血分实热证,可见斑疹隐隐,或各种出血(咳血、吐血、呕血、便血、衄血等)、神昏谵语、烦躁、舌绛等。

(4)清热燥湿药主要适用于各种湿热证,可见泻泄、痢疾、黄疸、带下、淋证、湿疹、痈肿等。

(5)清虚热药主要适用于阴虚内热证,可见发热、骨蒸潮热、心烦、手足心热、口干咽燥、盗汗、舌红少苔、脉细数等。

清热药多为苦寒之品,过用易伤脾胃,故脾胃虚弱、食少泄泻的患者慎用,热病津液亏虚患者更应慎用。

三、泻下药

凡以促进排便为主要功能的药物,即称为泻下药。泻下药的主要作用是通利大便以清除肠道积滞及其他有害物质,或消除胸腹积水使水湿痰饮从小便排出。泻下药可以分为攻下药、润下药和峻下逐水药三类(表4-3)。

表 4-3 常用泻下药

药名	性味	功效	主治	用法用量
大黄	苦,寒	攻积导滞	胃肠实热证;胃肠湿热证;寒积便秘	水煎服 3～12 g
		泻火消毒	火邪上炎诸证;热毒疮疡或痈	
		活血止血	血热妄行之出血,血热阴伤之出血	
		祛瘀通经	产后腹痛;瘀血肿痛	
		退黄通淋	湿热黄疸;热淋	
麻仁	甘,平	润肠通便	肠燥便秘	水煎服 10～15 g
郁李仁	辛、苦、甘,平	润肠通便	肠燥便秘	水煎服 6～12 g
		利水消肿	水肿胀满或脚气水肿	
大戟	苦、辛,寒	泄水逐饮	水肿臌胀	水煎服 1.5～3 g
		消肿散结	疔毒疮痈,瘰疬痰核	

(1)攻下药性味多属苦寒,既可通便,又能泻火,具有较强的泻下作用。适用于肠道积滞,大便不通,尤其适用于实热积滞者。在使用时需随证配伍其他药物。本品多攻下力猛,应用时要中病即止,不可过量。

(2)润下药多为植物种子或果仁,含有丰富的油脂,具有润燥滑肠的功效,能缓下通便。适用于老年津亏、产后血虚、热病伤津及失血患者的肠燥津枯便秘。

(3)峻下逐水药大多味苦性寒有毒,泻下作用峻猛,用药后能引起剧烈腹泻,使体内潴留的水液从大便排出,部分药物还兼有利尿作用。适用于水肿、鼓胀、胸胁停饮等正气未衰之证。主要有大戟、牵牛子、甘遂、巴豆等。此类药物非但药性峻烈,且多具毒性,易于损伤正气,临床应用当中病则止,不可久服。体虚者慎用,孕妇忌用。对水肿、鼓胀属于邪实而正虚者,在使用本类药物时,根据具体情况,采取先攻后补,或先补后攻,或攻补兼施方法施治。时刻注意邪正的盛衰,及时固护正气。还要注意本类药物的炮制、剂量、用法及禁忌等,以确保用药安全、有效。

四、芳香化湿药

凡气味芳香,性偏温燥,具有化湿运脾作用的药物,称为化湿药。芳香化湿药辛香温燥,能宣化湿浊,疏畅气机,醒脾健胃。适用于湿邪困脾、运化失职所致之脘闷腹胀,食少便溏,恶心呕吐,体倦乏力,舌苔白腻等。常用的芳香化湿药有藿香、苍术、厚朴、砂仁等(表4-4)。

表 4-4 常用芳香化湿药

药名	性味	功效	主治	用法用量
藿香	辛,微温	解暑化湿 和中止呕 行气止痛	湿滞中焦证 湿阻中焦,胃失和降证 脾胃气滞,脘腹胀痛	水煎服 6～12 g
苍术	辛、苦,温	燥湿健脾 祛风胜湿 明目 散寒解表	湿阻中焦证 痹病 青盲、夜盲等证 外感风寒头痛、无汗	水煎服 6～10 g
砂仁	辛,温	化湿行气 温脾止泻 安胎	脘腹胀闷,食欲缺乏,呕吐泄泻 脾胃虚寒的腹痛泄泻 妊娠呕吐及胎动不安	水煎服 3～6 g

五、利水渗湿药

凡能通利水道,渗利水湿,治疗水湿内停病证为主要作用的药物,称为利水渗湿药。

利水渗湿药能通利小便,增加尿量,使体内湿邪从小便而解,部分还有清利湿热作用。主要适用于水肿、小便不利、痰饮、淋证、黄疸、湿温、湿疮等。常用的利水渗湿药有茯苓、泽泻、茵陈、木通、金钱草等(表4-5)。

表 4-5 常用利水渗湿药

药名	性味	功效	主治	用法用量
茯苓	甘、淡,平	利水渗湿 健脾补中 宁心安神	水肿、尿少等症 脾虚湿盛证 心神不安之心悸、失眠等症	水煎服9～15 g
泽泻	甘、淡,寒	利水通淋 渗湿止泻	小便不利、水肿或淋浊等 湿盛泄泻	水煎服3～15 g
茵陈	苦,微寒	清热利湿退黄	黄疸	水煎服9～15 g
木通	苦,寒	利尿通淋 通经下乳	心火上炎;膀胱湿热证 气血瘀滞的乳汁不通;血瘀经闭	水煎服3～9 g
金钱草	微咸,平	利湿退黄 利尿通淋 解毒消肿	湿热黄疸 热淋,石淋	水煎服15～30 g

六、祛风湿药

祛风湿药能祛除肌表经络的风湿,部分还具有舒筋、通络、止痛、强筋骨等作用。适用于风湿痹病、筋脉拘急、肢体麻木、腰膝酸痛、下肢痿弱、半身不遂等。常用的祛风胜湿药有独活、防己、木瓜、桑寄生、秦艽、威灵仙等(表 4-6)。

表 4-6 常用祛风湿药

药名	性味	功效	主治	用法用量
独活	辛、苦,微温	祛风胜湿 散寒解表	风寒湿痹 外感风寒夹湿	水煎服 3~9 g
防己	苦、辛,寒	祛风除湿,止痛 利水消肿	风湿痹痛 湿盛泄泻	水煎服 3~9 g
木瓜	酸,温	舒筋活络 除湿和胃	风湿痹痛 暑湿所致之呕吐、泄泻	水煎服 5~10 g
桑寄生	苦,平	祛风湿,补肝肾,强筋骨 补肝肾安胎	风湿痹病 肝肾亏虚,胎动不安或胎漏下血	水煎服 10~15 g
秦艽	苦、辛,微寒	祛风湿,舒筋络 退虚热 利湿退黄	风湿痹病,筋脉拳急等 阴虚火旺,骨蒸潮热等 湿热黄疸	水煎服 3~9 g
威灵仙	辛、咸,温	祛风除湿,通络止痛 软坚消鲠 逐痰消饮	风湿痹病 鱼骨鲠喉 胸膈停痰宿饮,喘咳呕逆	水煎服 3~10 g

七、温里药

凡能温里除寒,主要用以治疗里寒证的药物,称为温里药。

温里药多味辛,性或温或热,辛散温通,扶助阳气,偏走脏腑而驱散里寒,部分药还有回阳作用,适用于里寒证。如寒从外侵,直中脾胃的,可用温里药驱散中焦之寒邪;如阳气虚衰,寒从内生的,可用温里药扶助阳气;如阳气衰微,阴寒内盛之亡阳证,见四肢厥冷、脉微欲绝者,可选用部分作用强烈的温里药以回阳救逆(表 4-7)。

表 4-7 常用温里药

药名	性味	功效	主治	用法用量
附子	辛,大热	回阳救逆 补火助阳 散寒止痛	亡阳证 各种阳虚证 痛痹	水煎服 3~15 g
肉桂	辛、甘,大热	补火助阳 引火归原 散寒止痛 温通经脉	肾阳不足,命门火衰证 肾阳虚衰,虚阳上浮证 脾肾虚寒;寒痹引起的疼痛 冲任虚寒证;阳虚寒凝之阴疽,流注	水煎服 3~5 g
干姜	辛,热	温中散寒 回阳通脉 温肺化饮	寒性腹痛,吐泻 亡阳证 寒痰咳喘	水煎服 3~9 g

续表

药名	性味	功效	主治	用法用量
吴茱萸	辛、苦,热	散寒止痛 温中止呕 助阳止泻	寒性腹痛;寒凝肝脉 胃寒呕吐 虚寒泄泻	水煎服 2~5 g

使用温里药,应注意以下两点:①外寒内袭,如兼有表证者,应配合解表药同用。②本类药物辛热而燥,易于伤津耗液,凡属热证、阴虚证及孕妇均应忌用或慎用。

八、理气药

凡以疏通气机、消除气滞为主要功效的药物,称为理气药。

理气药物性味多辛温芳香,具有行气消胀、解郁、止痛、降气等作用,主要用于脾胃气滞所表现的脘腹胀痛、嗳气吞酸、恶心呕吐、便秘或溏泻;肝气郁滞所致的胁肋胀痛或癥瘕,月经不调以及肺气壅滞所致的胸闷作痛、咳喘等证。此外,有些行气药还分别兼有健胃、祛痰、散结等功效(表 4-8)。

表 4-8　常用理气药

药名	性味	功效	主治	用法用量
陈皮	辛、苦,温	理气和中 燥湿化痰	脾胃气滞证;肝郁脾虚 痰湿阻肺证;痰湿中阻	水煎服 3~10 g
枳实	苦、辛、酸,微寒	破气消积 化痰散痞	饮食积滞,腹胀便秘 痰湿阻滞;胸阳被遏;痰饮留积	水煎服 3~10 g
木香	辛、苦,温	行气止痛 和中消食	气滞证 脾运失常;寒湿泄泻	水煎服 3~10 g
香附	辛、微苦、甘,平	疏肝解郁 行气止痛 调经安胎	肝郁气滞 寒凝气滞 胎气失和之胎动不安	水煎服 5~10 g

应用本类药物时,应针对病情,并根据药物的特长作适当的选择和配伍。如湿邪困脾而兼见脾胃气滞者,应根据病情的偏寒或偏热,将行气药同燥湿、温中或清热药配伍使用;对肝郁气滞所致诸证,应选用行气药中长于疏肝解郁的药物,分别情况,酌情配伍养肝、柔肝、止痛、健脾或活血调经等药;饮食停积,为脾胃气滞中最常见者,每将行气药同消化食积药或泻下药同用;而脾胃虚弱,运化无力所致的气滞,则应与健脾、助消化的药物配伍,方能标本兼顾;至于痰饮,瘀血而兼有气滞者,则应分别与祛痰药或活血祛瘀药配伍。

本类药物易于耗气伤液,故气虚、阴亏的患者不宜多用。

九、消导药

凡以消化食积,治疗饮食积滞为主要作用的药物称为消导药,或消食药。

消导药多味甘,性平,主归脾胃二经,具有消食化积、开胃和中的功效。主要适用于饮食积滞,或宿食不消引起的脘腹胀满、食少纳呆、嗳腐吞酸、恶心呕吐、大便失调以及脾胃虚弱所导致的消化不良、食欲减退等症(表 4-9)。

表 4-9 常用消导药

药名	性味	功效	主治	用法用量
山楂	酸、甘,微温	消食化积 行气散瘀	饮食积滞;小儿疳积 产后瘀滞腹痛,恶露不尽;血滞经闭	水煎服 5～10 g
麦芽	甘,平	消食和中 回乳消胀	饮食积滞,脾虚食少 断乳、乳汁淤积引起的乳房胀痛	水煎服 3～5 g
鸡内金	甘,平	消食运脾 缩尿止遗 散瘀化石	饮食积滞;小儿疳积 遗精、遗尿等 砂淋,石淋;胆结石	水煎服 3～10 g

临床应用消导药时,应根据病情酌情配伍行气、健脾、化湿、温里或清热等药物,以标本兼治,提高疗效。

十、理血药

理血药包括活血化瘀药和止血药两类。

凡以通畅血脉、消散瘀血为主要作用的药物称为活血化瘀药,简称活血药,或化瘀药。凡以制止体内外各种出血为主要作用的药物,称为止血药。

活血化瘀药味多辛、苦,入血分,性走散通行,主心、肝二经。适用于多种血行不畅或瘀血阻滞之证,如血滞经闭、痛经、产后血瘀腹痛、癥瘕痞块、跌打损伤、风湿痹痛等。具有活血通经、活血止痛、活血消癥及活血消肿等功效。近年,临床还将该类药用于急腹症、宫外孕、脉管炎等疾病,也取得了一定的疗效(表 4-10)。

表 4-10 常用理血药

药名	性味	功效	主治	用法用量
川芎	辛,温	活血行气 祛风止痛	血瘀气滞;跌打损伤,瘀肿疼痛 外感风邪之头痛;风湿痹痛	水煎服 3～9 g
丹参	苦,微寒	活血调经 凉血消痈 安神除烦	瘀血所致月经不调,心胸、脘腹疼痛 疮疡痈肿 热病所致之烦躁神昏;心悸失眠	水煎服 6～15 g
桃仁	苦、甘,平	活血祛瘀 润肠通便	瘀血所致月经不调;瘀滞疼痛;癥瘕积聚 年老体弱或久病体虚之肠燥便秘	水煎服 6～10 g
延胡索	辛、苦,温	活血散瘀 行气止痛	气滞血瘀诸痛证 肝郁气滞	水煎服 6～9 g
牛膝	苦、甘、酸,平	活血通经 补肝肾,强筋骨 利水通淋 引血下行	瘀血所致月经不调;跌打损伤 肝肾亏虚或痹病日久 小便不利、水肿、淋证等 血瘀经闭	水煎服 6～15 g

续表

药名	性味	功效	主治	用法用量
益母草	苦、辛,微寒	活血调经 利水消肿	瘀血所致月经不调 水肿,小便不利	水煎服 10～30 g
小蓟	苦、甘,凉	凉血止血 解毒消痈	血热妄行之出血证 热毒痈肿诸证	水煎服 10～15 g
三七	甘、微苦,温	化瘀止血 消肿止痛	用于各种出血证 跌打闪挫;痈疽肿痛初起	水煎服 3～10 g
白及	苦、甘,涩	收敛止血 消肿生肌	肺、胃出血证;外伤出血 痈肿疮毒;水火烫伤、手足皲裂,肛裂	水煎服 5～10 g

活血化瘀药易耗血动血,临床使用时,对妇女月经过多、血虚无瘀之经闭及孕妇均应慎用或忌用。

十一、化痰止咳平喘药

凡是能够减轻或抑制咳嗽、气喘的药物称为止咳平喘药。能够消除痰涎的药物,称为化痰药。

此类药物性味或苦,或辛,或甘,或兼而有之,分别具有宣肺祛痰、润肺止咳、下气平喘等功效,适用于咳嗽和喘息的证候(表 4-11)。

表 4-11　常用化痰止咳平喘药

药名	性味	功效	主治	用法用量
桔梗	苦、辛,平	宣肺祛痰,开喑利咽 排脓疗痈 引药上行	咳嗽痰多,咽痛喑哑 肺痈及疮痈肿毒 胸膈以上的疾病作为引经药	水煎服 5～15 g
杏仁	苦,温	止咳平喘 润肠通便	咳嗽喘促 肠燥便秘	水煎服 5～10 g
半夏	辛,温	燥湿化痰 降逆止呕 消痞散结	痰湿诸证;小儿疳积 胃气上逆,恶心呕吐 胸脘痞满疼痛;痰气互结梅核气,瘰疬、瘿瘤	水煎服 3～10 g
川贝母	苦、甘,微寒	清热润肺 消毒散结	风热咳嗽;肺虚久咳 瘰疬痰核,肺痈	水煎服 3～10 g
瓜蒌	甘、苦,寒	消热化痰 宽胸降浊 润肠通便 散结消痈	肺热咳嗽,痰黄黏稠 胸痹胸痛 肠燥便秘 乳痈初起,以及肺痈、肠痈	水煎服 3～10 g

十二、安神药

凡以安神定志为主要功效,用于治疗神志失常类病证的药物,称为安神药。

神志失常类病证与心、肝两脏关系密切,而该类药也多入心、肝二经。

安神药多属矿石、贝壳或植物的种仁,前两种质地沉重,多具有重镇安神的作用;后者质润滋养,多具有养心安神的作用。安神药主要适用于心神不宁之证,如心悸怔忡、失眠多梦、健忘烦躁以及癫狂、癫痫等症(表4-12)。

表 4-12　常用安神药

药名	性味	功效	主治	用法用量
朱砂	甘,寒	镇心安神 清热解毒	心神不安证 疮痈肿毒;咽喉肿痛,口舌生疮	水煎服0.3～1 g
酸枣仁	甘、酸,平	养心安神 生津敛汗	心悸失眠多梦等神志不安证 自汗,盗汗;消渴病之口干舌燥	水煎服9～15 g
远志	辛、苦,微温	安神益智 化痰止咳 祛痰开窍 消散痈肿	惊悸多梦,失眠健忘 咳嗽痰多,咯痰不爽 痰蒙心窍 痈疽肿毒,乳痈肿痛	水煎服3～9 g

本类药中的矿物类药材易伤胃气,如制成丸、散内服,只宜暂用,不宜久服。个别药物具有毒性,应用时更应慎重。

十三、平肝息风药

凡以平肝潜阳或息风止痉为主要作用的药物,称为平肝息风药。

平肝息风药入肝经,主要用于肝阳上亢的头痛眩晕及肝风内动的痉厥抽搐等(表4-13)。

表 4-13　常用平肝息风药

药名	性味	功效	主治	用法用量
羚羊角	咸,寒	平肝息风 清肝明目 清热解毒	肝风内动之惊痫抽搐 肝火上炎之目赤头痛;肝阳上亢之头痛眩晕 风热感冒,温热病	研末每次 0.3～0.6 g
天麻	甘,平	平肝潜阳 息风止痉 祛风通络	肝阳上亢或肝风上扰之头痛、眩晕 肝风内动之惊痫抽搐 风湿痹痛;中风后遗症	水煎服3～9 g
全蝎	辛,平	息风止痉 通络止痛 解毒散结	痉挛抽搐;口眼㖞斜 顽固性偏正头疼;风湿顽痹 瘰疬痰核	水煎服2～5 g

临床应用平肝息风药时,必须注意以下两个方面:①应根据病因、病机和兼证的不同,适当配伍补血、滋阴、清热、泻火、祛痰或安神药等,以标本同治。如因热甚动风者,须配伍清热泻火药;因阴虚血少生风者,须配伍养阴补血药;兼夹痰盛者,须配伍祛痰药;兼有心悸失眠者,又当配伍安神药。②本类药药性有寒凉与温燥之不同,临床应用时应予区别。如属阴血亏虚者,当慎用或忌用温燥药;属脾虚慢惊者,应慎用寒凉药。

十四、开窍药

凡以开窍醒神为主要作用,用于治疗闭证神昏病证的药物,称为开窍药。

开窍药味辛、芳香,善于走窜,有通关开窍、启闭醒神的作用。主要用于治疗温病热陷心包、痰浊蒙蔽清窍之神昏谵语以及惊风、癫痫、中风等卒然昏厥、痉挛抽搐等症(表4-14)。

表4-14 常用开窍药

药名	性味	功效	主治	用法用量
麝香	辛,温	开窍醒神 活血消肿 通络止痛 催产	闭证神昏 血瘀经闭、癥瘕、跌打损伤 久病入络之偏正头痛、痹痛 难产、死胎、胞衣不下	入丸散0.06~0.1 g
冰片	辛、苦,微寒	开窍醒神 清热止痛	闭证神昏 喉痹口疮	入丸散0.03~0.1 g
苏合香	辛,温	开窍醒神 辟秽止痛	寒闭神昏 胸腹冷痛,暑湿秽浊所致痛泻	入丸散0.3~0.1 g
石菖蒲	辛、苦,温	开窍宁神 化湿和胃	痰湿蒙蔽清窍甚至昏迷 湿阻中焦,脘腹胀满,痞塞疼痛	水煎服5~10 g

开窍药辛香走窜,为救急、治标之品,且能耗伤正气,故只宜暂服,不可久用;因本类药物气味辛香,其有效成分易于挥发,内服多不宜入煎剂,只入丸剂、散剂服用。

十五、补虚药

凡能补益人体气血阴阳之不足,增强体质和抗病能力,主要用以治疗各种虚证的药物,称为补益药,又称补虚药。

根据补益药的功效及适应证,通常将其分为以下四类。

(一)补气药

重在补脾肺之气,主要适用于脾气虚证,见食少纳呆、脘腹胀满、大便溏泄、神疲乏力、肢体倦怠,甚至水肿或脱肛等症;肺气虚证,见咳喘气短、动则益甚、懒言声低、自汗畏风等症。常用的补气药有:人参、黄芪、党参、白术、甘草等。

(二)补血药

重在补心血、养肝血,主要适用于心、肝血虚证,见面色萎黄、心悸失眠、头晕眼花、两目干涩、唇甲色淡以及妇女月经量少、经闭等症。常用的补血药有当归、熟地黄、白芍、阿胶、何首乌等。

(三)补阴药

重在补肺、胃、肝、肾之阴,主要适用于肺阴虚证,见干咳少痰、痰中带血、咽干口燥等症;胃阴虚证,见口燥咽干、饥不欲食、嘈杂干呕,或大便燥结等症;肝阴虚证,见眩晕眼花、两目干涩、胁肋灼痛等症;肾阴虚证,见头晕耳鸣、五心烦热、颧红盗汗、遗精耳鸣等症。常用的补阴药有:沙参、麦冬、枸杞子、鳖甲、石斛、天冬等。

(四)补阳药

重在补助肾阳,主要适用于肾阳不足证,见畏寒肢冷、腰膝酸痛、遗尿、尿频、阳痿、肾不纳气之虚喘及脾肾两虚之久泻等症。常用的补阳药有鹿茸、淫羊藿、杜仲、冬虫夏草、菟丝子、补骨脂等(表4-15)。

表 4-15　常用补虚药

药名	性味	功效	主治	用法用量
人参	甘、微苦,微温	大补元气	气虚欲脱证	水煎服 3~9 g
		补肺健脾	肺气虚证,脾气虚证,中气下陷证	
		生津止渴	热病气津两伤证;消渴	
		安神增智	心气不足之心神不安证	
黄芪	甘,微温	补气升阳	脾肺气虚,中气下陷诸证	水煎服 10~15 g
		益卫固表	卫虚自汗;阴虚盗汗	
		利水消肿	气虚水停之水肿,小便不利	
		托毒生肌	气血不足之痈疽难溃或溃久不敛	
白术	苦、甘,温	补气健脾	脾气虚证	水煎服 6~15 g
		燥湿利水	脾虚水停所致诸证	
		固表止汗	气虚自汗证	
		益气安胎	胎动不安证	
甘草	甘,平	益气补中	脾气虚证;心气不足之心动悸、脉结代	水煎服 2~10 g
		清热解毒	咽喉疼痛;疮疡肿毒;食物药物中毒	
		祛痰止咳	痰多咳嗽	
		缓急止痛	脘腹四肢挛急作痛	
		缓和药性	能缓和或减轻毒副作用	
当归	甘、辛,温	养血补血	血虚诸证	水煎服 6~15 g
		活血调经	月经不调,痛经,经闭	
		祛痰止痛	跌打损伤、瘀滞疼痛;风湿痹痛	
		润肠通便	血虚肠燥便秘	
熟地黄	甘,微温	养血滋阴	血虚诸证	水煎服 9~30 g
		补精益髓	肝肾精血亏虚证;肝肾阴虚证	
白芍	苦、甘、酸,微寒	养血敛阴	血虚证;自汗,盗汗	水煎服 5~10 g
		柔肝止痛	脘腹胸胁肢体疼痛或拘挛疼痛	
		平抑肝阳	肝阳上亢证	
沙参	甘,微寒	养阴清肺	阴虚肺燥或热伤肺阴所致诸证	水煎服 10~30 g
		益胃生津	胃阴虚或热伤胃阴所致诸证	
麦冬	甘、微苦,微寒	润肺养阴	阴虚燥热之咳嗽	水煎服 5~10 g
		益胃生津	胃阴虚或热伤胃阴所致诸证	
		清心除烦	身热心烦及心烦不眠	
枸杞子	甘,平	补肝肾,明目	用于肝肾阴虚,精血不足诸证	水煎服 5~10 g
		润肺	阴虚劳嗽	

药名	性味	功效	主治	用法用量
鳖甲	咸,寒	滋阴潜阳 退热除蒸 软坚散结	热病灼阴,阴虚风动证;阴虚阳亢证 阴虚发热证,骨蒸盗汗 癥瘕积聚	水煎服10~30 g
石斛	甘,微寒	养胃生津 滋阴除热 明目	热病伤津或胃阴不足之口干烦渴 阴虚津亏,虚热不退 视力减退,视物昏糊	水煎服6~15 g
淫羊藿	辛、甘,温	补肾壮阳 祛风除湿	肾阳不足之阳痿,不孕,尿频 风寒湿痹,肢体疼痛,筋脉拘挛	水煎服10~15 g
杜仲	甘,温	补肝肾强筋骨 安胎	肝肾不足及肾阳不足诸证 肝肾不足之胎动不安或习惯性堕胎	水煎服10~15 g
冬虫夏草	甘,温	助阳益肾 补肺	肾阳虚之阳痿遗精,腰膝酸痛 久咳虚喘,劳嗽咯血	水煎服5~10 g

对于邪气盛而正气未虚者不宜使用补益药,否则易使邪气留滞,反而加重病情;对病邪未尽而正气已虚者,可适当应用补虚药以扶正祛邪,但应分清主次,处理好扶正与祛邪的关系。

补益药中味甘质腻之品较多,虽能滋养补虚,但易滞脾碍胃,应用时应酌情选配具有行气健脾、消食和胃作用的药物,使"补而不滞"。另外,温补肾阳药性多温燥,易耗伤阴液,应用时适当配伍补阴药。

十六、固涩药

凡以收敛固涩为主要作用,主要治疗各种滑脱证的药物称为收敛药,或固涩药。

收敛药多味酸、涩,性温或平,具有固表止汗、固精缩尿、敛肺止咳、收敛止血、涩肠止泻、止带等功效。适用于久病体虚所致的自汗、盗汗、久咳、久喘、久泻、久痢、遗精、滑精、遗尿、尿频以及崩漏、带下等症(表4-16)。

表 4-16　常用固涩药

药名	性味	功效	主治	用法用量
五味子	酸,温	敛肺滋肾 生津敛汗 宁心安神	肺虚久咳及肺肾两虚之久咳虚喘 津伤口渴;阴虚津亏之消渴;自汗,盗汗 心悸失眠	水煎服1~3 g
乌梅	酸、涩,平	敛肺止咳 涩肠止泻 生津止渴 安蛔止痛	肺虚久咳 久泻,久痢 津伤口渴及消渴证 肠道蛔虫及胆管蛔虫病	水煎服3~10 g
山茱萸	酸、涩,微温	收敛固涩 补益肝肾	遗精,遗尿;汗出不止 肝肾亏虚证	水煎服5~10 g

收涩药为治标之药,临床应用时应根据"治病必求其本"的原则,配合相应的补虚药,以标本兼顾。

收涩药对实邪未尽诸证,如表邪未解、湿热泻痢、咳嗽、带下、出血等均不宜应用,否则有"闭门留寇"之弊。

(邵建珍)

第二节 常用方剂

一、方剂的组成与变化

方剂是指在中医临床诊断明确之后,在治法的指导下,依照方剂的组成原则,选择合适的药物,酌定必要的剂量,配伍成方并制成一定剂型的中医临床用药形式,是中医治疗疾病的主要工具之一。方剂学是研究治法与方剂配伍规律及其临床应用的一门学科,是中医理、法、方、药的重要组成部分。

(一)组成原则

方剂固然由药物组成,但并非药物的简单堆砌和药效的单纯相加,它必须在治法的指导下,按照一定的组成原则,以药物的有机配伍形式,发挥其综合药效。前人将方剂的组成原则概括为君、臣、佐、使,现简述如下。

1.君药

针对主病或主证起主要治疗作用的药物,是方剂组成中不可缺少的核心药物,药力居方中之首。

2.臣药

有两种意义:辅助君药治疗主病或主证的药物;针对兼病或兼证起主要治疗作用的药物。

3.佐药

有三种意义:佐助药,助君、臣药加强治疗作用的药物或治疗次要兼证、兼病的药物;佐制药,消除或减弱君、臣药毒性,或制约君、臣药峻烈之性的药物;反佐药,邪重甚可能拒药时所配伍的与君药性味相反而能在治疗中起相成作用的药物。

4.使药

有两种意义:引经药,引方中诸药直达病所的药物;调和药,具有调和诸药作用的药物。

方剂中的君药和臣药可能是一味或两味,也可能更多,但总以精炼有效为原则。同一张方剂君、臣、佐、使药可以一应俱全,也可以只具备部分,但君药是必不可少的,这是根据辨证立法的需要而决定的。

(二)变化规律

方剂的组成包含着原则性和灵活性的对立统一。君、臣、佐、使表明方剂组成的原则性,但由于受人体质、年龄、性别的不同、生理特征的差异以及地域、季节、气候、居处环境、饮食起居习惯等诸多因素影响,疾病千变万化、纷繁复杂。所以,这就要求方剂组成不仅要遵循君、臣、佐、使的原则性,而且必须有一定的灵活性,即所谓方剂的组成变化。方剂组成变化主要有以下几种形式。

1.增减药味

增减药味是指方剂在主证和君药不变的情况下,随次要证候或兼证的不同而适当增减臣药、佐药和使药,使之更加适应病情的一种变化形式。如桂枝汤证,气虚较甚者,可加黄芪益气。

2.改变配伍

改变配伍是指某方剂的君药不变,而因臣药或佐药的变化使方剂的主要配伍关系发生改变,从而导致该方剂的功用、主治病证及方剂名称也相应发生变化。如麻黄汤、麻杏石甘汤、三拗汤三个方剂均以麻黄为君药,但由于其他药物配伍关系发生改变,故而功用、主治证及方名也发生了变化。

3.调整药量

调整药量是指组成方剂的药物不变,通过改变方中药物的用量以改变方剂药力大小或功用、主治证的一种变化形式。如小承气汤与厚朴三物汤,均由大黄、枳实、厚朴三味药物组成,然而,小承气汤中由于泻热通便之大黄用量倍于厚朴,其功用偏于泻火通便,主治热结便秘证;厚朴三物汤中则宽胸行气之厚朴用量倍于大黄,故其作用偏于行气通便,尤宜于气滞便秘证。

4.变更剂型

变更剂型是指药物组成、剂量、功用和主治证均完全相同的同一张方剂,通过变更剂型而改变方剂药力之大小,以适应病情的急缓或便于服用、贮存、携带的一种变化形式。如将治疗脾胃虚寒证的理中丸改作理中汤,由丸剂变汤剂则作用迅速而药力峻猛,适用于脾胃虚寒证病情较重或较急者。

二、方剂的剂型

方剂的剂型是指方药制剂的形式,即在药物配伍成方后,根据药物性能和临床治疗需要,将药物加工制成一定的制剂形态,称为剂型。大体上可分为汤剂、丸剂、散剂、膏剂、丹剂、酒剂、冲剂、片剂、针剂等。剂型与疗效密切相关。中医临床治疗疾病采用何种剂型,主要根据病情的需要和药物性质的不同而定。

三、方剂与治法

从中医辨证论治的角度来看,应该是先有治法后有方剂。治法是组方的依据,中药是组方的基础,方剂是治法的具体体现,是实现和检验治法的工具,是沟通中医理论与实践的桥梁。前人概括为"法随证立""方从法出""以法统方""方即是法"。对于治法的分类阐述,清代医学家程钟龄按中医八纲将诸多治法高度概括为"八法",即汗、吐、下、和、温、清、消、补,使"八法"成为中医学常用治疗大法沿用至今。

四、常用方剂

常用方剂详见表 4-17。

表 4-17　常用方剂

分类		主治	代表方剂
解表剂	辛温解表剂	外感风寒表证	麻黄汤、桂枝汤
	辛凉解表剂	外感风热或温病初期的表证	银翘散、桑菊饮
	扶正解表剂	体质素虚又感外邪的表证	败毒散、参苏饮

续表

分类		主治	代表方剂
治风剂	疏散外风剂	外风所致诸病,风邪外袭,侵入肌肉、经络、筋骨、关节等处而致	川芎茶调饮、独活寄生汤
	平息内风剂	内脏病变所致的风病	镇肝息风汤
祛湿剂	芳香化湿剂	外感风寒,内伤湿滞之证	藿香正气散
	苦温燥湿剂	湿浊内阻,脾胃功能失调之证	平胃散
	淡渗利湿剂	水湿停留,小便不利之证	五苓散
	清热化湿剂	湿热外感,或湿热内盛以及湿热下注之湿温、黄疸、热淋、痢疾、霍乱等证	茵陈蒿汤、八正散
清热剂	清气分热剂	热在气分证,或热病后期,余热未尽,气阴两伤者	白虎汤
	清热凉血剂	邪热传入营分或深陷血分之证	清营汤、犀角地黄汤
	清热解毒剂	温毒、疮痈疔毒以及瘟疫等证	普济消毒饮
	清脏腑热剂	邪热偏盛于某一脏腑所导致的火热证	龙胆泻肝汤
	清虚热剂	热病后期,邪热未尽,阴液已伤之暮热早凉或肝肾阴虚之骨蒸潮热等虚热证	青蒿鳖甲汤
和解剂	和解少阳剂	邪在少阳胆经	小柴胡汤
	调和肝脾剂	适用于肝脾不和的病证	逍遥散
	调和肠胃剂	寒热互结,胃肠不和之心下痞证	半夏泻心汤
泻下剂	寒下剂	无形热邪与有形积滞互结所致的大便秘结之里实证	大承气汤
	温下剂	脏腑间有寒冷积滞的里寒实证	大黄附子汤
	润下剂	肠燥津亏,大便秘结之证	麻子仁丸
	逐水剂	水饮壅盛于里之实证	十枣汤
	攻补兼施	里实正虚,而大便秘结之证	黄龙汤
消导剂	消食导滞	适应于食积为病	保和丸
	消痞化积	适应于脾胃虚弱,食积内停之证	枳实消痞丸
化痰止咳剂	燥湿化痰剂	湿痰证	二陈汤
	清热化痰剂	热痰证	清气化痰汤
	润燥化痰剂	燥痰证	贝母瓜蒌汤
	温化寒痰剂	寒痰症	三子养亲汤
	治风化痰剂	内风夹痰证或风邪犯肺证	止嗽散、半夏白术天麻汤
温里剂	温中祛寒剂	中焦虚寒证	理中丸、小建中汤
	回阳救逆剂	阳气衰微,内外俱寒,甚至阴盛格阳或戴阳等证	四逆汤、回阳救急汤
	温经散寒剂	寒邪凝滞经脉之血痹寒厥、阴疽等证	当归四逆汤

续表

分类		主治	代表方剂
理气剂	行气剂	气机郁滞的病证,如肝气郁滞、脾胃气滞	越鞠丸、半夏厚朴汤
	降气剂	气机上逆之证,如肺气上逆、胃气上逆	苏子降气汤
理血剂	活血化瘀剂	蓄血及各种瘀血阻滞病证	血府逐瘀汤
	止血剂	血溢脉外而出现的吐血、衄血、咯血、便血、尿血、崩漏等各种出血证	小蓟饮子
补益剂	补气剂	脾肺气虚的病证	四君子汤
	补血剂	血虚的病证	四物汤
	气血双补剂	气血两虚的病证	八珍汤
	补阴剂	阴虚的病证	六味地黄汤
	补阳剂	阳气虚弱的病证	肾气丸
安神剂	重镇安神剂	心阳偏亢,火热扰心所致的烦乱,失眠,惊悸,怔忡,癫痫	朱砂安神丸
	养心安神剂	心肝失养所致的虚烦不眠,心悸怔忡,健忘多梦等证	酸枣仁汤、天王补心丹
开窍剂	凉开剂	温热之邪内陷心包的热闭证	安宫牛黄丸
	温开丸	中风、中寒、气郁、痰厥等寒闭之证	苏合香丸
固涩剂	固表止汗剂	体虚卫外不固,阴液不能内守而致的自汗、盗汗等证	牡蛎散
	涩肠固脱剂	泻痢日久不止,脾肾虚寒,以致大便滑脱不禁的病证	桃花汤、四神丸
	涩精止遗剂	肾虚封藏失职,精关不固所致的遗精滑泄,或肾气不足,膀胱失约所致的尿频遗尿等证	金锁固精丸
	收敛止带剂	妇女崩中漏下,或带下日久不止等证	固冲汤
驱虫剂		治疗人体寄生虫病	乌梅丸
涌吐剂		中风、癫痫、喉痹之痰涎壅盛、宿食停留胃脘,毒物尚留胃中以及干霍乱吐泄不得等,病在上、中焦,病情急迫而又急需吐出之证	瓜蒂散

（邵建珍）

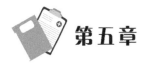

第五章

神经科病证

第一节 头 痛

头痛是指由于外感或内伤而引起,导致脉络不畅或失养,清窍不利,以患者自觉头部疼痛为特征的一种常见病证。本病可单独出现,也可见于多种急、慢性疾病过程中,有时亦是某些相关疾病加重或恶化的先兆。若头痛属某一疾病过程中所出现的兼症,则不属本节讨论范围。

头痛之记载源于《黄帝内经》,在《素问·风论》中称之为"脑风""首风",提出外感内伤均可导致本病发生,如《素问·风论》曰:"新沐中风,则为首风";《素问·五藏生成》云:"是以头痛巅疾,下虚上实。"并指出六经病变皆可导致头痛。

汉代张仲景在《伤寒论》中指出了太阳病、阳明病、少阳病、厥阴病头痛的见证,创立了不同头痛的治疗方药。李东垣在《东垣十书》中将头痛分为外感与内伤两类,根据病因和症状不同,指出头痛有湿热头痛、偏头痛、真头痛、气虚头痛、血虚头痛、厥逆头痛等,还在《黄帝内经》和《伤寒论》的基础上,补充了太阴头痛和少阴头痛,为头痛分经用药奠定了基础。

《丹溪心法·头痛》中又提出了痰厥头痛和气滞头痛,并指出头痛"如不愈各加引经药,太阳川芎,阳明白芷,少阳柴胡,太阴细辛,厥阴吴茱萸",至今对临床仍有指导意义。

部分医著中还有"头风"的记载,实际上仍属于头痛。如《证治准绳·头痛》载:"医书多分头痛、头风为二门,然一病也,但有新久去留之分耳。浅而近者名头痛,其痛卒然而至,易于解散速安也;深而远者为头风,其痛作止不常,愈后遇触复发也。皆当验其邪所从来而治之。"

清代医家王清任在《医林改错·头痛》中论述血府逐瘀汤证时说:"头痛无表证,无里证,无气虚、痰饮等证,忽犯忽好,百方不效,用此方一剂而愈。"提出了瘀血导致头痛的学说。至此,对头痛的辨证施治理论已基本完备。

头痛见于西医学之内、外、精神、神经、五官等各科疾病中。本节主要讨论内科范畴的头痛,如血管性头痛、紧张性头痛、三叉神经痛、外伤后头痛、神经官能症等,其他各科头痛也可参考本节内容辨证论治。

一、病因病机

头痛的发生是因外感或内伤导致邪扰清窍,或脉络失养而为病。外感者以风邪为主,内伤者与肝、脾、肾关系密切。

(一)感受外邪

多由起居不慎,感受风寒湿热之邪,邪壅经络,气血受阻而发为头痛。因风为百病之长,"伤于风者,上先受之""巅高之上,惟风可到",故六淫之中以风邪为主要病因。

若夹寒邪,寒凝血滞,脉络不畅,不通则痛;若夹热邪,风热上炎,侵扰清窍而为头痛;若夹湿邪,风伤于巅,湿困清阳,蒙蔽清空而为头痛。若感湿较重,湿邪困脾,尚可致痰湿内生,清窍蒙蔽,形成外感与内伤并存。

(二)情志内伤

情志不遂,忧郁恼怒,肝失疏泄,郁而化火,上扰清窍,可发为头痛;若火郁日久,火盛伤阴,肝失濡养,肾精被伐,肝肾精血不能上承,也可引发头痛。

(三)先天不足或房事不节

先天禀赋不足,或纵欲过度,可使肾精亏虚。肾主骨生髓,脑为髓海,肾精亏损日久,可致髓海空虚而为头痛。少数肾虚头痛与阴损及阳、清阳不升有关。

(四)饮食劳倦或久病体虚

饮食不节或劳倦过度可使中焦脾胃受伤,脾为气血生化之源,脾虚气血生化乏源,气血不能上荣脑髓脉络,则发为头痛。

久病、产后、失血等也可形成营血亏损,脑髓失充,脉络失荣而头痛。若脾失健运,痰湿内生,痰浊闭阻清窍,清阳不升,又可形成痰浊头痛。

(五)头部外伤或久病入络

跌仆闪挫,头部外伤,或久痛不解,均可导致气滞血瘀,脑络痹阻,不通则痛;久病瘀血不去,新血不生,常在瘀血之中夹有血虚,形成虚实错杂之证。

总之,头痛的病位虽在头,但病变涉及脾、肝、肾等脏腑,风、火、痰、瘀、虚为致病之主要因素,脉络阻闭、清窍失养为其主要病机。

二、诊断

(一)诊断要点

1.病史

常有感受外邪、情志不遂、劳倦过度、头部外伤等诱因,或有反复发作病史。疼痛持续时间、发作频率、疼痛轻重等常与病程有关。病程长者多发作频繁、持续时间长、疼痛重;病程短者多偶尔发作、持续时间短、疼痛轻。

2.临床特征

突然发病或反复发作,以前额、额颞、巅顶、顶枕部或全头部疼痛为主症,多表现为跳痛、胀痛、昏痛、刺痛、隐痛等。有突然而作,痛无休止者;也有反复发作,时痛时止者;头痛发作可持续数分钟、数小时、数天或数周不等。

(二)辅助检查

外感头痛可伴有血常规异常,内伤头痛常有血压改变,必要时作脑脊液、脑电图检查,有条件者可作经颅多普勒、颅脑 CT 和 MRI 等检查,以排除器质性疾病。

(三)类证鉴别

本病应与下列头痛症状突出的疾病鉴别。

1.真头痛

真头痛表现为突然剧烈头痛,或持续痛而阵发加重,甚至呈喷射状呕吐不已,以致肢厥、抽搐,是临床急重症之一。

2.眩晕

眩晕与头痛可单独出现。也可同时出现。眩晕以头晕眼花,站立不稳,甚则天旋地转为主要特征,多为虚证,以内伤为主要病因;头痛以头部疼痛为主,多为实证,其病因有外感和内伤之分。

三、辨证要点

(一)辨疼痛轻重

一般来说,以外感者疼痛较重,内伤者疼痛较轻;寒厥头痛、偏头痛较重,气虚、血虚、肝肾阴虚头痛较轻;气虚头痛早晨加重;血虚头痛午后加重。

(二)辨疼痛性质

痰湿头痛多重坠或胀;肝火头痛多跳痛;寒厥头痛刺痛伴有寒冷感;阳亢者头痛而胀;气血、肝肾阴虚者隐痛绵绵或空痛。

(三)辨部位

前额为阳明头痛,后部为太阳头痛,两侧为少阳头痛,巅顶为厥阴头痛。一般气血亏虚、肝肾阴虚以全头作痛为多;阳亢者痛在枕部,多连颈肌;寒厥者痛在巅顶;肝火者痛在两颞。

(四)辨影响因素

气虚头痛与过劳有关;肝火头痛因情志波动而加重;寒湿头痛常随天气变化而变化;肝阳上亢头痛常因饮酒或暴食而加重;肝肾阴虚者每随失眠加重而加重;偏头痛者常遇风寒则痛发。

(五)辨外感内伤

外感头痛起病急,一般疼痛较重,多表现为跳痛、灼痛、重痛、掣痛、胀痛,痛无休止,多有感邪病史,属实证;内伤头痛起病缓,一般疼痛较轻,多表现为隐痛、昏痛、空痛,痛势悠悠,时作时止,遇劳或情志刺激加重,属虚证或虚实错杂证。

四、中药治疗

本病的发生是因脉络瘀阻或清窍失养而成,因此治疗时须以缓急止痛为基本原则。外感者宜祛邪活络,内伤者宜调理脏腑气血阴阳;实证者攻邪为主,虚证者补虚为要。

(一)外感头痛

1.风寒头痛

(1)证候:起病较急,头痛剧烈,连及项背,恶风畏寒,遇风尤剧,口淡不渴;舌淡苔薄白,脉多浮紧。

(2)证候分析:本证以风寒侵袭,脉络痹阻为主要病机。寒性收引凝滞,风寒袭表,脉络痹阻较甚,故头痛剧烈;风寒首犯太阳,太阳主一身之表,故见恶风畏寒、脉浮紧等表证;太阳经脉布于项背,故痛连项背;口淡不渴、脉浮紧均为风寒外袭之征。本证以头痛剧烈,连及项背,遇风尤剧,脉浮紧为辨证要点。

(3)治法:疏风散寒。

(4)方药:川芎茶调散加减。若风寒表证明显,重用川芎,加紫苏叶、生姜,减薄荷;鼻塞者加苍耳子、辛夷;素体阳虚,恶寒较重者,加制川乌、麻黄、桂枝。

若巅顶头痛,干呕,吐涎沫,甚则四肢厥冷,苔白,脉弦,为寒犯厥阴,治当温散厥阴寒邪,宜用吴茱萸汤加半夏、藁本、川芎。

若头痛、背冷、脉沉细或弦紧,为寒邪客于少阴,治当温散少阴寒邪,宜用麻黄附子细辛汤加白芷、川芎。

2.风热头痛

(1)证候:头胀痛,甚则头痛如裂,发热或恶风,口渴喜饮,面红目赤,便秘溲黄;舌红苔黄,脉浮数。

(2)证候分析:本证以风热上扰清窍,脑络失和为主要病机。风热上扰,故见头胀痛,甚则头痛如裂;风热袭表,故见发热或恶风,口渴喜饮;热伤津液,故见便秘溲黄;面红目赤、舌红苔黄、脉浮数均为风热袭表之象。本证以头胀痛,甚则头痛如裂,发热或恶风,舌红苔黄,脉浮数为辨证要点。

(3)治法:疏风清热。

(4)方药:芎芷石膏汤加减。热盛者去藁本,改用黄芩、薄荷、蔓荆子、栀子辛凉清热;若热盛伤津,症见舌红少津,加知母、麦冬、石斛、天花粉清热生津;若大便秘结,口舌生疮,腑气不通者,合用黄连上清丸,以苦寒通腑泄热。

3.风湿头痛

(1)证候:头痛如裹,肢体困重,胸闷纳呆,腹胀,或大便稀溏;苔白腻,脉濡滑。

(2)证候分析:本证以风湿上蒙清窍,阻遏清阳为主要病机。湿性黏滞,易阻遏阳气,而头又为诸阳之会,故风湿最易致清阳不升而出现头痛如裹,肢体困重;湿邪最易困阻脾胃,故见胸闷纳呆,腹胀,便溏;苔白腻,脉濡滑均为湿象。本证以头痛如裹,肢体困重,苔白腻,脉濡滑为辨证要点。

(3)治法:祛风胜湿。

(4)方药:羌活胜湿汤加减。若症见胸闷纳呆、便溏,证属湿浊中阻,加苍术、厚朴、陈皮等燥湿宽中;若恶心呕吐者,加生姜、半夏、藿香等化浊降逆止呕;若身热汗出不畅,胸闷口渴,为暑湿所致,宜用黄连香薷饮加藿香、佩兰等清暑化湿。

(二)内伤头痛

1.肝阳头痛

(1)证候:头胀痛,眩晕,心烦易怒,或兼胁痛,夜寐不宁,口干口苦;舌红苔薄黄,脉沉弦有力。

(2)证候分析:本证的病机主要是肝阳上亢,风阳上扰。虚阳亢于上,气血并走于头面,故见头胀痛;阳亢生风,故见眩晕;阳热有余,故见心烦易怒,夜寐不宁,口干口苦;舌红苔薄黄、脉沉弦有力均属肝阳上亢之征。本证以头胀痛,眩晕,舌红苔薄黄,脉沉弦有力为辨证要点。

(3)治法:平肝潜阳。

(4)方药:天麻钩藤饮加减。眩晕重者加生龙牡以加强重镇潜阳之力;若头痛朝轻暮重,或遇劳加剧,脉弦细,舌红苔薄少津,属肝肾阴虚,酌加生地黄、何首乌、女贞子、枸杞子、墨旱莲滋养肝肾;失眠重者,加枣仁、柏子仁,配合琥珀粉冲服。

2.痰浊头痛

(1)证候:头痛昏蒙,胸脘痞闷,呕恶痰涎;苔白腻,脉沉弦或沉滑。

(2)证候分析:本证的病机主要是痰浊中阻,上蒙清窍。痰为阴邪,易阻滞气机,并可随气升降,若痰浊内盛,既可阻滞清阳上升,又可占据阳位而上蒙清窍,故可引起头痛昏蒙;痰湿中阻脾胃,脾失健运,升降失和,故见胸脘痞闷,呕恶痰涎;苔白腻、脉滑均为痰浊内盛之征。本证以头痛昏蒙,胸脘痞闷,呕恶,苔白腻为辨证要点。

(3)治法:健脾化痰,降逆止痛。

(4)方药:半夏白术天麻汤加减。若痰郁化热显著,症见舌苔黄腻、口干苦,加竹茹、枳实、黄芩清热燥湿化痰;胸脘痞闷重,加厚朴、枳壳、瓜蒌;呕恶痰涎,加生姜、砂仁。

3.瘀血头痛

(1)证候:头痛如刺,固定不移,经久不愈,或头部有外伤史;舌紫或有瘀斑、瘀点,苔薄白,脉沉细或细涩。

(2)证候分析:本证的病机主要是瘀血阻窍,络脉不通,不通则痛。瘀血为有形之邪,阻滞经络较甚,故见头痛固定,痛如锥刺;瘀血化解较难,故多病势缠绵,经久不愈;舌紫脉涩均为瘀血之征。本证以头痛如刺,固定不移,舌紫或有瘀斑、瘀点,苔薄白,脉沉细或细涩为辨证要点。

(3)治法:活血化瘀通窍。

(4)方药:通窍活血汤加减。头痛日久酌加全蝎、蜈蚣等虫类药搜逐风邪、活络止痛;病久多伴气血两虚,可加四君子汤健脾益气,另加当归养血活血,以助活络化瘀之力;若因受风寒而头痛加重,可加细辛、桂枝,待痛缓再予调理。

4.血虚头痛

(1)证候:头痛而晕,心悸不宁,失眠多梦,面色萎黄;舌淡苔薄白,脉沉细而弱。

(2)证候分析:本证的病机主要是营血不足,脑络失养。"血主濡之",血对各脏腑组织具有营养作用,血虚头目失养则头痛而晕;心失所养则心悸失眠多梦;肌肤失养则面色萎黄;舌淡苔薄白、脉沉细而弱也是血虚之征。本证以头痛眩晕,心悸失眠多梦,舌淡苔薄白,脉沉细而弱为辨证要点。

(3)治法:养血疏风止痛。

(4)方药:加味四物汤加减。方以四物汤加菊花、蔓荆子组成,具有养血疏风之功,临证可酌加阿胶、龟板胶、鸡子黄等血肉有情之品;若心悸失眠,加龙眼肉、酸枣仁、远志、茯神;兼气虚者,加党参、黄芪,或以八珍汤加减;本证常有食少纳呆等脾虚见症,可酌加山楂、麦芽、神曲等助运化,以促气血化生。

5.气虚头痛

(1)证候:头痛绵绵,遇劳则重,神疲乏力、面色㿠白、自汗、气短、畏风、食欲缺乏;舌淡苔薄,脉细无力。

(2)证候分析:本证病机主要是气虚清阳不升,清空失养。头为诸阳之会,清阳不升,头目失养,故头痛绵绵,面色㿠白;劳则气耗,故遇劳则重;气虚运化无力,故食欲缺乏;气虚鼓动无力,故神疲乏力,气短;气虚卫外不固,故自汗,畏风;舌淡苔薄、脉细无力亦气虚之象。本证以头痛绵绵,遇劳加重,神疲乏力,舌淡苔薄,脉细无力为辨证要点。

(3)治法:益气升清。

(4)方药:顺气和中汤加减。以补中益气汤加细辛、蔓荆子、川芎组成,有益气升清止痛之功,为气虚头痛的有效方剂。自汗、气短、畏风者加五味子、煅牡蛎,或配合玉屏风散常服;若心悸失眠,属气血两虚,可加龙眼肉、枣仁、茯神,待痛减以归脾丸善后。

6.肾虚头痛

(1)证候:头空痛,眩晕,耳鸣少寐,腰痛酸软,遗精,带下,神疲乏力;舌红少苔,脉沉细无力。

(2)证候分析:本证的病机主要是肾精亏虚,髓海不足,脑失所养。脑为髓海,肾主骨生髓,肾虚髓海空虚,故头空痛,眩晕;肾虚腰府失养,故腰痛酸软,耳鸣少寐;肾气亏虚,精关、带脉不固,故遗精、带下;舌红少苔、脉沉细无力均为肾虚之象。本证以头空痛,眩晕,耳鸣少寐,舌红少苔,脉沉细无力为辨证要点。

（3）治法：补肾养阴。

（4）方药：大补元煎加减。眩晕重者加菊花、枸杞子、钩藤；遗精或带下者加芡实、煅牡蛎、益智仁；耳鸣重者加磁石、生龙骨、珍珠母；待病情好转，可常服杞菊地黄丸或六味地黄丸补肾阴、潜肝阳以巩固疗效。

若肾虚头痛属肾阳不足者，多伴畏寒肢冷，小便清长，舌淡胖，脉沉细，可用右归丸加减以温补肾阳、填精补髓。若兼见外感寒邪者，可予麻黄附子细辛汤。

上述各证的治疗应根据头痛部位而选用不同的引经药，如太阳头痛选羌活、防风；少阳头痛选用川芎、柴胡；阳明头痛选白芷、葛根；太阴头痛选用苍术；少阴头痛选用细辛；厥阴头痛选用吴茱萸、藁本等。

此外，临床可见头痛如雷鸣，头面起核或憎寒壮热，名曰"雷头风"，多为湿热夹痰所致，宜用清震汤加味以清宣升散、除湿化痰。

另外还有偏头风，其病暴发，痛势甚剧，或左或右，或连及眼、齿，痛止如常人，又称偏头痛，此多为肝经风火所致，治宜平肝息风为主，可予天麻钩藤饮或羚角钩藤汤。

五、其他疗法

（1）风热头痛用银翘解毒片（丸）、羚翘解毒片、桑菊感冒冲剂、维 C 银翘片等。

（2）风湿头痛用藿香正气丸（水、液、软胶囊）等。

（3）气虚头痛用补中益气丸等。

（4）肾虚头痛用六味地黄丸、肾气丸、左归丸、右归丸等。

（5）血虚头痛用归脾丸等。

六、预防与调护

（1）头痛在急性发作期应适当休息，保证睡眠，不宜食用烧烤辛辣等厚味生热助火食物，同时限制烟酒。

（2）若患者精神紧张，情绪不稳，宜疏导劝慰以稳定情绪。

（3）在头痛缓解后应注意情志、饮食及寒温等的调护，以防复发。

（4）可根据中医辨证运用食疗、气功等辅助治疗。

（邵建珍）

第二节　中　风

中风病又称卒中，是在气血内虚的基础上，遇有劳倦内伤、忧思恼怒、嗜食厚味、烟酒等诱因，进而引起脏腑阴阳失调，气血逆乱，直冲犯脑，脑脉闭阻或血溢脉外所致。临床以突然昏仆、半身不遂、口舌㖞斜、言语謇涩或不语、偏身麻木为主症，并具有起病急、变化快如风邪善行数变的特点，好发于中老年人的一种常见病。

中风急性期标实证候突出，急则治其标，当以祛邪为主。常用醒神开窍、平肝息风、清化痰热、化痰通腑、活血通络等治疗方法。闭证当以祛邪开窍醒神法治疗;脱证则以扶正固脱为法;内闭外脱者,醒神开窍与扶正固脱可以兼用。恢复期与后遗症期多为虚实夹杂,治宜扶正祛邪,常用育阴息风、益气活血等法。

中风病所涉及内容与西医学脑血管病基本相似,脑血管病可以分为缺血性和出血性两大类,由于病变性质、部位和范围的不同,可以表现出不同的症状和体征。不论是缺血性还是出血性的,均可以参照本节进行辨证论治。

脑血管病是严重危害人类健康的重大疾病。据中国卫健委统计中心发布的人群监测资料显示,无论是城市或农村,脑血管病近年在全死因顺位中都呈现明显前移的趋势。城市居民脑血管病死亡已上升至第一、二位,农村地区在 20 世纪 90 年代初脑血管病死亡列第 3 位,20 世纪 90 年代后期升至第 2 位。从国家"七五"攻关计划以来,作为重大疾病,脑血管病是国家攻关课题和各类重大研究项目的重点研究内容。随着人口老龄化的进程加速,脑血管病的临床和基础研究,将作为医学研究的重大课题持续进行下去并不断向前发展。

中医预防与治疗中风病有悠久的历史,积累了较为丰富的经验,具有鲜明的特色,具有一定的优势。中医防治脑血管病的研究,从临床治疗经验的汇总、发掘,到循证医学理论指导下的大样本证候学特点的系统化研究,再到中医综合治疗方案的规范化临床试验,从基础理论到临床实践的研究均取得较大的进展。已经完成的国家"十五"攻关课题结果显示,治疗脑梗死和脑出血的中医综合治疗方案已经建立,并在初步的临床实践中得到验证。中医治疗中风病的研究,已经形成相对较为成熟的,可以相对独立的研究体系。

从所造成损伤范围的角度看,脑血管病的病损涉及意识、运动、语言、智能、情绪、感觉等多系统,研究对象不仅仅局限在运动障碍。随着研究的不断深化,越来越多的学者趋向于将脑血管病定义为一个"综合征"。而随着这一认识的不断强化,研究方向越分越细,研究内容更趋向复杂。脑血管病后的智能和情绪改变引起更多的重视,血管性痴呆、卒中后抑郁已经成为独立的研究对象,相应的中医药诊断、治疗研究已经展开,部分研究已经取得初步成果。

从疾病病程角度看,脑血管病的临床和基础研究的重点一直在病变发生之后,即脑梗死或脑出血的急性期和恢复早期。随着研究的不断深化,对脑血管病认识水平的不断提高,研究重心发生位移,同时出现前移和后移的趋势。重心前移是指预防,出现短暂脑缺血发作的积极治疗,关注脑血管病高危因素的有效控制,以致高危人群早年生活习惯的改善。重心后移是指康复,脑血管病发生后复杂的病理机制,难以逆转的级联反应过程,直接导致治疗的难度,多数患者的功能损害不可避免,所以病变的损坏过程停止后,病情稳定后的功能重建不可回避,成为这一阶段的重点问题。

中风病康复涉及功能、能力和社会障碍等多层次,主症、兼症及并发症等多方面的问题,是中医药发挥特色和优势的重要位点。针灸促进偏瘫康复的疗效已经获得较为充分的临床证据。中药内服、外用,以及推拿等中医方法与康复训练相结合,可以从多角度、多方面解决偏瘫康复的问题,提高偏瘫康复的疗效。进一步规范化的临床研究,进一步深化的中医药作用机制探讨,更为广泛的国际合作研究,将更加明确中医药在中风病偏瘫康复中的特色和优势。

一、诊断标准

(一)中医诊断标准

1.疾病诊断

(1)主症:偏瘫、神志昏蒙、言语謇涩或不语、偏身感觉异常、口舌㖞斜。

（2）次症：头痛、眩晕、瞳神变化、饮水呛咳、目偏不瞬、共济失调。

（3）急性起病，发病前多有诱因，常有先兆症状。

（4）发病年龄多在 40 岁以上。

（5）具备两个主症以上，或一个主症两个次症，结合起病、诱因、先兆症状、年龄即可确诊；不具备上述条件，结合影像学检查结果也可确诊。

（6）根据中风病的病理特点，中风分为缺血性中风和出血性中风，前者主要指缺血性脑血管病；后者主要指出血性脑血管病。

2.分期标准

（1）急性期：发病 4 周以内。

（2）恢复期：发病 4 周以上。

（3）后遗症期：发病 1 年以上。

（二）西医诊断标准

1.短暂性脑缺血发作

（1）为短暂的、可逆的、局部的脑血液循环障碍，可反复发作，少者 1～2 次，多至数十次。多与动脉粥样硬化有关，也可以是脑梗死的前驱症状。

（2）可表现为颈内动脉系统和（或）椎-基底动脉系统的症状和体征。

（3）每次发作持续时间通常在数分钟至 1 小时，症状和体征应该在 24 小时以内完全消失。

2.蛛网膜下腔出血

其主要由动脉瘤、脑血管畸形或颅内异常血管网症等出血引起。

（1）发病急骤。

（2）常伴剧烈头痛、呕吐。

（3）一般意识清楚或有意识障碍，可伴有精神症状。

（4）多有脑膜刺激征，少数可伴有脑神经及轻偏瘫等局灶体征。

（5）腰穿脑脊液呈血性。

（6）CT 扫描应作为首选检查。

（7）全脑血管造影检查可帮助明确病因。

3.脑出血

（1）常于体力活动或情绪激动时发病。

（2）发作时常有反复呕吐、头痛和血压升高。

（3）病情进展迅速，常出现意识障碍、偏瘫和其他神经系统局灶症状。

（4）多有高血压病史。

（5）CT 扫描应作为首选检查。

（6）腰穿脑脊液多含血和压力增高（其中 20% 可不含血）。

4.动脉粥样硬化性血栓性脑梗死

（1）常于安静状态下发病。

（2）大多数发病时无明显头痛和呕吐。

（3）发病较缓慢，多逐渐进展，或呈阶段性进行，多与脑动脉粥样硬化有关，也可见于动脉炎、血液病等。

（4）一般发病后 1～2 天意识清楚或轻度障碍。

(5)有颈内动脉系统和(或)椎-基底动脉系统症状和体征。

(6)应做 CT 或 MRI 检查。

(7)腰穿脑脊液一般不应含血。

5.脑栓塞

(1)多为急骤发病。

(2)多数无前驱症状。

(3)一般意识清楚或有短暂性意识障碍。

(4)有颈动脉系统和(或)椎-基底动脉系统症状和体征。

(5)腰穿脑脊液一般不含血,若有红细胞可考虑出血性脑梗死。

(6)栓子的来源可为心源性或非心源性,也可同时伴有其他脏器、皮肤、黏膜等栓塞症状。

6.腔隙性梗死

(1)发病多由高血压动脉硬化引起,呈急性或亚急性起病。

(2)多无意识障碍。

(3)应进行 CT 或 MRI 检查,以明确诊断。

(4)临床表现都不严重,较常见的为纯感觉性卒中、纯运动性轻偏瘫、共济失调性轻偏瘫、构音不全-手笨拙综合征或感觉运动性卒中等。

(5)腰穿脑脊液无红细胞。

7.无症状性脑梗死

为无任何脑及视网膜症状的血管疾病,仅为影像学所证实,可视具体情况决定是否作为临床诊断。

二、鉴别诊断

(一)口僻

口僻又称吊线风。口僻以口眼㖞斜、目不能闭、口角流涎为主要临床表现,起病突然,一年四季均可发生,以春秋两季为多见,发病年龄以青壮年为多,发病前多有明显的局部受凉、风吹等诱因。与中风的临床表现、起病原因、发病年龄等明显有别。中风也有以口眼㖞斜为主要表现者,但多以中老年人为主,且多伴有言语謇涩或不语、偏身麻木或神昏等症。

(二)痫病

痫病患者虽起病急骤,突然昏仆倒地,但神昏多为时短暂,移时自行苏醒,醒后如常人。中风患者昏仆倒地,其神昏症状重,持续时间长,多难以自行苏醒,多遗留明显后遗症。痫病患者多伴有肢体抽搐、口吐白沫、四肢僵直、两手握拳、双目上视、小便失禁,一般无半身不遂、口舌㖞斜等症,发病者以儿童、青少年居多,且有多次相似发作的病史可寻。应当注意的是,少数中风先兆发作的患者,与部分痫病的发作相似。如年龄在 40 岁以上,首次发作者,应注意观察,并进行必要的检查,以资鉴别。

(三)厥病

厥病的突然昏仆、不省人事,需与中风相鉴别。但厥病神昏时间短暂,同时常伴四肢逆冷,一般延迟苏醒,醒后无半身不遂、口舌㖞斜等中风特有的症状。而中风多遗留明显后遗症。

(四)痉病

痉病以四肢抽搐、项背强直,甚至角弓反张为主症,病发中也可伴有神昏,应与中风阳闭相鉴别。痉病神昏多出现于抽搐之后,而中风者多病起即有神昏,而后出现抽搐。痉病者抽搐时间长,中风者抽搐时间短。痉病者无半身不遂、口舌㖞斜等中风后遗症。

(五)痿病

痿病有肢体痿废、活动无力,但多起病缓慢,以双下肢痿或四肢痿为多见,或有患肢肌肉萎缩,或见筋惕肉𥆧。中风的肢体痿废多起病急骤,且以瘫痪不遂为多见。痿病者起病时无神昏,中风者常有不同程度的神昏,据此多可鉴别。

三、证候诊断

(一)风痰火亢证

(1)主症:半身不遂,口舌㖞斜,言语謇涩或不语,感觉减退或消失,发病突然。

(2)次症:头晕目眩,心烦易怒,肢体强急,痰多而黏,舌红,苔黄腻,脉弦滑。

(二)风火上扰证

(1)主症:半身不遂,口舌㖞斜,言语謇涩或不语,感觉减退或消失,病势突变,神志昏蒙。

(2)次症:颈项强急,呼吸气粗,便干便秘,尿短赤,舌质红绛,舌苔黄腻而干,脉弦数。

(三)痰热腑实证

(1)主症:半身不遂,口舌㖞斜,言语謇涩或不语,感觉减退或消失。

(2)次症:头痛目眩,咳痰或痰多,腹胀便干便秘,舌质黯红,苔黄腻,脉弦滑或偏瘫侧弦滑而大。

(四)风痰瘀阻证

(1)主症:半身不遂,口舌㖞斜,言语謇涩或不语,感觉减退或消失。

(2)次症:头晕目眩,痰多而黏,舌质黯淡,舌苔薄白或白腻,脉弦滑。

(五)痰湿蒙神证

(1)主症:半身不遂,口舌㖞斜,言语謇涩或不语,感觉减退或消失,神昏痰鸣。

(2)次症:二便自遗,周身湿冷,舌质紫黯,苔白腻,脉沉缓滑。

(六)气虚血瘀证

(1)主症:半身不遂,口舌㖞斜,言语謇涩或不语,感觉减退或消失。

(2)次症:面色㿠白,气短乏力,自汗出,舌质黯淡,舌苔白腻或有齿痕,脉沉细。

(七)阴虚风动证

(1)主症:半身不遂,口舌㖞斜,言语謇涩或不语,感觉减退或消失。

(2)次症:眩晕耳鸣,手足心热,咽干口燥,舌质红瘦,少苔或无苔,脉弦细数。

四、病因病机

(一)病因

1.正气虚衰

年老体衰,或久病气血亏损,元气耗伤,则脑脉失养。气虚则运血无力,血流不畅,而致脑脉瘀滞不通;阴血亏损,则阴不制阳,阴亏于下,阳亢于上,阳化风动,夹痰浊、瘀血上扰清窍,邪气滞留于虚损之脑脉而形成下虚上实,突发本病。

2.劳倦内伤

烦劳过度,易使阳气升张,引动风阳,造成内风旋动,则气火俱浮,迫血上涌,或兼夹痰浊、瘀血上壅清窍;或血之与气并走于上,壅胀脑脉,终成大厥、昏仆之候;因此而中风者,病情多重。

3.饮食不节

嗜食肥甘厚味,辛香炙烤之物,或饮酒过度,以致脾胃受伤,脾失运化,痰浊内生,郁久化热,痰热互结,壅滞经脉,上蒙清窍。

4.五志所伤,情志过极

七情失调,肝失调达,肝气郁结,气机郁滞,血行不畅,瘀结脑脉;暴怒伤肝,则肝阳上亢,或心火暴盛,风火相煽,血随气逆,上冲犯脑。凡此种种,均易引起气血逆乱,上扰脑窍而中风。

5.痰浊

多因脾失健运,或肝旺克脾,或肝郁化火,炼液成痰。痰浊日久化热,痰热互结,壅滞血脉,上蒙清窍而成中风。

6.瘀血

多因正气虚衰,气虚运血无力,血脉瘀滞;或暴怒伤肝,肝阳暴亢,血随气逆,上壅清窍,瘀结于脑脉;或肝气郁结,气滞血瘀,发为本病。

此外,气候骤变、烦劳过度、情志相激、用力不当等均可诱发或加重本病。

(二)病机

1.发病

起病多急。在活动状态下发病,尤其是在用力不当或情绪激动时发病。多突然昏仆或无昏仆而突发半身不遂、口舌㖞斜、舌强言謇或不语、偏身麻木,多于短期内病情发展至严重程度。而于安静或睡眠状态下发病者,部分可呈渐进性加重,发病前可有头晕、头痛、手足麻木或无力、一时性言语不利、阵阵心悸等先兆症状。

2.病位

病位在脑髓血脉,涉及心、肝、脾、肾等多个脏腑。

3.病性

病性属本虚标实。中风急性期以风、火、痰、瘀等标实证候为主,常由于脑络受损,神机失用,而导致多脏腑功能紊乱,出现清窍闭塞、腑气不通、痰瘀互阻、血脉不畅等诸多证候,如《黄帝内经》中所述的"主不明,则十二官危"。恢复期及后遗症期则表现为虚实夹杂或本虚之证,气虚、阴虚证候逐渐明显,以气虚血瘀、肝肾阴虚为多,也可见气血不足、阳气虚衰之象,而痰瘀互阻往往贯穿中风病的始终。

4.病势

若初起时,仅见半身不遂、口舌㖞斜、舌强言謇、神志清醒,则清窍尚未被蒙塞,病情尚轻。如果病情进一步发展,渐至神昏、清窍不开、神昏日重,则病情危笃,甚则合并呕血、便血、厥脱等病证,即难救治。

5.病机转化

在疾病的发展过程中,病机转化迅速是中风病的主要特点。其病机转化决定于内风、邪热、痰浊、瘀血等病邪与人体正气相争及其消长变化的结果。急性期,邪气盛,脑脉痹阻或血溢于脑脉之外,清窍蒙塞,如果正气不衰,经过辨证论治,邪热清,内风息,痰浊化,瘀血祛,神明逐渐恢复,半身不遂诸症也可逐渐减轻。如平素体弱,正气先衰,或邪气过盛,气血逆乱,窍闭不开,脏腑功能紊乱,则正气耗伤,终至元气败脱,阴阳离决。恢复期,虽然病邪大减,但正气亦已大伤,已无神昏窍闭,但由于正气虚衰,其半身不遂诸症仍然存在,尤其是年老体衰、肾精大伤、髓海空虚之人,每见呆痴之症。

中风初起时,内热征象多不明显,但内风煽动,痰浊、瘀血内蕴,阳气郁积,多有化热趋势。内热既盛,一是邪热灼伤正气,二是能炼液为痰,三则化风迫血,从而加重气血逆乱上冲之势。这在中风的病机转化中是一个值得重视的问题。

在中风病的发病和演变过程中,风和火是体现中风病疾病层面的证候要素,其发展变化与疾病的变化密切相关,而痰、瘀是体现证候层面的证候要素。

6.证类病机

(1)风痰火亢证:痰热瘀血夹风火,上犯于脑,以致清窍闭塞,神明失司。故本证患者神昏较重,甚至昏聩无知。正邪交争剧烈,阳热内扰、外犯,内扰则胸腹灼热,外犯则邪闭经脉,阳气不宣,而见四肢厥冷。甚则窍闭不开,脏腑功能紊乱,气机升降失常,浊阴上逆,胃失和降而见呕吐、呃逆、头痛;邪热迫血,可见呕血、便血;严重者气机闭塞不通,可见喘促等症。

(2)风火上扰证:多因平素气恼劳碌,阴阳失调,肝失调达,气机不畅,肝气郁结,久郁化火,复因情志相激,易于肝阳上亢,风火相煽,鼓荡气血,逆乱上冲犯脑,故见眩晕头痛、面红目赤、烦躁易怒。本证邪实,最易扰乱神明,而致清窍闭塞,转化为中脏腑证,素体阳盛、体壮实者多见此证,平素时有风阳旋动之象,复因情志相激,烦劳过度,引动风阳上扰,气逆血乱,上冲清窍,神明扰动而成。临证常见恍惚、迷蒙,甚或神昏、半身不遂、口舌㖞斜等;风阳扰动,筋脉失养,故患肢瘫痪而强痉拘急。于急性期本证变化最为迅速。

(3)痰热腑实证:平素饮食不节,嗜好膏粱厚味及烟酒等易生痰浊、内热之物,则脾胃受伤,运化失司,痰浊内生;若阳盛之体,则痰瘀化热,痰热互结,夹风阳之邪上扰清窍,痹阻脑脉而发本病。痰滞中焦,则升降功能失常,腑气不通,脘腹胀满,大便秘结。本证于急性期比较多见,腑气不通是临床的主要表现。如果痰热互结,糟粕存聚不下,不能及时去除,中焦阻塞,清阳不升,浊阴不降,常可导致清窍闭塞,使病情加重。

(4)风痰瘀阻证:由于老年体衰,或劳倦内伤,致使脏腑功能失调,内生痰浊、瘀血,借助肝风上窜之势,留滞于虚损之脑脉,影响神气的出入通达,故见半身不遂、口舌㖞斜、舌强言謇、偏身麻木。本证临床最为常见,一般病情稳定。

(5)痰湿蒙神证:素体阳虚,湿痰内蕴,复因烦劳过度,或情志相激,致风阳内旋,湿痰借助风阳上逆之势,蒙塞清窍,阻滞神明出入之路而为本证。湿痰阴邪,易伤阳气,故本证者虽易有神昏不语,但多静而不烦、肢体瘫软、面白唇黯。湿郁痰阻,久郁化热,可转化为阳闭证;若湿浊内盛,阳气衰微,元气败脱,又可化生厥脱之候。

(6)气虚血瘀证:乃因平素体弱,或久病体虚,或正邪相争耗伤正气;气为血之帅,气虚则无力运血,血行不畅瘀滞脑脉发为中风。除有半身不遂、口舌㖞斜等中风表现外,还见气短乏力、面色㿠白、困倦、口角流涎、自汗出、手足肿胀,多以心脾气虚为主;若兼有气虚者,可有小便失禁、腰酸腿软。

(7)阴虚风动证:素体肝肾阴虚,阴不制阳,内风煽动。一则由于肝肾阴血不足,脑髓失养而空虚;二则内风旋动,气逆血乱,上犯虚损之脑髓血脉而发为本病,见半身不遂、口舌㖞斜、心烦、手足心热等症。本证多见于年老体衰之人。阴虚多生内热,内热灼伤阴精,则阴虚日甚。病久则阴损及阳,终致阴阳俱损。临床上单纯阴虚风动者并不多见,每多夹有气虚、血瘀、痰浊为患,但总以阴虚为主。

中风不伴神志障碍者,其基本病机为正气未衰,风火、痰浊、瘀血、腑实等实邪不甚,以致内外二因交互作用,造成气血逆乱,上犯于脑,邪气滞于脑之经脉,或脑脉损伤,故见偏身麻木、半身不遂、口舌㖞斜、言语謇涩等。

若病情恶化,可转化为神明受损,其基本病机为风痰、瘀血、邪热等实邪交互作用,鼓荡气血,逆气上冲,血随气涌,上犯于脑,堵塞神明出入之路,造成脑体受损,神气伏匿不出而为患。故临床必有神昏或昏聩等清窍蒙塞、神明失司等症。本证多见于急性期,起病时即现神昏者,邪气炽盛,正气虚衰,病情危笃;一部分由其他病变演化而来者,多因调护失宜,或失治误治,正不胜邪而致病进,每见于病发数天之后。在恢复期或后遗症期,如因复中者,治疗颇难。

中风患者病情危笃临终之时,常由闭证转化而来。发病时即表现为闭证者甚为少见。痰热内闭清窍,日久窍闭不开,耗伤正气,阳气衰微。故临床除见神昏、昏聩等清窍蒙塞的症状外,还见有五脏真阳之耗竭、元气败脱的表现,如冷汗淋漓、目合口开、舌卷囊缩、气息低微、脉微欲绝。本证属中风危候,多难救治。

五、临床治疗

(一)辨证思路

1.辨病性

根据发病年龄,起病形式,临床特点结合影像学检查结果辨病性,以明确是缺血性中风还是出血性中风。

2.辨病位深浅

根据《金匮要略》提出的中络、中经、中腑、中脏的概念,临床可将中风病分为中经络、中脏腑。中经络者病位浅、病情轻,不伴意识障碍;中脏腑者病位深、病情重,伴有意识障碍。一般缺血性中风起病相对较缓,多无意识障碍,以中经络者为主,少数患者可进行性加重而出现意识障碍,移行为中脏腑;出血性中风多发病急骤,重者起病即见神昏,直中脏腑,轻者,仅表现为半身不遂等症而无意识障碍。临床应注意判别病位及病机的转化。如:急性期中脏腑者,可因邪盛正衰,而成元气败脱之证,或病情好转,而转化为中经络。起病为中经络者,可渐进加重,发展为中脏腑,出现意识障碍。若患者虽病发时无意识障碍,但表现为饮水发呛,吞咽不能,声音嘶哑,甚或发音不能,也属病入脏腑,可迅速出现意识障碍,危及生命。正如沈金鳌所说:"盖中脏者,病在里,多滞九窍。"

3.辨病势顺逆

临床应注意观察中风患者神志及瞳神的变化,根据"神"的变化以判断病势的顺逆。如起病时神清,而逐渐神识昏蒙者,则病势为逆;如发病即神昏,治疗后意识逐渐转清,则病势为顺;或虽见神昏,而正气未衰,瞳神正常,呼吸均匀,脉象实而有力,则尚有转机之势;若昏聩不知,瞳神异常,出现呃逆、呕血、抽搐、高热等变证,则病势凶险,难以救治。

4.辨闭证、脱证

(1)闭证,为邪气内闭清窍,属实证。症见神昏、牙关紧闭、口噤不开、肢体强痉。阳闭者,伴面赤身热,气粗口臭,躁扰不宁,舌苔黄腻,脉弦滑数;阴闭者,伴面白唇黯,静卧不烦,四肢不温,痰涎壅盛,舌苔白腻,脉沉滑或缓。

(2)脱证,为五脏阳气外脱,属危候。症见昏聩不知,目合口开,四肢松懈瘫软,肢冷汗多,二便自遗。

中风急性期标实证候突出,急则治其标,当以祛邪为主。常用醒神开窍、平肝息风、清化痰热、化痰通腑、活血通络等治疗方法。闭证当以祛邪开窍醒神法治疗;脱证则以扶正固脱为法;

"内闭外脱"者,醒神开窍与扶正固脱可以兼用。恢复期与后遗症期多为虚实夹杂,治宜扶正祛邪,常用育阴息风、益气活血等法。

(二)辨证论治

1.风痰火亢

半身不遂,口舌㖞斜,言语謇涩或不语,感觉减退或消失,头晕目眩,发病突然,心烦易怒,肢体强急,痰多而黏,舌红,苔黄腻,脉弦滑。

(1)病机分析:由于肝肾阴虚,肝阳偏亢,阴阳失衡,上盛下虚,平素出现头晕头痛、耳鸣眼花、少眠多梦、腰腿酸软等症,或表现为面部烘热、心中烦躁、易怒、走路脚步不稳等,若遇诱因触动即可使肝阳上亢,内风动越,风盛化火,风火上扰清窍,横窜经络。因肝属厥阴风木之脏,体阴而用阳;肾藏精,主骨生髓通于脑,若肝肾阴虚,阴不制阳,则肝阳妄亢而生风,风为阳邪,暴躁等情志骤变相激之时,必致肝风旋转动越;另一方面,肝主疏泄,最喜条达,若郁怒忧思,致气郁不畅,郁而化火,风火相煽,上扰清窍,自然可见眩晕头痛、面红耳赤、口苦咽干、心烦易怒等症,如邪热充斥三焦,还可见尿赤便干。风火内窜经络,气血逆乱,可见半身不遂、口舌㖞斜、舌强言謇或不语、偏身麻木等症。舌质红或红绛是阴液不足的表现,舌苔薄黄系风阳化热,脉弦有力则为肝风内盛的象征。

(2)治法:平肝泻火通络。阳亢者,宜平宜降;火热者,当涤当清。

(3)常用方:天麻钩藤饮(《太平惠民和剂局方》)合镇肝息风汤(《医学衷中参西录》)加减。明天麻、钩藤、夏枯草、生石决明、川牛膝、黄芩、栀子。随症加减:头痛头晕者,加菊花、桑叶;心烦易怒者,加牡丹皮、赤芍;便干、便秘者加生大黄。一般可根据病情调整其用量,于急性期可每天1剂,分2次服,或每天2剂,分4次服用。

(4)常用中成药:清开灵注射液,40 mL加入0.9%氯化钠注射液250 mL中,静脉滴注,每天1~2次,10~14天为1个疗程。清热解毒,活血化瘀,醒脑开窍。用于中风急性期风痰火亢证。

(5)针灸:①治法,平肝潜阳,泻火安神。②配穴,百会、风池、合谷、太冲、三阴交、四神聪(用三棱针点刺出血)。③方义,百会穴系手足三阳经与督脉之会,足厥阴肝经的循行又上出额,与督脉会于巅。正因如此,百会穴对中风半身不遂、口噤不开、昏迷、心烦等,具有明显的主治效用,具有清热开窍、平肝息风之功。合谷为人身四总穴之一,是大肠经原穴,在此与百会、风池、太冲配穴,疏风通经活络,醒神安神,在主方中与肩髃、曲池、手三里配穴,治疗上肢不遂。太冲穴是足厥阴肝经的俞穴,也是肝经原穴,具有疏肝理气、活血降逆、潜镇的功效,凡眩晕、头痛、血压升高等皆属其主治范围。风池是足少阳胆经在头部要穴,系手少阳三焦经、足少阳胆经与阳维脉之会穴,具有疏风醒脑、调气和血的功效。以上百会、风池、合谷、太冲4穴共用,再加三阴交,对于肝阳暴亢、风火上扰证的中风,有平肝潜阳、泻火安神的功效。除此,如表现肝阳亢、肝火盛、血压高等明显症状者,可用三棱针点刺经外奇穴四神聪,使少有出血,以增强平肝泻火安神的作用。

(6)临证参考:本证以邪热、痰浊、瘀血等邪实为主,故以祛邪为先。病情重者,多需采用综合措施积极抢救。患者窍闭神昏、口噤不开者,口服汤剂困难,则需用静脉滴注、鼻饲、灌肠等多途径给药,进行救治。临床要合理应用金石、介类等重镇降逆之品。

2.风火上扰

半身不遂,口舌㖞斜,言语謇涩或不语,感觉减退或消失,病势突变,神识迷蒙,颈项强急,呼吸气粗,便干便秘,尿短赤,舌质红绛,舌苔黄腻而干,脉弦数。

(1)病机分析:本证多表现为阳闭轻证。平素所见眩晕、麻木之症是由肝肾阴虚,风火上扰,风痰阻络而成,本证在阴虚阳亢的基础上,遇到激烈的情绪变化,如气恼暴怒则病情于顷刻之间突变,此由五志化火引动肝风,使风火相煽上扰清窍,即见神识恍惚、迷蒙。半身不遂而肢体强痉拘急是因风火炽盛夹痰浊、血瘀窜扰经脉所成。便干便秘乃由风火上攻而清浊升降失常,以致胃肠腑气不畅的症状。舌质红绛是阴虚火旺的表现,舌苔黄腻而干可知风火痰浊亢盛,脉弦滑大数是邪实病重、风火痰瘀猖獗之征象。

(2)治法:清热息风,开窍醒神。

(3)常用方:羚羊角汤合天麻钩藤饮(《太平惠民和剂局方》)加减。羚羊角、明天麻、钩藤、生石决明、黄芩、栀子、天竺黄、川牛膝、丹参、生大黄。随症加减:夹有痰浊者,加石菖蒲、远志、郁金;头痛甚者,加菊花、夏枯草;呕吐者,加半夏、旋覆花、代赭石。

(4)常用中成药:清开灵注射液 40 mL 加入 0.9％氯化钠或 5％的葡萄糖注射液 250 mL 中,静脉滴注,每天 1～2 次,10～14 天为 1 个疗程。清热解毒,活血化瘀,醒脑开窍。用于中风急性期风火上扰证。牛黄清心丸:每次 1 丸,灌服或鼻饲,每天 1～2 次。益气养血,镇惊安神,化痰息风。用于烦躁不安,舌红苔黄,大便秘结者。

(5)针灸:①治法,清热息风,开窍醒神。②配穴,劳宫、涌泉。③方义,遇中风闭证,见风火上扰清窍时,除主方外,加劳宫、涌泉二穴。劳宫穴为手厥阴心包经的荥穴,具有清心醒神之功效。涌泉穴为足少阴肾经井穴,具有通关、开窍、安神、镇静的作用,与主方中的水沟、十二井穴配合,对肢体强痉拘急能起到缓解作用。

(6)临证参考:风阳火邪上扰神明是本证的基本病机。邪热上扰神明,进一步发展有邪闭心窍之趋势。因此,祛邪以防闭窍是治疗的关键。待病情稳定,神志恢复,治疗重点则当调理气血,以促进半身不遂等症的好转。风火之邪易夹血上逆,每加用凉血降逆之品,以引血下行。

3.风痰瘀阻

半身不遂,口舌㖞斜,言语謇涩或不语,感觉减退或消失,头痛目眩,咯痰或痰多,腹胀便干便秘,舌质黯红,苔黄腻,脉弦滑或偏瘫侧弦滑而大。

(1)病机分析:中年以后,阴虚则内风易动,气虚则痰湿内生,风痰相搏,进而壅滞经脉,致使血行不畅而生血瘀,此属风痰瘀血痹阻脉络发为中风,头晕目眩之症,可于未发之前即有,发病之后加重,但也有不少患者,病发后以半身不遂为主,自觉症状很少。舌质暗淡,是血瘀之象。舌苔如见白腻为内蕴痰湿,脉弦为肝阳亢肝风动的表现,脉弦滑为中风常见的脉象。

(2)治法:活血祛瘀,化痰通络。

(3)常用方:化痰通络汤(《临床中医内科学》)加减。茯苓、半夏、天竺黄、胆南星、明天麻、紫丹参、香附、酒大黄。随症加减:若半身不遂重者可加天仙藤、伸筋草、鸡血藤以增强活血通络之力;或言语謇涩明显者可酌加石菖蒲、玉蝴蝶。痰多质黏加浙贝母、天竺黄、黄芩等;瘀血重,舌质紫暗或有瘀斑者,加桃仁、红花、赤芍以活血祛瘀;舌苔黄腻、烦躁不安等有热象者,加黄芩、栀子以清热泻火;头痛、眩晕者,加菊花、夏枯草以平肝泻火。

(4)常用中成药:醒脑静注射液 20 mL 加入 0.9％氯化钠注射液或 5％葡萄糖注射液 250 mL 中,静脉滴注,每天 1 次,10～14 天为 1 个疗程。醒神止痉,清热凉血,行气活血,解毒止痛。用于中风病急性期风痰瘀阻证。牛黄清心丸每次 1 丸,灌服或鼻饲,每天 1～2 次。益气养血,镇惊安神,化痰息风。用于烦躁不安,舌红苔黄,大便秘结者。

(5)针灸:①治法,祛风化痰,活血通络。②配穴,百会、风池、中脘、足三里、丰隆、血海。③方义,本方除用百会、风池相配,疏肝息风,通经活络外,重点选择中脘、足三里、丰隆、血海四穴。中脘是胃经的募穴,同时又是八会中的腑之会穴,手太阳小肠、手少阳三焦、足阳明胃及任脉数经的交会穴,位置在腹部,是治疗脾胃疾病的要穴,常与足阳明胃经合穴足三里相配,以增健脾胃、调气和血。丰隆是胃经的络穴,别走足太阴脾,有化湿降逆、祛痰之功效。血海属脾经,专有调和气血、活血的功效。以上诸穴配合,对于风痰瘀血、痹阻脉络,能起到祛风化痰,活血通络的作用。

(6)临证参考:可据症、舌、脉,以分辨内风、痰浊、瘀血的轻重程度,决定平肝息风、化痰通络、活血化瘀等药物的使用,一般以化痰、活血化瘀为主。风痰互结,瘀血阻滞,日久易从阳化热,故临证时用药不宜过于燥烈,以免助热生火。如病久体虚者,又当佐以扶正之品。

4.痰热腑实

半身不遂,口舌㖞斜,言语謇涩或不语,感觉减退或消失,头痛目眩,咯痰或痰多,腹胀便干便秘,舌质黯红,苔黄腻,脉弦滑或偏瘫侧弦滑而大。

(1)病机分析:本证虽以突然半身不遂为主症,但兼症、舌苔、脉象对判别证候的属性极为重要。根据舌、脉症状进行辨证分析,当属痰热腑实证,推其病因病理,可能有两种情况。一种是素有血瘀又蕴痰湿,气血不足的患者,遇情志劳累等诱因使气机逆乱于心胸,进而痰湿郁积中焦而化热,痰热阻滞,升降失职渐致腑气不通;另一种由于肝阳素盛又兼平时饮食不节,嗜酒过度或劳倦内伤致使脾失健运,聚湿生痰,痰郁化热。此是内蓄痰热的患者,遇到情志火极,内风动越之时,则出现内风夹痰夹火窜扰经脉,痰热阻滞即可使胃肠气机不能顺降而成腑实,进而可以影响气血的运行布达。总之,无论是由血瘀而致气滞痰阻,还是痰热导致气滞血瘀,皆是风夹痰浊、瘀血窜扰经络,而引起半身不遂,偏身麻木,口舌㖞斜。又因痰热夹滞阻滞中焦,使传导功能失职,升清降浊受阻,导致腑气不通而便干便秘。再者脾运力薄,清阳不升则可发生头晕、眩晕,并见痰多等症。如风痰阻于舌本,气血行涩,脉络不畅则造成语言謇涩。舌苔黄、黄腻、脉弦滑均属痰热,脉大为病进,偏瘫侧脉弦滑而大,说明偏瘫由痰湿阻络,正邪交争而成。

(2)治法:化痰通腑。

(3)常用方:星蒌承气汤(《临床中医内科学》)加减。胆南星、全瓜蒌、生大黄、芒硝。随症加减:热象明显者,加栀子、黄芩;年老体弱津亏者,加生地黄、麦冬、玄参。

(4)常用中成药:清开灵注射液 40 mL 加入 0.9% 氯化钠注射液 250 mL 中,静脉滴注,每天 1~2 次,10~14 天为 1 个疗程。清热解毒,活血化瘀,醒脑开窍。用于中风急性期痰热腑实证。

(5)复方芦荟胶囊:每粒 0.5 g,每次 1~2 粒,每天 1~2 次。调肝益肾、清热润肠、宁心安神。用于大便秘结不通者。清肝泄热,润肠通便,宁心安神。用于心肝火盛,大便秘结,腹胀腹痛,烦躁失眠。

(6)针灸:①治法,化痰通腑,清热通窍。②配穴,曲池、合谷、中脘、大横、支沟。③方义,曲池、合谷穴泻阳明之热,清热保津。中脘与脾经、阴维之会穴大横相配合,可调大肠腑气而通便。特别是支沟穴的应用。由于三焦之经脉循行于上中下三焦,支沟穴是三焦经的经穴,有调理脏腑气机,行气通便的特殊效用,与风池、合谷、中脘、大横合用,进一步加强了本组处方化痰通腑、清热通窍的作用,以除其痰热,使腑气得通,气血调和,通经活络。

(7)临证参考:正确掌握和运用通下法是治疗本证的关键。针对本证腑气不通而采用化痰通腑法,一可通畅腑气,祛瘀通络,敷布气血,使半身不遂等症进一步好转;二可清除阻滞于胃肠的痰热积滞,使浊邪不得上扰神明,气血逆乱得以纠正,达到防闭入脱之目的;三可急下存阴,以防阴竭于内,阳脱于外。掌握通下的时机,也是很重要的,一般认为,腑气不通即可使用本法治疗,不必等到痰热腑实已成,痞、满、燥、实、坚诸症悉备才用。舌苔黄腻、脉弦滑、便秘是本证的三大主要特征。芒硝、大黄剂量一般以 10～15 g 为宜,以大便通泻、涤除痰热积滞为度,不宜过量,待腑气得通,再改用其他治疗方法。大便得以通泻之后,痰热证在,并有血络瘀阻,故应清化痰热活络,药用全瓜蒌、胆南星、丹参、赤芍、鸡血藤等。如因痰热阻滞再次出现腑实证者,可再次给予通腑泄热之剂,腑气通后再拟清化痰热活络;见头晕者可加钩藤、菊花、珍珠母。如果舌质转红而烦躁不安,甚至彻夜不眠者,属痰热内蕴而阴液内耗,此时治疗最难,可以适当加入鲜生地黄、沙参、麦冬、玄参等育阴药,但不宜过多,恐有碍于涤除痰热。临床见痰热渐化之后转为气虚血瘀证者最多,然而在痰热刚刚化净的时候,虽有气虚见症,益气药物应以甘平或甘微温之品最适宜,药如太子参、伏苓、生山药、白扁豆等,注意避免过分甘温壅滞气机的药物。至恢复期纯属虚证而无热象者,可以考虑黄芪、党参等药的使用,可选用补阳还五汤加减。再者,本证总以半身不遂为主症,其症必由邪扰脉络,血瘀不行而成,因此本证治疗也应重视活血化瘀治法的应用。在具体运用方面应注意以下几点:一是早期血瘀必兼气滞,或气滞而导致血瘀者,此时应在活血药物中加入香附、郁金等理气行气的药物;二是病久常有气虚兼证,属于气虚血瘀者,应加入黄芪、党参、太子参等补气药,因补气可以推动血行。

5.痰湿蒙神

半身不遂,口舌㖞斜,言语謇涩或不语,感觉减退或消失,神昏痰鸣,二便自遗,周身湿冷,舌质紫黯,苔白腻,脉沉缓滑。

(1)病机分析:本证患者多有阳虚阴盛的素质,在正气不足内蕴湿痰的情况下遇有肝风触动,导致风夹湿痰上壅清窍而成的内闭之证。因湿痰属阴,邪从阴化故成阴闭,所以症见痰涎壅盛、面白唇黯、四肢不温等症,半身不遂而肢体松懈瘫软是气虚、阳虚的表现,舌质黯淡是血瘀滞涩,正气不足的征象。

(2)治法:温阳化痰,醒神开窍。

(3)常用方:涤痰汤(《证治准绳》)加减。制半夏、陈皮、枳实、茯苓、淡竹茹、胆南星、石菖蒲、远志。随症加减:寒象明显者,加桂枝以温阳化痰。

(4)常用中成药:醒脑静注射液 20 mL 加入 0.9％氯化钠注射液或 5％葡萄糖注射液 250 mL 中,静脉滴注,每天 1 次,10～14 天为 1 个疗程。醒神止痉,清热凉血,行气活血,解毒止痛。用于中风病急性期痰湿蒙神证。苏合香丸温通开窍、行气止痛,以往用于中风痰厥、突然昏倒、不省人事、牙关紧闭、口舌㖞斜等症。苏合香丸为蜜丸,每丸重 3 g,口服或鼻饲每次 1 丸,每天 1～2 次。芳香开窍、行气温中。用于痰湿蒙塞心神的阴闭。

(5)针灸:①治法,温阳化湿,豁痰开窍醒神。②配穴,水沟、承浆、劳宫、涌泉、中脘、气海、足三里、丰隆。③方义,本方主治痰湿蒙塞心神,仍属中风闭证,但兼症表现出明显的阳虚之象,因此除主方外,其配穴中突出应用了中脘、气海、足三里,以调中补虚,振奋元阳,合丰隆,共奏降逆利湿、化痰醒神的功效。此时配合灸气海、中脘,加强助阳温化寒湿之力。方中水沟穴与承浆穴合用,加强了水沟穴的回阳、开窍之功,具有较强的镇静作用。

(6)临证参考:痰湿属阴邪,非温阳通达不能除之。治疗多选辛开温化之剂,但不可过用温燥及辛香走窜之品。如有化热倾向者,当佐清泄之剂。

中风若发病急,病情重,或治疗不当,最后表现为元气败脱,神明散乱的脱证,其临床症状:突然神昏、昏聩、肢体瘫软,手撒肢冷汗多,重则周身湿冷,二便自遗,舌痿,舌质紫黯,苔白腻,脉沉缓或沉微。

因元气败脱而神明失养故见神昏,甚则昏聩;肢体瘫软是元阳大衰不能充润所致;手撒肢凉

69

汗多,重则周身湿冷,大便自遗,小便失禁,舌痿甚至不能吞咽,均属元阳耗竭命门火衰的表现;舌质紫黯、苔白腻是阳虚血瘀痰盛之征;脉沉主里,脉微主阳衰、少气、阴阳气血俱虚。治疗当急以益气回阳救逆为法。药用参麦注射液 40 mL 加入 25％葡萄糖注射液 40 mL 中静脉注射,15 分钟 1 次,直至厥脱恢复。也可同时灌服由人参、附子组成的参附汤。若汗出不止者,加山茱萸、黄芪、龙骨、牡蛎以敛汗固脱;兼有瘀滞者,加丹参。本证属中风危候,当采用综合治疗措施进行抢救。

脱证常由闭证转化而来。若治疗及时,正气渐渐恢复,正邪交争也能使脱证转化为闭证,这是病情向好转的方向转化。在闭、脱转化的过程中,常可见到闭、脱互见的证候。若闭证中出现了汗出、遗尿等脱证症状,是病情有转重的趋势。若脱证经急救出现肢体强痉、脉转弦滑,是正气渐复正邪相争的征象。

6.气虚血瘀

半身不遂,口舌㖞斜,言语謇涩或不语,感觉减退或消失,面色㿠白,气短乏力,自汗出,口角流涎,心悸,便溏,手足肿胀,舌质黯淡,舌苔白腻或有齿痕,脉沉细。

(1)病机分析:本证所见气短、乏力、自汗出,通常被称为气虚的三大主症。面色㿠白是中气不足,不能荣华于颜面的表现。口角流涎一症,既因脾虚湿盛,又有气弱唇缓的缘故,即心悸为心气虚,便溏为脾气虚,至于手足肿胀多在中风 2 周以后出现,此因气虚血阻,手足筋脉、肌肤失于气血的温煦、濡养而成。舌质黯淡为气虚血瘀之象,脉沉为阳气不足的征象。

(2)治法:益气活血。

(3)常用方:补阳还五汤(《医林改错》)加减。炙黄芪、红花、川芎、桃仁、当归、赤芍、地龙。随症加减:气虚明显者,加党参、太子参;言语不利者,加远志、石菖蒲、郁金以祛痰利窍;心悸喘息,加桂枝、炙甘草;肢体麻木者,加木瓜、伸筋草、防己以舒筋通络;肢体瘫软无力者,加川断、桑寄生、杜仲、牛膝;小便失禁者,加桑螵蛸、益智仁;血瘀重者,加莪术、水蛭等破血通络之品。

(4)常用中成药:参麦注射液 40 mL 加入 5％葡萄糖注射液 250 mL 中,静脉滴注;参麦注射液补气生津,止渴固脱。用于各种原因所致的气虚、津亏,表现为眩晕、晕厥、自汗、心悸、口渴、脉微等厥证、虚证;丹参注射液活血化瘀,通络止痛,适用于胸痹,肝郁等病;以及冠心病,心绞痛,慢性迁延性肝炎,自主神经功能紊乱等。50 mg 灯盏花素注射液加入 0.9％氯化钠注射液 250 mL 中,静脉滴注,每天 1 次,14 天为 1 个疗程。灯盏花素注射液适用于脑梗死后遗症,冠心病,心绞痛。40 mL 苦碟子注射液加入 0.9％氯化钠注射液 250 mL 中,静脉滴注,每天 1 次,14 天为 1 个疗程。苦碟子注射液适用于脑梗死急性期,冠心病,心绞痛。

(5)针灸:①治法,益气活血,通经活络。②配穴,中脘、气海、关元、足三里、脾俞、膈俞。③方义,本方要点在于调理气血,气充则瘀血可行。中脘、气海、关元皆属任脉,气海为人身气之海,肓之原,既有补肾之功,又有健脾之效,使元气充溢。关元穴是手太阳小肠之募穴,又是足三阴经与任脉之会穴,三焦元气由此所生,有培肾固本、补益元气的功效。中脘、气海、关元三穴,再与足三里配合,为培元固本、补中益气之要穴。脾俞、膈俞属足太阳膀胱经背俞穴,脾俞为脾气之转输处,气血生化之源,能益气和营,膈俞系全身之血会,共奏益气活血通经活络之功。

(6)临证参考:本证多见于恢复期和后遗症期。根据气虚的程度决定黄芪的用量,一般用量在15~45 g,重者可用至 75 g。如急性期仅有气短乏力之症,而血瘀络阻突出,且有血瘀化热的趋势,则不宜重用黄芪,改用太子参、生山药、茯苓等甘平益气之品。本方尤多用于风痰瘀血、痹阻脉络证患者经调治转化为气虚血瘀证,此类证的治疗除服用益气活血方药外,应配合针灸、推拿疗法和加强肢体功能锻炼,以促进偏瘫恢复。

7.阴虚风动

半身不遂,口舌㖞斜,言语謇涩或不语,感觉减退或消失,眩晕耳鸣,手足心热,咽干口燥,舌质红瘦,少苔或无苔,脉弦细数。

(1)病机分析:本证是由肝肾阴虚,肝阳偏亢形成上实下虚之证,又因情志刺激,化火灼阴,进而内风旋动,夹痰窜扰脉络而致半身不遂诸症。头晕耳鸣一症发病前后可出现此阴虚阳亢之征,失眠烦躁、手足心热是心、肝、肾阴液不足,虚火妄亢所致。舌质红绛少苔、无苔当属阴虚,黯红者属阴虚血虚,脉弦主肝风,脉细主血少,数脉为里热。

(2)治法:育阴息风。

(3)常用方:镇肝息风汤(《医学衷中参西录》)加减。生白芍、玄参、天冬、生龙骨、生牡蛎、代赭石、明天麻、钩藤、白菊花。随症加减:夹有痰热者,加天竺黄、竹沥、川贝母以清化痰热;心烦失眠者,加黄芩、栀子以清心除烦,加夜交藤、珍珠母以镇心安神;头痛重者,加生石决明、夏枯草以清肝息风。若见口角抽动,手足拘挛抽搐,或恢复期有肢体强痉拘急,宜加入全蝎、天麻、僵蚕等息风止痉。

(4)常用中成药:生脉注射液 60 mL 加入 0.9％氯化钠注射液或 5％葡萄糖注射液 250 mL 中,静脉滴注,每天 1 次,14 天为 1 个疗程。益气养阴固脱。用于中风急性期气阴亏虚,阴气欲脱之证。

(5)针灸:①治法,育阴潜阳,息风通络。②配穴,四神聪、神门、三阴交、心俞、肾俞、照海、太溪、涌泉。③方义,本证属阴虚阳亢内动。配穴的作用重点在于育阴息风。方中心俞、肾俞属足太阳膀胱经背俞穴。其中心俞疏通经络,调理气血,宁心安神;肾俞滋补肾阴,益智聪耳。照海、太溪、涌泉皆为足少阴肾经俞穴,照海为八脉交会之一,通于阴(跷)脉,具有泻火安神,通调经脉的作用。太溪是肾经的俞穴,也是本经的原穴,有补肾益阴,通利三焦之功。涌泉穴为肾经之井穴,主要起潜镇安神,通关开窍的作用。心俞、肾俞、照海、太溪、涌泉几穴配用,主要在于益阴息风、潜镇安神。这些俞穴,再配以四神聪镇静安神,配心经原穴神门及脾之三阴交,加强健脾以育阴,安神宁心的作用。

(6)临证参考:风动之因在于阴液不足,故急当治其标,待标实一去即当扶正,滋阴敛阳以固其本。还需注意肝为刚脏,性喜条达而恶抑郁,故临床证时宜加麦芽、茵陈以顺应肝胆升发之性。因滋阴潜镇之品易碍胃气,故宜适当选用健脾养胃之品。本证可见于急性期,也可见于恢复期。在急性期若及时给予滋阴息风之剂,迅速平息内风,于 1～2 周后即可进入恢复期,并且预后较好。恢复期见阴虚风动证多由肝阳暴亢,风火上扰证转变而来。也有少数病例由痰热腑实证经治腑气已通,痰浊渐消,而邪热更炽,灼伤阴液,致使内风旋动转化为阴虚风动证。恢复期的阴虚风动证,精神护理最为重要,遇有情志刺激,心肝火旺即可触动内风,发为复中,若反复中风 2 次以上,预后不佳,致残率高。

(三)按主症辨证论治

临床上,中风患者多表现为某些症状比较突出,针对主症的治疗往往是临床的重点,中风病的主症为:突然昏仆、半身不遂、口舌㖞斜、言语謇涩或不语,偏身麻木。

1.神昏

(1)临床表现:神昏是以神识不清,不省人事,甚则对外界刺激毫无反应为临床特征的常见内科急症,也为中风病常见并发症之一。

(2)治法:闭证宜开窍息风。阳闭者佐以清肝,阴闭者益以祛痰。脱证宜扶正回阳固脱。①闭证:阳闭,羚羊角汤加减。羚羊角、龟甲、生地黄、牡丹皮、白芍、柴胡、薄荷、蝉蜕、菊花、夏枯草、石决明。阴闭,涤痰汤(《奇效良方》)加减。制半夏、制南星、陈皮、枳实、茯苓、人参、石菖蒲、竹茹、甘草、生姜。②脱证:大剂量的参附汤(《正体类要》)合生脉散(《内外伤辨惑论》)加减。人参、炮附子、麦冬、五味子。

(3)随症加减:①闭证,阳闭有抽搐,加全蝎、蜈蚣、僵蚕;痰多加竹沥、天竺黄、胆南星;痰多昏睡者加郁金、石菖蒲。阴闭风证明显者加天麻、钩藤以平肝息风。②脱证,汗出不止者,加黄芪、煅龙骨、煅牡蛎、山茱萸以敛汗固脱。

(4)常用中成药:醒脑静注射液20 mL加入0.9%氯化钠注射液或5%葡萄糖注射液250 mL中,静脉滴注,每天1次,10~14天为1个疗程。醒神止痉,清热凉血,行气活血,解毒止痛。用于中风病急性期神昏闭证患者。清开灵注射液:40 mL加入0.9%氯化钠注射液或5%葡萄糖注射液250 mL中,静脉滴注,每天1次,10~14天为1个疗程。清热解毒,活血化瘀,醒脑开窍。用于中风病急性期神昏闭证患者。参附注射液:100 mL加入0.9%氯化钠注射液250~500 mL中,静脉滴注,每天1次,10~14天为1个疗程。回阳救逆。用于中风中脏腑神昏阳气欲脱者。安宫牛黄丸:清热解毒,醒神开窍。每次1丸,灌服或鼻饲,每天1~2次。清热开窍,豁痰解毒。用于中风神昏证属邪热内陷心包,痰热内闭清窍的阳闭者。苏合香丸:温通开窍、行气止痛,以往用于中风痰厥、突然昏倒、不省人事、牙关紧闭、口舌㖞斜等症。苏合香丸为蜜丸,每丸重3 g,口服或鼻饲每次1丸,每天1~2次。芳香开窍、行气温中。用于中风病神昏痰湿蒙塞心神的阴闭者。

(5)针灸:①闭证,取穴,水沟、十二井穴、内关、合谷、太冲。阳闭加风池、劳宫,阴闭加丰隆、公孙。②脱证,取穴,百会、水沟、风池、内关、合谷、太冲、神阙、关元、足三里。

(6)临证参考:神昏一症,最为危急,需积极救治。临床遇到突然神昏的患者,首先要判断是否为中风神昏,其次要辨别是闭证还是脱证,是阴闭还是阳闭,是阴脱还是阳脱。准确辨证是施治的前提。

2.偏身麻木

(1)临床表现:平常头晕眼花,急躁易怒,心烦口苦,因情志刺激突然偏身麻木,甚而一侧手足活动不灵,舌质稍见红色或舌边尖红,舌苔薄黄,脉细弦数。

(2)治法:清肝散风,活血通络。①常用方:清肝息风饮(验方)加减。夏枯草、黄芩、天麻、胆南星、菊花、钩藤、赤芍、草红花、鸡血藤、地龙、乌梢蛇、薄荷、防风。随症加减:伴有气血亏虚者,加丹参。②常用中成药:活血通脉胶囊,每次4粒,每天3次。活血化瘀。可用于癥瘕痞块、血瘀闭经,跌打损伤见有眩晕、胸闷、心痛、体胖等属于痰瘀凝聚者。现代多用于冠心病、心绞痛、急性心肌梗死、高脂血症、脑血栓、肾动脉粥样硬化、肾病综合征等。③针灸取穴:极泉、肩髃、曲池、外关、合谷、风市、阳陵泉、足三里、解溪、太冲。刺法每天针刺1次,12次为1个疗程,极泉穴不留针,余穴得气后留针30分钟,每隔10分钟行针1次。(3)临证参考:气虚则麻,血虚则木。临证时辨气虚、血虚,治以补气、补血。

3.口舌㖞斜

(1)临床表现:突然口舌㖞斜,重则口角流涎,咀嚼时食物滞留于患侧齿颊之间,或言语不清,少数患者可见偏身麻木或一侧肢体力弱,舌苔多见薄白而腻,舌苔薄黄,脉细弦或弦滑者。

(2)治法:祛风化痰通络。①常用方:化痰通络汤(《临床中医内科学》)加减。茯苓、半夏、白术、胆南星、天竺黄、天麻、香附、丹参、大黄。随症加减:瘀血重,舌质紫黯或有瘀斑,加桃仁、红花、赤芍;舌苔黄腻,有热象者,加黄芩、栀子;头晕、头痛,加菊花、夏枯草。痰瘀阻络,易从阳化热,故用药不宜过于温燥,以免助阳生热。②针灸取穴:下关、地仓、颊车、迎香、承浆。

(3)临证参考:以口舌㖞斜为主症的中风病要与口僻鉴别。口僻以口眼㖞斜、目不能闭、口角流涎为主要临床表现,起病突然,一年四季均可发生,以春秋两季为多见,发病年龄以青壮年为多,发病前多有明显的局部受凉、风吹等诱因。中风以口眼㖞斜为主要表现者,多为中老年人,且多伴有言语謇涩或不语,偏身麻木或神昏等症。

4.半身不遂

半身不遂,也称偏瘫,指半侧躯干及手足不灵,活动受限。正如金元刘河间所说:“或留一偏,遂使手足不遂,言语謇涩”。

(1)正气不足,脉络瘀阻:以患肢偏废不用,瘫软无力为主,可兼有偏身麻木、口舌㖞斜、言语謇涩等症,也可出现乏力、气短、自汗、心悸、食少、便溏、手足胀、下肢重等气虚的症状。①治法:益气、活血、通络。②常用方:补阳还五汤(《医林改错》)加减。黄芪、桃仁、红花、当归、川芎、地龙、赤芍。随症加减:气虚明显者,加党参、太子参;言语不利,加远志、石菖蒲、郁金;心悸、喘息,加桂枝、炙甘草;肢体麻木,加木瓜、伸筋草;下肢瘫软无力,加川断、桑寄生、杜仲、牛膝;小便失禁者加桑螵蛸、益智仁;血瘀重者,加莪术、水蛭、鬼箭羽、鸡血藤等破血通络之品。③常用中成药:参麦注射液 40 mL 加入 5％葡萄糖注射液 250 mL 中,静脉滴注;参麦注射液补气生津,止渴固脱。用于各种原因所致的气虚、津亏,表现为眩晕、晕厥、自汗、心悸、口渴、脉微等厥证、虚证;丹参注射液活血化瘀,通络止痛,适用于胸痹,肝郁等病;以及冠心病、心绞痛、慢性迁延性肝炎、自主神经功能紊乱等。灯盏花素注射液 50 mg 加入 0.9％氯化钠注射液 250 mL 中,静脉滴注,每天 1 次,14 天为 1 个疗程。灯盏花素注射液适用于脑梗死后遗症、冠心病、心绞痛。苦碟子注射液40 mL 加入 0.9％氯化钠注射液 250 mL 中,静脉滴注,每天 1 次,14 天为 1 个疗程。苦碟子注射液适用于脑梗死急性期、冠心病、心绞痛。④针灸:上肢为肩髃、极泉、曲池、尺泽、少海、手三里、合谷、太渊、内关、外关、腕骨。下肢为环跳、足三里、阳陵泉、昆仑、委中、三阴交。⑤临证参考:半身不遂是中风病的主症之一,其辨证尚需结合伴随的症状进行,单纯的半身不遂症状对于疾病的诊断有意义,对于证候的诊断并没有意义。

(2)血虚风盛,脉络瘀阻:半身不遂,以患肢强痉屈伸不利,甚至僵硬拘挛为主,也可兼有偏身麻木、口舌㖞斜、言语謇涩等症,并可出现头晕耳鸣、两目干涩、腰腿酸痛、心烦失眠、心悸盗汗等血虚阴虚,风阳内盛的症状。①治法:养血平肝,息风活络。②常用方:四物汤(《太平惠民和剂局方》)合天麻钩藤饮(《杂病证治新义》)加减。当归、赤芍、白芍、生地黄、川芎、钩藤、天麻、生石决明、桑寄生、川牛膝、杜仲、菊花、白蒺藜、丹参、鸡血藤。随症加减:头晕头痛加菊花,心烦易怒加牡丹皮、赤芍;便干便秘加生大黄;若出现意识恍惚为风火上扰清窍,可配合服用安宫牛黄丸或牛黄清心丸;若出现呕血,可加用凉血降逆之品以引血下行。③常用中成药:苦碟子注射液 40 mL 加入 0.9％氯化钠注射液 250 mL 中,静脉滴注,每天1次,14 天为 1 个疗程。苦碟子注射液适用于脑梗死急性期、冠心病、心绞痛。④针灸:上肢为肩髃、极泉、曲池、尺泽、少海、手三里、合谷、太渊、内关、外关、腕骨、肩风。下肢为环跳、足三里、阳陵泉、昆仑、委中、三阴交。⑤临证参考:本证半身不遂为气血亏虚,感受外风,瘀血阻络所致,治疗总在养血祛风的基础上应用活血通络之品。

5.言语不利

(1)风痰阻络:言语不清或失语。可兼有半身不遂、偏身麻木、口舌㖞斜、喜忘喜笑等症,舌苔白腻,脉弦滑或滑缓。本证以舌强言謇为主症,可以独有此症,也可兼有半身不遂。①治法:祛风降痰,宣窍活络。②常用方:解语丹(《医学心悟》)加减。天麻、全蝎、白附子、制南星、天竺黄、菖蒲、郁金、远志、茯苓、太子参、半夏、陈皮。随症加减:伴有情志不畅、喜忘喜笑者,加疏肝解郁之品。③常用中成药:醒脑静注射液 20 mL 加入 0.9％氯化钠注射液或 5％葡萄糖注射液 250 mL 中,静脉滴注,每天 1 次,10～14 天为 1 个疗程。醒神止痉,清热凉血,行气活血,解毒止痛。用于中风病急性期言语不利患者。④针灸:哑门、金津、玉液、神门透通里、上廉泉、前廉泉、列缺、舌面点刺。⑤临证参考:言语不利严重影响患者的生存质量,在药物治疗的同时可以积极配合语言康复训练促进患者语言功能的恢复。

(2)肾精亏虚:音哑甚至不能出声,舌体痿软也可偏歪不正。兼见偏瘫肢体瘫软,腰膝酸软,心悸气短,或便秘或遗尿,舌质黯淡,舌苔薄白,脉细无力,两尺脉弱。①治法:滋阴补肾利尿。②常用方:左归饮(《景岳全书》)加减。熟地黄、枸杞子、山茱萸、茯苓、怀山药、炙甘草、石菖蒲、郁金、丹参、当归尾。随症加减:腰膝酸软者加杜仲、牛膝,心悸气短者加党参。③常用中成药:生脉注射液 60 mL 加入 0.9％氯化钠注射液或 5％葡萄糖注射液 250 mL 中,静脉滴注,每天 1 次,10～14 天为 1 个疗程。益气养阴固脱。用于中风急性期气阴亏虚,阳气欲脱之证。④针灸:哑门、金津、玉液、神门透通里、上廉泉、前廉泉、列缺、舌面点刺。⑤临证参考:言语不利严重影响患者的生存质量,在药物扶正治疗的同时可以积极配合语言康复训练促进患者语言功能的恢复。

(四)西医治疗

1.脑梗死

急性脑梗死病灶由完全性缺血的中心坏死区和仍存在侧支循环的缺血半暗带组成,若迅速恢复血流,缺血半暗带中的大量神经细胞仍可恢复功能。但如果超过有效时间即再灌注时间窗(6 小时之内),脑损伤可继续加剧,产生再灌注损伤。目前认为其机制主要包括:自由基过度形成和自由基"瀑布式"级联反应、神经细胞内钙超载、兴奋性氨基酸细胞毒性作用、炎性因子参与和酸中毒等一系列变化,导致神经损伤。因此,超早期溶栓抢救缺血半暗带、积极采取脑保护措施减轻再灌注损伤是急性脑梗死的治疗关键。

应根据不同的病因、发病机制、临床类型、发病时间等确定针对性强的治疗方案,实施以分型、分期为核心的个体化治疗。在一般内科支持治疗的基础上,可酌情选用改善脑循环、脑保护、抗脑水肿降低颅内压等措施。通常按病程可分为急性期(2 周～1 个月)、恢复期(1～6 个月)和后遗症期(6 个月以后)。

(1)溶栓治疗:缺血性脑卒中发病 3 小时内,无溶栓禁忌证者,应用重组组织型纤溶酶原激活物(rt-PA)的静脉溶栓疗法,不仅显著减少了患者死亡及严重残疾的危险性,而且还大大改善了生存者的生活质量。我国"九五"攻关的随机双盲研究结果表明,对脑 CT 扫描无明显低密度改变、意识清楚的急性缺血性脑卒中患者,在发病 6 小时之内,采用尿激酶静脉溶栓治疗是比较安全、有效的。动脉溶栓较静脉溶栓治疗有较高的血管再通率,但其优点被耽误的时间所抵消。

(2)降纤治疗:在发病早期使用,包括类蛇毒制剂,常用的有巴曲酶、降纤酶,一般隔天 1 次,共 3 次,剂量为 10 U、5 U、5 U,需在用药前后监测纤维蛋白原(FIB)。很多证据显示脑梗死急性期血浆中纤维蛋白原和血液黏滞增高。国内一项多中心、随机、双盲、安慰剂平行对照研究,入组者为发病 72 小时内的颈内动脉系统脑梗死患者,结果显示巴曲酶治疗急性脑梗死有效,可显著降低纤维蛋白原水平,症状改善快且较明显,不良反应少,但亦应注意出血倾向。

(3)抗凝治疗:抗凝治疗的目的主要是防止缺血性卒中的早期复发、血栓的延长及防止堵塞远端的小血管继发血栓形成,促进侧支循环。美国的 TOAST 试验显示类肝素不降低卒中复发率,也不缓解病情的发展。但在卒中亚型分析时发现类肝素可能对大动脉硬化型卒中有效。作为辅助治疗,静脉溶栓后使用肝素,可以增加血管再通率,但是出血并发症也增加。国外多数研究认为溶栓后 24 小时内不主张使用抗凝治疗。使用抗凝治疗时,应该密切监测,使用抗凝剂量要因人而异。

(4)抗血小板制剂:两个大型研究结果(IST、CAST)显示缺血性卒中早期使用阿司匹林对于降低病死率和残疾率有一定效果。多数无禁忌证的不溶栓患者应在卒中后尽早(最好 48 小时内)开始使用阿司匹林;溶栓的患者应在溶栓 24 小时后使用阿司匹林,或阿司匹林与双嘧达莫缓释剂的复合制剂。推荐剂量阿司匹林肠溶片 150～300 mg/d,4 周后改为预防剂量。

(5)扩容:对一般缺血性脑梗死患者而言,对于脑血流低灌注所致的急性脑梗死如分水岭梗死可酌情考虑扩容治疗,但应注意可能加重脑水肿、心功能衰竭等并发症。

(6)神经保护剂:已经进行了许多实验和临床研究,探讨了各种神经保护剂的效果,不少神经保护剂在动物实验时有效,但缺乏有说服力的大样本临床观察资料。目前常用的有胞磷胆碱、吡拉西坦(脑复康)、钙通道阻滞剂等。亚低温可能是有前途的治疗方法,有关研究正在进行,高压氧也可使用。

2.脑出血

脑出血的治疗主要是对有指征者应及时清除血肿、积极降低颅内压、保护血肿周围脑组织。

(1)一般治疗:①卧床休息,一般应卧床休息 2～4 周,避免情绪激动及血压升高。②保持呼吸道通畅,昏迷患者应将头歪向一侧,以利于口腔分泌物及呕吐物流出,并可防止舌根后坠阻塞呼吸道,随时吸出口腔内的分泌物和呕吐物,必要时行气管切开。③吸氧,有意识障碍、血氧饱和度下降或有缺氧现象[PO_2<8.0 kPa(60 mmHg)或 PCO_2>6.7 kPa(50 mmHg)]的患者应给予吸氧。④鼻饲,昏迷或有吞咽困难者在发病第 2～3 天即应鼻饲。⑤对症治疗,过度烦躁不安的患者可适量用镇静药;便秘者可选用缓泻剂。⑥预防感染,加强口腔护理,及时吸痰,保持呼吸道通畅;留置导尿时应做膀胱冲洗,昏迷患者可酌情用抗生素预防感染。⑦观察病情,严密注意患者的意识、瞳孔大小、血压、呼吸等改变,有条件时应对昏迷患者进行监护。

(2)调控血压:脑出血患者血压的控制应视患者的年龄、既往有无高血压、有无颅内压增高、出血原因、发病时间等情况而定。脑出血患者不要急于降低血压,应先降低颅内压后,再根据血压情况决定是否进行降低血压治疗。血压≥26.7/14.7 kPa(200/110 mmHg)时,在降低颅内压的同时可慎重平稳降低血压治疗,使血压维持在略高于发病前水平或 24.0/14.0 kPa(180/105 mmHg);收缩压在 22.7～26.7 kPa(170～200 mmHg)或舒张压 13.3～14.7 kPa(100～110 mmHg),暂时尚可不必使用降压药,先脱水降低颅内压,并严密观察血压情况,必要时再用降压药。血压降低幅度不宜过大,否则可能造成脑低灌注。收缩压<22.0 kPa(165 mmHg)或舒张压<12.7 kPa(95 mmHg),不需降血压治疗。血压过低者应升压治疗,以保持脑灌注压。

(3)降低颅内压:颅内压升高是脑出血患者死亡的主要原因,因此降低颅内压为治疗脑出血的重要任务。脑出血的降低颅内压治疗首先以高渗脱水药为主,如甘露醇或甘油果糖、甘油氯化钠等,注意尿量、血钾及心肾功能。可酌情选用呋塞米、清蛋白。建议尽量不使用类固醇,因其不良反应大,且降低颅内压效果不如高渗脱水药。应用脱水药时要注意水及电解质平衡。

(4)止血药物:一般不用,若有凝血功能障碍,可应用,时间不超过 1 周。

(5)亚低温治疗:亚低温治疗是辅助治疗脑出血的一种方法,初步的基础与临床研究认为亚低温是一项有前途的治疗措施,而且越早用越好。

(6)康复治疗:早期将患肢置于功能位,如病情允许,危险期过后,应及早进行肢体功能、言语障碍及心理的康复治疗。

(7)手术治疗:自发性脑出血患者哪些需手术治疗、手术方法及手术治疗的时机,目前尚无定论。手术目的主要是尽快清除血肿、降低颅内压、挽救生命,其次是尽可能早期减少血肿对周围脑组织的压迫,降低致残率。主要采用的方法有以下几种:去骨瓣减压术、小骨窗开颅血肿清除术、钻孔穿刺血肿碎吸术、内镜血肿清除术、微创血肿清除术和脑室穿刺引流术等。

(五)其他中医疗法

1.中药熏洗

中药煎汤熏洗,直接作用于患侧肢体,有舒筋活络、缓解疼痛、减轻肿胀等多种作用,对缓解痉挛同样有很好的效果。

(1)适应证及方药:熏洗疗法主要适用于中风偏瘫的恢复期和后遗症期。根据患肢肌张力的不同选用不同的药物。对于肌张力增高手足拘挛者,选用伸筋草、透骨草、豨莶草、白芍、生甘草、木瓜、萆薢、汉防己、桑桂枝、红花、川乌、川椒等;而肌张力低下手足弛缓者,选用生黄芪、小茴香、鸡血藤、紫石英、苍术、红花、透骨草等。

(2)熏洗方法:对于中风偏瘫的患者主要以熏洗患侧局部为主,分上肢熏洗和下肢熏洗。在药液温度较高时,先以蒸气熏患肢,或以药液浸湿毛巾敷于患肢,主要是肩、肘、腕、手及髋、膝、踝关节等处。当药液温度下降到能浸浴时(一般为 37~44 ℃),再将患侧主要是手足浸浴。浸浴的时间为 20~30 分钟。一剂药液可反复加热使用 5~6 次。

2.推拿

推拿疗法是中医学中的重要组成部分,它是医者运用各种手法作用于人体体表或做某些特定的肢体活动来防治疾病和恢复功能的治疗方法。具有疏通经络,调和气血,扶正祛邪,滑利关节,促进康复的作用。被动的肌肉按摩和关节牵张活动都可以通过牵张反射不断地向高级中枢输入促通信号,实现功能重组或再塑,从而抑制低级中枢控制的异常活动,实现高级中枢控制的独立运动。

(1)常用推拿手法:按法、摩法、推法、拿法、揉法、擦法、搓法、摇法、拍打法。

(2)常用穴位:上肢穴位有肩髃、肩髎、肩井、臂臑、曲池、尺泽、少海、大陵、阳谷、阳溪、手三里、合谷等。下肢穴位有环跳、风市、髀关、阳陵泉、足三里、血海、梁丘、委中、委阳、承山、三阴交、悬中、解溪、太溪、昆仑等。其他穴位有风池、风府、缺盆、膈俞、肝俞、肾俞等。

(六)急证的处理

1.吐血、呕血

吐血、呕血为中风急危重症之一,常见于临终前患者,由阴阳离决,阳气大衰,失于固摄,血随气逆而成。也有见于肝阳妄亢,风阳内动挟胃气溃逆之时者,此与呃逆并见。

(1)阴阳离决,阳气暴衰,固摄无权:表现为骤然呕吐大量黯咖啡色血液,旋即昏聩,目珠固定或上翻,或斜视,舌卷囊缩,口唇爪甲青紫,四肢厥冷,面色晦暗,脉由洪大滑数转为沉细或沉微欲绝。本证抢救多需参附注射液、参麦注射液等静脉滴注。但病势凶险,常来不及救治,数分钟内患者即呼吸、心跳停止。即使积极争取时间采用中西医综合抢救措施,密切观察病情,全力抢救,目前也极难取得成功。

(2)肝阳上亢协胃气冲逆:表现为吐血黯咖啡色或鲜血,每次数十毫升或 100~200 mL,神识迷蒙或昏迷,面红目赤,烦躁不安,便干尿赤,舌质红苔薄黄,或少苔、无苔,脉细弦数。①治法:凉血止血为先,继而平肝潜阳。②方药:犀角地黄汤加减。水牛角30 g,生地黄30 g,赤芍15 g,牡丹皮9 g。水煎取150 mL,分2～3次鼻饲或灌服。还可用血宁冲剂。其处方由大黄、黄连、黄芩等药组成,应急止血。取用6 g,以白开水调匀,鼻饲或灌服。若吐血已止,可给天麻钩藤饮加减治疗,以平肝潜阳息风,防再次出血。

2.抽搐

部分中风患者在急性期神昏、昏聩时,出现肢体强痉抽搐,此属变证,病势危重,必须积极救治,否则有伤性命之虞。此类抽搐多由风火痰瘀邪盛,肝阳妄亢生风,内风旋动而成。可兼见躁扰不宁,面红目赤,舌质红、红绛或暗红,脉弦滑而大。治疗时,应先用加味止痉散(由全蝎、蜈蚣、珍珠组成),每次3 g,用白开水调匀鼻饲;再应用清开灵注射液40 mL,加入5％或10％葡萄糖注射液250～500 mL中,静脉滴注,同时给予灯盏花素注射液40 mL,加入5％或10％葡萄糖注射液250～500 mL中,静脉滴注,以清热化痰,凉血解痉,宣开清窍。若抽搐可止,则改用天麻钩藤饮或镇肝息风汤加减预防再次发作。对发作时面唇青黯晦滞,脉微欲绝者,应采用中西医综合措施抢救,或许能够转危为安。

(七)变证治疗

1.呃逆

呃逆可见于中风的中脏腑急性期,也可见于中经络之重证向中脏腑转化的过程中,所以此类呃逆患者多处于神识迷蒙或昏迷的状态,呃声急促而不连续,甚至床动身摇,因呃逆不能进饮食,痛苦极大。还可兼见大便秘结或大便自遗。论其病因多在大病之初,血气奔并于上,骤然升降逆乱,风火痰热损伤胃气胃阴。缘胃之气阴受创致逆气上冲而生呃逆。此属重证,随病势恶化还能导致胃气败绝。还有因气机升降失常之后,痰热壅阻胃肠导致腑实,胃气难以顺降则折返上越演致频繁呃逆。另外,中脏腑之痰湿蒙塞心神证与元气败脱、心神散乱证,病必及肾,由肾气失于摄纳,引动冲气上乘,挟胃气动膈而生呃逆之证。综观呃逆轻重差别极为明显,出现于中风中脏腑急性期的呃逆,绝不同于一般,多为病势危笃或向危重转化的一种表现,是属土败胃绝之险象,其病预后较差,若能及时恰当救治,或能转危为安。应该指出,发生于恢复期的呃逆,或虽在急性期,在病情逐步好转时发生的呃逆,其治疗较易而预后较好,两者需要分清。

(1)胃气阴两伤:呃声短促不连续,唇燥舌干,神昏烦躁,大便干结而难,舌质红或红绛,苔黄燥或少苔,脉细弦数。①治法:益气养阴,和胃止呃。②常用方:人参粳米汤。西洋参6 g,优质粳米30 g。先煮西洋参取100 mL,再煮粳米,取米汤400 mL,兑匀成500 mL,分2～4次鼻饲或灌服,每天1剂。

本证多见于中风急性期,是阳闭证的并发证候,应在平肝清肝、息风化痰、凉血开窍治疗阳闭的同时,配以益气养阴,和胃止呕。如胃阴得复,胃气得以顺降,一般呃逆也较易得到控制。

(2)痰热腑实,浊气不降:呃声洪亮有力,口臭烦躁,甚至神昏谵语,便秘尿赤,腹胀,舌红苔黄燥起芒刺,脉滑数或弦数而大。①治法:通腑泄热,和胃止呕。②常用方:大承气汤加味。生大黄、芒硝、厚朴、枳实、沉香粉。

2.戴阳证

戴阳证是中风最危险的变证,属于急性期脱证的临终表现。王永炎通过临床总结发现戴阳以元气败脱、心神散乱证最为多见。患者昏迷,无论此脱证是由阳闭或阴闭转变而来,此时已呈现出四肢冰凉、周身湿冷、手撒遗尿、脉微沉细等阳气大衰,阴寒内盛的征象。多出现于上午9:00

至午后 13:00 之间,发现患者突然颜面潮红可延至头部也潮红,其两颊泛红颜色稍浓,但触摸面颊不热,四肢厥冷如故,脉沉微衰如故。戴阳证的基本病机是邪盛正虚,阴阳格拒。论其治疗原则当为调和阴阳,扶正祛邪,但病势凶险,顷刻之间患者即被夺走生命。

六、疗效评定标准

(一)神经功能评价

1.脑卒中患者临床神经功能缺损程度评分标准

意识(最大刺激、最佳反应)两项提问:①年龄;②现在是几月。(相差 2 岁或 1 个月都算正确)

2.美国国立卫生研究院卒中量表(NIHSS)

见表 5-1。

表 5-1　美国国立卫生研究院卒中量表

项　目	评分标准与分值
意识	0＝清醒　　1＝嗜睡　　2＝昏睡　　3＝昏迷
提问(月份、年龄)	0＝均正确　　1＝1 项正确　　2＝均不正确
执行指令(握手、睁闭眼)	0＝均正确　　1＝1 项正确　　2＝均不正确
眼球运动	0＝正常　　1＝凝视障碍　　2＝同向偏斜
视野	0＝正常　　1＝部分偏盲　　2＝完全偏盲
面瘫	0＝无　　1＝轻瘫　　2＝部分　　3＝完全
上肢活动	0＝上举 90°10 秒　　1＝上举 90°＜10 秒　　2＝上举＜90°10 秒　　3＝不能抗引力
下肢活动	0＝抬起 30°5 秒　　1＝抬起 30°＜5 秒　　2＝抬起＜30°5 秒　　3＝不能抗引力
共济运动	0＝正常　　1＝1 肢共济失调　　2＝2 肢共济失调
感觉	0＝正常　　1＝部分丧失　　2＝完全丧失
忽视	0＝无　　1＝视、听或触觉忽视　　2＝超过 1 项
构音障碍	0＝无　　1＝轻视　　2＝不能被听懂
语言	0＝正常　　1＝轻度失语　　2＝重度失语　　3＝完全失语

(二)运动功能评价

1.Twitchell-Brunnstrom 脑卒中运动恢复阶段

见表 5-2。

表 5-2　Twitchell-Brunnstrom 脑卒中运动恢复阶段

阶段	肩臂	手	下肢
Ⅰ	无任何运动	无任何运动	无任何运动
Ⅱ	仅出现协同运动的模式	仅有极细微的屈曲	仅有极少的随意运动
Ⅲ	可随意发起协同运动	可作勾状抓握,但不能伸指	在坐和站位上,有髋、膝、踝的协同性屈曲

续表

阶段	肩臂	手	下肢
IV	出现脱离协同运动的活动： 1.肩 0°肘屈 90°角的情况下,前臂可旋前旋后 2.在肘伸直的情况下肩可前屈 90°角 3.手背可触及腰骶部	能侧捏及松开拇指,手指有随意的小范围的伸展	在坐位上可屈膝 90°角以上,可使足后滑倒椅子下方。在足跟不离地的情况下能背屈踝
V	出现相对独立于协同运动的活动： 1.肘伸直时肩可外展 90°角 2.在肘伸直,肩前屈 30°～90°角的情况下,前臂可旋前和旋后 3.肘伸直,前臂中立位,臂可举过头	可作球状和圆柱状抓握,手指可作集团伸展,但不能单独伸展	健腿站,病退可先屈膝后伸髋;在伸直膝的情况下,可背屈踝,可将踵放在向前迈一小步的位置上
VI	运动协调近于正常,手指指鼻无明显辩距不良,但速度比健侧慢(≤5 秒)	所有抓握均能完成,但速度和准确性比健侧差	在站立上可使髋外展到超出抬起该侧骨盆所能达到的范围;在坐位上,在伸直膝的情况下可内外旋下肢,合并足的内、外翻

2.修订的 Ashworth 痉挛评定级

见表 5-3。

表 5-3　修订的 Ashworth 痉挛评定级

0	无肌张力的增加
I	肌张力轻度增加:受累部分被动屈伸时,在关节运动范围(ROM)之末时呈现最小的阻力或出现卡住和释放
II	肌张力较明显地增加:ROM 的大部分时,肌张力较明显地增加,但受累部分仍能较易地被移动
III	肌张力严重增高:被动运动困难
IV	僵直:受累部分被动屈伸时呈现僵直状态而不能动

(三)日常生活能力(ADL)评价

1.BartherlADL 指数

见表 5-4。

表 5-4　BartherlADL 指数

项目	独立	部分独立	需极大帮助	完全依赖
进食	10	5	0	
洗澡	5	0		
整容	5	0		
穿衣	10	5	0	
大便	10	5	0	
小便	10	5	0	
用厕	10	5	0	

项目	独立	部分独立	需极大帮助	完全依赖
转移	15	10	5	0
步行	15	10	5	0
上下楼梯	10	5	0	

2.修订 Rankin 量表

见表 5-5。

表 5-5　修订 Rankin 量表

0	完全没有症状
1	除轻微症状,未见明显残障。能完成所有经常从事的职责和活动
2	轻度残障,生活可以自理,但是不能完成所有以前的可以进行的活动
3	中度残障,需要一些协助,但行走不需要协助
4	重度残障;离开他人协助不能行走,不能照顾身体需要
5	严重残障;卧床不起、大小便失禁、须持续护理和照顾

七、护理与调摄

加强护理是提高临床治愈率、减少并发症、降低病死率和病残率的重要环节。急性期患者宜卧床休息,并密切观察病情变化,注意神志、瞳孔、呼吸、脉搏、血压的情况。尤其是中脏腑患者要密切观察病情,重点注意神志、瞳神、气息、脉象等情况,以了解闭、脱的转化。保持呼吸道通畅和肠道的通畅。勤给患者翻身拍背,做好口腔护理,防止肺部、口腔、皮肤及泌尿系感染。应注意偏瘫急性期患者的良肢位设计,对于抑制肢体痉挛、预防肩关节半脱位、早期诱发分离运动等起重要作用。患者神志转清或病情稳定后,即尽早进行系统、正规的言语及肢体功能的康复训练,可配合针灸、推拿等中医传统方法,语言不利者,宜加强语言训练,以循序渐进为原则。

八、预后与转归

脑卒中的预后不良,复发率高。多数患者遗留有肢体功能障碍、感觉障碍、语言障碍;部分患者遗留智能减退、情感障碍;病情严重者持续昏迷或死亡。为社会和家庭带来了沉重的负担。

脑卒中的复发相当普遍,卒中复发导致患者已有的神经功能障碍加重,并使病死率明显增加。首次卒中后 6 个月内是卒中复发危险性最高的阶段,所以在卒中首次发病后有必要尽早开展二级预防工作。二级预防包括以下方面:正确评估首次卒中发病机制;血压管理;抗血小板聚集;抗凝治疗;其他心脏病的干预;颈动脉狭窄的干预;高半胱氨酸血症的干预;卒中后血压、血脂与血糖的管理等。

中医中风病的预防,在于慎起居、节饮食、远房帏、调情志。慎起居,是生活要有规律,注意劳逸适度,重视进行适宜的体育锻炼。节饮食是指避免过食肥甘厚味、烟酒及辛辣刺激食品。远房帏是指节制性生活。调情志是指经常保持心情舒畅,稳定情绪,避免七情伤害。

（邵建珍）

第三节 癫 狂

一、定义

癫病以精神抑郁,表情淡漠,沉默痴呆,语无伦次,静而少动为特征;狂病以精神亢奋,狂躁刚暴,喧扰不宁,毁物打骂,动而多怒为特征。癫病与狂病都是精神失常的疾病,两者在临床上可以互相转化,故常并称。

二、历史沿革

癫之病名最早见于马王堆汉墓出土的《足臂十一脉灸经》"数癫疾"。癫狂病名出自《黄帝内经》。该书对于本病的症状、病因病机及治疗均有较详细的记载。

在症状描述方面,如《灵枢·癫狂》篇言:"癫疾始生,先不乐,头重痛,视举,目赤,甚作极,已而烦心""狂始发,少卧,不饥,自高贤也,自辨智也,自尊贵也,善骂詈,日夜不休。"

在病因病机方面,《素问·至真要大论》篇载:"诸躁狂越,皆属于火。"《素问·脉要精微论》篇说:"衣被不敛,言语善恶,不避亲疏者,此神明之乱也。"《素问·脉解》篇又曰:"阳尽在上,而阴气从下,下虚上实,故狂癫疾也。"指出了火邪扰心和阴阳失调可以发病。《灵枢·癫狂》篇又有"得之忧饥""得之大恐""得之有所大喜"等记载。明确指出情志因素亦可以导致癫狂的发生。《素问·奇病论》篇曰:"人生而有病癫疾者,此得之在母腹中时。"指出本病具有遗传性。

在治疗方面,《素问·病能论篇》说:"帝曰:有病怒狂者,其病安生?岐伯曰:生于阳也。帝曰:治之奈何?岐伯曰:夺其实即已,夫食入于阴,长气于阳,故夺其食则已,使之服以生铁落为饮,夫生铁落者,下气疾也。"至《难经》则明确提出癫与狂的鉴别要点,如《二十难》记有"重阳者狂,重阴者癫",而《五十九难》对癫狂二证则从症状表现上加以区别,其曰:"狂癫之病何以别之?然:狂疾之始发,少卧而不饥,自高贤也,自辩智也,自倨贵也,妄笑好歌乐,妄行不休是也。癫疾始发,意不乐,僵仆直视,其脉三部阴阳俱盛是也。"对两者的鉴别可谓要言不烦。

汉代张仲景在《金匮要略·五脏风寒积聚病脉证治》说:"邪哭(作'入'解)使魂魄不安者,血气少也,血气少者属于心,心气虚者,其人则畏;合目欲眠,梦远行而精神离散,魂魄妄行。阴气衰者为癫,阳气衰者为狂。"对本病的病因做进一步的探讨,提出因心虚而血气少,邪乘于阴则为癫,邪乘于阳则为狂。

唐宋以后,对癫狂的证候描述更加确切,唐代孙思邈在《备急千金要方·风癫》曰:"示表癫邪之端,而见其病,或有默默而不声,或复多言而漫说,或歌或哭,或吟或笑,或眠坐沟渠,瞰于粪秽,或裸形露体,或昼夜游走,或嗔骂无度,或是蜚蛊精灵,手乱目急。"对癫狂采用针药并用的治疗方式。

金元时代对癫狂的病因学说有了较大的发展。如金代刘完素《素问玄机原病式·五运主病》说:"经注曰多喜为癫,多怒为狂,然喜为心志,故心热甚则多喜而为狂,况五志所发,皆为热,故狂者五志间发。"元代朱丹溪在《丹溪心法·癫狂》篇云:"癫属阴,狂属阳……大率多因痰结于心胸间。"提出了癫狂的发病与"痰"有关的理论,并提出"痰迷心窍"之说,对于指导临床实践具有重要意义,也为后世许多医家所遵循。此时不仅对病因病机的认识更臻完善,而且从实践中也积累了一些治疗本病的经验。如治癫用养心血、镇心神、开痰结,治狂用大吐下之法。此外,《丹溪心法》还记有精神治疗的方法。

至明清两代,不少医家对本病证治理法的研究多有心得体会。如明代楼英《医学纲目》卷二十五记有:"狂之为病少卧,少卧则卫独行,阳不行阴,故阳盛阴虚,令昏其神。得睡则卫得入于阴,而阴得卫镇,不虚,阳无卫助,不盛,故阴阳均平而愈矣。"对《黄帝内经》狂病,由阴阳失调而成的理论有所发挥。再如李梴、张景岳等对癫狂二证的区别,分辨甚详。明代李梴在《医学入门·癫狂》说:"癫者异常也,平日能言,癫则沉默;平日不言,癫则呻吟,甚则僵卧直视,心常不乐""狂者凶狂也,轻则自高自是,好歌好舞,甚则弃衣而走,逾垣上屋,又甚则披头大叫,不避水火,且好杀人。"明代张介宾在《景岳全书·癫狂痴呆》说:"狂病常醒,多怒而暴;癫病常昏,多倦而静。由此观之,则其阴阳寒热,自有冰炭之异。"明代王肯堂在《证治准绳》中云:"癫者,俗谓之失心风。多因抑郁不遂……精神恍惚,言语错乱,喜怒不常。"这一时期的医家肯定了癫狂痰迷心窍的病机,治疗多主张治癫宜解郁化痰、宁心安神为主;治狂则先夺其食,或降其火,或下其痰,药用重剂,不可畏首畏尾。明代戴思恭在《证治要诀·癫狂》提出:"癫狂由七情所郁,遂生痰涎,迷塞心窍。"明代虞抟《医学正传》以牛黄清心丸治癫狂,取其豁痰清心之意。至王清任又提出了血瘀可病癫狂的论点,并认识到本病与脑有着密切的关系。如王清任的《医林改错》载癫狂梦醒汤谓:"癫狂一证……乃气血凝滞脑气,与脏腑气不接,如同做梦一样。"清代何梦瑶在《医碥·狂癫痫》剖析狂病病机为火气乘心,劫伤心血,神不守舍,痰涎入踞。清代张璐的《张氏医通·神志门》集狂病治法之大成:"上焦实者,从高抑之,生铁落饮;阳明实则脉伏,大承气汤去厚朴加当归、铁落饮,以大利为度;在上者,因而越之,来苏膏,或戴人三圣散涌吐,其病立安,后用洗心散、凉膈散调之;形证脉气俱实,当涌吐兼利,胜金丹一服神效……《黄帝内经》云:喜乐无极则伤魂,魂伤则狂,狂者意不存,当以恐胜之,以凉药补魄之阴,清神汤。"

综上所述,历代医家则对癫狂的病因、病机、临床症状及治疗进行了较多的论述,对后世有较大的影响。

三、范围

癫病与狂病都是精神失常的疾病,其表现类似于西医学的某些精神病,精神分裂症的精神抑郁型、心境障碍中躁狂抑郁症的抑郁型、抑郁发作大致相当于癫病。精神分裂症的紧张性兴奋型及青春型、心境障碍中躁狂抑郁症的躁狂型、躁狂发作、急性反应性精神病的反应兴奋状态大致相当于狂病。凡此诸病出现症状、舌苔、脉象等临床表现与本节所述相同者,均可参考本节进行辨证论治。

四、病因病机

癫狂发生的原因,总与七情内伤密切相关,或以思虑不遂,或以悲喜交加,或以恼怒惊恐,皆能损伤心、脾、肝、胆,导致脏腑功能失调和阴阳失于平秘,进而产生气滞、痰结、火郁、血瘀等,蒙蔽心窍而引起神志失常。狂病属阳,癫病属阴,病因病机有所不同。如清代叶天士《临证指南医案》龚商年按:"狂由大惊大恐,病在肝胆胃经,三阳并而上升,故火炽则痰涌,心窍为之闭塞。癫由积忧积郁,病在心脾包络,三阴蔽而不宣,故气郁则痰迷,神志为之混淆。"

癫狂发生的存在原发病因、继发病因和诱发因素。原发病因有禀赋不足,情志内伤和饮食不节;继发病因有气滞、痰结、火郁、血瘀等;诱发因素有情志失节,人事佛意,突遭变乱及剧烈的情志刺激。癫病起病多缓慢,渐进发展,癫病病位在肝、脾、心、脑,病之初起多表现为实证,后转换为虚实夹杂,病程日久,损伤心、脾、脑、肾,转为虚证。狂病急性发病,狂病病位在肝、胆、胃、心、脑,病之初起为阳证、热证、实证,渐向虚实夹杂转化,终至邪去正伤,渐向癫病过渡。

兹从气、痰、火、瘀四个方面对本病的病因病机列述如下。

(一)气机阻滞

《素问·举痛论》篇有"百病皆生于气"之说,平素易怒者,由于郁怒伤肝,肝失疏泄,则气机失调,气郁日久,则进一步形成气滞血瘀,或痰气互结,或气郁化火,阻闭心窍而发为癫狂。正如《证治要诀·癫狂》所说"癫狂由七情所郁,遂生痰涎,迷塞心窍"。

(二)痰浊蕴结

自从金元时代朱丹溪提出癫狂与"痰"有关的论点以后,不少医家均宗其说。如明代张景岳在《景岳全书·癫狂痴呆》说:"癫病多由痰气,凡气有所逆,痰有所滞,皆能壅闭经络,格塞心窍。"近代张锡纯在《医学衷中参西录·医方》明确指出:"癫狂之证,乃痰火上泛,瘀塞其心与脑相连窍络,以致心脑不通,神明皆乱"。由于长期的忧思郁怒造成气机不畅,肝郁犯脾,脾失健运,痰涎内生,以致气血痰结。或因脾气虚弱,升降失常,清浊不分,浊阴蕴结成痰,则为气虚痰结。无论气郁痰结或气虚痰结,总由"痰迷心窍"而病癫病。若因五志之火不得宣泄,炼液成痰,或肝火乘胃,津液被熬,结为痰火;或痰结日久,郁而化火,以致痰火上扰,心窍被蒙,神志遂乱,也可发为狂病。

(三)火郁扰神

《黄帝内经》早就指出狂病与火有关。如《素问·至真要大论》篇指出:"诸躁狂越,皆属于火。"《素问·阳明脉解》篇又说:"帝曰:病甚则弃衣而走,登高而歌,或至不食数日,逾垣上屋,所上之处,皆非其素所能也,病反能者何也? 岐伯曰:四肢者,诸阳之本也,阳盛则四肢实,实则能登高也""帝曰:其妄言骂詈不避亲疏而歌者何也? 岐伯曰:阳盛则使人妄言骂詈,不避亲疏而不欲食,不欲食故妄走也。"因阳明热盛,上扰心窍,以致心神昏乱而发为狂病。《景岳全书·癫狂痴呆》亦曰:"凡狂病多因于火,此或以谋为失志,或以思虑郁结,屈无所伸,怒无所泄,以致肝胆气逆,木火合邪,是诚东方实证也,此其邪盛于心,则为神魂不守,邪乘于胃,则为暴横刚强。"

综上所述,胃、肝、胆三经实火上升扰动心神,皆可发为狂病。

(四)瘀血内阻

由于血瘀使脑气与脏腑之气不相连接而发狂。如清代王清任在《医林改错》说:"癫狂一证,哭笑不休,詈骂歌唱,不避亲疏,许多恶态,乃气血凝滞,脑气与脏腑气不接,如同做梦一样。"并自创癫狂梦醒汤治疗本病。另外,王清任还创立脑髓说,其曰:"灵机记性在脑者,因饮食生气血,长肌肉,精汁之清者,化而为髓""小儿无记性者,脑髓未满,高年无记性者,脑髓渐空。"联系本病的发生,如头脑发生血瘀气滞,使脏腑化生的气血不能正常的充养元神之府,或因血瘀阻滞脉络,气血不能上荣脑髓,则可造成灵机混乱,神志失常发为癫狂。

综上所述,气、痰、火、瘀均可造成阴阳的偏盛偏衰,而历代医家多以阴阳失调作为本病的主要病机。如《素问·生气通天论》篇载:"阴不胜其阳,则脉流薄疾,并乃狂。"又《素问·宣明五气论》篇曰:"邪入于阳则狂,邪入于阴则痹,搏阳则为癫疾。"《难经·二十难》曰:"重阳者狂,重阴者癫。"所谓重阴重阳者,医家论述颇不一致。有说阳邪并于阳为重阳,阴邪并于阴者为重阴;有说三部阴阳脉皆洪盛而牢为重阳,三部阴阳脉皆沉伏而细为重阴;还有认为气并于阳而阳盛气实者为重阳,血并于阴而阴盛血实者为重阴。概言之,两种属阳的因素重叠相加称为重阳,如平素好动、性情暴躁,又受痰火阳邪,此为重阳而病狂;两种属阴的因素重叠相加,称为重阴,如平素好静,情志抑郁,又受痰郁阴邪,此为重阴而病癫。此后在《诸病源候论》《普济方》以及明清许多医家的著述中,也都说明机体阴阳失调,不能互相维系,以致阴虚于下,阳亢于上,心神被扰,神明逆乱而发癫狂。

此外,张仲景《伤寒论》尚有蓄血发狂的记载,应属血瘀一类;由于思虑太过,劳伤心脾,气血两虚,心失所养亦可致病。《医学正传·癫狂痫证》言:"癫为心血不足。"癫狂病的发生还与先天禀赋有关,若禀赋充足,体质强壮,阴平阳秘,虽受七情刺激也只是短暂的情志失畅;反之禀赋素虚,肾气不足,复因惊骇悲恐,意志不遂等七情内伤,则每可引起阴阳失调而发病。禀赋不足而发病者往往具有家族遗传性,其家族可有类似的病史。

五、诊断和鉴别诊断

(一)诊断

1.发病特点

本病发生与内伤七情密切相关,性格暴躁、抑郁、孤僻、易于发怒、胆怯疑虑等,是发病的常见因素;头颅外伤、中毒病史对确定诊断也有帮助。但其主要诊断依据是灵机、情志、行为三方面的失常。所谓灵机即记性、思考、谋虑、决断等方面的功能表现。

2.临床表现

本病的临床症状大致可分为4类,兹分述于后。

(1)躁狂症状:如弃衣而走,登高而歌,数日不食而能逾垣上屋,所上之处,皆非其力所能,妄言骂詈,不避亲疏,妄想丛生,毁物伤人,甚至自杀等,其证属实热,为阳气有余的症状。

(2)抑郁症状:如精神恍惚,表情淡漠,沉默痴呆,喃喃自语或语无伦次,秽洁不知,颠倒错乱,或歌或笑,悲喜无常,其证多偏于虚。为阴气有余的症状,或为痰气交阻。

(3)幻觉症状:幻觉是患者对客观上不存在的事物,却感到和真实的一样,可有幻视、幻听、幻嗅、幻触等症。如早在《灵枢·癫狂》就对幻觉症状有明确的记载:"目妄见,耳妄闻……善见鬼神。"再如明代李梴《医学入门·癫狂》记有:"视听言动俱妄者,谓之邪祟,甚则能言平生未见闻事及五色神鬼。"此处所谓邪祟,即为幻觉症状。

(4)妄想症状:妄想是与客观实际不符合的病态信念,其判断推理缺乏令人信服的根据,但患者坚信其正确而不能被说服。正如《灵枢·癫狂》所言:"自高贤也,自辨智也,自尊贵也。"《中藏经·癫狂》也说:"有自委曲者,有自高贤者。"此外,还可有疑病、自罪、被害、嫉妒等妄想症状。

这些临床症状不是中毒、热病所致,头颅CT及其他辅助检查没有阳性发现。

总之,癫病多见抑郁症状,呆滞好静,其脉多沉浮细弦;狂病多见躁狂症状,多怒好动,其脉多洪盛滑数,这是两者的区别。至于幻觉症状和妄想症状则既可见于癫病,也可见于狂病。

(二)鉴别诊断

1.痫病

痫病是以突然仆倒,昏不知人,四肢抽搐为特征的发作性疾病,与本病不难区分。但自秦汉至金元时期,往往癫、狂、痫同时并称,常常混而不清,尤其是癫病与痫病始终未能明确分清,及至明代王肯堂才明确提出癫狂与痫病的不同。如《证治准绳·癫狂痫总论》曰:"癫者或狂或愚,或歌或笑,或悲或泣,如醉如痴,言语有头无尾,秽洁不知,积年累月不愈";"狂者病之发时猖狂刚暴,如伤寒阳明大实发狂,骂詈不避亲疏,甚则登高而歌,弃衣而走,逾垣上屋,非力所能,或与人语所未尝见之事";"痫病发则昏不知人,眩仆倒地,不省高下,甚而瘛疭抽掣,目上视,或口眼㖞斜,或口作六畜之声。"至此已将癫狂与痫病截然分开,为后世辨证治疗指出了正确方向。

2.谵语、郑声

谵语是因阳明实热或温邪入于营血,热邪扰乱神明,而出现神志不清、胡言乱语的重症。郑声是指疾病晚期心气内损,精神散乱而出现神识不清,不能自主,语言重复,语声低怯,断续重复而语不成句的垂危征象。狂病与谵语、郑声在症状表现上是不同的,如《东垣十书·此事难知集·狂言谵语郑声辨》记有"狂言声大开自与人语,语所未尝见事,即为狂言也。谵语者,合目自语,言所日用常见常行之事,即为谵语也。郑声者,声音无力,不相接续,造字出于喉中,即郑声也"。

3.脏躁

脏躁好发于妇人,其症为悲伤欲哭,数欠伸,像如神灵所作,但可自制,一般不会自伤及伤害他人,与癫狂完全丧失自知力的神志失常不同。

六、辨证

(一)辨证要点

1.癫病审查轻重

精神抑郁,表情淡漠,寡言呆滞是癫病的一般症状,初发病时常兼喜怒无常,喃喃自语,语无伦次,舌苔白腻,此为痰结不深,证情尚轻。若病程迁延日久,则见呆若木鸡,目瞪如愚,灵机混乱,舌苔渐变为白厚而腻,乃痰结日深,病情转重。久则正气日耗,脉由弦滑变为滑缓,终至沉细无力。倘使病情演变为气血两虚,而症见神思恍惚,思维贫乏,意志减退者,则病深难复。

2.狂病明辨虚实

狂病应区分痰火、阴虚的主次先后,狂病初起是以狂暴无知,情感高涨为主要表现,概由痰火实邪扰乱神明而成。病久则火灼阴液,渐变为阴虚火旺之证,可见情绪焦躁,多言不眠,形瘦面赤舌红等症状。这一时期,分辨其主次先后,对于确定治法处方是很重要的。一般说,亢奋症状突出,舌苔黄腻,脉弦滑数者,是痰火为主,而焦虑、烦躁、失眠、精神疲惫,舌质红少苔或无苔,脉细数者,是阴虚为主。至于痰火、阴虚证候出现的先后,则需对上述证候,舌苔、脉象的变化作动态的观察。

(二)证候

1.癫病

(1)痰气郁结:精神抑郁,表情淡漠,寡言呆滞,或多疑虑,语无伦次,或喃喃自语,喜怒无常,甚则忿不欲生,不思饮食。舌苔白腻,脉弦滑。病机分析是因思虑太过,所愿不遂,使肝气被郁,脾失健运而生痰浊。痰浊阻蔽神明,故出现抑郁、呆滞、语无伦次等症;痰扰心神,故见喜怒无常,忿不欲生,又因痰浊中阻,故不思饮食。苔腻、脉滑皆为气郁痰结之征。

(2)气虚痰结:情感淡漠,不动不语,甚则呆若木鸡,目瞪如愚,傻笑自语,生活被动,灵机混乱,甚至目妄见,耳妄闻,自责自罪,面色萎黄,便溏溲清。舌质淡,舌体胖,苔白腻,脉滑或脉弱。病机分析是癫久正气亏虚,脾运力薄而痰浊益甚。痰结日深,心窍被蒙,故情感淡漠而呆若木鸡,甚至灵机混乱,出现幻觉症状;脾气日衰故见面色萎黄,便溏、溲清诸症。舌淡胖,苔白腻,脉滑或弱皆为气虚痰结之象。

(3)气血两虚:病程漫长,病势较缓,面色苍白,多有疲惫不堪之象,神思恍惚,心悸易惊,善悲欲哭,思维贫乏,意志减退,言语无序,魂梦颠倒。舌质淡,舌体胖大有齿痕,舌苔薄白,脉细弱无力。病机分析是癫病日久,中气渐衰,气血生化乏源,故面色苍白,肢体困乏,疲惫不堪;因心血内亏,心失所养,可见神思恍惚,心悸易惊,意志减退诸症。舌胖,脉细是气血俱衰之征。

2.狂病

(1)痰火扰心:起病急,常先有性情急躁,头痛失眠,两目怒视,面红目赤,突然狂暴无知,情感高涨,言语杂乱,逾垣上屋,气力逾常,骂詈叫号,不避亲疏,或毁物伤人,或哭笑无常,登高而歌,弃衣而走,渴喜冷饮,便秘溲赤,不食不眠。舌质红绛,苔多黄腻,脉弦滑数。病机分析是五志化火,鼓动阳明痰热,上扰清窍,故见性情急躁,头痛失眠;阳气独盛,扰乱心神,神明昏乱,症见狂暴无知,言语杂乱,骂詈不避亲疏;四肢为诸阳之本,阳盛则四肢实,实则登高、逾垣、上屋,而气力超乎寻常。舌绛苔黄腻,脉弦而滑数,皆属痰火壅盛,且有伤阴之势。以火属阳,阳主动,故起病急骤而狂暴不休。

(2)阴虚火旺:狂病日久,病势较缓,精神疲惫,时而躁狂,情绪焦虑、紧张,多言善惊,恐惧而不稳,烦躁不眠,形瘦面红,五心烦热。舌质红,少苔或无苔,脉细数。病机分析是狂乱躁动日久,必致气阴两伤,如气不足则精神疲惫,仅有时躁狂而不能持久。由于阴伤而虚火旺盛,扰乱心神,故症见情绪焦虑,多言善惊,烦躁不眠,形瘦面红等。舌质红,脉细数,也为阴虚内热之象。

(3)气血凝滞:情绪躁扰不安,恼怒多言,甚则登高而歌,弃衣而走,或目妄见,耳妄闻,或呆滞少语,妄思离奇多端,常兼面色暗滞,胸胁满闷,头痛心悸,或妇人经期腹痛,经血紫黯有块。舌质紫黯有瘀斑,舌苔或薄白或薄黄,脉细弦,或弦数,或沉弦而迟。病机分析是本证由血气凝滞使脑气与脏腑气不相接续而成,若瘀兼实热,苔黄,脉弦致,多表现为狂病;若瘀兼虚寒,苔白,脉沉弦而迟,多表现为癫病。但是无论属狂属癫,均以血瘀气滞为主因。

七、治疗

(一)治疗原则

1.解郁化痰,宁心安神

癫病多虚,为重阴之病,主于气与痰,治疗宜解郁化痰,宁心安神,补养气血为主要治则。

2.泻火逐痰,活血滋阴

狂病多实,为重阳之病,主于痰火、瘀血,治疗宜降其火,或下其痰,或化其瘀血,后期应予滋养心肝阴液,兼清虚火。

概言之,癫病与狂病总因七情内伤,使阴阳失调,或气并于阳,或血并于阴而发病,故治疗总则以调整阴阳,以平为期,如《素问·生气通天论》篇所言:"阴平阳秘,精神乃治。"

(二)治法方药

1.癫病

(1)痰气郁结:①治法,疏肝解郁,化痰开窍。②方药,逍遥散合涤痰汤加减。药用柴胡配白芍疏肝柔肝,可加香附、郁金以增理气解郁之力,其中茯苓、白术可以健脾化浊。涤痰汤为二陈汤增入胆南星、枳实、人参、石菖蒲、竹茹而成,胆南星、竹茹辅助二陈汤化痰,石菖蒲合郁金可以开窍,枳实配香附可以理气,人参可暂去之。单用上方恐其效力不达,须配用十香返生丹,每服1丸,日服两次,是借芳香开窍之力,以奏涤痰散结之功;若癫病因痰结气郁而化热者,症见失眠易惊,烦躁不安而神志昏乱,舌苔转为黄腻,舌质渐红,治当清化痰热、清心开窍,可用温胆汤送服至宝丹。

(2)气虚痰结:①治法,益气健脾,涤痰宣窍。②方药,四君子汤合涤痰汤加减。药用人参、茯苓、白术、甘草四君益气健脾以扶正培本。再予半夏、胆南星、橘红、枳实、石菖蒲、竹茹涤除痰涎,可加远志、郁金,既可理气化痰,又能辅助石菖蒲宣开心窍。若神思迷惘,表情呆钝,病情较重,是痰迷心窍较深,治宜温开,可用苏合香丸,每次服1丸,每日2次,以豁痰宣窍。

(3)气血两虚:①治法,益气健脾,养血安神。②方药,养心汤加减。方中人参、黄芪、甘草补脾益气;当归、川芎养心血;茯苓、远志、柏子仁、酸枣仁、五味子宁心神;更有肉桂引药入心,以奏养心安神之功。若兼见畏寒蜷缩,卧姿如弓,小便清长,下利清谷者,属肾阳不足,应加入温补肾阳之品,如补骨脂、巴戟天、肉苁蓉等。

2.狂病

(1)痰火扰心:①治法,泻火逐痰,镇心安神。②方药,泻心汤合礞石滚痰丸加减。方中大黄、黄连、黄芩苦寒直折心肝胃三经之火,知母滋阴降火而能维护阴液,佐以生铁落镇心安神。礞石滚痰丸方用青礞石、沉香、大黄、黄芩、朴硝,逐痰降火,待痰火渐退,礞石滚痰丸可改为包煎。胸膈痰浊壅盛,而形体壮实,脉滑大有力者,可采用涌吐痰涎法,三圣散治之,方中瓜蒂、防风、藜芦三味,劫夺痰浊,吐后如形神俱乏,当以饮食调养。阳明热结,躁狂谵语,神志昏乱,面赤腹满,大便燥结,舌苔焦黄起刺或焦黑燥裂,舌质红绛,脉滑实而大者,宜先服大承气汤急下存阴,再投凉膈散加减清以泻实火;病情好转而痰火未尽,心烦失眠,哭笑无常者,可用温胆汤送服朱砂安神丸。

(2)阴虚火旺:①治法,滋阴降火,安神定志。②方药,选用二阴煎加减,送服定志丸。方中生地黄、麦门冬、玄参养阴清热;黄连、木通、竹叶、灯心草泻热,清心安神;可加用白薇、地骨皮清虚热;茯神、炒酸枣仁、甘草养心安神。定志丸方用人参、茯神、石菖蒲、甘草,其方健脾养心,安神定志,可用汤药送服,也可布包入煎。若阴虚火旺兼有痰热未清者,仍可用二阴煎适当加入全瓜蒌、胆南星、天竺黄等。

(3)气血凝滞:①治法,活血化瘀,理气解郁。②方药,选用癫狂梦醒汤加减,送服大黄䗪虫丸。方中重用桃仁合赤芍活血化瘀,还可加用丹参、红花、水蛭以助活血之力;柴胡、香附理气解郁;青陈皮、大腹皮、桑白皮、苏子行气降气;半夏和胃,甘草调中。如蕴热者可用木通加黄芩以清之;兼寒者加干姜、附子助阳温经。大黄䗪虫丸方用大黄、黄芩、甘草、桃仁、杏仁、芍药、干生地黄、干漆、虻虫、水蛭、蛴螬、䗪虫。可祛瘀生新,攻逐蓄血,但需要服用较长时期。

(三)其他治法

1.单方验方

(1)黄芫花:取花蕾及叶,晒干研粉,成人每天服1.5~6 g,饭前一次服下,10~20天为1个疗程,主治狂病属痰火扰心者。一般服后有恶心、呕吐、腹泻等反应,故孕妇、体弱、素有胃肠病者忌用。

(2)巴豆霜:1~3 g,分2次间隔半小时服完,10次为1个疗程,一般服用2个疗程,第1个疗程隔天1次,第2个疗程隔两天1次。主治狂病,以痰火扰心为主者。

2.针灸

取穴以任督二脉、心及心包经为主,其配穴总以清心醒脑,豁痰宣窍为原则,其手法多采用三人或五人同时进针法,狂病多用泻法,大幅度捻转,进行强刺激,癫病可用平补平泻的手法。

(1)癫病主方:①中脘、神门、三阴交。②心俞、肝俞、脾俞、丰隆。两组可以交替使用。

(2)狂病主方:①人中、少商、隐白、大陵、丰隆。②风府、大椎、身柱。③鸠尾、上脘、中脘、丰隆。④人中、风府、劳宫、大陵。每次取穴一组,4组穴位可以轮换使用。狂病发作时,可独取两侧环跳穴,用四寸粗针,行强刺激,可起安神定志作用。

3.灌肠疗法

痰浊蒙窍的癫病:以生铁落、牡蛎、石菖蒲、郁金、胆南星、法半夏、礞石、黄连、竹叶、灯心草、赤芍、桃仁、红花组方,先煎生铁落、礞石 30 分钟,去渣加其他药物煎 30 分钟,取汁灌肠。

4.饮食疗法

(1)心脾不足者:黄芪莲子粥,取黄芪,文火煎 10 分钟,去渣,入莲子、粳米,煮粥。

(2)心肾不交者:百合地黄粥。生地黄切丝,煮 1~2 分钟,去渣,入百合,粳米煮成粥,加蜂蜜适量。

八、转归和预后

癫病属痰气郁结而病程较短者,及时祛除壅塞胸膈之痰浊,复以理气解郁之法,较易治愈;若病久失治,则痰浊日盛而正气日虚,乃成气虚痰结之证;或痰郁化热,痰火渐盛,转变为狂病。

气虚痰结证如积极调治,使痰浊渐化,正气渐复,则可以向愈,但较痰气郁结证易于复发。若迁延失治或调养不当,正气愈虚而痰愈盛,痰愈盛则症愈重,终因灵机混乱,日久不复成废人。

气血两虚治以扶正固本,补养心脾之法,使气血渐复,尚可向愈,但即使病情好转,也多情感淡漠,灵机迟滞,工作效率不高,且复发机会较多。

狂病骤起先见痰火扰心之证,急投泻火逐痰之法,病情多可迅速缓解;若经治以后,火势渐衰而痰浊留恋,深思迷惘,其状如癫,乃已转变为癫病。如治不得法或不及时,致使真阴耗伤,则心神昏乱日重,其证转化为阴虚火旺,若此时给予正确的治疗,使内热渐清而阴液渐复,则病情可向愈发展。如治疗失当,则火愈旺而阴愈伤,阴愈亏则火愈亢,以致躁狂之症时隐时发,时轻时重。

另外,火邪耗气伤阴,导致气阴两衰,则迁延难愈。狂病日久出现气血凝滞,治疗得法,血瘀征象不断改善,则癫狂症状也可逐渐好转。若病久迁延不愈,可形成气血阴阳俱衰,灵机混乱,预后多不良。

九、预防和护理

癫狂之病多由内伤七情而引起,故应注意精神调摄。

在护理方面,首先应正确对待患者的各种病态表现,不应讥笑、讽刺,要关心患者。

(1)对于尚有一些适应环境能力的轻证患者,应注意调节情志活动,如以喜胜忧,以忧胜怒等。

(2)对其不合理的要求应耐心解释,对其合理的要求应尽量满足。

(3)对重证患者的打人、骂人、自伤、毁物等症状,要采取防护措施,注意安全,防止意外。

(4)对于拒食患者应找出原因,根据其特点进行劝导、督促、喂食或鼻饲,以保证营养。

(5)对有自杀、杀人企图或行为的患者,必须严密注意,专人照顾,并将危险品如刀、剪、绳、药品等严加收藏,注意投河、跳楼、触电等意外行为。

(邵建珍)

第四节　痫　　病

痫病是指以短暂的感觉障碍,肢体抽搐,意识丧失,甚则仆倒,口吐涎沫,两目上视或口中怪叫,移时苏醒,醒后如常人为主要临床表现的一种反复发作性神志异常的病证。俗称"羊痫风"

"痫厥""胎病"。尤以青少年多发,男性多于女性。

痫病的有关论述首见于《黄帝内经》,如《灵枢·癫狂》记有:"癫疾始生,先不乐,头重痛,视举,目赤,甚作极,已而烦心"。此后历代医家对其病因、症状及治疗都有丰富的论述。

《难经·五十九难》云:"癫疾始发,意不乐,僵仆直视,其脉三部阴阳俱盛是也。"巢元方《诸病源候论》中将不同病因引起的痫病,分为风痫、惊痫、食痫、痰痫等,描述其发作特点为"痫病……醒后又复发,有连日发者,有一日三五发者"。陈无择在《三因极一病证方论·癫痫方论》指出:"癫痫病皆由惊动,使脏气不平,郁而生涎,闭塞诸经,厥而乃成。或在母胎中受惊,或少小感风寒暑湿,或饮食不节,逆于脏气"。朱丹溪在《丹溪心法·痫》云:"无非痰涎壅塞,迷乱心窍。"《古今医鉴·五痫》指出:"夫痫者有五等,而类五畜,以应五脏,发则卒然倒仆,口眼相引,手足搐搦,背脊强直,口吐涎沫,声类畜叫,食顷乃苏"。以上论述指出了惊恐、饮食不节、母腹中受惊、偶感风寒、痰涎等是致痫的主要病因。

《证治准绳·痫》指出痫病与卒中、痉病等病证的不同:"痫病仆时口中作声,将醒时吐涎沫,醒后又复发,有连日发者,有一日三五发者:中风、中寒、中暑之类则仆时无声,醒时无涎沫,醒后不再复发。痉病虽亦时发时止,然身强直反张如弓,不如痫之身软,或如猪犬牛羊之鸣也。"

对于本病治疗,《扁鹊心书》记载:"痫,中脘灸五十壮"。《备急千金要方》曰:"痫之为病,目反、四肢不举,灸风府……又灸项上、鼻人中、下唇承浆,皆随年壮"。《临证指南医案·癫痫》言:"痫之实者,用五痫丸以攻风,控涎丸以劫痰,龙荟丸以泻火;虚者,当补助气血,调摄阴阳,养营汤、河车丸之类主之。"王清任则认为痫病的发生与元气虚"不能上转入脑髓"和脑髓瘀血有关,并创龙马自来丹、黄芪赤风汤治之。

现代医学的癫痫病,出现痫病的临床表现时,可参考本节进行辨证论治。

一、病因病机

痫病之发生,多由先天因素,七情所伤,痰迷心窍,脑部外伤或其他疾病之后造成脏腑功能失调,气机逆乱,阴阳失衡,元神失控所致,而尤以痰邪作祟最为重要。心脑神机失用为本,风、痰、火、瘀致病为标,先天遗传与后天所伤是两大致病因素。

(一)先天因素

痫病始于幼年者,与先天因素密切相关。先天因素有两方面:一是如《素问·奇病论》中所说的"因未产前腹内受损……或七情所致伤胎气";二是父母禀赋不足,或父母本身患癫痫,导致胎儿精气不足,影响胎儿发育,出生后,小儿脏气不平,易生痰生风,导致痫病发作。

(二)七情失调

主要责之于惊恐。由于突受大惊大恐,"惊则气乱""恐则气下",造成气机逆乱,进而损伤肝肾,致使阴不敛阳而生热生风,痫病发作。小儿脏腑娇嫩,元气未充,神气怯弱,或素蕴风痰,更易因惊恐而发生本病。正如《三因极一病证方论·癫痫叙论》指出"癫痫病,皆由惊动,使脏气不平"。

(三)痰迷心窍

过食醇酒厚味,以致脾胃受损,精微不布,湿浊内聚成痰;或劳伤思虑,脏腑失调,气郁化火,火热炼液成痰,一遇诱因,痰浊或随气逆,或随风动,蒙蔽心窍,壅塞经络,从而发生痫证。即如《丹溪心法》指出的"无非痰涎壅塞,迷闷孔窍",故有"无痰不作痫"之说。

(四)脑部外伤

由于跌仆撞击,或出生时难产,均能导致颅脑受伤。外伤之后,气血瘀阻,血流不畅则神明遂失;筋脉失养,则血虚动风而发病。

此外,或因六淫之邪所干,或因饮食失调,或患他病之后,均可致脏腑受损,积痰内伏,一遇劳作过度,生活起居失于调摄,遂致气机逆乱而触动积痰,痰浊上扰,闭塞心窍,壅塞经络,发为痫病。

痫病病位主要责之心肝,而与五脏均有关联。本病的发生,主要是由于风、火、痰、瘀等病理因素导致心、肝、脾、肾脏气失调,引起一时性阴阳紊乱,气逆痰涌,火炎风动,蒙蔽清窍,心脑神机失用所致。其中,心脑神机失用为本,风、火、痰、瘀致病为标,病理因素又总以痰为主。

二、诊断要点

(一)症状

(1)任何年龄、性别均可发病,但多在儿童期、青春期或青年期发病,多因先天因素或有家族史,每因惊恐、劳累、情志过极、饮食不节、头部外伤等诱发。

(2)痫病大发作,突然昏倒,不省人事,两目上视,四肢抽搐,口吐涎沫,或有异常叫声,移时苏醒,醒后除疲乏无力外,一如常人。

(3)痫病小发作,突然呆木,瞬间意识丧失,面色苍白,动作中断,手中物件落地,或头突然向前下垂,两目上视,多在数秒至数分钟恢复,清醒后对上述症状全然无知等。

(4)局限性发作可见多种形式,如口、眼、手等局部抽搐,而无突然昏倒,或凝视,或无语言障碍,或无意识动作等,多在数秒至数分钟即止。

(5)发作前可有眩晕胸闷等先兆。

(二)检查

脑电图呈阳性反应,必要时做脑 CT、MRI 等相应检查,有助于诊断。

三、鉴别诊断

(一)中风

痫病重证应与中风相鉴别。痫病重证与中风均有突然仆倒,不省人事的主证,但痫证无半身不遂、口眼㖞斜等症,且醒后一如常人;而中风亦无痫证之口吐涎沫、两目上视或口中怪叫等症,醒后遗留偏瘫等后遗症状。

(二)厥证

两者均无后遗症,厥证除见突然仆倒,不省人事主证外,还有面色苍白,四肢厥冷,但无口吐涎沫,两目上视,四肢抽搐和口中怪叫之见症,临床上亦不难区别。

四、辨证

痫病主要辨别发病持续时间和间隔时间的长短,一般持续时间长则病重,时间短则病轻;间隔时间长则病轻,时间短则病重。确定病性属风、痰、热、瘀,辨证施治。

(一)发作期

1.阳痫

(1)证候:病发前多有眩晕,头痛而胀,胸闷乏力,喜欠伸等先兆症状,或无明显症状,旋即仆倒,不省人事,面色潮红或紫红,牙关紧闭,两目上视,项背强直,四肢抽搐,口吐涎沫或喉中痰鸣,或发怪叫,移时苏醒,除感疲乏、头痛外,一如常人,舌质红,苔黄腻,脉弦数或弦滑。

(2)分析:此为癫痫大发作。先天不足或肝火偏旺,郁久化热,火动生风,煎熬津液,结而为痰,痰火阻闭心窍,则发痫病典型症状;舌红、苔黄腻,脉弦滑或弦数,均为痰热壅盛之象。

2.阴痫

(1)证候:发痫则面色晦暗青灰而黄,手足清冷,双眼半开半合,昏瞆偃卧,手足拘急,或抽搐时作,口吐涎沫,一般口不啼叫,或声音微小,或仅为呆木无知,不闻不见,不动不语,或动作中断,手中物件落地;或头突然向前倾下,又迅速抬起;或二目上吊数秒乃至数分钟即可恢复,病发后对上述症状全然无知,多一天频作十数次或数十次,醒后周身疲乏,或如常人,舌质淡,苔白腻,脉多沉细或沉迟。

(2)分析:此为癫痫发作不典型者或癫痫小发作。饮食劳倦,脾胃受损,精微不布,湿浊内聚成痰;或久病不愈,气血亏虚,脏腑失调,痰湿内结,上蒙清窍,而致痫病诸证,痰湿尚未化热,故无热象;癍疢频发,耗伤气血,故醒后周身疲乏;舌脉俱为痰湿之象。

(二)休止期

1.痰火扰神

(1)证候:急躁易怒,心烦失眠,气高息粗,痰鸣辘辘,口苦咽干,便秘溲黄,病发后,病情加重,甚则彻夜难眠,目赤,舌红,苔黄腻,脉多沉弦滑而数。

(2)分析:过食醇酒厚味,聚湿成痰,痰浊郁久化热或肝郁化火,炼液为痰,痰火上扰清窍心神,故见急躁易怒,心烦失眠,气高息粗,痰鸣辘辘,口苦,甚则彻夜难眠,目赤;痰热伤津则咽干,便秘溲黄;舌脉俱为痰热之象。

2.风痰闭阻

(1)证候:发病前后多有眩晕、胸闷乏力等先兆症状,发作时猝然仆倒,昏不识人,喉中痰鸣,口吐白沫,手足抽搐,舌质红,苔白腻,脉多弦滑有力。

(2)分析:痰浊上扰,清阳不展,则发作前后常有眩晕、胸闷乏力等症;肝风内动,肝气不畅,则情志不舒;风痰上涌,则痰多;苔白腻,脉滑,均为肝风夹痰浊之象。

3.心脾两虚

(1)证候:反复发痫不愈,神疲乏力,面色无华,身体消瘦,纳呆便溏,舌质淡,苔白腻,脉沉弱。

(2)分析:反复发痫不愈,耗伤气血,不能濡养全身,上充于面,故神疲乏力,面色无华,身体消瘦;后天之本不运,则纳呆便溏;舌脉均为气血耗伤,痰浊留滞之象。

4.肝肾阴虚

(1)证候:痫证频作,神思恍惚,面色晦暗,头晕目眩,两目干涩,耳轮焦枯不泽,健忘失眠,腰膝酸软,大便干燥,舌红苔薄黄,脉沉细而数。

(2)分析:先天不足,或突受惊恐,造成气机逆乱,进而损伤肝肾,或痫证频发而耗伤肝肾,致使阴不敛阳,虚风内动,故痫证频作;肝肾精血不能上充,而脑为髓之海,肝开窍于目,肾开窍于耳,故神思恍惚,面色晦暗,头晕目眩,两目干涩,耳轮焦枯不泽,健忘失眠;肾虚则腰膝酸软;精血不足则阴液亏虚,肠道失濡,故见大便干燥;舌脉均为阴虚有热之象。

5.瘀阻清窍

(1)证候:平素头晕头痛,常伴单侧肢体抽搐,或一侧面部抽动,颜面口角青紫,舌质暗红或有瘀斑,舌苔薄白,脉涩或弦。多继发于颅脑外伤、产伤、颅内感染性疾病或先天脑发育不全。

(2)分析:瘀血阻窍或颅脑外伤等致平素头痛头晕,脑络闭塞,脑神失养,气血失调而肝风内动,痰随风动,常伴单侧肢体抽搐;风痰闭阻,心神被蒙,痰蒙清窍故而发病,舌苔脉象均为瘀血阻络之象。

五、治疗

本病治疗宜分标本虚实。频繁发作,以治标为主,着重清肝泻火,豁痰息风,开窍定痫;平时则补虚以治其本,宜益气养血、健脾化痰、滋补肝肾、宁心安神。

(一)中药治疗

1.发作期

(1)阳痫:①治法,开窍醒神,清热涤痰息风。②处方,黄连解毒汤或以此方送服定痫丸。方中以黄芩、黄连、黄柏、栀子苦寒直折,清泻上、中、下三焦之火。定痫丸源于《医学心悟》,有豁痰开窍,息风止痉之功。方中贝母、胆南星苦凉性降,用以清化热痰,其中贝母甘润,使苦燥而不伤阴;半夏燥湿化痰;天麻息风化痰。可加全蝎、僵蚕以助天麻息风止痉之功;朱砂、琥珀镇静安神;石菖蒲、远志宁心开窍。

(2)阴痫:①治法,开窍醒神,温化痰涎。②处方,五生饮加减。方以生南星、生半夏、生白附子辛温燥湿祛痰;半夏降逆散结;川乌大辛大热,散寒除滞;黑豆补肾利湿。可加二陈汤以健脾除痰。兼气虚者,加党参、黄芪、白术以补气;血虚者,加当归、丹参、夜交藤养血而不滋腻。

2.休止期

(1)痰火扰神:①治法,清肝泻火,化痰开窍。②处方,当归龙荟丸加减。方中以龙胆草、青黛、芦荟直入肝经而泻肝火;大黄、黄连、黄芩、黄柏、栀子苦寒而通泻上、中、下三焦之火,其中尤以大黄推陈致新,降逆而不留邪,涤痰散结;配木香、麝香辛香走窜,通窍而调气,使清热之力益彰,又恐苦寒之药太过,以当归和血养肝。诸药相合,使痰火得泻,气血宣通,阴阳调顺,神安志宁而病向愈。可加茯苓、姜半夏、橘红,健脾益气化痰,以助药力。若大便秘结较重者,可加生大黄;若痰黏者可加竹沥水。

(2)风痰闭阻:①治法,平肝息风,豁痰开窍。②处方,定痫丸。方中天麻、全蝎、僵蚕平肝息风止痉;川贝母、胆南星、姜半夏、竹沥、石菖蒲涤痰开窍而降逆;琥珀、茯神、远志、辰砂镇心安神定痫;茯苓、陈皮健脾益气化痰;丹参活血化瘀通络。若痰黏不利者,加瓜蒌;痰涎清稀者加干姜、细辛;若纳呆者可加白术、茯苓。

(3)心脾两虚:①治法,补益气血,健脾宁心。②处方,六君子汤合温胆汤加减。方中以四君子汤健脾益气;陈皮、半夏、竹茹化除留滞之痰;枳实行气散结;姜枣养胃而调诸药。可加远志、枣仁、夜交藤以宁心安神。若食欲缺乏加神曲、山楂、莱菔子行气消食导滞。若体虚不盛,可酌加僵蚕、蜈蚣息风化痰,通络止痉;便溏者加焦薏苡仁、炒扁豆、炮姜等健脾止泻。

(4)肝肾阴虚:①治法,滋养肝肾,平肝息风。②处方,大补元煎加减。方中以人参、炙甘草、熟地黄、枸杞子、山药、当归、山茱萸、杜仲益气养血,滋养肝肾;可加鹿角胶、龟板胶养阴益髓;牡蛎、鳖甲滋阴潜阳。若心中烦热者,可加竹叶、灯心草;大便秘结甚者,可加火麻仁、肉苁蓉。

(5)瘀阻清窍:①治法,活血化瘀,息风通络。②处方,通窍活血汤加减。方中赤芍、川芎、桃仁、红花活血祛瘀;麝香、老葱,通阳开窍,活血通络;地龙、僵蚕、全蝎息风定痫。若兼痰热,可加竹沥、胆南星;兼肝火上扰,加菊花、石决明;兼阴虚,加麦冬、鳖甲;兼心肾亏虚,加党参、枸杞子、熟地黄。

(二)针灸治疗

1.发作期

(1)基本处方:水沟、后溪、合谷、太冲、腰奇。

水沟属督脉,后溪通督脉,二穴合用,通督调神;合谷配太冲,合称"四关",可开关启闭;腰奇是治疗癫痫的经外奇穴。

(2)加减运用:主要有以下几种。①阳痫:加十宣或十二井穴(选3～5穴)点刺出血,以清热泻火、开关启闭。余穴针用泻法。②阴痫:加足三里、关元、三阴交以益气养血、温化痰饮,针用补法。余穴针用平补平泻法。③病在夜间发作:加照海以调阴跷。诸穴针用平补平泻法。④病在白昼发作:加申脉以调阳跷。诸穴针用平补平泻法。

2.休止期

(1)基本处方:百会、大椎、风池、腰奇。百会、大椎同经相配,通督调神;风池位于头部,为脑之分野,足少阳经别贯心,经脉交会至百会,可疏调心脑神机;腰奇是治疗癫痫的经外奇穴。

(2)随症加减:主要有以下几类。①痰火扰神证:加行间、内关、合谷、丰隆以豁痰开窍、清热泻火,针用泻法。余穴针用平补平泻法。②风痰闭阻证:加本神、太冲、丰隆以平肝息风、豁痰开窍,诸穴针用泻法。③心脾两虚证:加心俞、脾俞以补益心脾、益气养血。诸穴针用补法。④肝肾阴虚证:加肝俞、肾俞、太溪以补益肝肾、潜阳安神,针用补法。余穴针用平补平泻法。⑤瘀阻清窍证:加太阳、膈俞以活血化瘀,太阳刺络出血。余穴针用泻法。

(3)其他:有以下两类疗法。①耳针疗法:取脑、神门、心、枕、脑点,每次选2～3穴,毫针强刺激,留针30分钟,间歇捻针,隔天1次。或埋揿针,3～4天换1次。②穴位注射疗法:取足三里、内关、大椎、风池,每次选用2～3穴,用维生素B_1注射液,每穴注射0.5 mL。

(邵建珍)

第五节 神 昏

神昏是以神志丧失且不易逆转为特征的一种病证,又称昏迷、昏不知人、昏谵、昏愦等。

神昏有程度不同,现代医学分为轻、中、重三度。祖国医学虽未明确分度标准,但从所用术语含义来看,大致有轻重之别。轻者称神识朦胧,时清时昧,重者昏谵、神昏、昏不识人、不知与人言等,最重者常称昏愦,或其状如尸、尸厥等。

神昏只是一个症,不作为病证名称理解,是很多疾病发展到危重阶段时所出现的一个共同病理反映。

现代医学中的昏迷,是由于大脑皮层和皮下网状结构发生高度抑制,脑功能严重障碍的一种病理状态。由急性传染性疾病、感染性疾病、内分泌及代谢障碍性疾病、电解质平衡紊乱、中毒、物理性损害等引起的昏迷,可参照中医神昏辨证论治。

一、病因病机

(一)阳明腑实

感受寒邪,或温热、湿热之邪,入里化热,热与糟粕相合,结于胃肠,浊气上熏于心,扰于神明而神昏谵语。《伤寒论》中的神昏谵语,皆因阳明腑实所致。正如陆九芝所说:"胃热之甚,神为之昏,从来神昏之病;皆属胃家"。温病中因阳明腑实而致昏迷的记载亦颇多。如《温病条辨·中焦篇》第六条:"阳明温病,面目俱赤,肢厥,甚则通体皆厥,不瘛疭,但神昏,不大便七八日以外,小便赤,脉沉伏,或并脉亦厥,胸腹坚满,甚则拒按,喜凉饮者,大承气汤主之"。《湿热病篇》第六条:"湿热证,发痉,神昏笑妄,脉洪数有力,开泄不效者,湿热蕴结胸膈,宜仿凉膈散,若大便数日不通者,热邪闭结胃肠,宜仿承气急下之例"。阳明腑实是热性病发生昏迷的重要因素,因而通下法在救治昏迷患者中占有重要位置。

(二)热闭心包

热闭心包而产生昏迷的理论,是温病学首创,是温病学的一大贡献。除伤寒阳明腑实所造成的神昏之外,又提出了热闭心包的理论,为救治神昏开辟了新的途径。热闭心包有两个传变途径,一是逆传,由卫分证不经气分,而直陷心营,阻闭心包,使神明失守而昏迷。这种逆传,往往是由于所感受有温热之邪毒力太盛,或素体阴虚,外邪易于内陷,或误治引起内陷,这就是叶天士所说的"逆传心包"。另一个传变途径是顺传,由卫分经气分,再传入心营而出现神昏,这种昏迷虽较逆传者出现较晚,但是由于邪热不解,对阴液的耗伤较重。

(三)湿热酿痰蒙蔽心包

感受湿热之邪,湿热交蒸酿痰,痰浊蒙蔽心包,心明失守而神昏。这是叶天士所说的"湿与温合,蒸郁而蒙蔽于上,清窍为之壅塞,浊邪害清也"。

湿为阴邪,热为阳邪,湿遏则热伏,热蒸则湿横,湿热郁蒸,最易闭窍动风,所以薛生白在《湿热病篇》中说"是证最易耳聋干呕,发痉发厥",《湿热病篇》全篇中有许多条都记载了昏厥的症状。《温病条辨·上焦篇》第四十四条亦有:"湿温邪人心包,神昏肢厥"的记载。至于吸收秽浊之气而昏迷者,亦有称为发痧者,其实质也是湿热秽浊之邪,如《温病条辨·中焦篇》第五十六条:"吸受秽湿,三焦分布,热蒸头胀,身痛呕逆,小便不通,神识昏迷,舌白不渴……"《湿温病篇》第十四条:"温热证,初起即胸闷不知人,瞀乱大叫痛,湿热阻闭中上二焦……"皆是由湿热秽浊之气而致昏迷者。

(四)瘀热交阻

由于湿热之邪入营血,煎熬阴液,则血行凝涩而成瘀血。热瘀交阻于心窍而神昏。或素有瘀血在胸膈,加之热邪内陷,交阻于心窍,亦可发生神昏,正如叶天士所说"再有热传营血,其人素有瘀伤宿血在胸膈中,夹热而搏,其舌必紫而暗,扪之湿,当加入散血之品,如琥珀、丹参、桃仁、丹皮等。不尔,瘀血与热为伍,阻遏正气,遂变如狂发狂之证"。何秀山亦说:"热陷包络神昏,非痰迷心窍,即瘀阻心窍"(《重订通俗伤寒论》犀地清络饮,何秀山按)。

"热人血室"及"下焦蓄血"所产生的昏迷谵狂,其机制与瘀血交阻相似,只是交阻的部位不同而已。热人血室在胞宫,下焦蓄血者在膀胱(部位尚有争议),热入血室者,乃妇人于外感热病过程中,经水适来适断,热邪乘虚陷入血室,与血搏结,瘀热冲心,扰于神明,遂发昏狂,正如薛生白于《湿热病篇》第三十二条所说:"湿热证,经水适来,壮热口渴,谵语神昏,胸腹痛,或舌无苔,脉滑数,邪陷营分,宜大剂犀角、紫草、茜草、贯众、连翘、鲜菖蒲、金银花露等味。"

伤寒下焦蓄血者,是因为太阳表证不解,热邪随经入腑,与血搏结而不行,瘀热冲心,扰乱神明,其人发狂。如《伤寒论》所言:"太阳病六七日,表证仍在,反不结胸,其人发狂者,以热在下焦,少腹当鞕满,小便自利者,下血乃愈,抵当汤主之"。

瘀热交阻的部位,虽然有在心、在胸膈、在下焦、在胞宫之异,但因心主血脉,血分之瘀热,皆可扰于心神而发昏谵或如狂发狂,其病机有共同之处。

(五)气钝血滞

外邪人里化热,病久不解,必伤于阴,络脉凝瘀,阴阳两困,气钝血滞,灵机不运,神识昏迷、呆顿。这种昏迷,薛生白在《湿热病篇》第三十四条中阐述得很清楚。他说:"湿热证,七八日,口不渴,声不出,与饮食也不欲,默默不语,神识昏迷,进辛开凉泄、芳香逐秽,俱不效,此邪人厥阴,主客浑受,宜仿吴又可三甲散,醉地鳖虫、醋炒鳖甲、土炒甲片、生僵蚕、柴胡、桃仁泥等味"。薛生白在本条自注中,对气钝血滞的昏迷又做了进一步的解释,他说:"暑热先伤阳分,然病久不解,必及于阴,阴阳两困,气钝血滞而暑湿不得外泄,遂深入厥阴,络脉凝瘀,使一阳不能萌动,生气有降无升,心主阻遏,灵气不通,所以神不清而昏迷默默也。破滞破瘀,斯络脉通而邪得解矣。"这种昏迷,在热病后期的后遗症多见,表现昏迷或呆痴、失语等。

(六)心火暴盛

素体肝肾阴虚,加之五志过极,或嗜酒过度,或劳逸失宜,致肝阳暴涨,阳升风动,心火偏亢,神明被扰,瞀乱而致昏迷。这一病机是由刘河间所倡导,他在《素问玄机原病式·火类》中说:"由于将息失宜,而心火暴甚,肾水虚衰,不能制之,则阴虚阳实,而热气拂郁,心神昏冒,筋骨不用,而卒倒无知也,多因喜怒思悲恐之五志有所过极而卒中者,由五志过极,皆为热甚故也。"

(七)正虚邪实

正气不足,邪气乘之,神无所倚而致昏迷,《灵枢·九宫八风》篇中言:"其有三虚而偏中于邪风,则为击仆偏枯矣,"击仆即卒然昏仆,如物击之速。《金匮要略·中风历节》篇载:"络脉空虚,贼邪不泻……人于腑,即不识人,邪入于脏,舌即难言,口吐涎"不识人,即昏迷之谓。《东垣十书·中风》篇曰:"有中风者,卒然昏愦,不省人事,痰涎壅盛,语言謇涩等证,此非外来风邪,乃本气自病也。"东垣之论,以气虚为主。

(八)痰蔽清窍

脾失健运,聚湿生痰,痰郁化热,蒙蔽清窍,猝然昏仆。

对中风昏仆,朱丹溪以痰立论,他在《丹溪心法·中风》篇说:"中风大率主血虚有痰,治痰为先,次养血行血"。

(九)肝阳暴涨,上扰清窍

暴怒伤肝,肝阳暴涨,气血并走于上,或夹痰火,上扰清窍,心神昏冒而卒倒不知。《素问·生气通天论》曰:"阳气者,大怒则形气绝,而血菀于上,使人薄厥"。《素问·调经论》曰:"血之与气,并走于上,则为大厥,厥则暴死,气复返则生,不返则死"。张山雷根据上述经文加以阐发,著《中风斠诠》,强调镇肝潜阳,摄纳肝肾,故以"镇摄潜阳为先务,缓则培其本"。

二、诊断要点

(一)临床表现

临床神识不清,不省人事,且持续不能苏醒为特征。病者的随意运动丧失,对周围事物如声音、光等的刺激全无反应。

(二)鉴别诊断

(1)与癫痫鉴别:癫痫,卒然仆倒,昏不知人,伴牙关紧闭、四肢抽搐、僵直,发作片刻又自行停止,复如常人,并有反复发作,每次发作症状相似的特点。而昏迷,可伴抽搐,亦可无抽搐僵直,一旦昏迷后,非经治疗则不易逆转,且无反复发作史。

(2)与厥证鉴别:厥证,发作呈突然昏仆,常伴四肢厥冷,少有抽搐,短时间即可复苏,醒后无偏瘫、失语、口眼㖞斜等后遗症。且每次发作都有明显诱因,如食厥之因于食,酒厥之因于酒,暑厥之因于暑,气厥之因于气等。昏迷除外伤外,都是在原发病恶化的基础上发生的,神志复苏以后,原发病仍然存在。

（3）与脏躁鉴别：脏躁往往在精神刺激下突然发病，多发于青壮年妇女，可表现为抽搐、失语、瘫痪、暴喘等多种状态，发作时神志不丧失，可反复发作，发作后常有情感反应，如哭笑不能抑制，或忧郁寡欢等，每次发作大致相似，与昏迷可资鉴别。

三、辨证论治

（一）闭证

1.热陷心包

（1）主症：昏愦不语，灼热肢厥，或伴抽搐、斑疹、出血、便干溲赤、面赤目赤，可因邪气大盛、正气不支而身热骤降、四肢厥冷、大汗淋漓、面色苍白。舌干绛而塞，脉细数而疾，或细数微弱。

（2）治法：清心开窍，泄热护阴。

（3）方药：清营汤加减。水牛角（先煎）30～50 g，生地黄、玄参、麦冬、丹参、连翘各 15 g，竹叶心 6 g，黄连 10 g，甘草6 g。水煎服。

（4）随症加减：抽搐者加羚羊角（先煎）5 g，钩藤 20 g，地龙 15 g。

2.阳明热盛

（1）主症：身热大汗，烦渴引饮，躁扰不安，渐至谵语神昏，四肢厥冷，面赤目赤。若成阳明腑实证，则大便结，腹部坚满。舌红苔黄，脉洪大。甚则舌苔黄燥或干黑起芒刺，脉沉实或沉小而躁疾。

（2）治法：清气泄热。

（3）方药：大承气汤。大黄 15 g，芒硝、枳实各 12 g，厚朴 10 g，水煎服。

（4）随症加减：口渴引饮者，加石膏 30 g，知母 15 g。

3.湿热酿痰，蒙蔽心窍

（1）主症：神志朦胧或时清时昧，重者亦可昏愦不语，少有狂躁，身热不扬，午后热甚，胸脘满闷。舌红苔黄腻，脉濡滑或滑数。

（2）治法：宣扬气机，化浊开窍。

（3）方药：菖蒲郁金汤加减。石菖蒲、郁金各 15 g，栀子、连翘、牛蒡子、牡丹皮、菊花各 12 g，竹沥适量（冲服），姜汁适量（冲服），玉枢丹（研冲）1 粒。水煎服。

4.瘀热交阻

（1）主症：昏谵或狂，胸膈窒塞疼痛拒按，身热夜甚，唇甲青紫。下焦蓄血者，少腹硬满急结，大便鞕，其人如狂。热入血室者，经水适来适断，谵语如狂，寒热如疟。舌绛紫而润或舌蹇短缩，脉沉伏细数。

（2）治法：清热化瘀，通络开窍。

（3）方药：犀地清络饮。犀角汁（冲）20 mL，粉丹皮 6 g，青连翘（带心）4.5 g，淡竹沥（和匀）60 mL，鲜生地黄 24 g，生赤芍4.5 g，桃仁（去皮）9 粒，生姜汁（同冲）2 滴，鲜茅根 30 g，灯心草1.5 g，鲜石菖蒲汁（冲服）10 mL。

5.气钝血滞

（1）主症：大病之后，神情呆痴，昏迷默默，口不渴，声不出，与饮食亦不欲，语言謇涩，肢体酸痛拘急，胁下锥刺，肌肉消灼。舌暗，脉沉涩。

（2）治法：破滞化瘀，通经活络。

（3）方药：通经逐瘀汤。刺猬皮 9 g，薄荷 9 g，地龙 9 g，皂角刺 6 g，赤芍 6 g，桃仁 6 g，连翘 9 g，金银花 9 g。

(4)加减:血热,加栀子、生地黄;风冷,加麻黄、桂枝;虚热,加银柴胡、地骨皮;喘咳,加杏仁、苏梗。

6.五志过极,心火暴盛

(1)主证:素有头晕目眩,卒然神识昏迷,不省人事,肢体僵直抽搐,牙关紧闭,两手握固,气粗口臭,喉中痰鸣,大便秘结。舌红苔黄腻,脉弦滑而数。

(2)治法:凉肝息风,清心开窍。

(3)方药:镇肝息风汤。怀牛膝30 g,生赭石30 g,川楝子6 g,生龙骨15 g,生牡蛎15 g,生龟甲15 g,玄参、天冬各15 g,生麦芽、茵陈各6 g,甘草4.5 g。

7.痰浊阻闭

(1)主证:神识昏蒙,痰声辘辘,胸腹痞塞,四肢欠温,面白唇暗。舌淡苔白腻,脉沉缓滑。

(2)治法:辛温开窍,豁痰息风。

(3)方药:涤痰汤送服苏合香丸。半夏、胆星、橘红、枳实、茯苓、人参、菖蒲、竹茹、甘草、生姜、大枣。

(二)脱证

1.亡阴

(1)主证:神昏舌强,身热汗出,头汗如洗,四肢厥冷,喘促难续,心中憺憺,面红如妆,唇红而艳。舌绛干,萎短,脉虚数或细促。

(2)治法:救阴敛阳。

(3)方药:生脉散加味。人参(另炖)12 g,麦冬20 g,五味子、山茱萸各15 g,黄精、龙骨、牡蛎各30 g。水煎服。

2.阳脱

(1)主证:神志昏迷,目合口开,鼻鼾息微,手撒肢厥,大汗淋漓,面色苍白,二便自遗,唇舌淡润,甚则口唇青紫,脉微欲绝。

(2)治法:回阳救逆。

(3)方药:参附汤。

(4)加减:人参15 g,制附子12 g。水煎服。

四、预后预防

(一)预后

(1)昏迷患者,可以红灵丹、通关散等搐鼻取嚏,有嚏者生,无嚏者死,为肺气已绝。

(2)正衰昏迷,寸口脉已无,趺阳脉尚存者,为胃气未败,尚可生;若趺阳脉已无,为胃气已绝,胃气绝者死。

(3)厥而身温汗出,入腑者吉;身冷唇青,入脏者凶,指甲青紫者死。或醒或未醒,或初病或久病;忽吐出紫红色者死。

(4)口干、手撒、目合、鼻鼾、遗尿,为五脏绝,若已见一二症,惟大剂参、附,兼灸气海、丹田,间有活者。

(5)若高热患者,突然出现体温骤降,冷汗淋漓,四肢厥冷,脉微欲绝者,为邪气太盛,正气不支而亡阳,先急予参、附回阳。待阳复后可复热,当转而清热解毒。不可固守原方,继续扶阳。

(二)预防调护

(1)本病预防主要是及时治疗各种可引起神昏的病证,防止其恶化。

(2)神昏不能进食者,可用鼻饲,给予足够的营养,并输液吸氧等。

(3)神昏患者应定期翻身按摩,及时作五官及二便的清洁护理等。

(邵建珍)

第六节　痴　呆

一、临床诊断

(1)记忆障碍,包括短期记忆障碍(如间隔 5 分钟后不能复述 3 个词或 3 件物品名称)和长期记忆障碍(如不能回忆本人的经历或一些常识)。

(2)认知损害,包括失语(如找词困难或命名困难)、失用(如观念运动性使用及运动性使用)、失认(如视觉和触觉性失认)、执行功能(如抽象思维、推理、判断损害等)一项或一项以上损害。

(3)上述两类认知功能障碍明显影响了职业和社交活动,或与个人以往相比明显减退。

(4)起病隐匿,发展缓慢,渐进加重,病程一般较长。但也有少数病例为突然起病,或波动样、阶梯样进展,常有中风、眩晕、脑外伤等病史。

神经生理学检查、日常活动能力量表、MRI 或脑脊液检查等有助于痴呆的临床诊断。

二、病证鉴别

痴呆需与郁证、癫病相鉴别,见表 5-6。

表 5-6　痴呆与郁证、癫病鉴别要点

	痴呆	郁证	癫病
病因病机	髓海渐空,元神失养;或邪扰清窍,神机失用	肝失疏泄、脾失健运、心失所养、脏腑阴阳气血失调	肝气郁结,肝失条达,气郁生痰;或心脾气结,进而生痰,痰气互结,蒙蔽神机
主症	记忆减退、时空混淆、计算不能等智能障碍为主	心境不佳、表情淡漠、少言寡语、思维迟缓等抑郁症状为主	沉默寡言、感情淡漠、语无伦次、或喃喃自语、静面少动等精神失常症状为主
兼症	失语、失用、失认等认知损害或伴精神行为症状等	胸胁胀满,或伴疼痛,或易怒易哭等	肢体困乏,烦而不眠,秽洁不分,不思饮食等
舌苔脉象	舌淡苔白或腻;脉沉细或弦滑	舌质淡或红,苔白或黄;脉弦数或弦滑	舌淡或淡红;脉弦滑或沉细无力

三、病机转化

痴呆的病位在脑,与心肝脾肾功能失调密切相关。病理性质有虚实之分,以虚为本,实为标,临床上多见虚实夹杂之证。本虚为脾肾亏虚，气血不足，髓海不充，导致神明失养。正虚日久，气血亏乏，脏腑功能失调，气血运行不畅，或积湿为痰，或留滞为瘀，加重病情，出现虚中夹实证。标实为痰、瘀、火、毒内阻，上扰清窍。痰瘀日久可损及心脾肝肾气血阴精，致脑髓渐空，转化为虚或见虚实夹杂。若痰热瘀积，日久生毒，损伤脑络，可致病情恶化而成毒盛正衰之证。平台期多见虚证，一般病情稳定。波动期常见虚实夹杂，心肝火旺、痰瘀互阻，病情时轻时重。下滑期多因外感六淫、情志相激，或再发卒中等因素，而使认知损害加重。此时证候由虚转实，病情由波动而转为恶化。见图5-1。

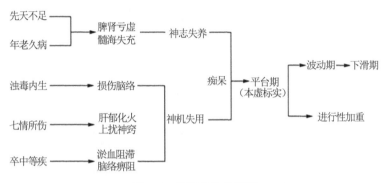

图 5-1 病机转化示意图

四、辨证论治

(一)治则治法

本病虚证当补肾健脾以养髓，重在培补先天之肾精和后天之脾气，尤以补肾生精为要，即所谓"补肾即补髓"。实证当化痰祛瘀以开窍，重在逐痰化浊，活血化瘀，解毒通络，以开窍醒神，尤以化痰开窍为重，即所谓"治痰即治呆"。

(二)分证论治

本病多数与衰老、先天禀赋不足、后天脾胃失养、情志所伤、浊邪留滞等有关，少数病例与中风、外感、创伤等有关。由阴精、气血亏损，髓海失充，元神失养，或痰、瘀、火、毒内阻，上扰清窍所致。平台期常见髓海不足、脾肾亏虚、气血不足证，波动期常见痰浊蒙窍、瘀阻脑络、心肝火旺证，下滑期主见毒损脑络证。髓海不足证常伴腰酸骨软，步行艰难，舌瘦色淡，脉沉细;脾肾亏虚证伴见腰膝酸软，肌肉萎缩，食少纳呆，气短懒言，口涎外溢或四肢不温，泄泻，舌淡体胖;气血不足证多伴见倦怠嗜卧，神疲乏力，面唇无华，爪甲苍白，纳呆食少，大便溏薄，舌淡胖有齿痕，脉细弱;痰浊蒙窍证多伴见脾虚或气虚痰盛之象，如面色㿠白或苍白无泽，气短乏力，舌胖脉细滑;瘀阻脑络证多伴见血瘀气滞，经脉挛急或不通之象，如头痛难愈，面色晦暗，舌紫瘀斑，脉细弦或涩等;心肝火旺证常伴见头晕头痛，心烦易怒，口苦目干，咽干，口燥，口臭，口疮，尿赤，便干等热毒内盛之象;毒损脑络证常伴见痰毒、热毒、瘀毒壅盛之象，表情呆滞，双目无神，不识事物，或兼面色晦暗、秽浊如蒙污垢，或兼面红微赤，口气臭秽，口中黏涎秽浊，溲赤便干或二便失禁，或见肢体麻木，手足颤动，舌强语謇，烦躁不安甚则狂躁，举动不经，言辞颠倒等。痴呆的分证论治详见表5-7。

表 5-7　痴呆分证论治简表

证候	治法	推荐方	常用加减
髓海不足	滋补肝肾 生髓养脑	七福饮	肾精不足、心火亢旺可用六味地黄丸加丹参、莲子心、石菖蒲;痰热扰心,可用清心滚痰丸
脾肾亏虚	温补脾肾 养元安神	还少丹	舌苔黄腻,不思饮食,中焦有蕴热,宜温胆汤加味
气血不足	益气健脾 养血安神	归脾汤	脾虚及肾,加熟地黄、山茱萸、肉苁蓉、巴战天、茴香
痰浊蒙窍	化痰开窍 养心安神	洗心汤	肝郁化火,心烦躁动,言语颠三倒四,歌笑不休,甚至反喜污秽,宜用转呆汤
瘀阻脑络	活血化瘀 通窍醒神	通窍活血汤	病久气血不足,加当归、生地黄、党参、黄芪;血瘀化热,肝胃火逆,头痛,呕恶,加钩藤、菊花、夏枯草、竹茹
心肝火旺	清心平肝 安神定志	天麻钩藤饮	口齿不清去玄参,加石菖蒲、郁金;便秘加生大黄或玄参、生首乌、玄明粉;痰热盛加天竺黄、郁金、胆南星清热化痰
毒损脑络	清热解毒 通络达邪	黄连解毒汤	痰热日久结为浊毒,应用大剂清热解毒之品,同时加用安宫牛黄丸、天竺黄、石菖蒲、郁金、胆南星;热结便秘,可加大黄、瓜蒌;热毒入营,神志错乱,可加生地黄、玄参、水牛角粉或羚羊角粉、生地黄、牡丹皮或全蝎、蜈蚣

（三）临证备要

遣方用药时注意鹿角胶、龟甲胶、阿胶宜烊化冲服;羚羊角用量不宜过大,一般 1～5 g,内服煎汤,或 1～3 g,单煎 2 小时以上,磨汁或研粉服,每次 0.3～0.6 g,临床多用羚羊角粉冲服。炒杏仁用量不超过 10 g,半夏不宜超过 9 g;用附子通阳扶正时用量不宜超过 15 g;运用通腑泻热法时注意大黄用量,不宜过量,以通便为度,防止耗伤正气,生大黄宜后下,一般用量在 10～15 g;全蝎、蜈蚣均有毒,用量不宜过大,全蝎煎服 3～6 g,研末吞服 0.6～1 g,蜈蚣煎服 3～5 g,研末吞服 0.6～1 g;安宫牛黄丸常用量为每天 1 丸,温开水调匀后口服或鼻饲,如痰热较甚,可每 12 小时鼻饲 1 丸,连续服用 3 天。

本病治疗以补虚为主,治疗应重在温补脾肾,尤需重视补肾生精,同时根据痰、瘀、火、毒轻重而分别兼以化痰、平肝、通络、解毒,以开窍益智为目的。治疗同时,重视精神调理、智能训练及生活护理。长期的临床实践证明,在疾病早期把中医辨证施治的个体化治疗与西药靶向治疗结合起来,不仅能改善痴呆患者的症状,而且能延缓病情发展。

（四）其他疗法

1.中成药治疗

（1）清开灵注射液:清热解毒,醒神开窍。适用于痴呆属毒损脑络者。

（2）复方丹参滴丸:活血化瘀,芳香开窍,理气止痛。适用于痴呆属瘀血阻窍者。

（3）安脑丸:清热解毒,豁痰开窍,镇痉息风。适用于痴呆属痰热闭窍者。

（4）苏合香丸:芳香开窍,行气止痛。适用于痰浊蒙窍所致的痴呆。

2.针灸治疗

临床上比较常用的是针灸联合多种特色疗法,如针刺配合灸法,针刺联合穴位注射,针药并用,头针体针相配合,耳穴,电针,激光治疗及配合中西医药物治疗的中西医结合方案等,能改善患者的脑血流量,在患者的智能恢复和提高生活质量方面疗效显著。

(1)针灸并用:取水沟、百会、大椎、风池、外关透内关、太溪、悬钟。大椎、水沟、内关透外关行强刺激;太溪、悬钟、大椎用补法;风池行平补平泻手法。针刺结束后用艾条灸百会、大椎3～5分钟,以局部皮肤潮红为度。

(2)针刺联合穴位注射:针刺取百会、强间、脑户、水沟为主,配神门、通里、三阴交。神志欠清加脑干、脑点;烦躁加大陵;流涎加地仓;构音障碍或吞咽困难加上廉泉。穴位注射取穴分2组,交替进行,哑门、肝俞、肾俞;大椎、风池、足三里。于每次针刺后再行穴位注射,每穴注射乙酰谷酰胺1 mL。隔天治疗1次,15次为1个疗程。

(3)针药并用:针刺取百会透四神聪、人中、风池、曲池、合谷、足三里、太溪、肾俞、脾俞,同时配合补阳还五汤以扩张脑血管,改善微循环,提高组织耐氧的能力,降低纤维蛋白原。

3.康复训练

痴呆患者在进行药物治疗的同时,要重视精神调理、智能训练及生活护理,使之逐渐恢复或掌握一定的生活和工作技能。

五、名医经验

(一)张伯礼

痴呆是脏腑功能衰退而导致的疾病,本病多因肾脏亏损所致,但亦有痰湿内阻、气虚血瘀、虚实相间之证。病位在脑,与肾、脾、心、肝等功能失调有关,病理性质为本虚标实,以五脏虚衰,气血亏损,髓海空虚,心神失养,清阳不升,脑窍失养为本;瘀血、痰浊内阻,浊阴不降,上蒙清窍为病之标。临床多虚实交错,病症错杂,虚瘀痰互见。此病的治疗既要强调肾虚为本,又要注重各个脏腑之间的联系,兼顾其他四脏之虚,调整各个脏腑之间的协同作用,多法联合应用。在补肾填精、补益气血的基础上,配合活血祛瘀、化痰开窍、通腑泄浊等诸法共用,辨证施治,随症加减,灵活运用。治疗大法为解郁散结、补虚益损,具体主要采用养心、补肾、健脾、活血化瘀、化痰开窍等治法,同时在用药上不可忽视血肉有情之品的应用。

(二)傅仁杰

痴呆病的发生,以肝肾精血亏损、气血衰少,髓海不足为本,以肝阳化风,心火亢盛,痰湿蒙窍,肝郁不遂为标,临床辨证分为虚实两大类,虚证以虚为主,实证多虚中夹实。虚证之髓海不足证治宜补肾、填精、益髓为主,佐以化瘀通络、开窍醒神之品,方用补肾益髓汤加减;虚证之肝肾亏损证治宜滋补肝肾,佐以息风安神定智,方用定智汤加减。实证分肝阳上亢、心火亢盛、湿痰阻络、气郁血虚等证。肝阳上亢证治宜平肝息风、育阴潜阳、醒神开窍,方用天麻钩藤汤、镇肝息风汤加减;心火亢盛证治宜泻火清心为主,佐以化瘀通络、醒神开窍,方用黄连泻心汤加减;痰湿阻络证治宜标本兼顾,健脾化痰、醒神开窍,方用转呆汤合指迷汤加减;气郁血虚证,治宜理气和血、醒神开窍,方用逍遥散合甘麦大枣汤加减。

（吴　琼）

第六章

呼吸科病证

第一节 肺 胀

肺胀是指以胸部膨满,憋闷如塞,喘息气促,咳嗽痰多,烦躁,心慌等为主要临床表现的一种病证。日久可见面色晦暗,唇甲发绀,脘腹胀满,肢体水肿。其病程缠绵,时轻时重,经久难愈,重者可出现神昏、出血、喘脱等危重证候。多种慢性肺系疾病反复发作,迁延不愈,导致肺气胀满,不能敛降。

现代医学的慢性阻塞性肺疾病,常见如慢性支气管炎、支气管哮喘、支气管扩张、重度陈旧性肺结核等合并肺气肿以及慢性肺源性心脏病、肺源性脑病等,出现肺胀的临床表现时,可参考本节进行辨证论治。

一、病因病机

本病的发生,多因久病肺虚,痰浊潴留,而至肺失敛降,肺气胀满,又因复感外邪诱使病情发作或加剧。

(一)久病肺虚

因内伤久咳、久哮、久喘、支饮、肺痨等慢性肺系疾病,迁延失治,以致痰浊潴留,壅阻肺气,气之出纳失常,还于肺间,日久导致肺虚,肺体胀满,张缩无力,不能敛降而成肺胀。

(二)感受外邪

久病肺虚,卫外不固,腠理疏松,六淫之邪每易反复乘袭,诱使本病发作,病情日益加重。

肺胀病变首先在肺,继则影响脾、肾,后期病及于心。外邪从口鼻、皮毛入侵,每多首先犯肺,导致肺气上逆而为咳,升降失常而为喘,久则肺虚,主气功能失常。若子耗母气,肺病及脾,脾失健运,则可导致肺脾两虚。母病及子,肺虚及肾,肺不主气,肾不纳气,则气喘日益加重,呼吸短促难续,尤以吸气困难,动则更甚。且肾主水,肾衰则不能化气行水,水邪泛溢肌表则肿,上凌心肺则喘咳心悸。肺与心脉相通,肺虚不能调节心血的运行,气病及血,则血瘀肺脉,肺病及心,临床可见心悸、发绀、水肿、舌质暗紫等症。心阳根于命门真火,肾阳不振,进一步导致心肾阳衰,可出现喘脱危候。

肺胀的病理因素主要为痰浊、水饮与血瘀。痰的产生,病初由肺气郁滞,脾失健运,津液不归

103

正化而成;渐因肺虚不能化津,脾虚不能转输,肾虚不能蒸化,痰浊潴留益甚,喘咳持续难已。三种病理因素之间又可互相影响和转化,如痰从寒化则成饮;饮溢肌肤则为水;痰浊久留,肺气郁滞,心脉失畅则血滞为瘀;瘀阻血脉,"血不利则为水"。一般早期以痰浊为主,渐而痰瘀并见,终至痰浊、血瘀、水饮错杂为患。

肺胀的病性多属本虚标实,但有偏实、偏虚的不同,且多以标实为急。外感诱发时偏于邪实,平时偏于本虚。早期多属气虚、气阴两虚,病位以肺、脾、肾为主。晚期气虚及阳,或阴阳两虚,纯属阴虚者少见,病位以肺、肾、心为主。正虚与邪实多互为因果,阳虚致卫外不固,易感外邪,痰饮难蠲;阴虚致外邪、痰浊易从热化,故虚实诸候常夹杂出现,每致愈发愈频,甚则持续不已。

二、临床治疗

(一)辨证要点

1.症状

以咳逆上气,痰多,喘息,胸部膨满,憋闷如塞,动则加剧,甚则鼻翕气促,张口抬肩,目胀如脱,烦躁不安等为主症。日久可见面色晦暗,面唇发绀,脘腹胀满,肢体水肿,甚或出现喘脱等危重证候。病重可并发神昏、动风或出血等症。有长期慢性咳喘病史,常因外感而诱发,病程缠绵,时轻时重;发病者多为老年,中青年少见。

2.检查

体检可见桶状胸,胸部叩诊呈过清音,心肺听诊肺部有干湿性啰音,且心音遥远。X线检查见胸廓扩张,肋间隙增宽,膈降低且变平,两肺野透亮度增加,肺血管纹理增粗、紊乱,右下肺动脉干扩张,右心室增大。心电图检查显示右心室肥大,出现肺型 P 波等。血气分析检查可见低氧血症或合并高碳酸血症,PaO_2 降低,$PaCO_2$ 升高。血液检查红细胞和血红蛋白可升高。

(二)类症鉴别

肺胀与哮病、喘证均以咳而上气,喘满为主症,其区别如下。

1.哮证

哮证是一种反复发作性的痰鸣气喘疾病,以喉中哮鸣有声为特征,常突然发病,迅速缓解,久病可致肺胀,而肺胀以喘咳上气、胸膺膨满为主要表现,为多种慢性肺系疾病日久积渐而成。

2.喘证

喘证以呼吸困难,甚至张口抬肩,不能平卧为主要表现,可见于多种急慢性疾病的过程中。而肺胀是由多种慢性肺系疾病迁延不愈发展而来,喘咳上气,仅是肺胀的一个症状。

(三)辨证论治

肺胀为多种肺病迁延不愈,反复发作而致,总属标实本虚,感邪发作时偏于标实,缓解时偏于本虚。偏实者须分清痰浊、水饮、血瘀。早期以痰浊为主,渐而痰瘀并重。后期痰瘀壅盛,正气虚衰,本虚与标实并重。偏虚者当区别气(阳)虚、阴虚。早期以气虚或气阴两虚为主,病位在肺、脾、肾。后期气虚及阳,甚则阴阳两虚,病变部位在肺、肾、心。

本病的治疗当根据标本虚实不同,有侧重地选用扶正与祛邪的不同治则。标实者,根据病邪的性质,分别采取祛邪宣肺,降气化痰,温阳利水,活血祛瘀,甚或开窍、息风、止血等法。本虚者,当以补养心肺、益肾健脾为主,或气阴兼调,或阴阳双补。正气欲脱时则应扶正固脱、救阴回阳。

1.痰浊壅肺

(1)证候:胸膺满闷,短气喘息,稍劳即重,咳嗽痰多,色白黏腻或呈泡沫,晨风自汗,脘痞纳少,倦怠无力,舌暗,苔薄腻或浊腻,脉稍滑。

(2)分析:肺虚脾弱,痰浊内生,上逆于肺,肺失宣降,则胸膺满闷,咳嗽、痰多色白黏腻;痰从寒化饮,则痰呈泡沫状;肺气虚弱,复加气因痰阻,放短气喘息,稍劳即重;肺虚卫表不固,则畏风、自汗;肺病及脾,脾虚健运失常,故见脘痞纳少,倦怠无力;舌质暗,苔薄腻或浊腻,脉滑为痰浊壅肺之征。

(3)治法:化痰降气,健脾益肺。

(4)方药:苏子降气汤合三子养亲汤。二方均能降气化痰平喘,但苏子降气汤偏温,以上盛下虚,寒痰喘咳为宜;三子养亲汤偏降,以痰浊壅盛,肺实喘满,痰多黏腻为宜。其中,紫苏子、前胡、白芥子化痰降逆平喘;半夏、厚朴、陈皮燥湿化痰,行气降逆;白术、茯苓、甘草运脾和中。

若痰多,胸满不能平卧,加葶苈子、莱菔子泻肺祛痰平喘;症见短气乏力,易出汗,痰量不多者为肺脾气虚,酌加党参、黄芪、防风健脾益气,补肺固表;若因外感风寒诱发,痰从寒化为饮,喘咳,痰多黏白泡沫,见表寒里饮证者,宗小青龙汤意加麻黄、桂枝、细辛、干姜散寒化饮;饮郁化热,烦躁而喘,脉浮用小青龙加石膏汤兼清郁热。

2.痰热郁肺

(1)证候:咳逆,喘息气粗,胸部膨满,烦躁不安,痰黄或白,黏稠难咯,或伴身热微恶寒,微汗,口渴,溲黄便干,舌边尖红,苔黄或黄腻,脉滑数。

(2)分析:痰浊内蕴,感受风热或郁久化热,痰热壅肺,故痰黄、黏白难咯;肺热内郁,清肃失司,肺气上逆,则喘咳气逆息粗,胸满;热扰于心,则烦躁;风热犯肺则发热微恶寒,微汗;痰热伤津,则口渴,溲黄,便干;舌红,苔黄或黄腻,脉数或滑数均为痰热内郁之象。

(3)治法:清肺化痰,降逆平喘。

(4)方药:越婢加半夏汤或桑白皮汤。越婢加半夏汤宣泻肺热,用于饮热郁肺,外有表邪,喘咳上气,目如脱状,身热,脉浮大者;桑白皮汤清肺化痰,用于痰热壅肺,喘急胸满,咳吐黄痰或黏白稠厚者。

若痰热内盛,痰黄胶黏,不易咯出者,加瓜蒌皮、鱼腥草、海蛤粉、象贝母、桑白皮等清热化痰利肺;痰鸣喘息,不得平卧者,加射干、葶苈子泻肺平喘;便秘腹满者,加大黄、芒硝,通腑泻热以降肺平喘;痰热伤津,口舌干燥,加天花粉、知母、芦根以生津润燥;阴伤而痰量已少者,酌减苦寒之品,加沙参、麦门冬等养阴。

3.痰蒙神窍

(1)证候:神志恍惚,表情淡漠,谵妄烦躁,撮空理线,嗜睡神昏,或肢体瞤动,抽搐,咳逆喘促,咯痰不爽,舌质暗红或淡紫,苔白腻或淡黄腻,脉细滑数。

(2)分析:痰迷心窍,蒙蔽神机,故见神志恍惚,表情淡漠,谵妄烦躁,撮空理线,嗜睡神昏;肝风内动,则肢体瞤动抽搐;痰浊阻肺,肺虚痰蕴,故咳逆喘促而咯痰不爽;舌质暗红或淡紫,乃心血瘀阻之征;苔白腻或淡黄腻,脉细滑数皆为痰浊内蕴之象。

(3)治法:涤痰开窍,息风醒神。

(4)方药:涤痰汤。本方可涤痰开窍,息风止痉。方中用二陈汤理气化痰;用胆南星清热涤痰,息风开窍;竹茹、枳实清热化痰利膈;菖蒲开窍化痰;人参扶正防脱。

若痰热较盛,烦躁身热,神昏谵语,舌红苔黄者,加黄芩、葶苈子、天竺黄、竹沥以清热化痰;肝风内动,抽搐加钩藤、全蝎,另服羚羊角粉以凉肝息风;瘀血明显,唇甲青紫加桃仁、红花、丹参活血通脉;如热伤血络,见紫斑、咯血,便血色鲜者,配清热凉血止血药,如水牛角、白茅根、生地黄、丹皮、紫珠草、地榆等。另外,可选用安宫牛黄丸清心豁痰开窍,每次 1 丸,日服 2 次。

4.阳虚水泛

(1)证候:心悸,喘咳,咯痰清稀,面浮肢肿,甚则一身悉肿,腹部胀满有水,脘痞食欲缺乏,尿少,畏寒,面唇青紫,舌胖质暗,苔白滑,脉沉细。

(2)分析:久病喘咳,肺脾肾亏虚,肾阳虚不能温化水液,水邪泛滥,则面浮肢肿,甚则一身悉肿,腹部胀满有水;水液不归州都之官,则尿少;水饮上凌心肺,故心悸,喘咳,咯痰清稀;脾阳虚衰,健运失职则脘痞食欲缺乏;脾肾阳虚,不能温煦则畏寒;阳虚血瘀,则面唇青紫;舌胖质暗,苔白滑,脉沉细为阳虚水泛之征。

(3)治法:温肾健脾,化饮利水。

(4)方药:真武汤合五苓散。真武汤温阳利水,五苓散健脾渗湿利水使水湿由小便而解,两方配伍,可奏温肾健脾、利尿消肿之功。方中用附子、桂枝温肾通阳;茯苓、白术、猪苓、泽泻、生姜健脾利水;赤芍活血化瘀。

若水肿势剧,上凌心肺,见心悸喘满,倚息不得卧者,加沉香、牵牛子、川椒目、葶苈子行气逐水;血瘀甚,发绀明显者,加泽兰、红花、丹参、益母草、北五加皮化瘀行水。

5.肺肾气虚

(1)证候:呼吸浅短难续,声低气怯,甚则张口抬肩,倚息不能平卧,咳嗽,痰白如沫,咯吐不利,心慌胸闷,形寒汗出,面色晦暗,舌淡或暗紫,脉沉细数无力,或结代。

(2)分析:久病咳喘,肺肾两虚,故呼吸浅短难续,声低气怯,甚则张口抬肩,倚息不能平卧;寒饮伏肺,肾虚水泛,则咳嗽痰白如沫,咯吐不利;肺病及心,心气虚弱,故心慌胸闷;阳气虚,则形寒;腠理不固,则汗出;气虚血行瘀滞,则面色晦暗,舌淡或暗紫,脉沉细数无力,或有结代。

(3)治法:补肺纳肾,降气平喘。

(4)方药:平喘固本汤合补虚汤。平喘固本汤补肺纳肾,降气化痰,补虚汤重在补肺益气。方中用党参、人参、黄芪、炙甘草补肺;冬虫夏草、熟地黄、胡桃肉、坎脐益肾;五味子敛肺气;灵磁石、沉香纳气归元;紫菀、款冬、紫苏子、法半夏、橘红化痰降气。

若肺虚有寒,怕冷,舌质淡,加肉桂、干姜、钟乳石温肺散寒;气虚瘀阻,颈脉动甚,面唇发绀明显者,加当归、丹参、苏木活血化瘀通脉;若肺气虚兼阴伤,低热,舌红苔少者,可加麦冬、玉竹、生地黄、知母等养阴清热。如见面色苍白,冷汗淋漓,四肢厥冷,血压下降,脉微欲绝等喘脱危象者,急用参附汤送服蛤蚧粉或黑锡丹补气纳肾,回阳固脱。病情稳定阶段,可常服皱肺丸。

另外,可选用验方:紫河车 1 具,焙干研末,装入胶囊,每次服 3 g,适于肺胀之肾虚者。百合、枸杞子各 250 g,研细末,白蜜为丸,每次服 10 g,一天 3 次,适用于肺肾阴虚的肺胀。

三、针灸治疗

(一)基本处方

肺俞、太渊、膻中。

肺俞、太渊为俞原配穴法,宣通肺气,止咳平喘;气会膻中,调气降逆。

(二)随症加减

1.痰浊壅肺证

加中脘、足三里、丰隆以健脾和中、运化痰湿。诸穴针用平补平泻法。

2.痰热郁肺证

加大椎、曲池、丰隆以清化痰热,大椎、曲池针用泻法。余穴针用平补平泻法。

3.痰蒙神窍证

加水沟、心俞、内关以涤痰开窍、息风醒神,针用泻法。余穴用平补平泻法。

4.阳虚水泛证

加肾俞、关元、阴陵泉以振奋元阳、化饮利水。诸穴针用补法,或加灸法。

5.肺肾气虚证

加肾俞、太溪、气海、足三里以滋肾益肺。诸穴针用补法,或加灸法。

(三)其他

1.耳针疗法

取交感、平喘、肺、心、肾上腺、胸。每次取 2~3 穴,毫针刺法,中等刺激,每次留针 15~30 分钟,每天或隔天 1 次,10 次为 1 个疗程。

2.保健灸法

经常艾灸足三里、关元、肺俞、脾俞、肾俞等穴,可增强抗病能力。

(梁嘉昱)

第二节 肺 痨

肺痨是由于正气不足,感染痨虫,侵蚀肺脏所致的具有传染性的一种慢性虚弱性疾病,以咳嗽、咯血、潮热、盗汗及身体逐渐消瘦为其主要临床特征。因痨虫蚀肺,劳损在肺,故称肺痨。

肺痨之疾,历代医家命名甚多,概而言之有以其具有传染性而命名的,如"尸注""虫疰""劳疰""传尸""鬼疰"等,《三因极一病证方论》言:"以疰者,注也,病自上注下,与前人相似,故曰疰";有根据症状特点而命名者,如《外台秘要》称"骨蒸"、《儒门事亲》谓"劳嗽"等,而《三因极一病证方论》的"痨瘵"称谓则沿用直至晚清,因病损在肺较常见故后世一般多称肺痨。

历代医籍对本病的论述甚详,早在《黄帝内经》,对本病的临床特点即有较具体的记载,如《素问·玉机真脏论》云:"大骨枯槁,大肉陷下,胸中气满,喘息不便,内痛引肩项,身热,脱肉破䐃⋯⋯肩体内消。"《灵枢·玉版》篇云:"咳,脱形,身热,脉小以疾",均生动地描述了肺痨的主症及其慢性消耗表现,而将其归属于"虚劳"范围。汉代张仲景《金匮要略·血痹虚劳病脉证并治篇》正式将其归属于"虚劳"病中,并指出本病的一些常见合并症,指出"若肠鸣、马刀挟瘿者,皆为劳得之。"华佗《中藏经·传尸》的"传尸者⋯⋯问病吊丧而得,或朝走暮游而逢⋯⋯中此病死之全,染而为疾",已认识到本病具有传染的特点,认为因与患者直接接触而得病。唐代王焘《外台秘要·传尸》则进一步说明了本病的危害:"传尸之候⋯⋯莫问老少男女,皆有斯疾⋯⋯不解疗者,乃至灭门。"唐宋时期,并确立了本病的病因、病位、病机和治则。如唐代孙思邈《千金方》认为"劳热生虫在肺",首先提出了病邪为"虫",把"尸注"列入肺脏病篇,明确病位主要在肺。与此同期的王焘《外台秘要》也提出"生肺虫,在肺为病",认识到肺痨是由特殊的"肺虫"引起的。病机症状方面宋代许叔微《普济本事方·诸虫尸鬼注》提出本病"肺虫居肺叶之内,蚀入肺系,故成瘵疾,咯血声嘶"。《三因极一病证方论》《济生方》则都提出了"痨瘵"的病名,明确地将肺痨从一般虚劳和其他疾病中独立出来,更肯定其病因"内非七情所伤,外非四气所袭""多由虫啮"的病机。至元代朱丹溪提倡"痨瘵至乎阴虚"之说,突出了病机重点。葛可久《十药神书》收载了治痨十方,为我国现存的第一部治痨专著。明代《医学入门》归纳了肺痨常见的咳嗽、咯血、潮热、盗汗、遗精、腹泻等六大主症,为临床提出了诊断依据。《医学正传》则提出了"杀虫"和"补虚"的两大治疗原则,至此使肺痨的病因、病机、症状、治则、治法、方药已趋于完善。

根据本病临床表现及其传染特点,肺痨与西医学的肺结核基本相同,故凡诊断肺结核者可参照本病辨证论治。

一、病因病机

肺痨的致病因素,不外内外两端。外因是指传染痨虫,内因则为正气虚弱,两者相互为因,痨虫传染是不可或缺的外因,正虚是发病的基础。痨虫蚀肺后,耗损肺阴,进而演变发展,可致阴虚火旺,或导致气阴两虚,甚则阴损及阳。

(一)感染"痨虫"

痨虫感染是引起本病的主要病因,而传染途径是经口鼻到肺脏,本病具有传染性。当与患者直接接触,问病看护或与患者同室寝眠、朝夕相处,都可致痨虫侵入人体为害。痨虫侵袭肺脏,腐蚀肺叶,肺体受损,耗伤肺阴,肺失滋润,清肃失调而发生肺痨咳嗽;如损伤肺中络脉,血溢脉外则咯血;阴虚火旺,迫津外泄,则潮热、盗汗。《三因极一病证方论·痨瘵诸证》指出:"诸证虽曰不同,其根多有虫。"明确提出痨虫传染是形成本病的唯一因素。

(二)正气虚弱

禀赋不足,或后天嗜欲无度,酒色不节,忧思劳倦,损伤脏腑,或大病久病之后失于调治,如麻疹、外感久咳及产后等,耗伤气血精液,或营养不良,体虚不复,均可致正气亏虚,抗病力弱,使痨虫乘虚袭入,侵蚀肺体而发病。《古今医统·痨瘵》云:"凡人平素保养元气,爱惜精血,瘵不可得而传,惟夫纵欲多淫,苦不自觉,精血内耗,邪气外乘。"并提出"气虚血痿,最不可入痨瘵之门……皆能乘虚而染触"即是此意。

总之,本病病因是感染痨虫为患,而正虚是发病的关键。正气旺盛,虽然感染痨虫但可不一定发病,正气虚弱则感染后易于致病。另外,感染痨虫后,正气的强弱不仅决定了病情的轻重,又决定病变的转归,这也是有别于其他疾病的特点。

本病的病位在肺。肺主气,司呼吸,受气于天,吸清呼浊。若肺脏本体虚弱,卫外不固,或因其他脏腑病变损伤肺脏,导致肺虚,则"痨虫"极易犯肺,侵蚀肺脏而发病。病机性质以阴虚为主,故临床上多见干咳,咽燥,以及喉痛声嘶等肺系症状。由于脏腑之间有互相资生和制约的关系,肺脏亏虚日久,必然会影响其他脏腑,其中与脾肾关系最为密切,同时也可涉及心肝。脾为肺之母,肺虚耗夺母气以自养,则致脾虚;脾虚不能化水谷为精微而上输以养肺,则肺脏益弱,故易致肺脾同病,土不生金,肺阴虚与脾气虚两候同时出现,症见神疲懒言、四肢乏力、食少便溏、身体消瘦等脾虚症状。肺肾相生,肾为肺之子,肺阴虚肾失滋生之源,或肾阴虚相火灼金,上耗母气,则可致肺肾两虚,相火内炽,常伴见骨蒸、潮热、咯血、男子遗精、女子月经不调等症状。若肺虚不能治肝,肾虚不能养肝,肝火偏旺,上逆侮肺,可见性急善怒,胁肋掣痛,并加重咳嗽、咯血。如肺虚心火乘客,肾虚水不济火,可伴见虚烦不寐、盗汗等症,甚则肺虚不能佐心治节血脉之运行,而致气虚血瘀,出现气短、心慌、唇紫等症。概括而言,初起肺体受损,肺阴耗伤,肺失滋润,病位在肺,继而肺脾同病,导致气阴两伤,或肺肾同病,而致阴虚火旺。后期脾肺肾三脏皆损,阴损及阳,元气耗伤,阴阳两虚。

二、诊断

(1)咳嗽、咯血、潮热、盗汗、身体明显消瘦为典型表现。不典型者诸症可以不必具见,初起仅微有咳嗽、疲乏无力,身体逐渐消瘦,食欲缺乏,偶或痰中夹有少量血丝等。

(2)常有与肺痨患者的长期接触史。

三、相关检查

(1)肺部病灶部位呼吸音减弱,或闻及支气管呼吸音及湿啰音。

(2)X线胸片、痰涂片或培养结核菌、血沉、结核菌素试验等检查有助于诊断。

四、鉴别诊断

(一)虚劳

同属于虚损类疾病的范围,病程较长。肺痨具有传染性,是一个独立的慢性传染性疾病;虚劳是由于脏腑亏损,元气虚惫而致的多种慢性疾病虚损证候的总称,不具传染性。肺痨病位主要在肺,病机主在阴虚,而虚劳五脏并重,以脾肾为主,病机以气血阴阳亏虚为要。肺痨是由正气亏虚,痨虫蚀肺所致,有其发生发展及演变规律,以咳嗽、咯血、潮热、盗汗为特征;而虚劳缘由内伤亏损,为多脏气血阴阳亏虚,临床特征表现多样,病情多重。

(二)肺痿

肺痿是肺部多种慢性疾病后期转归而成,如肺痈、肺痨、久嗽、久喘等导致肺叶痿弱不用,俱可成痿,临床以咳吐浊唾涎沫为主症,不具传染性;而肺痨是以咳嗽、咳血、潮热、盗汗为特征,由传染痨虫所致具有传染性,但少数肺痨后期迁延不复可以转为肺痿。

(三)肺痈

肺痨和肺痈都有咳嗽、发热、汗出。但肺痈是肺叶生疮,形成脓疡,临床以咳嗽、胸痛、咯吐腥臭浊痰,甚则脓血相兼为主要特征的一种疾病,发热较高,为急性病,病程较短,病机是热壅血瘀,属实热证;而肺痨的临床特点是有咳嗽、咳血、潮热、盗汗四大主症,起病缓慢,病程较长,为慢性病,病机是以肺阴亏虚为主,具有传染性。

(四)肺癌

肺癌与肺痨都有咳嗽、咯血、胸痛、发热、消瘦等症状。但肺痨多发于中青年,若发生在40岁以上者,往往在青少年时期有肺痨史;而肺癌则好发于40岁以上的中老年男性,多有吸烟史,表现为呛咳、顽固性干咳,持续不愈,或反复咯血,或顽固性胸痛、发热,伴进行性消瘦、疲乏等。肺痨经抗结核治疗有效,肺癌经抗结核治疗则病情继续恶化。此外,借助西医诊断方法,有助于两者的鉴别。

五、临床治疗

(一)辨证要点

1.辨病机属性

本病的辨证,须按病机属性,结合脏腑病机进行,故宜区别阴虚、阴虚火旺、气虚的不同,掌握与肺与脾肾的关系。临床一般以肺阴亏虚为主为先,如进一步演变发展,则表现为阴虚火旺,或气阴耗伤,甚或阴阳两虚。病变主脏在肺,以阴虚为主,阴虚火旺者常肺肾两虚,并涉及心肝;气阴耗伤者多肺脾同病;久延病重,由气及阳,阴阳两虚者厉肺脾肾三脏皆损。

2.辨病情轻重

一般初起病情多轻,微有咳嗽,偶或痰中有少量血丝,咽干低热,疲乏无力,逐渐消瘦;继而咳嗽加剧,干咳少痰或痰多,时时咳血,甚则大量咯血,胸闷气促,午后发热,或有形寒,两颧红艳,唇红口干,盗汗失眠,心烦易怒,男子梦遗失精,女子月经不调或停闭,如病重而未能及时治疗,可出现音哑气喘,大便溏泄,肢体水肿,面唇发紫,甚至大骨枯槁,大肉陷下,骨髓内消,肌肤甲错。

3.辨证候顺逆

肺痨顺证表现为虽肺阴亏虚但元气未衰,胃气未伤,饮食如恒,虚能受补,咳嗽日减,脉来有根,无气短不续,无大热或低热转轻,无痰壅咯血,消瘦不著。逆证表现为骨蒸发热,持续不解;胃气大伤,食少纳呆,便溏肢肿;大量咯血,反复发作,短气不续,动则大汗,大肉脱陷,声音低微;虚不受补,脉来浮大无根,或细而数疾。

(二)治疗原则

本病的治疗原则是补虚培元和治痨杀虫,正如《医学正传·劳极》所提出的"一则杀其虫,以绝其根本,一则补其虚,以复其真元"为其两大治则。根据患者体质强弱而分别主次,但尤需重视补虚培元,增强正气,以提高抗结核杀虫的能力。调补脏腑重点在肺,并应重视脏腑整体关系,同时兼顾补脾益肾。治疗大法应根据"主乎阴虚"的病机特点,以滋阴为主,火旺者兼以降火,如合并气虚、阳虚见证者,又当同时兼以益气或温阳。杀虫主要是针对病因治疗,选用具有抗结核杀虫作用的中草药。

(三)辨证论治

1.肺阴亏损

(1)主症:干咳,咳声短促,咳少量黏痰,或痰中有时带血,如丝如点,色鲜红。

(2)兼次症:午后自觉手足心热,皮肤干灼,咽干口燥,或有少量盗汗,胸闷乏力。

(3)舌脉:舌边尖红,苔薄少津;脉细或兼数。

(4)分析:痨虫蚀肺,损伤肺阴,阴虚肺燥,肺失滋润,清肃失调故干咳少痰,咳声短促,胸闷乏力;肺损络伤,故痰中带血如丝如点,色鲜红;阴虚生热,虚热内灼,故手足心热,皮肤灼热;阴虚津少,无以上承则口燥咽干,皮肤干燥;舌红,苔薄少津,脉细或兼数,为阴虚有热之象。

(5)治法:滋阴润肺,清热杀虫。

(6)方药:月华丸加减。本方功在补虚杀虫,养阴止咳,化痰止血,是治疗肺痨的基本方。方中沙参、麦冬、天冬、生地黄、熟地黄滋阴润肺;百部、川贝母润肺止咳,兼能杀虫;阿胶、三七止血和营;桑叶、菊花清肃肺热;山药、茯苓甘淡健脾益气,培土生金,以资生化之源。可加百合、玉竹滋补肺阴。若咳嗽频而痰少质黏者,可合甜杏仁、蜜紫菀、海蛤壳以润肺化痰止咳;痰中带血较多者,宜加白及、仙鹤草、白茅根、藕节等以和络止血;若低热不退,可配银柴胡、地骨皮、十大功劳叶、胡黄连等以清退虚热,兼以杀虫;若久咳不已,声音嘶哑者,于前方中加诃子皮、木蝴蝶、凤凰衣等以养肺利咽,开音止咳。

2.阴虚火旺

(1)主症:咳呛气急,痰少质黏,反复咯血,量多色鲜。

(2)兼次症:五心烦热,两颧红赤,心烦口渴,骨蒸潮热,盗汗量多,形体日益消瘦,或吐痰黄稠量多,或急躁易怒,胸胁掣痛,失眠多梦,或男子遗精,女子月经不调。

(3)舌脉:舌红绛而干,苔薄黄或剥;脉细数。

(4)分析:肺虚及肾,肺肾阴伤,虚火内迫,气失润降而上逆,故咳呛、气急;虚火灼津,炼液成痰,故痰少质黏;若火盛热壅痰蕴,则咳痰黄稠量多;虚火伤络,迫血妄行故反复咯血,色鲜量多;肺肾阴虚,君相火旺,故午后潮热、颧红骨蒸、五心烦热;营阴夜行于外,虚火迫津外泄故盗汗;肾阴亏虚,肝失所养,心肝火盛故性急易怒、失眠多梦;肝经布两胁穿膈入肺,肝肺络脉失养,则胸胁掣痛;相火偏旺,扰动精室则梦遗失精;阴血亏耗,冲任失养则月经不调;阴精亏损,不能充养身体则形体日瘦;舌红绛而干,苔黄或剥,脉细数,乃阴虚火旺之征。

(5)治法:补益肺肾,滋阴降火。

(6)方药:百合固金汤合秦艽鳖甲散加减。百合固金汤功能滋养肺肾,用于阴虚阳浮,肾虚肺燥,咳痰带血,烦热咽干者。本方用百合、麦冬、玄参、生地黄滋阴润肺生津,当归、白芍、热地养血柔肝,桔梗、贝母、甘草清热化痰止咳。秦艽鳖甲散滋阴清热除蒸,用于阴虚骨蒸,潮热盗汗等证。方中秦艽、青蒿、柴胡(用银柴胡)、地骨皮退热除蒸,鳖甲、知母、乌梅、当归滋阴清热,另加百部、白及止血杀虫。若火旺较甚,热象明显者,当增入胡黄连、黄芩苦寒泻火、坚阴清热;若咳痰黄稠量多,酌加桑白皮、竹茹、海蛤壳、鱼腥草等以清热化痰;咯血较著者,加丹皮、藕节、紫珠草、醋制大黄等,或配合十灰散以凉血止血;盗汗较著,加五味子、瘪桃干、糯稻根、浮小麦、煅龙骨、煅牡蛎等敛阴止汗;胸胁掣痛者,加川楝子、延胡索、广郁金等以和络止痛;烦躁不寐加酸枣仁、夜交藤、龙齿宁心安神;若遗精频繁,加黄柏、山茱萸、金樱子泻火涩精。服本方碍脾腻胃者可酌加佛手、香橼醒脾理气。

3.气阴耗伤

(1)主症:咳嗽无力,痰中偶夹有血,血色淡红,气短声低。

(2)兼次症:神疲倦怠,食少纳呆,面色㿠白,午后潮热但热势不剧,盗汗颧红,身体消瘦。

(3)舌脉:舌质嫩红,边有齿印,苔薄,或有剥苔;脉细弱而数。

(4)分析:本证为肺脾同病,阴伤及气,清肃失司,肺不主气则咳嗽无力;气阴两虚,肺虚络损则痰中夹血,虚火不著故血色淡红;肺阴不足,阴虚内热,则午后潮热、盗汗、颧红;子盗母气,脾气亏损,肺脾两虚,宗气不足,故气短声低,神疲倦怠,面色㿠白;脾虚失运,故食少纳呆,聚湿成痰,则咳痰色白;舌质嫩红,边有齿印,脉细弱而数,苔薄或剥为肺脾同病,气阴两虚之象。

(5)治法:养阴润肺,益气健脾。

(6)方药:保真汤加减。本方功能补气养阴,兼清虚热。药用太子参、黄芪、白术、茯苓补益肺脾之气,麦冬、天冬、生地黄、五味子滋养润肺之阴,当归、白芍、熟地黄滋补阴血;陈皮理气运脾;知母、黄柏、地骨皮、柴胡滋阴清热。并可加冬虫夏草、百部、白及以补肺杀虫;若咳嗽痰白者,可加姜半夏、橘红等燥湿化痰;咳嗽痰稀量多,可加白前、紫菀、款冬、紫苏子温肺止咳;咯血色红量多者加白及、仙鹤草、地榆等凉血止血药,色淡红者,可加山茱萸、阿胶、仙鹤草、参三七等,配合补气药,共奏补气摄血之功;若骨蒸盗汗者,酌加鳖甲、牡蛎、五味子、地骨皮、银柴胡等以益阴除蒸敛汗;如纳少腹胀,大便溏薄者,加扁豆、薏苡仁、莲肉、山药、谷芽等甘淡健脾之品,并去知母、黄柏苦寒伤中及地黄、当归、阿胶等滋腻碍胃之品。

4.阴阳两虚

(1)主症:咳逆喘息少气,痰中或夹血丝,血色暗淡,形体羸弱,劳热骨蒸,面浮肢肿。

(2)兼次症:潮热,形寒,自汗,盗汗,声嘶或失音,心慌,唇紫,肢冷,或见五更泄泻,口舌生糜,大肉尽脱,男子滑精阳痿,女子经少、经闭。

（3）舌脉：舌质光红少津，或淡胖边有齿痕；脉微细而数，或虚大无力。

（4）分析：久痨不愈，阴伤及阳，则成阴阳俱损，肺、脾、肾多脏同病之证，为本病晚期证候，病情较为严重。精气虚损，无以充养形体，故形体羸弱，大肉尽脱；肺虚失降，肾虚不纳，则咳逆、喘息、少气；肺虚失润，金破不鸣故声嘶或失音；肺肾阴虚，虚火内盛，则劳热骨蒸、潮热盗汗；虚火上炎则口舌生糜；脾肾两虚，水失运化，外溢于肌肤则面浮肢肿；病及于心，心失所养，血行不畅则心慌、唇紫；"阳虚生外寒"则自汗、肢冷、形寒；脾肾两虚，肾虚不能温煦脾土，则五更泄泻；精亏失养，命门火衰，故男子滑精阳痿；精血不足，冲任失充，故女子经少、经闭；舌质光红少津，或淡胖边有齿痕，脉微细而数，或虚大无力，乃阴阳俱衰之象。

（5）治法：温补脾肾，滋阴养血。

（6）方药：补天大造丸加减。本方功在温养精气，培补阴阳，用于肺痨五脏俱伤，真气亏损之证。方中人参、黄芪、白术、山药、茯苓补益肺脾之气；枸杞子、熟地黄、白芍、龟甲培补肺肾之阴；鹿角胶、紫河车、当归滋补精血以助阳气；酸枣仁、远志宁心安神。另可加百合、麦冬、阿胶、山茱萸滋补肺肾；若肾虚气逆喘息者，配冬虫夏草、蛤蚧、紫石英、诃子摄纳肾气；心慌者加丹参、柏子仁、龙齿镇心安神；见五更泄泻，配煨肉蔻、补骨脂补火暖土，并去地黄、阿胶等滋腻碍脾之品。阳虚血瘀唇紫水停肢肿者，加红花、泽兰、益母草、北五加皮温阳化瘀行水，咳血不止加云南白药。总之阴阳两虚证是气阴耗伤的进一步发展，因下损及肾，阴伤及阳而致，病情深重，当注意温养精气，以培根本。

六、转归预后

肺痨的转归预后主要取决于患者正气的盛衰、病情的轻重和治疗是否及时。若肺损不著，正气尚盛，或诊断及时，早期治疗，可逐渐康复；若邪盛正虚，正不胜邪，或误诊失治，邪气壅盛，病情可加重，甚至恶化，由肺虚渐及脾、肾、心、肝，由阴及气及阳，形成五脏皆损。若正气亏虚，正邪相持，可致病情慢性迁延。从证候而言，初期主要为阴虚肺燥，若失治误治，一则向气阴耗伤转化，久治不愈阴损及阳，可成阴阳两虚，此时多属晚期证候；另有少数阴虚火旺者，伤及肺络，大量咯血可生气阴欲脱危候，预后不良。正如《明医杂著》言："此病治之于早则易，若到肌肉消灼，沉困着床，脉沉伏细数，则难为矣。"

（朱丹丹）

第三节 肺 痈

肺痈是指由于热毒血瘀，壅滞于肺，以致肺叶生疮，形成脓疡的一种病证。临床表现以咳嗽、胸痛、发热、咯吐腥臭浊痰，甚则脓血相兼为主要特征。

一、病因病机

本病主要是风热火毒，壅滞于肺，热盛血瘀，蕴酿成痈，血败肉腐化脓，肺络损伤而致本病。病位在肺，病理性质属实属热。热壅血瘀是成痈化脓的病理基础。

(一)感受外邪

多为风热毒邪,经口鼻或皮毛侵袭肺脏;或因风寒袭肺,未得及时表散,内蕴不解,郁而化热,邪热熏肺,肺失清肃,肺络阻滞,以致热壅血瘀,蕴毒化脓而成痈。

(二)痰热内盛

平素嗜酒太过,或嗜食辛辣煎炸厚味,蕴湿蒸痰化热,熏灼于肺,或原有其他宿疾,肺经及他脏痰浊瘀热,蕴结日久,熏蒸于肺,以致热盛血瘀,蕴酿成痈。

二、临床治疗

(一)辨证要点

辨病程阶段,初期辨证总属实证,热证。一般按病程的先后划分为初期、成痈期、溃脓期、恢复期四个阶段。初期痰白或黄,量少,质黏,无特殊气味;成痈期痰呈黄绿色,量多,质黏稠有腥臭;溃脓期为脓血痰,其量较多,质如米粥,气味腥臭异常;恢复期痰色较黄,量减少,其质清稀,臭味渐轻。

(二)类证鉴别

风温起病多表现为发热、恶寒、咳嗽、气急、胸痛等,但肺痈之寒战、高热、胸痛、咯吐浊痰明显,且喉中有腥味,与风温有别。且风温经正确及时治疗,一般邪在气分而解,多在一周内身热下降,病情向愈。如病经一周,身热不退或更盛,或退而复升,咯吐浊痰,喉中腥味明显,应进一步考虑有肺痈之可能。

(三)治疗原则

肺痈属实热证,治疗以祛邪为总则,清热解毒,化瘀排脓是治疗肺痈的基本原则。初期治以清肺散邪;成痈期则清热解毒,化瘀消痈;溃脓期治疗应排脓解毒;恢复期对阴伤气耗者治以养阴益气,如久病邪恋正虚者,当扶正祛邪,补虚养肺。

(四)辨证论治

1.初期

(1)证候:恶寒发热,咳嗽,胸痛,咳时尤甚。咯吐白色黏痰,痰量由少渐多,呼吸不利,口干鼻燥。舌质淡红,舌苔薄黄或薄白少津。脉浮数而滑。

(2)治法:疏散风热,清肺散邪。

(3)方药:银翘散加减。

2.成痈期

(1)证候:身热转甚,时时振寒,继则壮热,胸满作痛,转侧不利,咳吐黄稠痰,或黄绿色痰,自觉喉间有腥味。咳嗽气急,口干咽燥,烦躁不安,汗出身热不解。舌质红,舌苔黄腻。脉滑数有力。

(2)治法:清肺解毒,化瘀消痈。

(3)方药:金解毒散加减。

3.溃脓期

(1)证候:咳吐大量脓血痰,或如米粥,腥臭异常,有时咯血,胸中烦满而痛,甚则气喘不能卧。身热,面赤,烦渴喜饮。舌质红或绛,苔黄腻,脉滑数。

(2)治法:排脓解毒。

(3)方药:加味桔梗汤加减。

4.恢复期

(1)证候:身热渐退,咳嗽减轻,咯吐脓血渐少,臭味不甚,痰液转为清稀。精神渐振,食欲渐增,或见胸胁隐痛,不耐久卧,气短,自汗,盗汗,低热,午后潮热,心烦,口燥咽干,面色不华,形体消瘦,精神萎靡;或见咳嗽,咯吐脓血痰日久不净,或痰液一度清稀而复转臭浊,病情时轻时重,迁延不愈。舌质红或淡红,苔薄。脉细或细数无力。

(2)治法:养阴益气清肺。

(3)方药:沙参清肺汤或桔梗杏仁煎加减。

(聂　静)

第四节　肺　痿

肺痿是指肺叶痿弱不用,临床以咳吐浊唾涎沫为主症,为肺脏的慢性虚损性疾病。《金匮要略心典·肺痿肺痈咳嗽上气病》载:"痿者萎也,如草木之萎而不荣。"用形象比喻的方法以释其义。

一、源流

肺痿之病名,最早记载于仲景的《金匮要略》。该书将肺痿列为专篇,对肺痿的主症特点、病因、病机、辨证均作了较为系统的介绍。如《金匮要略·肺痿肺痈咳嗽上气病脉证并治》言:"寸口脉数,其人咳,口中反有浊唾涎沫者何? 师曰:为肺痿之病。""肺痿吐涎沫而不咳者,其人不渴,必遗尿,小便数,所以然者,以上虚不制下故也。"隋·巢元方在《金匮要略》的基础上,对本病的成因、转归等作了进一步探讨。其在《诸病源候论·肺痿候》论及肺痿曰:"肺主气,为五脏上盖,气主皮毛,故易伤于风邪,风邪伤于脏腑,而气血虚弱,又因劳役大汗之后,或经大下而亡津液,津液竭绝,肺气壅塞,不能宣通诸脏之气,因成肺痿也。"明确认为是外邪犯肺,或劳役过度,或大汗之后,津液亏耗,肺气受损,壅塞而成。并指出其预后、转归与咳吐涎沫之爽或不爽、小便之利或不利、咽燥之欲饮或不欲饮等都有关联,如"咳唾咽燥欲饮者,必愈;欲咳而不能咳,唾干沫,而小便不利者难治。"唐代孙思邈在《千金要方·肺痿门》将肺痿分为热在上焦及肺中虚冷二类,认为"肺痿虽有寒热之分,从无实热之例。"清·李用粹结合丹溪之说,对肺痿的病因病机、证候特点作了简要而系统的归纳。如《证治汇补·胸膈门》曰:"久嗽肺虚,寒热往来,皮毛枯燥,声音不清,或嗽血线,口中有浊唾涎沫,脉数而虚,为肺痿之病。因津液重亡,火炎金燥,如草木亢旱而枝叶萎落也。"《张氏医通·肺痿》对肺痈和肺痿的鉴别,进行了分析比较,提出"肺痈属在有形之血……肺痿属在无形之气。"

综上所述,历代医家共同认识到肺痿是多种肺系疾病的慢性转归,故常与相关疾病合并叙述,单独立论者较少,并且提示肺痈、肺痨、久嗽、喘哮等伤肺,均有转化成为肺痿的可能。如明代王肯堂将肺痿分别列入咳嗽门和血证门论述,《证治准绳·诸气门》载:"肺痿或咳沫,或咳血,今编咳沫者于此,咳血者人血证门。"《证治准绳·诸血门》还认为"久嗽咳血成肺痿"。戴原礼在《证治要诀·诸嗽门》中提到:"劳嗽有久嗽成劳者,有因病劳久嗽者,其证往来寒热,或独热无寒,咽干嗌痛,精神疲极,所嗽之痰,或脓,或时有血,腥臭异常。"戴氏所指劳嗽之临床表现与肺痿有相似之处。陈实功在《外科正宗·肺痈论》中说："久嗽劳伤,咳吐痰血,寒热往来,形体消削,咯吐瘀脓,声哑咽痛,其候转为肺痿。"指出肺痈溃后,热毒不净,伤阴耗气,可以转为肺痿。唐代王焘在《外台秘要·咳嗽门》引许仁则论云:"肺气嗽经久将成肺痿,其状不限四时冷热,昼夜咳常不断,唾自如雪,细沫稠粘,喘息上气,乍寒乍热,发作有时,唇口喉舌干焦,亦有时唾血者,渐觉瘦悴,小便赤,颜色青白,毛耸,此亦成蒸。"说明肺痨久嗽,劳热熏肺,肺阴大伤,进一步发展则成肺痿;它如内伤久咳,或经常喘哮发作,伤津耗气,亦可形成肺痿。

在肺痿的治法方面,《金匮要略·肺痿肺痈咳嗽上气病脉证并治》对肺痿的治疗原则也作了初步的探讨,认为应以温法治之。清代李用粹在《证治汇补·胸膈门》说:"治宜养血润肺,养气清金。"喻嘉言在《医门法律》对本病的理论认识和治疗原则作了进一步的阐述,此后,有的医家主张用他创制的清燥救肺汤治疗虚热肺痿。张璐在其《张氏医通·肺痿》按喻嘉言之论将肺痿的治疗要点概括为:"缓而图之,生胃津,润肺燥,下逆气,开积痰,止浊唾,补真气",旨在"以通肺之小管","以复肺之清肃。"这些证治要点,理义精深,非常切合实用。

在肺痿的选方用药方面,《金匮要略》设甘草干姜汤以温肺中虚冷。唐代孙思邈在《千金要方·肺痿门》指出虚寒肺痿可用生姜甘草汤、甘草汤,虚热肺痿可用炙甘草汤、麦门冬汤、白虎加人参汤,对《金匮要略》的治法,有所补充。清代李用粹在《证治汇补·胸膈门》主张根据本病的不同阶段分别施治:"初用二地二冬汤以滋阴,后用门冬清肺饮以收功。"沈金鳌在《杂病源流犀烛·肺病源流》进一步对肺痿的用药忌宜等作了补充,他说:"其症之发,必寒热往来,自汗,气急,烦闷多唾,或带红线脓血,宜急治之,切忌升散辛燥温热。大约此证总以养肺、养气、养血、清金降火为主。"可谓要言不烦。

二、病因病机

本病病因可分久病损肺和误治津伤两个方面,而以前者为主。病变机制为肺虚津气失于濡养所致。

(一)久病损肺

如痰热久嗽,热灼阴伤;或肺痨久嗽,虚热内灼,耗伤阴津;肺痈余毒未清,灼伤肺阴;或消渴津液耗伤;或热病之后,邪热伤津,津液大亏,以致热壅上焦,消灼肺津,变生涎沫,肺燥阴竭,肺失濡养,日渐枯萎。若大病久病之后,耗伤阳气;或内伤久咳,冷哮不愈,肺虚久喘等,肺气日耗,渐伤及阳;或虚热肺痿日久,阴伤及阳,亦可致肺虚有寒,气不化津,津液失于温摄,反为涎沫,肺失濡养,肺叶渐痿不用。此即《金匮要略》所谓"肺中冷"之类。

(二)误治津伤

因医者误治,滥用汗、吐、下等治法,重亡津液,肺津大亏,肺失濡养,发为肺痿。如《金匮要略·肺痿肺痈咳嗽上气病脉证并治》曰:"热在上焦者,因咳为肺痿,肺痿之病……或从汗出,或从呕吐,或从消渴,小便利数,或从便难,又被快药下利,重亡津液,故得之。"

综上所述,本病总由肺虚,津气大伤,失于濡养,以致肺叶枯萎。其病位在肺,但与脾、胃、肾等脏腑密切相关。脾虚气弱,无以生化、布散津液,或胃阴耗伤,胃津不能上输养肺,土不生金,均可致肺燥津枯,肺失濡养;久病及肾,肾气不足,气化失司,气不化津,或因肾阴亏耗,肺失濡养,亦可发为肺痿。

因发病机制的不同,肺痿有虚热、虚寒之分。虚热肺痿,一为本脏自病所转归,一由失治误治,或它脏之病导致。因热在上焦,消亡津液,阴虚生内热,津枯则肺燥,肺燥且热,清肃之令不行,脾胃上输之津液转从热化,煎熬而成涎沫,或因脾阴胃液耗伤,不能上输于肺,肺失濡养,遂致肺叶枯萎。虚寒肺痿为肺气虚冷,不能温化布散脾胃上输之津液,反而聚为涎沫,复因治节无权,上虚不能制下,膀胱失于约束,而小便不禁。《金匮要略心典·肺痿肺痈咳嗽上气病》言:"盖肺为娇脏,热则气灼,故不用而痿;冷则气沮,故亦不用而痿也。遗尿,小便数者,肺金不用而气化无权,斯膀胱无制而津液不藏也。"指出肺主气化,为水之上源,若肺气虚冷,不能温化,固摄津液,由气虚导致津亏,肺失濡养,亦可渐致肺叶枯萎不用。

三、诊断

(1)有反复发作的特点。

(2)有肺系内伤久咳病史,如痰热久嗽,或肺痨久咳,或肺痈日久,或冷哮久延等。

(3)临床表现以咳吐浊唾涎沫、胸闷气短为主症。

四、病证鉴别

肺痿为多种慢性肺系疾病转化而来,既应注意肺痿与其他肺系疾病的鉴别,又要了解其相互联系。

(一)肺痈

肺痿以咳吐浊唾涎沫为主症,而肺痈以咳则胸痛,吐痰腥臭,甚则咳吐脓血为主症。虽然多为肺中有热,但肺痈属实,肺痿属虚,肺痈失治久延,可以转为肺痿。

(二)肺痨

肺痨主症为咳嗽,咳血,潮热,盗汗等,与肺痿有别。肺痨后期可以转为肺痿重症。

五、辨证

(一)辨证要点

主要辨虚热虚寒,虚热证易火逆上气,常伴咳逆喘息,虚寒证常见上不制下,小便频数或遗尿。

(二)辨证候

1.虚热证

咳吐浊唾涎沫,其质较黏稠,或咳痰带血,咳声不扬,甚则音哑,气急喘促,口渴咽燥,午后潮热,形体消瘦,皮毛干枯,舌红而干,脉虚数。

病机分析:肺阴亏耗,虚火内炽,肺失肃降,则气逆咳喘。热灼津液成痰,故咯吐浊唾涎沫,其质黏稠。燥热伤津,津液不能濡润上承,故咳声不扬,音哑,咽燥,口渴。阴虚火旺,灼伤肺络,则午后潮热,咯痰带血。阴津枯竭,内不能洒陈脏腑,外不能充身泽毛,故形体消瘦,皮毛干枯。舌红而干,脉虚数,乃是阴枯热灼之象。

2.虚寒证

咯吐涎沫,其质清稀量多,不渴,短气不足以息,头眩,神疲乏力,食少,形寒,小便数,或遗尿,舌质淡,脉虚弱。

病机分析:肺气虚寒,气不化津,津反为涎,故咯吐多量清稀涎沫。阴津未伤故不渴。肺虚不能主气,则短气不足以息。脾肺气虚则神疲食少。清阳不升故头眩。阳不卫外则形寒。上虚不能制下,膀胱失约,故小便频数或遗尿。舌质淡,脉虚弱,皆属气虚有寒之象。

3.寒热夹杂证

虚热及虚寒证可以同时出现,或虚热证较多,或虚寒证较多,如咳唾脓血,咽干口燥,同时又有下利肢凉,形寒气短等,即是上热下寒之证。其他情况亦可出现,可根据临床证候分析之。

六、治疗

(一)治疗要点

治疗总以补肺生津为原则。虚热证,治当生津清热,以润其枯;虚寒证,治当温肺益气,而摄涎沫。寒热夹杂证,治当寒热平调,温清并用。

临床以虚热证为多见,但久延伤气,亦可转为虚寒证。治应时刻注意保护津液,重视调理脾肾。脾胃为后天之本,肺金之母,培土有助于生金;肾为气之根,司摄纳,温肾可以助肺纳气,补上制下。不可妄投燥热之药,以免助火伤津,亦忌苦寒滋腻之品碍胃,切勿使用峻剂驱逐痰涎,犯虚虚之戒。

(二)辨证论治

1.虚热证

(1)治法:滋阴清热,润肺生津。

(2)方药:麦门冬汤合清燥救肺汤加减。前方润肺生津,降逆下气,用于咳嗽气逆,咽喉干燥不利,咯痰黏浊不爽。后方养阴润燥,清金降火,用于阴虚燥火内盛,干咳痰少,咽痒气逆。

药用麦门冬滋阴润燥;太子参益气生津;甘草、大枣、粳米甘缓补中;伍入半夏下气降逆,止咳化痰,以辛燥之品,反佐润燥之功;桑叶、石膏清泄肺经燥热;阿胶、麦冬、胡麻仁以滋肺养阴;杏仁、枇杷叶可化痰止咳。

如火盛,出现虚烦、咳呛、呕逆者,则去大枣,加竹茹、竹叶清热和胃降逆。如咳吐浊黏痰,口干欲饮,则可加天花粉、知母、川贝母清热化痰。津伤甚者加沙参、玉竹以养肺津。潮热加银柴胡、地骨皮以清虚热,退蒸。

2.虚寒证

(1)治法:温肺益气。

(2)方药:甘草干姜汤或生姜甘草汤加减。前方甘辛合用,甘以滋液,辛以散寒。后方则以补脾助肺,益气生津为主。

药用甘草入脾益肺,取甘守津回之意;干姜温肺脾,使气能化津,水谷归于正化,则吐沫自止。肺寒不著者亦可改用生姜以辛散宣通,并取人参、大枣甘温补脾,益气生津。

另可加白术、茯苓增强健脾之功;尿频、涎沫多者加煨益智;喘息、短气可配钟乳石、五味子,另吞蛤蚧粉。

3.寒热夹杂证

(1)治法:寒热平调,温清并用。

(2)方药:麻黄升麻汤加减。本方温肺散寒与清热润肺并用,适合于寒热夹杂,肺失润降之咽喉不利,咳唾脓血等症。

药用麻黄、升麻以发浮热;用当归、桂枝、生姜以散其寒;用知母、黄芩寒凉清其上热;用茯苓、白术以补脾;用白芍以敛逆气;用葳蕤、麦冬、石膏、甘草以润肺除热。

七、单方验方

(1)紫河车1具,研末,每天1次,每次服3g,适用于虚寒肺痿。

(2)制附子、淫羊藿、黄芪、白术、党参各 9 g,补骨脂 12 g,茯苓、陈皮、半夏各 6 g,炙甘草 4.5 g。适用于虚寒肺痿者。

(3)山药 30 g,太子参 15 g,玉竹 15 g,桔梗 9 g。适用于肺痿气虚津伤者。

(4)百合 30 g 煮粥,每天 1 次。适用于虚热肺痿者。

(5)银耳 15 g,冰糖 10 g,同煮内服。适用于虚热肺痿者。

(6)冬虫夏草 10~15 g,百合 15 g,鲜胎盘半个,鲜藕 50 g,隔水炖服,隔天 1 次,连服 10~15 次为 1 个疗程。

(7)新鲜萝卜 500 g,白糖适量。将萝卜洗净切碎,用洁净纱布绞取汁液,加白糖调服。每天 1 次,常服。

(8)夏枯草 15~25 g,麦冬 15 g,白糖 50 g。先将夏枯草、麦冬用水煎 10~15 分钟,再加白糖煮片刻,代茶饮,每天 1 剂,常服。适用于虚热肺痿者。

八、中成药

(一)六味地黄丸

1.功效与主治

滋阴补肾。适用于虚热肺痿者。

2.用法与用量

口服,一次 8 粒,一天 3 次。

(二)金匮肾气丸

1.功效与主治

温补肾阳。适用于虚寒肺痿者。

2.用法与用量

口服,一次 8 粒,一天 3 次。

(三)补中益气口服液

1.功效与主治

补中益气,升阳举陷。适用于肺痿脾胃气虚,见发热、自汗、倦怠等症者。

2.用法与用量

口服,一次 1 支,一天 3 次。

(四)参苓白术散

1.功效与主治

益气健脾,和胃渗湿。适用于肺痿脾胃虚弱,见食少便溏,或吐或泻,胸脘胀闷,四肢乏力等症者。

2.用法与用量

口服,一次 5 g,一天 3 次。

(五)琼玉膏

1.功效与主治

滋阴润肺,降气安神。适用于虚热肺痿者。

2.用法与用量

口服,一次 1 勺,一天 2 次。

九、其他疗法

艾条点燃,对准足三里穴,并保持一定距离,使局部有温热感、皮肤微红为度。艾灸时间一般为 10～15 分钟,每天 1 次。用于虚寒肺痿。

（梁嘉昱）

第五节　喘　证

喘证以呼吸困难,甚则张口抬肩,鼻翼翕动,难以平卧为特征。它是肺系疾病常见症状之一,多由邪壅肺气,宣降不利或肺气出纳失常所致。

西医中的喘息性支气管炎、肺部感染、肺气肿、慢性肺源性心脏病、心源性哮喘等,均可参照本节进行辨证治疗。

一、病因病机

(一)外邪犯肺

外感风寒、风热之邪,或肺素有痰饮,复感外邪,卫表闭塞,肺气壅滞,宣降失常,肺气上逆而喘。

(二)痰浊内蕴

恣食肥甘油腻,过食生冷或嗜酒伤中,脾失健运,湿浊内生,聚湿成痰,上渍于肺,阻遏气道,肃降失常,气逆而喘。

(三)久病劳欲

久病肺虚,劳欲伤肾,肺肾亏损,气失所主,肾不纳气,肺气上逆而喘。

二、辨证论治

喘证的辨证,重在辨虚实寒热。实喘一般起病急,病程短,呼吸深长有余,气粗声高,脉有力;虚喘多起病缓慢,病程长,呼吸短促难续,气怯声低,脉无力;热喘胸高气粗,痰黄黏稠难咯,面赤烦躁、唇青鼻翕,舌红苔黄腻、脉数;寒喘面白唇青,痰涎清稀,舌苔白、脉迟。

治疗原则为实证祛邪降逆平喘;虚证培补摄纳平喘。

(一)实喘

1.风寒束肺

(1)证候:咳喘胸闷,痰稀色白,初起多兼恶寒发热,头痛无汗,身痛等表证,舌苔薄白,脉浮紧。

(2)治法:祛风散寒,宣肺平喘。

(3)方药:麻黄汤加减。方中麻黄、桂枝辛温发汗,散寒解表,宣肺平喘;杏仁、甘草降气化痰。若表寒不重,可去桂枝,即为宣肺平喘之三拗汤;痰白清稀量多起沫加细辛、生姜温肺化痰;痰多胸闷甚者加半夏、陈皮、白芥子理气化痰。

2.风热袭肺

(1)证候:喘促气粗,痰黄而黏稠,身热烦躁,口干渴,汗出恶风,舌质红,苔薄黄,脉浮数。

(2)治法:祛风清热,宣肺平喘。

(3)方药:麻杏石甘汤加减。方中麻黄、石膏相使为用疏风清热,宣肺平喘;杏仁、甘草化痰利气。若痰多黏稠、烦闷者加黄芩、桑白皮、知母、瓜蒌皮、鱼腥草,增强清热泻肺化痰之力;大便秘结者加大黄、枳实泻热通便;喘甚者加葶苈子、白果化痰平喘。

3.痰浊壅肺

(1)证候:喘咳痰多,胸闷,呕恶,纳呆,口黏不渴,舌淡胖有齿痕,苔白厚腻,脉缓滑。

(2)治法:燥湿化痰,降逆平喘。

(3)方药:二陈汤合三子养亲汤加减。方中陈皮、半夏、茯苓、甘草燥湿化痰,理气和中;莱菔子、紫苏子、白芥子化痰降逆平喘,二方合用效专力宏。若痰壅、便秘、喘不能卧加葶苈子、大黄涤痰通便。

(二)虚喘

1.肺气虚

(1)证候:喘促气短,咳声低弱,神疲乏力,自汗畏风,痰清稀,舌淡苔白,脉缓无力。

(2)治法:补肺益气定喘。

(3)方药:补肺汤合玉屏风散加减。方中人参、黄芪补益肺气;白术、甘草健脾补中助肺;五味子、紫菀、桑白皮化痰止咳,敛肺定喘;防风助黄芪益气护表。若兼见痰少质黏,口干,舌红少津,脉细数者,为气阴两虚。治宜益气养阴、敛肺定喘。方用生脉散加沙参、玉竹、川贝母、桑白皮、百合养阴益气滋肺。

2.肾气虚

(1)证候:喘促日久,气不得续,动则尤甚,甚则张口抬肩,腰膝酸软,舌淡苔白,脉沉弱。

(2)治法:补肾纳气平喘。

(3)方药:七味都气丸合参蛤散加减。方中熟地黄、山茱萸、山药、牡丹皮、泽泻、茯苓、五味子补肾纳气;人参大补元气,蛤蚧肺肾两补,纳气平喘。

3.喘脱

(1)证候:喘逆加剧,张口抬肩,鼻翕气促,不能平卧,心悸,烦燥不安,面青唇紫,汗出如珠,手足逆冷,舌淡苔白,脉浮大无根。

(2)治法:扶阳固脱,镇摄纳气。

(3)方药:参附汤送服黑锡丹。方中人参、附子回阳固脱、救逆;黑锡丹降气定喘。

三、针灸治疗

(一)实喘

尺泽、列缺、天突、大柱。针刺,用泻法。

(二)虚喘

鱼际、定喘、肺俞。针刺,用补法,可灸。

(三)喘脱

定喘、肺俞、关元、神阙。用灸法。

四、护理与预防

饮食宜清淡而富有营养,忌油腻酒醴及辛热助湿生痰动火食物。室内空气要保持新鲜,避免烟尘刺激。痰多者要注意排痰,保持呼吸道通畅。慎起居,适寒温,节饮食,薄滋味,戒烟酒,节房事。适当参加体育活动,增强体质。保持良好的心态。

(柳　青)

第六节　哮　　病

哮病是由于宿痰伏肺,遇诱因引触,导致痰阻气道,气道挛急,肺失肃降,肺气上逆所致的发作性痰鸣气喘疾病。发时喉中哮鸣有声,呼吸气促困难,甚则喘息不能平卧。

一、病因病机

哮病的发生,乃宿痰内伏于肺,复因外感、饮食、情志、劳倦等诱因引触,以致痰阻气道,气道挛急,肺失肃降,肺气上逆所致。

(一)外邪侵袭

外感风寒或风热之邪;未能及时表散,邪气内蕴于肺,壅遏肺气,气不布津,聚液生痰而成哮病之因。

(二)饮食不当

饮食不节致脾失健运,饮食不归正化,水湿不运,痰浊内生,上干于肺,壅阻肺气而发哮病。

(三)情志失调

情志不遂。肝气郁结,木不疏土;或郁怒伤肝,肝气横逆,木旺乘土均可致脾失健运,失于转输,水湿蕴成痰浊,上干于肺,阻遏肺气,发生哮病。

(四)体虚病后

素体禀赋薄弱,体质不强,或病后体弱(如幼年患麻疹、顿咳,或反复感冒,咳嗽日久等)导致肺、脾、肾虚损,痰浊内生,成为哮病之因。若肺气耗损,气不化津,痰饮内生;或阴虚火盛,热蒸液聚,痰热胶固;脾虚水湿不运,肾虚水湿不能蒸化,痰浊内生,均成为哮病之因。

哮病的病理因素以痰为根本,痰的产生责之于肺不能布散津液,脾不能转输精微,肾不能蒸化水液,以致津液凝聚成痰,伏藏于肺,成为哮病发生的"夙根"。此后每遇气候突变、饮食不当、情志失调、劳累过度等诱因导致气机逆乱而发作。

二、临床治疗

(一)辨证要点

1.辨已发未发

哮病发作期和缓解期临床表现不同,发作期以喉中哮鸣有声,呼吸气促困难,甚则喘息不能平卧等为典型临床表现。缓解期无典型症状,若病程日久,反复发作,导致身体虚弱,平时可有轻度哮症,而以肺、脾、肾虚损为主要表现,或肺气虚、或肺气阴两虚、或脾气虚、肾气虚、肺脾气虚、肺肾两虚等。

2.辨证候虚实

哮病属邪实正虚之证,发作时以邪实为主,症见呼吸困难,呼气延长,喉中痰鸣有声,痰黏量少,咯吐不利,甚则张口抬肩,不能平卧,端坐俯伏,胸闷窒塞,烦躁不安,或伴寒热,苔腻,脉实。未发时以正虚为主,肺虚者,气短声低,咯痰清稀色白,喉中常有轻度哮鸣音,自汗恶风;脾虚者,食少,便溏,痰多;肾虚者,平素短气息促,动则为甚,吸气不利,腰酸耳鸣。

3.辨痰性质

发作期痰阻气道,气道挛急,肺失肃降,以邪实为主,痰有寒痰、热痰、痰湿之异,分别引起寒哮、热哮、痰哮。一般寒哮内外皆寒,其证喉中哮鸣如水鸡声,咳痰清稀,或色白如泡沫,口不渴,舌质淡,苔白滑,脉浮紧;热哮痰热壅盛,其证喉中痰鸣如吼,胸高气粗,咳痰黄稠胶黏,咯吐不利,口渴喜饮,舌质红,苔黄腻,脉滑数。寒热征象不明显,喘咳胸满,但坐不得卧,痰涎壅盛,喉如曳锯,咯痰黏腻难出者,为痰哮。

(二)类证鉴别

喘证与哮病的病因病机不同,喘证由外感六淫,内伤饮食、情志,或劳欲、久病,致邪壅于肺,宣降失司所致,或肺不主气,肾失摄纳而成;哮病乃宿痰伏肺,遇诱因引触,致痰阻气道,气道挛急,肺失肃降而成。临床表现亦有明显区别,哮病与喘证都有呼吸急促的表现,但哮必兼喘,而喘未必兼哮。哮指声响言,喉中有哮鸣声,是一种反复发作的独立性疾病;喘指气息言,为呼吸气促困难,是多种急慢性疾病的一个症状。

(三)治疗原则

发时治标,平时治本为哮病治疗的基本原则。发时攻邪治标,祛痰利气,寒痰宜温化宣肺,热痰当清化肃肺,痰浊壅肺应去壅泻肺,风痰当祛风化痰,表证明显者兼以解表;反复日久,正虚邪实者又当攻补兼顾,不可拘泥;平时扶正治本,阳气虚者应温补,阴虚者宜滋养,分别采取补肺、健脾、益肾等法,以冀减轻、减少或控制其发作。

(四)辨证论治

1.发作期

(1)寒哮:①证候,呼吸急促,喉中哮鸣有声,胸膈满闷如塞。咳不甚,痰少咯吐不爽,或清稀呈泡沫状,口不渴,或渴喜热饮,面色晦暗带青,形寒怕冷。或小便清,天冷或受寒易发,或恶寒、无汗、身痛。舌质淡,苔白滑。脉弦紧或浮紧。②治法,温肺散寒,化痰平喘。③方药,射干麻黄汤。若病久,本虚标实,当标本同治,温阳补虚,降气化痰,用苏子降气汤。

(2)热哮:①证候,气粗息涌,喉中痰鸣如吼,胸高胁胀。咳呛阵作,咳痰色黄或白,黏浊稠厚,咯吐不利,烦闷不安,不恶寒,汗出,面赤,口苦,口渴喜饮。舌质红,舌苔黄腻,脉滑数或弦滑。②治法,清热宣肺,化痰定喘。③方药,定喘汤。若病久痰热伤阴,可用麦门冬汤加沙参、冬虫夏草,川贝母、天花粉。

(3)痰哮:①证候,喘咳胸满,但坐不得卧,痰涎壅盛,喉如曳锯,咯痰黏腻难出。呕恶,纳呆。口粘不渴,神倦乏力,或胃脘满闷,或便溏,或胸胁不舒,或唇甲青紫。舌质淡或淡胖,或舌质紫暗或淡紫,舌苔厚浊,脉滑实或带弦、涩。②治法,化浊除痰,降气平喘。③方药,二陈汤合三子养亲汤。如痰涎壅盛者。可合用葶苈大枣泻肺汤泻肺除壅;若兼意识朦胧,似清似昧者,可合用涤痰汤涤痰开窍。

2.缓解期

(1)肺虚:①证候,气短声低,咯痰清稀色白,喉中常有轻度哮鸣音,每因气候变化而诱发。面色㿠白,平素自汗,怕风,常易感冒,发前喷嚏频作,鼻塞流清涕。舌质淡,苔薄白。脉细弱或虚大。②治法,补肺固卫。③方药,玉屏风散。

（2）脾虚：①证候，气短不足以息，少气懒言，平素食少脘痞，痰多，便溏，倦怠无力，面色萎黄不华，或食油腻易腹泻，或泛吐清水，畏寒肢冷，或少腹坠感，脱肛。舌质淡，苔薄腻或白滑，脉象细软。②治法，健脾化痰。③方药，六君子汤。若脾阳不振，形寒肢冷，便溏者，加桂枝、干姜或合用理中丸以振奋脾阳；若中气下陷，见便溏，少腹下坠，脱肛等，则可改用补中益气汤。

（3）肾虚：①证候，平素短气息促，动则为甚，吸气不利，劳累后喘哮易发。腰酸腿软，脑转耳鸣。或畏寒肢冷，面色苍白；或颧红，烦热，汗出粘手。舌淡胖嫩，苔白；或舌红苔少。脉沉细或细数。②治法，补肾摄纳。③方药，金匮肾气丸或七味都气丸。阴虚痰盛者，可用金水六君煎滋阴化痰。

（张爱玉）

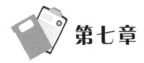

第七章

内分泌科病证

第一节　甲状腺功能亢进症

一、概述

甲状腺功能亢进症(简称甲亢)是指甲状腺功能增高,分泌过多的甲状腺激素,引起机体高代谢状态,临床表现为心动过速、多食、消瘦、畏热、多汗、易激动及甲状腺肿大等一组症群的内分泌性疾病。病因多种,其中 Graves 病最常见。本病的发病主要是在遗传基础上因精神刺激等应激因素作用而诱发自身免疫反应所致。本病属常见病,常有明显家族性,可发生于任何年龄,但以青年女性最多见,男女之比 1:(4～6),目前我国女性人群患病率达 2%,且有逐渐增高的趋势。

二、历代名家学说

(一)病因病机

1.忧恚气结

隋代巢元方在《诸病源候论·瘿候》指出:"瘿者由忧恚气结所生,亦曰饮沙水,沙水气入于脉,搏颈下而成之。"心有不遂,或情志抑郁,或情绪紧张,或突遭剧烈的精神创伤,致肝气郁结,失于疏泄,气机郁滞,津液输布失常,停为浊气水湿,聚而不散成结。宋代太医院编《圣济总录·瘿瘤门》言:"石瘿、泥瘿、劳瘿、忧瘿、气瘿是为五瘿……忧、劳、气则本于七情,情之所致,气则随之或上而不下,或聚而不散是也。"人身之阴阳气血津液,先必充足,脉道才能充盈;次则须循其常道升降出入,否则为病。明代李梴在《医学入门·外科脑颈门·瘿瘤》论述:"原因忧恚所致,故又曰瘿气,今之所谓影囊者是也。"

2.痰瘀凝结

宋代严用和在《济生方·瘿瘤论治》指出:"夫瘿瘤者,多由喜怒不节,忧思过度,而成斯疾焉。大抵人之气血,循环一身,常欲无滞留之患,调摄失宜,气滞血滞,为瘿为瘤。"强调气滞血瘀是导致瘿瘤的重要原因。元代朱震亨在《丹溪心法·六郁》指出:"气血冲和,万病不生,一有怫郁,诸症生焉,故人生诸病多生于郁,诸郁终致气郁血郁。"又说:"凡人体上中下有块者,多为痰。"情志佛郁,肝失条达,横逆犯脾,脾失健运,水谷不能化生津液,反酿生痰浊水湿,肝气夹痰上逆,痰气交凝于颈前肝经;痰气凝结,阻滞脉道,气血受阻,瘀血内生。痰浊、瘀血结聚,瘿瘤遂生。明代陈实功在《外科正宗·瘿瘤论》也有论述:"夫人生瘿瘤之症,非阴阳正气结肿,乃五脏瘀血、浊气、痰滞而成。"认识到瘀血、痰浊与瘿瘤的发生有密切的关系。

3.痰火交结

明代李梴在《医学入门·瘿瘤篇》指出:"瘿气,今之所谓瘿囊者是也,由忧虑所生……肝火旺盛,灼伤胃阴,阴伤则热,热则消谷善饥,若肝旺犯脾……消瘦疲乏。"家有不睦,或工作不顺,五志过极,所愿不遂,日久必致肝气郁结,郁久化火,伤津劫液,致阴虚火旺,火盛动风,煎熬津液,凝聚成痰,痰火交结,聚而成瘿。肝火旺盛故心烦易怒;火劫伤阴则口干多饮,肌肤瘦削;肝气挟痰火上攻于目,则目睛红赤、外凸;肝火扰心,心血不足,心阴亏耗,则心烦夜不成寐;肝火伤阴,肾阴不足,水不涵木,火盛动风,故见手足震颤;风火相煽,气火挟痰气上逆,阻于颈部故见瘿瘤。

历代医贤论述"瘿瘤"的病因病机,不外乎虚、实两个方面。虚为本,实为标。本虚多为肝肾阴虚,心血不足,后期也可脾肾亏虚;标实则不离气、痰、瘀、风、火。一方面,气郁、痰结、瘀阻、风盛、火燔均是在虚的基础上产生和发展变化;另一方面,风火痰瘀又可反过来耗伤正气,损伤阴血,导致气郁、寒湿、痰浊、瘀血内生,进而凝结成块。

(二)治法方药

甲亢主要表现为消瘦、口渴、易饥、烦躁、多汗、手抖等,多属于阳证。历代医家对瘿瘤的辨治均有所论述,创制的一些方剂至今仍在临床上发挥着重要的作用。

1.行气开郁

对瘿瘤(甲亢)的论治,隋唐名医甄权《古今录验》第四十一卷载:"疗瘿有在咽喉初起,游气去来,阴阳气相搏,遂停住喉中前不去,肿起如斛罗,诸疗不瘥。小麦汤方。小麦,昆布,厚朴,橘皮,附子(炮),海藻,生姜,半夏,白前,杏仁。上十味,切,以水一斗,煮取三升半,分五服,相去一炊顷。"在温阳化痰行气的同时,注意用昆布、海藻等散结之品。唐代王焘《外台秘要》卷第二十三载:"夫瘿初结者,由人忧恚气逆,蕴蓄所成也。久饮沙石流水,毒瓦斯不散之所致也。皆是脾肺壅结,治颈卒生结囊,欲成瘿。宜服木通散方。木通,海藻,昆布,松萝,桂心。治瘿气初结,咽喉中壅闷,不治即渐渐肿大。宜服昆布丸方。昆布,诃黎勒皮,槟榔,松萝,干姜,桂心。上药捣为末,炼蜜和丸,如梧桐子大,每于食后,以温酒下二十九丸。"《外台秘要》共记载疗气瘿方一十首,如疗冷气筑咽喉噎塞兼瘿气的昆布丸方:"昆布,干姜,犀角,吴茱萸,人参,马尾海藻,葶苈子,杏仁。上八味捣筛,蜜丸如梧子,空腹以饮服。"以及疗瘿气方:"昆布,马尾海藻,杏仁,通草,麦门冬,连翘,干姜,橘皮,茯苓,松萝。上十味捣末,以袋盛含之,乃以齿微微嚼药袋子,汁出入咽中,日夜勿停,有问荆加四分佳。忌嗔及劳油腻粘食。"除基本必用的海藻、昆布之外,常用杏仁、厚朴、陈皮、槟榔等理气开郁,散结消肿。

2.化痰行瘀

唐代孙思邈在《千金翼方》载有治五瘿方:"海藻、昆布、半夏、细辛、土瓜根、松萝、白蔹、龙胆草、海蛤、通草。上十味作散,酒服方寸匕,一日食二次。"宋代王怀隐的《太平圣惠方·瘿瘤》载治疗瘿瘤之方:"小麦,海藻,昆布,文蛤,半夏,贝母,木通,松萝,连翘,白头翁,海蛤,生姜。"方中海藻能治瘿瘤、瘰疬、颈下核,破散结气、痈肿癥瘕坚气、睾丸肿痛。松萝清热解毒,止咳化痰,唐代甄权在《药性论》谓其:"治气痰结满,疗疝气下坠,疼痛核肿,去腹中雷鸣,幽幽作声。"金代张从正在《儒门事亲·瘿》曰:"夫瘿囊肿闷,稽叔夜养生论云:颈如险而瘿,水土之使然也,可用人参化瘿丹,服之则消也。又以海带、海藻、昆布三味,皆海中之物,但得二味,投之于水瓮中,常食亦可消矣。"

3.清热化痰

唐代孙思邈《千金方》治疗石瘿劳瘿泥瘿忧瘿气瘿方:"海藻、龙胆草、海蛤、通草、昆布、松萝、小麦曲、半夏。上九味作散,酒服方寸匕,日三。禁食鱼、猪肉、五辛、生菜、羊肉汤。十日知,二十日愈。"《外台秘要》针对痰热或痰火交结的气瘿,用下方治疗:"半夏,海藻,龙胆,昆布,上件药,捣细罗为散,每服不计时候,以生姜酒调下一钱。"又方:"羚羊角屑、昆布、桂心、川大黄、木通。上件药,捣罗为末,炼蜜和丸,如梧桐子大,每服,不计时候,以粥饮下二十丸。"痰热或痰火是瘿瘤患者常见证型之一,故用龙胆草、松萝清郁热,半夏、麦曲化痰,海藻、昆布、海蛤散结,共同起到清热化痰、散结消肿的作用。

三、现代临床应用研究

本病常是由于忧恼郁怒而引起,按其临床表现及证候类型,常采用益气养阴、清热化痰、理气解郁、祛瘀软坚等治法。临证时要辨明是气阴两伤之候,还是阴虚阳亢,或是痰火郁结及瘿肿之类,当分而治之,方可收效。

(一)疏肝解郁,化痰散结

气郁痰凝是甲亢的常见证型。早期或恢复期主要表现为颈前瘿肿,咽梗如炙,胸闷太息,两胁胀满,烦躁郁怒,失眠,饮食减少或恶心欲吐,大便溏泄,舌质淡红,苔白腻,脉弦或弦滑。治宜疏肝解郁,化痰消瘿。方先用柴胡疏肝散合二陈汤化裁。药用柴胡、枳壳、白芍、香附、赤芍、当归、制半夏、陈皮、茯苓、炙甘草等;若胸闷、胁胀、腹胀便溏者加白术、山药、扁豆等健脾益气。清代沈金鳌在《杂病源流犀烛·痰饮源流》说:"其为物则流动不测,故其为害,上至巅顶,下至涌泉,随气升降,周身内外皆到,五脏六腑俱有。"有学者常以舒肝行气解郁,兼化痰散结之半夏厚朴汤合小柴胡汤加香附、郁金及川楝子等治疗。

(二)平肝清热,泻火和胃

此型表现为颈前瘿肿,眼突,目光炯炯,烦躁不安,性急易怒,恶热多汗,面红口苦,口渴多饮,心悸失眠,手指颤抖,舌红苔黄,脉弦数。治宜清肝泻火,散结消瘿,方选龙胆泻肝汤合栀子清肝汤化裁,药物龙胆草、栀子、黄芩、柴胡、生地黄、白芍、茯苓、牡丹皮、当归、甘草等;若病久伤阴,口苦且干,舌红少津者,加沙参、玄参、麦冬、天花粉等养阴生津;汗多者加浮小麦、五味子等敛阴止汗;心烦失眠者加酸枣仁、夜交藤等养心安神。喜用酸枣仁汤合小柴胡汤加减:去半夏、姜、枣,重用黄芩,以清肝胆肺胃之热;酸枣仁、知母,以养阴润燥、清热除烦。还可加杭菊花、郁金、石决明和白芍等加强平肝养阴之效。有学者认为:传统瘿病的"肝火亢盛",是"胃火炽盛"。故治以疏肝解郁,清热泻火。方用白虎汤、白虎加人参汤合四逆散加减,常选用石膏、知母、怀山、太子参、柴胡、枳壳、白芍、生牡蛎。

(三)滋阴降火

此型多选天王补心丹化裁,药用太子参、玄参、生地黄、麦冬、五味子、茯苓、酸枣仁、黄芩、栀子、丹皮、当归、甘草等;若阴亏甚者,加枸杞子、首乌、龟甲等滋阴息风;眼突、手抖者加钩藤、白蒺藜、白芍等平肝息风,或合大定风珠化裁治疗;若瘿肿久治不散者,加夏枯草、浙贝母等散结化痰。有学者认为本病乃本虚标实,本虚以阴虚为主。临床注重滋补肝肾之阴,一方面"肝体阴而用阳",养阴柔肝可助肝气疏泄,以解肝郁;另一方面,"壮水之主以制阳光",滋下清上;阴虚者常以当归六黄汤为基础方养阴清热,其中当归、细生地黄育阴养血、培本清热;黄芩、黄连、黄柏泻火除烦、清热坚阴;黄芪益气固表;因恐熟地黄滋腻,临床多用细生地黄而慎用熟地黄。养阴药物喜用清润之品,如细生地黄、麦冬、玄参、白芍、女贞子等,避免滋腻之药阻碍气机。

(四)疏肝理气

肝气郁滞型甲亢,症见烦躁易怒、心悸胸闷、善叹息、失眠多梦、口干口苦、头晕头痛、舌红苔黄、脉弦数。甲亢多因七情所伤,与肝气不疏密不可分,肝失疏泄后气机的疏通和畅达受阻,气机郁结于颈前形成瘿瘤。有学者采用疏肝清热、软坚散结之法,方用消瘰丸合小柴胡汤加减。气滞日久,郁而化火伤阴可选丹栀逍遥散。有学者将甲亢性肝损害分为早、中、晚三个阶段,认为肝郁脾虚为本;气滞、湿热、瘀血互结为标。治疗上予疏肝解郁,方药用柴胡疏肝散加减(基本组成:柴胡 15 g,陈皮 6 g,川芎 15 g,枳壳 10 g,白芍 15 g,甘草 6 g,郁金 15 g)。有学者认为,甲亢的病机为本虚标实,阴虚为本,郁火、痰浊与瘀血为标,因而治疗上以益气养阴为主,配以疏肝理气、清热泻火、活血化瘀、化痰软坚散结之品。基本方如下:黄芩、夏枯草、生地黄、丹皮、赤芍、白芍、五味子、白芥子、茯苓、天冬、麦冬、丹参、生牡蛎、生甘草。甲亢往往表现为急躁易怒,精神紧张,精神、情志异常,发病多与情志刺激有关,故早期多有肝气郁结,用药当以疏肝顺气为先,又因肝为藏血之脏,体阴而用阳,故疏肝同时勿忘养血,临床以柴胡类方加味(如逍遥散、柴胡疏肝散、大小柴胡汤、柴胡加龙骨牡蛎汤及四逆散等)能较快改善患者的症状。

(五)理气化痰,泻火逐瘀

甲状腺疾病的发生,多为气、火、痰为患。气是甲状腺疾病之根,气顺则肝能主疏泄,气血流畅,气郁则肝失条达,气血凝聚。火为甲状腺疾病之源,"气有余便是火","六气皆从火化",五志过极能化火,阴虚血燥也能化火。痰是气,火为果。气郁则津凝成痰,火盛则炼液为痰,脾虚则痰湿内生。气、痰、火三者互为影响,治疗应着重掌握理、清、化三大原则。有学者认为"瘿病"多为"气、郁、痰、瘀",并特别强调瘀血在瘿病发生发展过程中的重要作用,主张"和血、活血、破血","和血"用四物汤、鸡血藤、丹参、丹皮等;"活血"用姜黄、三七、蒲黄、益母草、川芎、五灵脂、红花、郁金等;"破血"用三棱、莪术、甲片、桃仁、水蛭等。正如《丹溪心法·六郁》所说:"气血冲和,万病不生,一有怫郁,诸症生焉,故人生诸病多生于郁,诸郁终致气郁血郁。"

(六)滋阴降火,平肝息风

本证系因长期忿郁恼怒或忧虑,使气机郁滞或痰气壅结,气郁化火而致,可出现心烦汗多,急躁易怒,失眠多梦,口干口苦,舌质红苔黄,脉弦数等肝火旺盛之症。有学者认为情志不舒则肝郁化火,耗伤津液,易引起阴虚火旺或气阴两虚之证,火旺则易动风。治当清泻肝火、舒肝养阴息风,方以清肝汤加减:柴胡 25 g,芍药 25 g,栀子 25 g,海藻 30 g,昆布 20 g,知母 20 g,麦冬 20 g,玄参 20 g,牡蛎 25 g,天花粉 30 g,丹参 20 g,川楝子 15 g;眼球突出明显加白蒺藜、茺蔚子;心悸明显加龙骨、柏子仁、酸枣仁;四肢颤抖明显加天麻、钩藤;药取酸枣仁汤合小柴胡汤加减:去半夏、姜、枣,重用黄芩,以清肝胆肺胃之热;酸枣仁、知母,以养阴润燥清热除烦。还可加杭菊花、郁金、石决明和白芍等加强平肝养阴之效。平肝潜阳常用天麻、钩藤、珍珠母、代赭石、龟板、鳖甲等;息风化痰常用:夏枯草、生龙牡、瓜蒌、石菖蒲;同时辅以养阴清肝之品如女贞子、墨旱莲、枸杞子、白芍等。

(七)攻补兼施

近期,更有学者在综合多种中医传统辨证方法基础上,提出了甲亢标本虚实辨证方法。认为:甲亢之本虚证型,可分为阴虚、气阴两虚和阴阳俱虚,少数患者可表现为脾气不足,甲亢之标实证候则包括肝火、胃火、心火或胆热,也可表现为肝气郁结、肝风内动、痰火内郁、痰湿中阻、痰瘀互结等。观察发现：患者经常是具备本虚证型一证，同时具备标实证候一证或数证，或以某一标实证为主。甲亢辨证论治的关键是要处理好本虚和标实的关系。补虚多用生脉饮、沙参麦冬汤、一贯煎等，药用太子参、黄芪、麦冬、石斛、五味子、枸杞子、山茱萸、怀牛膝；化痰多以二陈汤、黄连温胆汤等；泻火多用龙胆泻肝汤；理气多用柴胡疏肝散、小柴胡汤等，根据病机的不同，选用相应的方剂。

(八)其他治疗

1.单药治疗

黄药子味苦辛性凉有毒，《本草纲目》谓其能"凉血、降火、消瘿、解毒"，被认为是治疗甲状腺疾病包括甲亢有效的单味药。动物实验研究发现：黄药子对缺碘和原因不明的甲状腺肿大有一定疗效。治疗甲状腺功能亢进，绝大多数患者的临床症状，也可有明显的改善，颈围、基础代谢可有不同程度缩小、降低。但是作为甲状腺疾病治疗药物，一般服药时间较长，持续用量过大，容易发生药物性肝炎。所以有学者主张，在较长时间服药时，每天用量以不超过 12 g 为宜。其他单味药如雷公藤等，近年也时有报道。

2.气功治疗

取天突、天鼎、合谷、足三里、翳风。用点法发凉气，用抓法对准甲状腺连抓 10 次，用导引法作全身性导引，以期疏通经络、祛痰散结、消除瘿气。用剑指站桩功，使气血调和，生理代谢机制增强；"嘘"字功(吸短呼长)以泻肝火；逍遥步(以嘘字口型长呼气，做慢步行功)以解郁祛痰散结；血压高时要做降压功。每晚盘坐深调息 1 次，持续 60 分钟。以上综合用功，可疏肝解郁、活血消瘿。也可合用月华功 60 分钟以剑指站桩功、八段锦，可达滋水涵木、平肝息风之效，见手足抖动或肢体搐搦等症，应以逍遥步"吹"字功为主。血压升高时，可意守丹田或涌泉，以收濡养筋脉、除烦息风之功。

3.针灸疗法

取人迎、足三里、合谷、间使等。肝郁痰结加肝俞、内关；肝阳上亢加行间、太冲；阴虚火旺，加肝俞、肾俞、心俞、三阴交。行平补平泻法，留针 20～30 分钟，每天或隔天 1 次，15 次为 1 个疗程。

(1)耳针疗法：耳针则取甲状腺、内分泌、肝、神门。每周 3 次，10 次为 1 个疗程。

(2)艾灸疗法：取天突、大椎、风池、天府、膻中等穴。每穴灸 10～20 分钟，每天 1 次，连灸 6 天；以后隔天 1 次，2 周为 1 个疗程。

(姬广慧)

第二节 甲状腺功能减退症

一、病因病机

甲状腺功能减退症(简称甲减)属于"虚劳"或"虚损"之疾，《素问·通评虚实论》曰："精气夺则虚"，本病大多由于禀赋不足或后天失调、病久失调、积劳内伤所致。病机是元气虚怯，肾阳虚衰，乃脏腑功能减退，气血生化不足。病变脏腑以肾为主，病位涉及心、脾、肝等脏。由于阳气虚衰，无力运化，临床也可见痰湿、瘀血等病理产物夹杂。

甲状腺激素有促进生长发育、产热、调节代谢等作用，故甲减患者表现出一派虚损证候，而以肾阳虚衰最为明显。20世纪60年代建立的"阳虚"动物模型即表现甲减的临床症状。近年来，研究进一步表明阳虚证患者血清甲状腺素含量偏低，证实了阳虚与甲减的内在关系。

肾为先天之本，内藏元阳真火，温养五脏六腑。肾为先天之本，元阳所居，甲减有始于胎儿期或新生儿者，患儿智力水平低下、生长发育迟缓、身材矮小，称为呆小病，足可证明甲减与肾虚关系密切。甲减始于幼年期或成年期者也多为禀赋不足或久劳内伤、久病失治所致，其临床主症为元气亏乏、气血不足之神疲乏力、畏寒怯冷等，乃是一派虚寒之象。除此以外，尚可见记忆力减退、毛发脱落、性欲低下等症，也是肾阳虚的表现。肾阳不足，命门火衰，火不生土，则脾阳受损，脾为后天之本，气血生化之源，脾主肌肉且统血，故甲减患者常见肌无力、疼痛，贫血之症，妇女则可有月经紊乱，甚至崩漏等表现。又因肾阳虚衰，命火不能蒸运，心阳也鼓动无能，而有心阳虚衰之候，常见心动过缓，脉沉迟缓的心肾阳虚之象。阳虚则水运不化，水湿凝聚成痰，故甲减患者可合并黏液性水肿；阳虚无以运血，故瘀血之象可兼夹而见。肝气内郁，气机郁滞，津凝成痰，痰气交阻于颈，痰阻血瘀，遂成瘿肿。由于妇女多见性情抑郁，多思多虑，加之经、产期肾气亏虚，外邪乘虚而入，造成妇女易患甲状腺疾病，因此甲状腺疾病女性患者多于男性。另外，部分患者尚见皮肤粗糙、少汗、大便秘结、苔少、舌红，此乃阳损及阴，阴阳两虚而见阴津不足之象。

总之，阳虚为甲减之病本，肾阳虚衰，命火不足是其关键，病位又常涉及脾、心、肝三脏，而见脾肾阳虚、心肾阳虚，并常伴肝气郁滞或肝阳上亢之证，阳损及阴，阴阳两虚也是常见证型。痰浊瘀血则为其病之标，黏液性水肿即为痰浊之象，源于脾肾阳虚不能运化水湿，聚而成痰；瘿肿即为痰气交阻于颈，痰阻血瘀而成。

二、中医证治枢要

(一)甲减的病机重点在阳虚

甲减的辨证首先要辨明病情、病位和病性。阳虚是甲减患者的临床主要表现，甲减患者往往带有典型的肾阳虚衰表现，如神疲乏力，畏寒怯冷，记忆力减退，毛发脱落，性欲低下等，但随患者个体差异及病情的不同，又或兼脾阳不足，或兼心阳不足，同时阳虚也可损阴，出现皮肤粗糙、干燥少汗、大便秘结等阴津不足的症状，辨证时应辨明病变脏腑，在肾在脾，在心在肝，或数脏兼而有之。治疗时根据具体情况，可灵活化裁，不必拘泥。

(二)甲减的治疗关键是要处理好本虚与标实的关系

甲减的治疗关键是要处理好本虚与标实的关系。甲减之本虚证型，主要为肾阳虚衰，或兼脾阳不足，或兼心阳不足，阴阳两虚证。随病程迁延不愈，兼有水湿、痰浊、瘀血等留滞全身，甲减之标实可为肝气郁结、痰湿中阻、痰阻血瘀等。邪实为标，正虚为本。此时应注意处理好本虚与标实之间的关系，病程的不同阶段何者为主，根据患者病情，均衡二者关系方能取得良好效果。

(三)治疗甲减时需重视肝郁之证

临床中甲减患者多伴情志不畅、口苦心烦、失眠多梦等肝郁之证，尤其是甲亢甲状腺术后或放射碘治疗导致甲减的患者，肝郁之证更加明显，此时宜养血柔肝，疏肝药物选用药性平和之品，注意不可戕伐太过，以免损伤正气。

(四)肤胀病机重在气虚

甲减患者可有黏液性水肿，此肿胀按之随手即起，不留凹陷，与凹陷性水肿有别，与《黄帝内经》中之"肤胀"相似。古人有"肿为水溢,胀为气凝"的说法,因此,甲减之黏液性水肿当责之以气虚,治疗不宜用淡渗利湿之法,而宜用补肾健脾利湿,即补虚化浊之法。

三、辨证论治

(一)肾阳虚衰

(1)主症:形寒怯冷,精神萎靡,表情淡漠,头昏嗜睡,思维迟钝,面色苍白,毛发稀疏,性欲减退,月经不调。舌淡胖,脉沉迟。

(2)治法:温肾助阳,益气祛寒。

(3)方药:桂附八味丸化裁。黄芪 15 g,党参 20 g,熟附子 9 g,肉桂 9 g,肉苁蓉 9 g,熟地黄 15 g,山茱萸 15 g,山药 15 g,茯苓 15 g,泽泻 15 g。

(4)阐述:本型是甲减的基本证型,其他证型均是在此基础上,又增脾阳、心阳虚衰或肾阴不足的表现,故温肾助阳益气是甲减的基本治法。本方宗《黄帝内经》"善补阳者,必于阴中求阳"之旨,故以桂附八味丸为主方化裁,桂附八味丸乃是以地黄、山茱萸、山药等滋阴剂为主,纳少量桂附于滋阴剂中,取其微微生火之义;茯苓、泽泻利水渗湿,意在补中寓泻,以使补而不腻;加入菟丝子、肉苁蓉之类,阴阳兼顾;黄芪、党参可助其温阳益气之力。若肾阳虚衰甚者,可伍以仙茅、淫羊藿、鹿茸加强温肾之功;若兼脾虚,则可配黄芪、党参、白术脾肾双补;若有血瘀征象,可加丹参、桃仁活血通脉。

(二)脾肾阳虚

(1)主症:面浮无华,神疲肢软,手足麻木,四肢不温,少气懒言,头晕目眩,纳减腹胀,口淡乏味,畏寒便溏,男子阳痿,妇女月经不调或见崩漏。舌质淡胖,苔白滑或薄腻,脉弱濡软或沉迟无力。

(2)治法:温中健脾,扶阳补肾。

(3)方药:补中益气汤或香砂六君丸合四神丸加减。黄芪 15 g,党参 10 g,白术 12 g,茯苓 15 g,制附子9 g,补骨脂 15 g,吴茱萸 6 g,升麻 6 g,当归 10 g,砂仁(后下)3 g,陈皮 6 g,干姜 4 片,红枣 4 枚。

(4)阐述:甲减虽主病在肾,但肾阳虚衰,火不暖土,则可累及后天脾土之运化,而见脾肾阳虚证,临床症状常见神疲乏力肢软的气虚症状,以及纳呆口淡的脾虚症状,脾为运化之源,脾主统血,故可见贫血和妇女月经不调的症状。温补脾肾为本证治则,临床较为常用,常诸如参、芪、术、附并用,也可补肾、健脾交替应用。本方取补中益气汤之义,黄芪、党参、白术补益中气,升麻升提之;而且脾肾两虚,火不暖土,方用四神加减,附子、补骨脂、吴茱萸脾肾同补;姜、枣、陈皮、当归调和气血;本证除正虚外,常可有食滞及湿聚的情况,故酌加消导之品。临床应用如腹胀食滞者,可加大腹皮、焦三仙等;纳食减少,可加木香、砂仁;黏液性水肿患者脾肾阳虚证多见,此时可用茯苓、泽泻、车前子等利水消肿之品,但需在补肾健脾的基础上应用,不可孟浪攻逐水饮,不仅无益,反伤正气;脾虚下陷,可加白芷、柴胡以升提;妇女月经过多,可加阿胶、参三七以固冲涩经。

(三)心肾阳虚

(1)主症:形寒肢冷,心悸怔忡,胸闷息短,面虚浮,头晕目眩,耳鸣重听,肢软无力。舌淡色黯,舌苔薄白,脉沉迟细弱,或见结代。

(2)治法:温补心肾,强心复脉。

(3)方药:真武汤合炙甘草汤加减。黄芪 15 g,党参 12 g,制附子 9 g,桂枝 9 g,茯苓 15 g,白芍药 15 g,猪苓 15 g,杜仲 12 g,生地黄 10 g,丹参 15 g,生姜 30 g,甘草 15 g。

（4）阐述：心肾阳虚型是以肾阳不足及心阳衰微之证并见的证型，临床除形寒肢冷等阳虚表现外，以心动过缓、脉沉迟微弱等为主要表现，由于心阳虚衰，血运不足，心神失养，故可见头晕目眩、耳鸣重听，阳虚水泛故可见面虚浮、胸闷息短。故以真武汤合炙甘草汤化裁，温补心肾，强心复脉。心者以血为养，然必得阳气振奋以脉道通利，故方中生地黄、芍药、丹参以养血活血；而以大剂姜、桂、黄芪、党参以温阳通脉；附子温补肾阳；猪茯苓行有余之水。对心动过缓者，为鼓舞心阳，可酌加麻黄 6 g、细辛 3 g，以增加心率；若脉迟不复，或用参附汤、生脉散，并酌加细辛用量以鼓舞心阳。

（四）阴阳两虚

（1）主症：畏寒肢冷，眩晕耳鸣，视物模糊，皮肤粗糙，小便清长或遗尿，大便秘结，口干咽燥，但喜热饮，男子阳痿，女子不孕。舌淡苔少，脉沉细。

（2）治法：温润滋阴，调补阴阳。

（3）处方：以六味地黄丸、左归丸等化裁。熟地黄 15 g,山药 15 g,山茱萸 12 g,黄精 20 g,菟丝子9 g,淫羊藿 9 g,肉苁蓉 9 g,何首乌 15 g,枸杞子 12 g,女贞子 12 g,茯苓 15 g,泽泻 15 g。

（4）阐述：阳虚虽是甲减的基本证型，但是阴阳互根互用，临床上单纯的阳虚证候是很少见的，因此本型也是甲减的常见证型。方中重用熟地黄等滋肾以填真阴；枸杞子益精明目；山茱萸、何首乌滋肾益肝；同时黄精、菟丝子、淫羊藿等于养阴之中，勿忘阳虚为本，阴阳互补。对甲减临床症情应注意观察肾精不足及肾阴不足的表现，诸如本证之皮肤粗糙、大便秘结、口干咽燥、苔少脉细等表现，及时加入滋肾填精之品，是有助于本病的恢复的。若大量滋阴药物使用后，大便仍干结难下者，可酌加麻仁、枳实以通导；若阳虚明显者，可加附子、肉桂；阴虚明显者，加生地黄、生脉散等；本方阴柔滋腻之品较多，久服每宜滞碍脾胃，故宜加入陈皮、砂仁理气醒脾。

四、特色经验探要

（一）疏肝理气，化痰散结法在甲状腺肿块中的应用

甲状腺疾病常因情志所伤，痰气交阻于颈，久病血行瘀滞，症见颈前肿块。尤其在甲减初期和恢复期除有肾阳虚衰证候外，多兼肝郁气滞痰凝证候，恢复期还常伴有痰阻血瘀证，治疗应在温肾助阳的基础上佐以疏肝解郁、软坚化痰、活血消瘿。肝郁气滞痰凝常见症有颈前瘿肿，心烦易怒，胸胁胀闷，咽不适，失眠多梦，舌质淡红，脉弦细。治宜疏肝解郁，软坚化痰。以小柴胡汤合半夏厚朴汤加减。药用柴胡、郁金、白芍药、半夏、厚朴、香附、青陈皮、瓜蒌皮、浙贝母等。若甲状腺肿大明显，质地较软者，则加用荔枝核、瓦楞子等理气化痰散结之品。痰瘀互结常见颈前肿块质地坚韧，表面光滑，舌质黯红，边有齿痕，苔薄腻，脉弦滑。治宜理气化痰，活血消瘿。以补阳还五汤或桃红四物汤合消瘿散加味。药用黄芪、丹参、桃仁、红花、当归、川芎、牡蛎、浙贝母、白芥子等。病程较长，颈前肿块质地坚韧者，可加三棱、莪术等破血行瘀。

（二）补肾填精法在甲减治疗中的应用

甲减虽以阳虚为主要特征，治疗以温阳为主，但"无阴则阳无以生"，因此治疗中应补精以化气，补肾填精以复其阳，而非纯用温燥。主以六味地黄丸为代表方，纳补肾精，重用生地黄，配菟丝子、肉苁蓉、黄精等。菟丝子、肉苁蓉均有"添精益髓"之功，且具有温补肾阳的作用，可发挥阴阳双补之效，黄精也具有"补诸虚，填精髓"的作用，在阴阳两虚证中应用尤为合拍，在肾阳虚、脾肾阳虚、心肾阳虚证中也为治本之法，可作为甲减治疗中的基本用药。

五、中西医优化选择

甲减是甲状腺激素作用不足或缺如的一种病理状态,单纯西医甲状腺激素替代疗法可取得一定疗效,但从临床观察,有相当部分患者,尤其对甲状腺片耐受性较差的患者,症状改善不明显。单用中药治疗,也有一定限度,但中医辨证治疗可改善患者体质,调节体内的免疫功能,扶正祛邪,及时改善症状,部分甲减患者还可免于甲状腺素终身替代治疗,弥补了单纯甲状腺激素替代治疗的不足。中西医结合治疗甲减具有很大的优势。

六、饮食调护

(1)甲减患者机体代谢降低,产热减少,故饮食应适当增加富含热量的食物,如乳类、鱼类、蛋类及豆制品、瘦肉等。平时可多食些甜食,以补充热量。

(2)甲减患者胃肠蠕动功能下降,常有脾虚表现,口淡无味,消化不良,因此饮食应以易于消化吸收的食物为主,生硬、煎炸及过分油腻食品不宜食用。

(3)食疗:阳虚明显时可用桂圆、红枣、莲子肉等煮汤,妇女可在冬令配合进食阿胶、核桃、黑芝麻等气血双补。

(姬广慧)

第三节 血脂异常

一、概述

血脂异常是由于脂肪代谢或运转异常使血浆脂质出现异常的一种病症,主要表现为血清总胆固醇、低密度脂蛋白胆固醇、甘油三酯升高,高密度脂蛋白胆固醇降低。除此之外,血脂异常临床表现包括两大方面:脂质在真皮内沉积所引起的黄色素瘤;脂质在血管内皮沉积引起的动脉粥样硬化。血脂异常已成为缺血性心脑血管病(包括冠心病和缺血性脑卒中)的独立危险因素之一。心血管病是我国城市和乡村人群的第一位死亡原因。因此,对血脂异常的防治必须及早给予重视。我国人群血脂平均水平低于发达国家,但其升高幅度却很惊人。据国家卫生部门近期披露,我国成人血脂异常患病率为18.6%,估计全国血脂异常现患人数1.6亿。不同类型的血脂异常患病率分别为:高胆固醇血症2.9%,高甘油三酯血症11.9%,低高密度脂蛋白血症7.4%,另有3.9%的人血胆固醇边缘升高。中医传统上没有血脂异常的病名,根据其病理特点,可归属在中医"痰浊""血瘀""肥胖"范畴。

二、历代名家学说

(一)病因病机

血脂异常属于现代病名,由于其临床表现特征不明显,历代医家对其认识模糊,没有相关的临床表现、病因病机的记载,更无相应的病名。

中医虽无血脂的概念,但对人体脂肪组织则早已有所认识。如《黄帝内经》中有四处论及

"脂",其意义有三,其一指脂肪、肥胖,如《素问·异法方宜论》曰:"西方者,金玉之域,沙石之处,天地之所收引也。其民陵居而多风,水土刚强,其民不衣而褐荐,其民华食而脂肥,故邪不能伤其形体,其病生于内,其治宜毒药。故毒药者亦从西方来。"《灵枢·卫气失常》言"黄帝曰:何以度知其肥瘦?伯高曰:人有肥、有膏、有肉。黄帝曰:别此奈何?伯高曰:䐃肉坚,皮满者,肥。䐃肉不坚,皮缓者,膏。皮肉不相离者,肉。黄帝曰:身之寒温何如?伯高:膏者,其肉淖而粗理者,身寒,细理者,身热。脂者,其肉坚,细理者热,粗理者寒。黄帝曰:其肥瘦大小奈何?伯高曰:膏者,多气而皮纵缓,故能纵腹垂腴。肉者,身体容大。脂者,其身收小。黄帝曰:三者之气血多少何如?伯高曰:膏者,多气,多气者,热,热者耐寒。肉者,多血则充形,充形则平。脂者,其血清,气滑少,故不能大。此别于众人者也。黄帝曰:众人奈何?伯高曰:众人皮肉脂膏,不能相加也,血与气,不能相多,故其形不小不大,各自称其身,命曰众人。黄帝曰:善。治之奈何?伯高曰:必先别其三形,血之多少,气之清浊,而后调之,治无失常经。是故膏人纵腹垂腴,肉人者,上下容大,脂人者,虽脂不能大者。"其二指肾精,如《素问·逆调论》曰"帝曰:人有身寒,阳火不能热,厚衣不能温,然不冻栗,是为何病?岐伯曰:是人者,素肾气胜,以水为事,太阳气衰,肾脂枯不长,一水不能胜两火。肾者水也,而生于骨,肾不生,则髓不能满,故寒甚至骨也。所以不能冻栗者,肝一阳也,心二阳也,肾孤脏也,一水不能胜二火,故不能冻栗,病名曰骨痹,是人当挛节也。"其三指皮肤色泽,如《灵枢·论疾诊尺》曰:"尺肤滑而泽脂者,风也。"脂乃人体的基本物质,属阴精范畴,表现于外为肌肤光滑润泽,过多则为形体肥胖。饮食水谷精微是脂质的主要来源,如《灵枢·五癃津液别》曰:"五谷之津液合而为膏者,内渗于骨空,补益脑髓,而下流于阴股。"而"华食"、过食膏粱厚味是导致脂肪过多肥胖的主要原因之一。如《素问·通评虚实论》曰:"凡治消瘅,仆击,偏枯萎厥,气满发逆,甘肥贵人,则膏粱之疾也。"上文也指出膏粱厚味、多脂肥胖可能成为中风等心脑血管疾病的发病因素。

后世医家关于"脂"的论述不多,也基本没有超出《黄帝内经》。隋代杨上善《黄帝内经太素·经脉之一》曰:"心外有脂,包裹其心,名曰心包。"此指组织器官。又如清代张志聪《灵枢集注·九针十二原》曰:"中焦之气,蒸津液,化其精微,溢于外则皮肉膏肥,余于内则膏肓丰满。"明代张景岳《类经·五癃津液别》曰:"精液和合为膏,以填补骨空之中,则为脑为髓,为精为血。"此是对《黄帝内经》观点的注释,说明膏脂与精血相关,为五谷精微所化。

关于脂质代谢异常的病因病机、证候治法与方药历代研究记述甚少,只能间接从肥胖、中风、胸痹心痛等相关疾病略见端倪。可以说中医关于血脂异常的研究历史并不长,其理法方药体系在近几十年内才逐渐形成。

(二)治法方药

由于血脂异常为现代病名,且临床症状不突出,以致古代医家对血脂异常少有研究,更无治法方药记载。近年来,关于血脂异常的治法方药研究报道逐渐增多,其中不乏名老中医的临床经验。名老中医经验正是现代临床研究的内容之一,其治法方药可参阅下述内容。

三、现代临床应用研究

血脂异常以脾、肝、肾功能失调而导致痰瘀形成为内在病因,而嗜食肥甘、膏粱厚味是化生痰浊的外因;痰瘀互结,脉道阻滞是血脂异常发展为心脑血管疾病的病理基础。本病属于本虚标实,以脾、肝、肾虚损为本,痰浊、瘀毒为标。青壮年以标实为主,中老年以本虚或虚实夹杂为多。治本常用益气健脾、养血柔肝、滋补肝肾、温补脾肾等法,治标多用祛痰化浊,通腑泄浊,清热利湿,疏肝理气,活血化瘀。

（一）从脾论治

《黄帝内经》"五谷之津液合而为膏""华食而脂肥"的观点确定了血脂与脾的关系。隋代杨上善《黄帝内经》"脾主身之脂肉"说更是明言人体脂质由脾所主。血脂异常与脾相关的主要理论基础是"脾主运化"与"脾为生痰之源"。脾胃为后天之本,主运化水谷。若因过食膏粱厚味或嗜酒过度损伤脾胃,脾气亏虚,失于健运,则水谷精微不能正常转输敷布,以致聚湿生痰,壅塞脉道,血运受阻,渐至痰浊瘀血互结而继发诸多病症。多数医者都认为脾是影响脂浊形成的关键。如有学者认为膏脂本是食物之精华,当脾胃功能失调时,食物的运化随之失常,精微物质转化为过多膏脂,即所谓"过则为淫,淫则为灾"。过多的膏脂及各种潴留体内的代谢产物,中医多将其归于痰的范畴,故有"肥人多痰"之说。有研究认为本病病机是脾失运化,水津停而成饮,凝聚成痰,人体之精微物质,无以输布全身,贯注血脉,而致精化为浊,痰浊内聚,病变乃生。本病病机关键在于脾虚脉道不固,脂浊渗入脉内。其本在脾,其标在脉,旁涉肝肾。

由于血脂异常与脾虚生痰有关,故从脾论治成为治疗的基本思路,或健脾益气,或以健脾为主兼以补肾、疏肝、化痰、活血。如有学者认为血脂异常属本虚标实之证,而脾虚是本,痰浊是标。其将90例血脂异常患者随机分成健脾降浊方(由党参、白术、茯苓、陈皮、半夏等组成)治疗组与血脂康对照组,治疗8周后观察,治疗组与对照组总有效率无明显差异,且治疗组治疗后甘油三酯(TG)、低密度脂蛋白胆固醇(LDLC)较对照组有明显下降,中医证候改善显著。也有学者认为血脂异常以脏腑功能失司,尤以脾胃失调为其关键因素,治疗当从脾论治。其本在脾,其标在脉。故治疗应以健脾益气,活血通络为原则。其将60例高脂血症患者随机分为治疗组和对照组,其中治疗组30例,采用自拟调脂饮治疗,处方为黄芪15 g,白术20 g,茵陈15 g,红花10 g,川芎15 g,丹参30 g,三七10 g,山楂15 g,绞股蓝15 g,决明子18 g,生大黄6 g。每天1剂。对照组30例,采用血脂康治疗,每次2粒,每天2次。疗程均为8周。结果治疗组和对照组总有效率分别为93.33%和83.33%,两组比较有显著差异($P<0.05$)。运用健脾降脂丸治疗,总有效率达86.7%,对照组服用血脂康,总有效率为76.7%,对照组停药1个月后有效率降至36.7%,而治疗组停药1个月后有效率仍然高达66.7%,两组比较有显著差异。有学者观察了140例高脂血症患者,用随机的方法将患者分为两组:治疗组(87例)和对照组(53例)。治疗组给予自拟升清降浊汤(药用党参15 g,白术15 g,麦芽15 g,首乌15 g,葛根10 g,生山楂30 g,泽泻15 g,大黄6 g,甘草6 g,1剂/天,水煎,分2次服)治疗,对照组给予西药辛伐他汀片治疗,4周判定疗效。结果:治疗组总有效率(88.51%)高于对照组(66.04%)($P<0.05$);两组治疗前后血脂指标均有极显著性差异($P<0.05$),两组疗效无显著性差异($P>0.05$)。由此结论:自拟升清降浊汤治疗高脂血症能改善高脂血症患者各项血脂实验室指标,总有效率高于辛伐他汀片,不良反应小,且中药治疗高脂血症停药后不易反弹,明显降低高脂血症的复发率。有学者用SD大鼠建立血脂异常模型,造模同时予以苓桂术甘加味汤灌胃。15天后测定血脂及血液流变学指标,结果提示该方能明显抑制大鼠血清胆固醇(TC)、TG、LDL-C、载脂蛋白B100(apoB100)的增高,并明显升高高密度脂蛋白胆固醇(HDL-C)、载脂蛋白AI(apoAI)的含量和apoAI/apoB100比值,同时还能有效改善血液流变学多项指标。

（二）从肾论治

《黄帝内经》"肾脂"说与膏脂"内渗于骨空,补益脑髓,而下流于阴股"的生理作用说明血脂与肾精关系非常密切。正常情况下,肾藏精,精化血,血养精,精血同源,相互转化。血脂则属于精血的成分之一。而在病理情况下,血脂过多,淫则为灾,血脂不是化精生髓,而是化为痰浊,成为了致病物质。在脂化为痰的病理过程中肾脏起着重要的作用。因此,血脂异常及其相关疾病多见于年逾四十,肾气由盛渐衰的中老年人。肾为先天之本,藏元阴元阳,主水,主津液。肾之精气亏虚,阴阳失调,气化不行,致水液代谢失常,痰湿内生;同时肾阳亏虚,脾阳失煦,失于健运,水谷精微不能化生气血,反而聚湿生痰;或肾阴亏虚,虚火内炽,炼液成痰。痰浊日久不去,瘀阻气血,痰瘀互结,从而导致中风、心痛等疾病的发生。补肾法是治疗血脂异常的常用方法之一,有以补肾为主者,有配合补肾者。有学者用调脂散(由淫羊藿、女贞子、何首乌、郁金、黄精等组成)治疗中老年血脂异常,与多烯康组对照,发现治疗组总有效率为86.67%。在消除症状与体征,降低血清胆固醇(TC)、三酰甘油(TG)、升高高密度脂蛋白胆固醇(HDL-C)等方面优于对照组。也有学者运用补肾填精、活血化瘀之法,应用补肾降脂方(熟地黄、山茱萸、山药、生山楂、何首乌、大黄、丹参)治疗55例患者,连续治疗4周后,患者血中TC、TG、LDL-C水平明显降低($P<0.05$),而apoA、HDL-C水平明显升高($P<0.05$ 或 $P<0.01$)。

(三)从肝论治

肝对血脂的影响与其主疏泄、藏血、生血的功能有关。肝以血为体,以气为用。其藏血与生血功能,调节着循环血量与血质,如《素问·六节藏象论》曰:"肝……其充在筋,以生血气。"血脂的产生与肝脏生血有关。另外,肝主疏泄调畅气机,对全身各脏腑组织的气机升降出入起着重要的疏通调节作用。清代周学海《读医随笔·证治类·平肝者舒肝也非伐肝也》曰:"凡脏腑十二经之气化,皆必藉肝胆之气化以鼓舞之,始能调畅而不病。"肝的疏泄功能正常,则气机调畅、气血和调、经络通利,脏腑功能正常协调。若肝胆疏泄无权,一则胆汁排泄不畅,难以净浊化脂;二则肝木克脾土,影响脾胃的升清降浊和运化功能,脾运失职,痰浊内生,无形之痰输注于血脉而成本病;三则肝主疏泄,气行则津行,气滞则湿阻。因此,肝可以通过直接与间接的途径影响血脂水平。有学者利用CNKI中文文献数据库,检出中药防治高脂血症相关文献3 254篇,涉及中医辨证治疗624篇。在对其中常见证型、临床症状、舌、脉分别进行统计分析,并将按脏腑病位证素、病性证素进行统计分析后发现,本病病变脏腑归宿为肝脾肾心胃胆,与肝相关证型4 840例,占31.3%,明显高于脾18.86%,肾18.58%,证型主要为肝肾阴虚、肝郁气滞、肝阳上亢、肝郁脾虚、肝胆湿热。其对316例高脂血症患者的临床调查则发现肝郁脾虚、肝肾阴虚、脾肾两虚、肝阳上亢、痰瘀内阻为常见的5个证型,以肝郁脾虚112例占35.44%为最多,与肝相关证型最多,占61.39%。

近年来,从肝论治血脂异常的报道不少,有用柴胡疏肝散疏肝理气者,有用龙胆泻肝汤清利湿热者,有用天麻钩藤饮平肝潜阳者。有学者运用柴胡疏肝散加味治疗血脂异常70例,总有效率达93%,治疗前后血脂有关指标差异明显,其临床症状也有显著改善。有学者用加味天麻钩藤饮治疗高脂血症50例,显效35例,有效10例,无效5例,总有效率90%。其认为高脂血症证属肝阳偏亢、肾阴下足、虚实夹杂者,用平肝、清火、补肾、活血、健脾化痰之法,药与证合,疗效较为理想。有学者用龙胆泻肝汤加决明子12 g,蒲公英、生地黄、虎杖、益母草、茵陈、赤芍、丹参各25 g,黄连6 g,治疗高脂血症86例,显效率(血脂化验指标中有任何一项达下述标准者:胆固醇下降≥20%,三酰甘油下降≥40%,高密度脂蛋白胆固醇升高≥0.25 mmol/L)。

(四)从痰论治

痰饮是由水液代谢失常所形成的病理产物,又是一种致病动因,其病理变化和临床症状,不易察觉。血脂异常具有痰饮的病理特性,又多见于肥胖之人,故多数研究报道认为血脂异常属于中医"痰饮"范畴,为"血中之痰浊"。过食肥甘厚味,好逸少动,内伤七情,多病体虚,以致脾失健运,肝失疏泄,肾失气化,水液代谢失常,清不得升,浊不得降,清浊相混,聚湿生痰。痰饮形成实与饮食起居失常,脏腑功能失调有关。对血脂异常来说,痰为标,脏腑为本,但是痰又是动脉粥样硬化、血脉瘀阻的致病因素,相对后者,痰成为疾病之本。有学者认为痰浊是血脂异常整个病程中的基本病机,动脉粥样硬化表现出典型的血瘀证,而血脂异常表现为痰浊证。痰瘀胶着血脉是血脂异常的病理特点,贯穿血脂异常病程始终。

祛湿化痰一直是治疗血脂异常的主要方法之一,温胆汤、半夏白术天麻汤、茵陈五苓散、龙胆泻肝汤等方为临床所常用,均被报道治疗血脂异常有效。如用加味半夏白术天麻汤治疗高脂血症 80 例,结果显效 42 例,有效 31 例,无效 7 例,总有效率 91.3%。林素财等综述分析 5 篇用茵陈五苓散治疗高脂血症的报道,其有效率为 86%～93%,疗效优于烟酸肌醇酯、藻酸双酯钠、绞股蓝总苷胶囊等。茵陈五苓散能抑制高脂模型大鼠血清总胆固醇、甘油三酯、低密度脂蛋白胆固醇含量及低密度脂蛋白胆固醇/高密度脂蛋白胆固醇比值的升高。

(五)从瘀论治

痰与瘀之间存在着复杂的因果关系。《诸病源候论·诸痰候》云:"诸痰者,此由血脉壅塞,饮水积聚而不消散,故成痰也。"而在血脂异常导致动脉粥样硬化的病理过程中,因痰致瘀是主要病机,痰瘀互结为病理特点。近年来采用活血化瘀法治疗血脂异常的报道日益增多,以血府逐瘀汤为代表方的活血化瘀法已经成为治疗血脂异常的主要方法之一。如有学者用血府逐瘀汤加减治疗 213 例高脂血症患者,30 天为 1 个疗程,然后统计疗效。结果各项血脂指标均有改善,与治疗前比较差异显著。213 例患者中达到临床控制者 93 例,显效 69 例,有效 31 例,无效 20 例,总有效率为 90.6%,也没有发现明显毒副作用。有报道,用血府逐瘀汤加减治疗高脂血症 100 例,6 周后血清总胆固醇水平从(7.13±0.55)mmol/L 下降至(6.19±0.71)mmol/L;血清甘油三酯水平从(2.18±0.34)mmol/L 下降至(1.67±0.28)mmol/L,治疗前后均显著降低,临床总有效率为81.82%,优于烟酸肌醇酯组。有学者用自拟活络化瘀汤(桃仁、红花、当归、制首乌、决明子等)加减治疗 124 例高脂血症患者,以 15 天为 1 个疗程,2 个疗程后观察效果。结果是 124 例中显效 83 例,有效 24 例,无效 17 例,总有效率为 86.2%。也有学者用活血化瘀方(由丹参、大黄等组成)给大鼠血脂异常模型灌胃 40 天,发现该方可显著降低高脂大鼠血清总胆固醇、甘油三酯、低密度脂蛋白胆固醇、极低密度脂蛋白水平,并能显著升高密度脂蛋白胆固醇水平。

(六)综合治疗

中医治疗血脂异常方法虽有从本从标,从脾从肾从肝之不同,但是对于本病的主要病机仍一致认为是本虚标实、脏腑虚损、痰瘀互结、脉络阻滞。有学者认为,本病本虚为脾运失职、肾虚、肝郁、心血瘀阻,标实为痰瘀阻络,其中脾为病之始,肾虚、肝郁为病之变,心为病之终。有学者则强调,本病是以脏腑功能失调为本,痰浊瘀血为标;初病在脾,多见脾虚湿阻,常兼痰热;中期可见痰瘀胶结;久病及肾,后期常见肝肾亏虚。在整个病程中常脏腑虚实相互兼夹。因此,多数报道治疗本病并不采用单一的治疗方法,而是辨证论治或综合治疗。

目前大多数文献和研究将本病分为 5 个证型,即痰浊阻遏型、肝肾阴虚型、阴虚阳亢型、脾肾阳虚型、气滞血瘀型。有学者通过分析 1994—2006 年 175 篇文献,统计出 6 151 例高脂血症的临床辨证分型,归纳出排在前 3 位的证型是气血瘀滞 1 307 例(21.25%)、痰湿阻遏 1 300 例(21.14%)、脾肾阳虚 885 例(14.39%)。有学者则对 2 100 例高脂血症进行回顾性分析,辨证分为 6 个证型,其中,脾肾两虚型最常见,有 606 例占 28.86%,气血瘀滞型 460 例占 21.90%,湿热壅滞型 424 例占 20.19%,痰湿痹阻型 302 例占 14.38%,气阴两虚型 268 例占 12.76%,肝肾阴虚阳亢型 40 例占 19.0%。

血脂异常的治疗思路多是从其主要病因病机着手,治本强调调理肝、脾、肾三脏功能,治标紧扣痰浊、血瘀与气滞,标本同治,攻补兼施。有学者持本病病机以肝脾肾亏虚为本,痰浊瘀血为标,治疗当健脾疏肝,化痰活血的观点,用自拟调脂汤结合西药治疗高脂血症 120 例,同时与单纯西药治疗组对照。西药治疗组根据血脂异常类型分别给予辛伐他汀或非诺贝特治疗,中西医结合治疗组则在西药治疗组基础上加用调脂汤(黄芪、茯苓、何首乌、决明子、生山楂、泽泻、丹参、葛根各 15 g,枸杞子、柴胡、制半夏各 10 g,陈皮、甘草各 6 g。每天 1 剂,水煎,分 2 次温服)治疗。两组均以 6 周为 1 个疗程,1 个疗程后判定疗效。结果为中西医结合治疗组显效 64 例,有效 48 例,无效 8 例,有效率 93.33%,西药对照组显效 40 例,有效 52 例,无效 28 例,有效率 76.67%。中西药合用在降低血清总胆固醇、低密度脂蛋白胆固醇、甘油三酯与升高高密度脂蛋白胆固醇等方面均优于单用西药。有学者也取标本兼治的方法治疗高脂血症患者 120 例,中西药结合组予辛伐他汀与自拟降脂通脉汤(生山楂、生何首乌、泽泻、丹参、红花、水蛭、参三七、陈皮、柴胡、山茱萸、荷叶、大黄、茯苓),西药组单用辛伐他汀,连续服药 4 周后复查。结果中西药治疗组总有效率为 95.38%,明显高于单用辛伐他汀组之 61.82%;两组治疗前后胆固醇、甘油三酯比较有显著性差异。也有学者认为脾肾两虚是高脂血症的本质,瘀血、痰浊则是脾肾两虚的病理产物,并据此采用消脂汤(黄芪、茯苓、炒白术、何首乌、枸杞子、菟丝子、昆布、泽泻、防己、炒决明子、红花、丹参、赤芍、山楂)治疗高脂血症 162 例,同时设口服辛伐他汀胶囊组为对照。结果治疗组 162 例中,显效 111 例,有效 40 例,无效 11 例,有效率 93.2%。对照组 106 例中,显效 49 例,有效 29 例,无效 28 例,有效率 73.6%,两组比较有显著性差异。

关于不同治法之间比较的研究报道甚少,有研究共观察 511 例患者,设为补肾组 91 例,健脾组 65 例,化痰组 89 例,活血组 82 例,中药综合组 184 例,设泛硫乙胺 130 例为对照组。补肾组主要用地黄、山茱萸、怀山药、泽泻、丹皮、茯苓,阳虚明显者加用淫羊藿;健脾组用党参、白术、茯苓、甘草为主的四君子汤加减;化痰组以半夏、陈皮、茯苓、甘草为主的二陈汤加减;活血组以桃仁、红花、当归、地黄、芍药为主的桃红四物汤化裁;综合疗法以地黄、首乌、玉竹、石斛、南烛叶、郁金、丹参、生山楂、竹沥、生姜为主的方药加减。疗程为 3 个月。治疗前 1 周,各组停服任何影响血脂代谢药物,并保持原有的饮食生活习惯。结果:血清总胆固醇含量治疗后各组平均下降幅度分别为:补肾组 11%、健脾组 5%、化痰组 6%、综合组 27%、对照组 28%。血清甘油三酯含量治疗后各组平均下降幅度分别为:补肾组 25%、健脾组 18%、化痰组 15%、活血组 17%、综合组 42%、对照组 42%。结果表明,各组血清胆固醇与甘油三酯含量经治疗后均有不同程度的降低,其中补肾组治疗前后比较($P < 0.05$),综合组、对照组($P < 0.01$)。并认为补肾、健脾、化痰、活血、中药综合治疗均能使血清胆固醇与甘油三酯含量降低,补肾疗效优于健脾、化痰、活血,中药综合治疗优于单一治疗,说明本病治疗要以补肾为主,健脾为辅,标本兼治,辨证和辨病相结合。

(七)现代中成药应用

已上市的调脂中成药品种较多,经多年的临床应用,多数药物疗效可靠,毒副作用较少,使用安全。如血脂康(红曲)含有多种天然他汀成分,其中主要是洛伐他汀。常用剂量为 0.6 g,2 次/天。可使血清胆固醇降低 23%,血清低密度脂蛋白胆固醇降低 28.5%,甘油三酯降低 36.5%,高密度脂蛋白胆固醇升高 19.6%。其他还有脂必妥(红曲)、绞股蓝(绞股蓝总苷片)制剂、山楂制剂等。

（八）针刺治疗

针灸治疗为中医的独特疗法，已广泛应用于血脂异常的治疗，经临床研究证明其有效、安全。治疗方法可用针刺、电针、埋线、穴位注射与艾灸等。如有学者将符合诊断标准的 69 例原发性高脂血症痰浊型患者随机分为电针治疗组和药物对照组，电针组采用电针双侧丰隆、阴陵泉，用疏密波，患者能耐受的最大强度，每次治疗 30 分钟。疗程：每天 1 次，5 次为 1 个疗程，共 6 个疗程，疗程间休息 2 天；药物组口服辛伐他汀，每次 10 mg，每天 1 次。进行 6 周的治疗后比较两组疗效。结果为电针组 34 例，临床控制 19 例，显效 10 例，有效 3 例，无效 2 例，总有效率 94.12%；药物组 31 例，临床控制 19 例，显效 7 例，有效 3 例，无效 2 例，总有效率 93.55%，两组比较无显著差异。但是两组对临床证候的改善有显著性差异，电针组优于药物组。有学者用穴位埋线疗法治疗高脂血症 30 例也收到较好疗效。方法：脾俞、丰隆穴位皮肤常规消毒后，将 1 号烙制手术缝和羊肠线（长约 1.5 cm）装入一次性使用埋线针前端内。在穴位局部下方局麻处向上斜刺，每个穴位进针约 1.2～1.5 寸行捻转得气后，边推针芯边退针管，使羊肠线埋入皮下肌层，线头不得外露，消毒针孔，外敷无菌敷料，胶布固定。每两周治疗 1 次，1 个月为 1 个疗程。结果：显效 9 例，有效 15 例，无效（未达到有效标准）6 例，总有效率为 80%。

（姬广慧）

第四节　肥　胖　症

肥胖症是指以体内膏脂堆积过多，体重异常增加为主要临床表现的一种病证，常伴有头晕乏力、神疲懒言、少动气短等症。

肥胖症早在《黄帝内经》中就有记载，《素问·阴阳应象大论》有"肥贵人"及"年五十，体重，耳目不聪明"的描述。《灵枢·逆顺肥瘦》记载了"广肩腋项，肉薄厚皮而黑色，唇临临然，其血黑以浊，其气涩以迟"的证候。

《素问·奇病论》中认为本病的病因是"喜食甘美而多肥"。《灵枢·卫气失常》将肥胖症分为"有肥，有膏，有肉"3 种证型。

在此基础上，后世医家认识到肥胖的病机还与气虚、痰湿、七情及地理环境等因素有关。如《景岳全书·杂证谟·非风》认为肥人多气虚，《丹溪心法》《医门法律》则认为肥人多痰湿。

在治疗方面，《丹溪心法·中湿》认为肥胖应从湿热及气虚两方面论治。《石室秘录·肥治法》认为治痰须补气兼消痰，并补命火，使气足而痰消。此外，前人还认识到肥胖与消渴、仆击、偏枯、痿厥、气满发逆等多种疾病有关。《女科切要》中指出："肥白妇人，经闭而不通者，必是痰湿与脂膜壅塞之故也。"

现代医学的单纯性（体质性）肥胖症、继发性肥胖症（如继发于下丘脑及垂体病、胰岛病及甲状腺功能低下等的肥胖症），可参考本节进行辨证论治。

一、病因病机

肥胖多由年老体弱、过食肥甘、缺乏运动、先天禀赋等病因，导致气虚阳衰、痰湿瘀滞形成。

(一)年老体弱

中年以后，阴气自半，脏气功能减退；或过食肥甘，脾之运化不及，聚湿生痰；或脾虚失治，阳气衰弱，久之损及肾阳，而致脾肾阳虚，脾虚不能运化水湿，肾虚不能化气行水，水湿痰浊内停，浸淫肌肤而成肥胖。

(二)饮食不节

饮食不节，或暴饮暴食，或饥饱失常，损伤脾胃，中焦失运，积热内滞；或嗜食辛辣煎炸之品，助阳助火，心肝火旺，横犯中土，胃热偏盛则食欲亢进，脾失健运则水湿不化；或喜食肥甘厚腻，困遏脾气，湿聚成痰，留滞机体而成肥胖。或妇女孕期产后，脾气不足，过食鱼肉，营养过剩，加之活动减少，运化不及，食物难消，水湿停积，脂膏内生，留滞肌肤，也容易发生肥胖。

(三)运动缺乏

喜卧好坐，缺乏运动，气血运行不畅，脾胃呆滞，运化失常，不能布散水谷精微及运化水湿，致使湿浊内生，蕴酿成痰，化为膏脂，聚于肌肤、脏腑、经络而致肥胖证候。

(四)先天禀赋

禀赋不同，体质有异。若阳热体质，胃热偏盛者，食欲亢进，食量过大，脾胃运化不及，易致痰湿膏脂堆积，而成肥胖。

此外，肥胖的发生与性别、地理环境等因素都有关，由于女性活动量少于男性，故女性肥胖者较男性为多。

肥胖之病位主要在脾与肌肉，而与心、肺、肝、肾有关。肾虚不能化气行水，易酿水湿痰浊；心肺功能失调，肝失疏泄，也每致痰湿瘀滞。病机总属气虚阳衰，痰湿偏盛，膏脂内停。

肥胖之病性属本虚标实之候。本虚多为脾肾气虚，标实为痰湿膏脂内停，临床常有偏于本虚及标实之不同。虚实之间常可发生转化，如食欲亢进，过食肥甘，湿浊积聚体内，化为膏脂，形成肥胖，但长期饮食不节，可损伤脾胃，致脾虚不运，甚至脾病及肾，导致脾肾两虚，从而由实转虚；而脾虚日久，运化失司，湿浊内生，或土塞木郁，肝失疏泄，气滞血瘀，或脾病及肾，肾阳虚衰，不能化气行水，而致水湿内停，泛溢于肌肤，阻滞于经络，使肥胖加重，从而由虚转实或呈虚实夹杂之证。

二、诊断

(一)症状

体重超出标准体重{标准体重(kg)＝[身高(cm)－100]×0.9}(Broca 标准体重)20%以上，或体质指数[体质指数＝体重(kg)/身高(m)^2](正常为 18.5～23.9)超过 24 为超重，≥28 为肥胖。排除肌肉发达或水分潴留因素，即可诊断为本病。男性腰围≥90 cm、女性腰围≥85 cm 为腹部肥胖标准。轻度肥胖仅体重增加 20%～30%，常无自觉症状。中重度肥胖常见伴随症状，如神疲乏力，少气懒言，气短气喘，腹大胀满等。

(二)检查

肥胖患者一般应做相关检查，如身高、体重、血压；血脂；空腹血糖、葡萄糖耐量试验、血清胰岛素、皮质醇；抗利尿激素；雌二醇、睾酮、黄体生成素；心电图、心功能、眼底及微循环；以及 T_3、T_4、TSH、头颅 X 线片或头颅、双肾上腺 CT 扫描等测定，以排除内分泌功能异常引起肥胖的可能性。

（三）世界卫生组织的肥胖诊断标准

世界卫生组织最近制订了新的肥胖诊断标准,新的肥胖症诊断标准把体质指数（BMI）为25以上者定为肥胖。内脏脂肪型肥胖的诊断标准是,经 CT 检查内脏脂肪面积达 100 cm² 者。

世界卫生组织规定,BMI 把体重划为 6 类,BMI＜18.5、BMI＝18.5～25.5、BMI＝25.5～30.0、BMI＝30～35、BMI＝35～40、BMI≥40,分别定为低体重、普通体重、肥胖 1 度、2 度、3 度、4 度。

肥胖症的诊断,首先 BMI 达 25,如合并有与肥胖有关联的健康障碍 10 项（2 型糖尿病、脂质代谢异常、高血压、高尿酸血症、冠心病、脑梗死、睡眠呼吸暂停综合征、脂肪肝、变形性关节炎、月经异常）中的 1 项以上,即可诊断为肥胖症。

作为预测合并危险因子的指标,已明确用腰围做指标。世界卫生组织的标准:因肥胖而伴有危险因子增加者,男性为 94 cm,女性为 80 cm 以上。

三、鉴别诊断

（一）水肿

水肿严重时,体重也增加,也可出现肥胖的伴随症状,但水肿以颜面及四肢水肿为主,严重者可出现腹部胀满,甚至全身皆肿,与本病症状有别。水肿经治疗病理性水湿排出体外后,体重可迅速减轻,降至正常,而肥胖患者体重减轻则相对较缓。

（二）黄胖

黄胖由肠道寄生虫与食积所致,以面部黄胖肿大为特征,与肥胖迥然有别。

四、辨证

本虚标实为本病之候。本虚有气虚、阳虚之别,标实有痰湿、水湿及瘀血之异,临证当辨明。本病有在脾、在胃、在肾、在肝、在心、在肺的不同,临证时需详加辨别。

肥胖症变与脾胃关系最为密切,临床症见身体重着,神疲乏力,腹大胀满,头沉胸闷,痰多者,病变主要在脾。若食欲旺盛,口渴恶心者,病变在胃;症见腰膝酸软疼痛,动则气喘,嗜睡,形寒肢冷,夜尿频多,下肢水肿,病在肾;若心烦善怒,失眠多梦,病在心、肝;症见心悸气短,少气懒言,神疲自汗,病在心、肺。

（一）胃热滞脾

（1）证候:多食易饥,形体肥胖,脘腹胀满,面色红润,心烦头昏,嘈杂,得食则缓,舌红苔黄腻,脉弦滑。

（2）分析:胃火亢盛则消谷善饥,多食,嘈杂,得食则缓;食积气滞中焦则脘腹胀满;脾失健运,痰湿内停则形体肥胖;胃火上冲扰心则面色红润,头昏心烦;舌红苔黄腻,脉弦滑为湿热内盛之象。

（二）痰湿内盛

（1）证候:形盛体胖,身体重着,肢体困倦,胸膈痞满,痰涎壅盛,头晕目眩,口干而不欲饮,嗜食肥甘厚味,神疲嗜卧,苔白腻或白滑,脉滑。

（2）分析:痰湿内盛,充斥肌肤则形盛体胖,内阻气机则胸膈痞满,痰涎壅盛,上蒙于头则头晕目眩;湿困脾阳,则身体重着,肢体困倦,神疲嗜卧;痰湿中阻,津不输布则口干而不欲饮;苔白腻或白滑,脉滑为痰湿内盛之象。

(三)脾虚不运

(1)证候:肥胖臃肿,神疲乏力,身体困重,胸腹胀闷,四肢轻度水肿,晨轻暮重,劳累后明显,饮食如常或减少,既往多有暴饮暴食史,小便不利,大便秘结或溏薄,舌淡胖,边有齿印,苔薄白或白腻,脉濡细。

(2)分析:脾气虚弱,运化失健,水湿流溢肌肤,则肥胖臃肿,四肢轻度水肿,晨轻暮重;气虚则神疲乏力,劳则耗气,则诸症劳累后明显;湿困中焦则身体困重,胸腹胀闷;津液不布则饮食偏少,便秘;水湿趋下则小便不利,便溏;舌淡胖,边有齿印,苔薄白或白腻,脉濡细为气虚湿盛之象。

(四)脾肾阳虚

(1)证候:形体肥胖,颜面水肿,神疲嗜卧,气短乏力,腹胀便溏,气喘自汗,动则更甚,形寒肢冷,下肢水肿,小便昼少夜频,舌淡胖,苔薄白,脉沉细。

(2)分析:脾肾阳虚,不能化气行水,水液泛溢肌肤则形体肥胖,颜面水肿,下肢水肿;阳气不足则神疲嗜卧,气短乏力;肾阳不能温煦脾阳,水谷不化则腹胀便溏;肾不纳气则自汗气喘,动则更甚;阳虚肢体失温则形寒肢冷;肾阳虚弱则小便昼少夜频;舌淡胖,苔薄白,脉沉细为阳虚之象。

五、治疗

肥胖具有本虚标实的特点,治疗当以补虚泻实为原则。补虚常用健脾益气;脾病及肾,结合益气补肾。泻实常用祛湿化痰,结合行气、利水、通腑、消导、化瘀等法,以祛除体内病理性痰浊、水湿、膏脂、瘀血等。其中祛湿化痰法是治疗肥胖的最常用的方法,贯穿于肥胖治疗过程的始终。

(一)中药治疗

1.胃热滞脾

(1)治法:清泻胃火,佐以消导。

(2)方药:小承气汤合保和丸加减。

前方通腑泄热,行气散结,用于胃肠积热,热邪伤津而见肠有燥屎者;后方重在消食导滞,用于食积于胃而见胃气不和者。两方合用,有清热泻火、消食导滞之功,使胃热除,脾湿化,水谷精微运化归于正化。

方中大黄泻热通腑;连翘、黄连清泻胃火;枳实、厚朴行气散结;山楂、神曲、莱菔子消食导滞;陈皮、半夏理气和胃化痰;茯苓健脾利湿。

若肝胃郁热,症见胸胁苦满,急躁易怒,口苦舌燥,腹胀纳呆,月经不调,脉弦,可加柴胡、黄芩、栀子;肝火旺致便秘者,加更衣丸;食积化热,形成湿热,内阻肠胃,而致脘腹胀满,大便秘结,或泄泻,小便短赤,苔黄腻,脉沉有力,可用枳实导滞丸或木香槟榔丸;湿热郁于肝胆,可用龙胆泻肝汤;风火积滞壅积肠胃,表里俱实者,可用防风通圣散。

2.痰湿内盛

(1)治法:燥湿化痰,理气消痞。

(2)方药:导痰汤加减。

方中半夏、制南星、生姜燥湿化痰和胃;枳实、橘红理气化痰;冬瓜皮、泽泻淡渗利湿;决明子润肠通便;莱菔子消食化痰;白术、茯苓健脾化湿;甘草调和诸药。

若湿邪偏盛者,可加苍术、薏苡仁、防己、赤小豆、车前子;痰湿化热,症见心烦少寐,食少便秘,舌红苔黄,脉滑数,可酌加竹茹、浙贝母、黄连、黄芩、瓜蒌仁等,并以胆南星易制南星;痰湿郁久,壅阻气机,以致痰瘀交阻,伴见舌暗或有瘀斑者,可酌加当归、赤芍、川芎、桃仁、红花、泽兰、丹参等。

3.脾虚不运

(1)治法:健脾益气,渗湿利水。

(2)方药:参苓白术散合防己黄芪汤加减。

前方健脾益气渗湿,适用于脾虚不运之肥胖;后方益气健脾利水,适用于气虚水停之肥胖。两方相合,健脾益气作用加强,以助恢复脾的运化功能,杜生湿之源,同时应用渗湿利水之品,祛除水湿以减肥。

方中黄芪、党参、白术、茯苓、大枣健脾益气;桔梗性上浮,兼补益肺气;山药、扁豆、薏苡仁、莲子肉健脾渗湿;陈皮、砂仁理气化滞,醒脾和胃;防己、猪苓、泽泻、车前子利水渗湿。

若脾虚湿盛,肢体肿胀明显者,加大腹皮、桑白皮、木瓜,或加五皮饮;腹胀便溏者,加厚朴、陈皮、广木香以理气消胀;腹中畏寒者,加干姜、肉桂等以温中散寒。

4.脾肾阳虚

(1)治法:温补脾肾,利水化饮。

(2)方药:真武汤合苓桂术甘汤加减。

前方温肾助阳,化气行水,适用于肾阳虚衰,水气内停的肥胖;后方健脾利湿,温阳化饮,适用于脾虚湿聚饮停的肥胖。两方合用,共奏温补脾肾,利水化饮之功。

方中附子、桂枝温补脾肾之阳,助阳化气;茯苓、白术健脾利水化饮;白芍敛阴;甘草和中;生姜温阳散寒。

若气虚明显,伴见气短,自汗者,加人参、黄芪;水湿内停明显,症见尿少水肿,加五苓散,或泽泻、猪苓、大腹皮;若见形寒肢冷者,加补骨脂、仙茅、淫羊藿、益智仁,并重用肉桂、附子以温肾祛寒。

临床本型肥胖多兼见并发症,如胸痹、消渴、眩晕等,遣方用药时也可参照相关疾病辨证施治。

(二)针灸治疗

1.基本处方

中脘、曲池、天枢、上巨虚、大横、丰隆、阴陵泉、支沟、内庭。

中脘乃胃募、腑会,曲池为手阳明大肠经的合穴,天枢为大肠的募穴,上巨虚为大肠的下合穴,四穴合用可通利肠腑,降浊消脂;大横健脾助运;丰隆、阴陵泉分利水湿、蠲化痰浊;支沟疏调三焦;内庭清泻胃腑。

2.随症加减

(1)胃热滞脾证:加合谷、太白以清泻胃肠、运脾化滞。诸穴针用泻法。

(2)痰湿内盛证:加水分、下巨虚以利湿化痰。诸穴针用平补平泻法。

(3)脾虚不运证:加脾俞、足三里以健脾助运,针用补法,或加灸法。余穴针用平补平泻法。

(4)脾肾阳虚证:加肾俞、关元以益肾培元,针用补法,或加灸法。余穴针用平补平泻法。

(5)少气懒言:加太白、气海以补中益气。诸穴针用平补平泻法。

(6)心悸:加神门、心俞以宁心安神。诸穴针用平补平泻法。

(7)胸闷:加膻中、内关以宽胸理气。诸穴针用平补平泻法。

(8)嗜睡:加照海、申脉以调理阴阳。诸穴针用平补平泻法。

3.其他

(1)皮肤针疗法:按基本处方及加减选穴,或取肥胖局部穴位,用皮肤针叩刺。实证重力叩刺,以皮肤渗血为度;虚证中等力度刺激,以皮肤潮红为度。2天1次。

(2)耳针疗法:取口、胃、脾、肺、肾、三焦、饥点、内分泌、皮质下等穴。每次选3～5穴。毫针浅刺,中强刺激,留针30分钟,每天或隔天1次;或用埋针法、药丸贴压法,留置和更换时间视季节而定,其间嘱患者餐前或有饥饿感时,自行按压穴位2～3分钟,以增强刺激。

(3)电针疗法:按针灸主方及加减选穴,针刺得气后接电针治疗仪,用疏密波强刺激25～35分钟。2天1次。

六、预防及护理

在药物治疗的同时,积极进行饮食调摄,饮食宜清淡,忌肥甘醇酒厚味,多食蔬菜、水果等富含纤维、维生素的食物,适当补充蛋白质,宜低糖、低脂、低盐,养成良好的饮食习惯,忌多食、暴饮暴食,忌食零食,必要时有针对性地配合药膳疗法。

适当参加体育锻炼或体力劳动,如根据情况可选择散步、快走、慢跑、骑车、爬楼、拳击等,也可做适当的家务等体力劳动。运动不可太过,以防难以耐受,贵在持之以恒,一般勿中途中断。

减肥须循序渐进,使体重逐渐减轻接近或达到正常体重,而不宜骤减,以免损伤正气,降低体力。

(姬广慧)

第五节　高尿酸血症

一、辨证药效学研究

中医文献对无症状性高尿酸血症无明确记载,大量的临床研究认为高尿酸血症发病基础是由于先天禀赋不足,或人过中年,脏气日渐衰退,加之饮食不节,嗜食膏粱厚味或饮酒过度,食失调摄致脾失健运,肾失蒸腾气化,聚湿生痰,痰瘀互结,留于营血而成。中药用于高尿酸血症治疗的药物首先要分清虚实,再根据不同证型辨证用药。

高尿酸血症的中药药效学研究应以脾虚痰湿证型的治法为主,"辨病"与"辨证"相结合,治疗时充分发挥中药多途径、多靶点、整体调节的特点,分别从健脾、利湿、化瘀切入,发挥改善嘌呤代谢、促进尿酸排泄及减轻尿酸引起的脏器损害作用,起到综合防治高尿酸血症的药效。

下面略举高尿酸血症辨证用药的药效学研究方法。

(一)疏肝健脾、祛湿

高尿酸血症患者临床多因饮食不节,恣嗜肥甘厚味,湿浊内生,伤及后天;或郁怒伤肝,肝气横逆伤脾,健运失司,痰湿内聚,久而成瘀。治宜疏肝健脾、祛湿。临床应用疏肝解郁消骨汤(柴胡、红花、郁金、龙胆草、香附等),能够抑制尿酸生成,降低血尿酸水平。另有研究表明健脾利湿中药菊苣能够逆转模型动物脾虚痰湿的表现;能降低黄嘌呤氧化酶活性,抑制尿酸生成,并能够利尿、促进尿酸排泄,在生成和排泄两个环节共同起到降尿酸的效果。

(二)补肝肾

肝肾亏虚证主要见于高尿酸血症后期,伴有高尿酸性肾病或其他并发症。治宜补肝肾、健脾益肾。临床上应用寄生汤(桑寄生、杜仲、牛膝、茯苓等),可降低尿酸水平,减轻尿酸盐对肾脏及心、脑血管的打击。

(三)祛风除湿

高尿酸血症导致关节损伤常因风寒湿热之邪侵袭人体,闭阻经络,气血运行不畅所致,症见肌肉、筋骨、关节疼痛、麻木、重着、僵直甚或关节肿大、灼热。治宜祛风除湿。临床常用鸡血藤、秦艽、独活、续断等祛风湿药,该类药物能降低尿酸水平,尚有镇痛、抗炎作用,能缓解关节的疼痛。现代药理研究表明,威灵仙、秦皮中的有效成分有抑制尿酸生成与促进尿酸排泄的作用。

(四)活血化瘀

血瘀贯穿于高尿酸血症整个疾病的全过程。治宜活血化瘀,取其活血化瘀生新、行而不破的功效,抑制尿酸生成,加速尿酸排泄。研究发现血府逐瘀汤可修复肾单位,减轻肾小管及肾间质的损伤,抑制炎症的发展,并通过上调 OAT3 的表达,下调 URAT1 的表达,促进尿酸排泄,降低血尿酸水平。丹参的水溶性成分迷迭香酸对黄嘌呤氧化酶有抑制作用。

(五)利水渗湿

机体水湿运化功能障碍而致痰湿内生,湿邪留于营血为高尿酸血症。因此,湿邪也是高尿酸血症的重要病理基础。治宜利水渗湿。临床上运脾渗湿汤(白术、当归、生薏苡仁)能抑制尿酸生成,降低尿酸水平。土茯苓等利水渗湿药可增强肾脏血流量,促进尿酸排泄;泽泻具有利尿、抗肾炎活性,能够降低尿酸水平。有研究显示清风散(由萆薢、茯苓、忍冬藤、金钱草、牛膝、苍术等药组成)高、中、低剂量组大鼠 24 小时尿酸排泄量显著增加,通过促进尿酸排泄而降低血尿酸水平。

二、辨病药效学研究

血尿酸的平衡取决于嘌呤的吸收、尿酸生成与分解和排泄。体内的尿酸 20% 来源于富含嘌呤食物的摄取,80% 来源于体内嘌呤生物合成。在嘌呤代谢过程中,各环节都有酶参与调控,一旦酶的调控发生异常,可发生高尿酸血症。磷酸核糖焦磷酸合成酶(PRPS)、次黄嘌呤尿嘌呤磷酸核糖转移酶(HPRT)、腺嘌呤磷酸核糖转移酶(APRT)、腺苷酸脱氨酶(ADA)、黄嘌呤氧化酶(XOD)及鸟嘌呤脱氨酶(GuDa)等是尿酸生成途径的代谢酶;肾小管上皮细胞上的各种转运蛋白,如尿酸转运蛋白 1(URAT1)、尿酸转运子(SLC2A9)和 ABC 转运蛋白(ABCG2)是控制尿酸排泄量的主要因素。高尿酸血症药效学主要研究思路从抑制尿酸生成过多、促进尿酸排泄及阻止或减少嘌呤物质吸收这 3 个方面着手。其中,以尿酸生成关键酶和负责尿酸转运的各种转运蛋白作为药物作用的主要靶点。此外,从磷酸戊糖途径的旁路干扰、减少核酸摄取、抑制尿酸生成和促进尿酸排泄是治疗高尿酸血症的重要环节。

(一)抑制尿酸生成

尿酸生成过多是高尿酸血症的一个主要发病原因。尿酸生成途径相关代谢酶是防治高尿酸血症的重要靶点。尿酸代谢过程中酶活性升高会导致体内尿酸生成过多。研究采用增加尿酸前体物质建立动物模型,激活尿酸生成途径,使尿酸生成增多造成高尿酸血症。因此,抑制尿酸生成途径相关代谢酶的活性,减少尿酸生成,可治疗高尿酸血症。别嘌醇及健脾祛湿药白术、香附、茯苓、高良姜、葛花等能干预尿酸生成途径,对 XOD 显示出较强的抑制活性,阻止次黄嘌呤和黄嘌呤代谢为尿酸,从而减少尿酸生成,治疗高尿酸血症。复方丹参滴丸中丹参的有效成分丹参酮ⅡA 具有抑制 XOD 活性的作用,可减少尿酸生成。

（二）促进尿酸排泄

尿酸排泄减少是引发高尿酸血症的另一个重要原因。人体的尿酸排泄主要是通过肾小球滤过、肾小管重吸收和肾小管分泌来实现的。肾脏尿酸排泄相关转运蛋白也是防治高尿酸血症的重要靶点。负责尿酸在肾脏中转运的是肾小管上皮细胞刷状缘侧（管腔膜）和基底外侧膜上固定的尿酸转运蛋白。研究采用乙胺丁醇等抑制尿酸排泄药建立动物模型，抑制肾脏尿酸排泄，使体内尿酸蓄积造成高尿酸血症。从尿酸转运蛋白调节角度探讨药物防治高尿酸血症的作用机制，传统上促尿酸排泄药抑制尿酸重吸收主要是通过抑制肾脏近曲小管主要的转运蛋白（URAT1），而同时它们也抑制了转运蛋白 OAT4 和 GLUT9 而影响尿酸重吸收。萆薢总皂苷能够降低高尿酸血症大鼠肾脏 URAT1 的蛋白及基因表达，增加尿尿酸浓度和尿酸排泄量，降低尿酸水平。七君颗粒（由三七、茯苓、白术、薏苡仁、土茯苓等 10 味药组成）能够抑制肾小管腔的扩张与炎症细胞浸润，减少肾小管腔及间质部位尿酸盐结晶沉积，上调肾脏 OAT3 蛋白表达水平，促进尿酸盐的分泌，从而降低机体的尿酸水平。泄浊除痹方总黄酮能够通过下调小鼠肾脏尿酸转运蛋白 1（URAT1）的基因表达，抑制尿酸重吸收，起到降低尿酸水平的作用。清热泄浊化瘀方可上调人肾小管上皮细胞（HK-2 细胞）中的尿酸盐转运子（URAT1）mRNA 表达，降低血尿酸水平。

（三）阻止或减少嘌呤吸收

尿酸是腺嘌呤与鸟嘌呤在人体内进行分解代谢的最终产物。次黄嘌呤和黄嘌呤是尿酸的直接前体，在黄嘌呤氧化酶作用下，次黄嘌呤氧化为黄嘌呤，黄嘌呤氧化为尿酸。生成量方面，1/3 是由食物而来的外源性嘌呤，食物内 RNA 的 50%、DNA 的 25% 都要在尿中以尿酸形式排出体外。食物中嘌呤含量与尿酸水平成正比。腺苷衍生物 KGO-2142 及苯并吡唑衍生物 KGO-2173 可以抑制小肠富集型核苷转运蛋白，从而减少对食物所含嘌呤的吸收，使尿酸的前体物质减少，降低血尿酸水平。

中药可从抑制尿酸生成、促进尿酸排泄或抑制嘌呤物质吸收等途径防治高尿酸血症。

此外，建立高尿酸血症"病-证"结合模型，既有高尿酸血症病的表现，又有中医证候特征的观察与分型判断，使之更符合中药的防治。根据高尿酸血症模型动物的证候表型，使用对证中药进行治疗。可从尿酸生成途径代谢酶及促尿酸排泄相关转运蛋白的综合调节作用方面分析中药的作用机制。

（唐　元）

第六节　糖　尿　病

糖尿病的中药治疗报道从古至今记载于大量的医学文献中，由于历史的局限，中药最初对糖尿病的认识仅限于简单的临床症状描述及朴素的病因病机证候阐释，干预治疗也相对模糊，虽经数千年的不断实践检验、归纳、总结，积累了大量宝贵的经验，并逐渐形成了独特的学术体系，但仍有诸多不足之处需补充、规范与发展。随着医学界对糖尿病认识的不断深入，现代先进技术手段的引进与应用，为中药的研究开辟了广阔的领域。从 1978 年北京医院糖尿病研究小组进行了 50 种中药的单味药煎剂或成药降血糖作用研究，结果提示桑白皮、桑葚、天花粉、五倍子等 11 种有显著降糖作用开始，之后又相继出现了众多单味药研究的报道。尽管单味药降糖作用的研究十分必要,但一味地追求单味药的有效成分及作用机制的研究又不完全符合中医基础理论,容易误导临床辨证论治,故20世纪80年代以来主要开展对复方中药降糖作用的临床与动物实验研究,随着研究的不断深入和广泛,研究重点又逐渐转移为对并发症和糖尿病前期的防治,并对中药的作用机制进行了多途径、多角度、多靶点的综合探究,并补充完善了针灸按摩等治疗手段和方法,确立了中药防治糖尿病的优势和特色,取得了较大成果。

整体观念和辨证论治是中医学的两大特点,中医认为糖尿病的发生、进展、转归、预后都是整体内环境的失衡后所引发的局部表现,因此治疗上立足于辨证论治,注重整体调理,尽管降糖作用不如西药,但可以明显改善患者的自觉症状,而且毒副作用小,安全性高。此外,中药可以针对不同的个体,不同病程过程中的不同证候表现,把众多具有不同药性特点的调节血糖的中药灵活巧妙地组合在一起,充分体现个体化诊疗的优势,同时还具有辅助调节血脂、血压、改善血液流变学等作用,对并发症和糖尿病前期的防治也显露出巨大的潜力。如果中西药能合理的结合应用,取长补短,相信将会取得更满意的临床疗效,造福于广大糖尿病患者。

一、中药防治糖尿病及其并发症的优势与特色

众多临床文献古籍证实中药在糖尿病及其慢性并发症等各个阶段具有调节血糖,改善临床症状、体质因素和对慢性并发症的综合防治作用。中华中药学会糖尿病专业委员会的同道们总结了近年来中药的研究现状,在第9次中华中药学会年会(2006年9月)上明确指出了中药防治糖尿病及其并发症的优势与特色。

(一)中药防治糖尿病及其并发症的优势

1.调节血糖

目前糖尿病的治疗西药是主导,如何减少西药用量和种类,减少药物不良反应,增加控制血糖的效果,是中医临床医师面临的工作之一。临床常遇到一些患者,虽药物剂量和种类不断调整,血糖仍然不能控制,除了常见的药物因素(如继发性磺脲类药物失效等)、饮食因素(如饮食控制不严格或结构不合理等)、运动因素(如疾病等原因致运动量不足)以外,尚可找到一些严重干扰降糖的诱因,如失眠、便秘、情绪波动、月经不调、感染等。一旦找到,给予恰当的针对性治疗及处理,血糖往往能够下降,降糖药物剂量和种类也可随之减少。并且有些中药既可以使高血糖降下来,又可使低血糖恢复正常,没有造成低血糖的危险,中西医结合控制血糖,可增加血糖控制的效果。

2.改善临床症状和体质,提高生活质量

中医治病强调阴阳整体调节。在中医理论指导下使用中药,可以明显改善症状,并对人体内分泌代谢功能起到双向调节,维持内环境平衡的作用。运用具有中医特色的个体化治疗是我们提高临床疗效的一大法宝。采取不同的治法和方药,因人而异的治疗可以明显改善不同患者的不同症状。根据糖尿病患者的不同体质,如痰湿体质、痰浊体质、湿热体质、瘀血体质等,辨证施治,改善患者体质,从根本上改良糖尿病及其并发症发生的"土壤"。

3.防治糖尿病并发症

(1)中药治疗糖尿病肾病(DN):病机基本特点为本虚标实,本虚为气阴两虚,标实为湿热浊瘀。所及脏腑以肾、肝、脾为主,病程较长。本病发病初期,阴虚为本,涉及肝肾;病之日久,阴损耗气,以致肾气虚损;后期阴损及阳,脾肾阳虚,水湿潴留;病至晚期,肾阳衰败,浊毒内停,水湿泛滥。临床上多根据益气养阴,活血化瘀通络,健脾滋肝补肾等方法采用专方专药、成药、单味药等

进行治疗。中药治疗各期 DN 不仅能改善临床症状,也在临床实验室指标上体现了其疗效。

(2)中药治疗糖尿病视网膜病变(DR):根据病机演变为气阴两虚-肝肾亏虚-阴阳两虚的转化特点及瘀、郁、痰三个重要致病因素,中医临床分期大体可分为早、中、晚三期。①早期(气阴两虚):视力稍减退或正常,目睛干涩,或眼前少许黑花飘舞,眼底见视网膜少许微血管瘤、散在出血和渗出,视网膜病变多为 1～3 级;可伴神疲乏力,气短懒言,口干咽燥,自汗,便干或稀溏,舌胖嫩、紫暗或有瘀斑,脉沉细无力。②中期(肝肾亏虚):视物模糊或变形,目睛干涩,眼底见视网膜广泛出血、渗出及棉绒斑,或见静脉串珠,或伴黄斑水肿,视网膜病变多为 3～4 级,可伴头晕耳鸣,腰膝酸软,肢体麻木,大便干结,舌暗红少苔,脉细涩。③晚期(阴阳两虚):视物模糊或不见,或暴盲,眼底见新生血管、机化灶、增殖条带及牵拉性视网膜脱离,或玻璃体积血致眼底无法窥及,视网膜病变多为 4～5 级;可伴神疲乏力,五心烦热,失眠健忘,腰酸肢冷,手足凉麻,阳痿早泄,下肢水肿,大便溏结交替,舌淡胖少津或有瘀点,或唇舌紫暗,脉沉细无力。根据以上认识为基础指导的专方治疗取得了较好的疗效;中药治疗 DR 的疗效主要体现在提高 DR 视力,延缓DR 的发生、发展,促进眼底出血、渗出、水肿的吸收等方面。

(3)中药治疗糖尿病周围神经病变(DPN):病机有虚有实。虚有本与变之不同。虚之本在于阴津不足,虚之变在于气虚、阳损。虚之本与变,既可单独起作用,也可相互转化,互为因果;既可先本后变,也可同时存在。实为痰与瘀,既可单独致病,也可互结并见。临床上,患者既可纯虚为病,所谓"气不至则麻""血不荣则木""气血失充则痿";又可虚实夹杂,但一般不存在纯实无虚之证。虚实夹杂者,在虚实之间,又多存在因果标本关系。常以虚为本,而阴虚为本中之本,气虚、阳损为本中之变,以实为标,痰浊瘀血阻滞经络。DPN 以凉、麻、痛、痿四大主症为临床特点。其主要病机是以气虚、阴虚、阳虚失充为本,以瘀血、痰浊阻络为标,血瘀贯穿于 DPN 的始终。临证当首辨其虚实,虚当辨气虚、阴虚、阳虚之所在;实当辨瘀与痰之所别,但总以虚中夹实最为多见。治疗当在辨证施治、遣方择药前提下,酌情选加化瘀通络之品,取其"以通为补""以通为助"之义。本病除口服、注射等常规的方法外,灵活选用熏、洗、灸、针刺、推拿等外治法,内外同治,可提高疗效,缩短疗程。

(4)中药治疗糖尿病足:病机多认为先天不足,正气虚弱,寒湿之邪侵袭,瘀阻脉络,气血不畅,甚或痹阻不通而发。以初起肢冷麻木,后期趾节坏死脱落,黑腐溃烂,疮口经久不愈为主要表现。中医临床分期大体可分为早、中、晚三期。①初期:患肢麻木、沉重、怕冷、步履不便(间歇性跛行),即行走时小腿或足部抽掣疼痛,需休息片刻后才能继续行走。患足皮色苍白,皮温降低,趺阳脉(足背动脉)搏动减弱。相当于西医的局部缺血期。②中期:患肢疼痛加重,入夜尤甚,日夜抱膝而坐。患肢畏寒,常需厚盖、抚摩。剧烈静息痛往往是溃烂先兆。患足肤色暗红,下垂位明显,抬高立即变苍白,严重时可见瘀点及紫斑,足背动脉搏动消失。皮肤干燥无汗,趾甲增厚变形。舌质暗有瘀斑,苔薄白,脉沉涩。相当于西医的营养障碍期。③末期:患部皮色由暗红变为青紫,肉枯筋萎,呈干性坏疽。若遇邪毒入侵,则肿胀溃烂,流水污臭,并且向周围蔓延,五趾相传,或波及足背,痛若汤泼火燃,药物难解。伴有全身发热,口干纳呆,尿黄便结等症。经治疗后,若肿消痛减,坏死组织与正常皮肤分界清楚,流出薄脓,或腐肉死骨脱落,创面肉芽渐红,是为佳兆。反之,患部肿痛不减,坏疽向近端及深部组织浸润蔓延,分界不清,伴有发热寒战,烦躁不安。该病坏疽分为三级:一级坏疽局限于足趾或手指部位;二级坏疽局限于足跖部位;三级坏疽发展至足背、足跟、踝关节及其上方。此期相当于西医的坏死溃疡期。糖尿病足与湿、热、火毒、气血凝滞、阴虚、阳虚或气虚有关,为本虚标实之证。临证辨治分清标本,整体辨证与局部辨证相结合，内治与外治相结合，以扶正祛邪为基本治则，大大降低了糖尿病足的截肢率和致残率。

（二）中药防治糖尿病及其并发症的特色

中药治疗糖尿病的方法丰富，对糖尿病及其并发症的治疗提供了较多的选择余地，并且除中药外还有针灸、按摩、理疗、气功、心理疗法等治疗方法，因此治疗方法的多样性和个体化是中药防治糖尿病及其并发症的主要特色，具体体现在以下几个方面。

1.针灸治疗糖尿病及其并发症

采用毫针、针灸并用、针药结合、穴位注射、穴位贴敷、埋线等疗法治疗糖尿病本病及其并发症（如糖尿病周围神经病变），针灸刺激可影响下丘脑神经核团、改善胰岛素抵抗及胰岛功能等，从而有一定的降糖功效，而其对糖尿病周围神经病变的治疗则主要通过调节脂代谢，加快血液流速，改善微循环，从而改善了周围神经的供血供氧，促进受损神经的修复。针灸治疗糖尿病及其并发症取得的效果引起广泛关注，其整体调节，安全无害的优点越来越被广大糖尿病患所接受。

2.熏蒸外洗治疗糖尿病足

采用温经活血通络，清热解毒等作用的中药煎汤外洗、浸泡、熏蒸治疗糖尿病足及糖尿病周围神经病变，是中药治疗糖尿病的一大特色。

3.基于中药性理论的饮食治疗

中医认为基于药性理论的平衡观是糖尿病食疗的基础，采用辨证施食，根据"医食同源"，"药食同源"，选择相应的药膳，取得较好的疗效。中药食疗可以改善机体的不良代谢状况，对肥胖2型糖尿病患者血糖及血脂有较好的调节作用。现代医学认为平衡膳食是糖尿病饮食疗法的基础，西医饮食疗法注重分析食物的营养成分，侧重于食物物质方面的"共性"；而中医饮食疗法强调辨证论治，注重食物的功能"个性"，选用不同的食物"以平为期"。

4.运用太极、气功、八段锦等养生运动疗法，心身同治

在糖尿病的防治上，隋代巢元方在《诸病源候论》提出糖尿病患者应"先行一百二十步，多者千步，然后食。"王焘云："消渴患者不欲饱食而卧，终日久坐……人欲小劳，但不可强所不能堪耳。"适度的活动对防治糖尿病有积极的作用。在运动形式上，通常采用太极拳、太极剑、保健气功等传统健身法，这是根据中医的阴阳、五行和经络脏腑学说，以及相应的导引、行气、存思、内丹技术建立的"动中求静，静中求动"协调身心的演练功法。与强化生活方式干预相比，中医运动养生法在我国有广泛的群众基础，而且更简单易行，具有较强的适应性和推广价值。

因此，可以看到中药防治糖尿病具有整体调理，综合治疗，稳效低毒，注重个体化，辨证灵活，多靶点、多途径，并且能有效防治并发症，改善相关指标（血脂、血黏度、微循环、抗氧化等），有其独特的优势和广阔的应用前景。

二、中医病因病机的认识

糖尿病属中医"消渴"范畴，中医认为消渴病病因多与素体阴津亏乏、先天禀赋不足有关；此外，人至老年，脏腑器官功能随年龄的增加相继渐衰且脆弱之自然生理变化过程也是不可忽视的原因。外因诸如饮食起居不节，过食肥甘厚味，形体肥胖，精神紧张，情志不畅，嗜烟酒、房事过度，外感六淫——风、寒、暑、湿、燥、火，思虑劳倦等是引发"消渴"病必要的外部条件。这些观点一直有效地指导中医临床实践。

对病机的传统认识是以阴虚为本、燥热为标，并以"三消"分而论之，也曾取得一定的临床疗效。随着对糖尿病认识和临床研究的进一步深入，发现许多糖尿病患者临床无典型的"三多

"一少"症状,而常有疲乏无力、轻度口渴、尿频、多汗、皮肤瘙痒等非特异性症状,且起病隐匿、程度轻微,常被忽视,部分患者是因健康检查或其他血管并发症原因就诊而发现,加之现代医学的早期干预、西药合理使用、介入治疗的推广应用、宣传教育的普及和民众防范意识的逐步提高等,导致传统消渴病机模式发生了极大转变。因此许多学者结合自己多年临床经验和实践体会,指出糖尿病的主要病机绝非单纯用阴虚燥热和"三消"所能解释清楚的,传统的理论已不能全面满足临床的需要,各地医家纷纷另辟新径,提出不同见解,概括为本虚标实,本虚包括脾虚、气阴两虚、阳虚,标实包括气滞、血瘀、痰浊、毒邪。刘铜华等总结如下。

(一)脾虚论

糖尿病的各种临床表现可归纳为代谢综合征及慢性病变。此二点与脾的运化及升清功能的降低有密切关系。糖尿病病理致变形式一是降出大于升入,二是升降无序,而脾气下脱是其病理改变的基本病机,并贯穿于整个病变过程,所以临床辨证以健脾为主制定方药,均有较好的疗效。

(二)气阴两虚兼血瘀论

高彦彬等对558例糖尿病患者病机特点进行分析,辨证以气阴两虚兼瘀最多见(占46.9%)。童家罗认为气阴两虚兼瘀是消渴的病机。封俊言等也认为糖尿病病机以气阴两虚兼瘀多见。大量临床报道证明,遵守气阴两虚兼瘀病机辨证用药每获良效。

(三)肝失疏泄论

张延群等的观察结果表明,糖尿病不仅与肺脾肾相关,而且与肝的病理变化密切相关。李小杵等认为糖尿病与肝脏功能失调密切相关,肝的消渴之亢,治也疏肝理气,清肝泄火,养护肝体。王钢柱等认为本病病机正如清代医家黄坤载言"消渴之病,独责肝木"。治疗消渴必以疏利为法,选用逍遥散加减,对245例治疗观察一年,疗效满意。

(四)瘀血论

祝谌予于1980年对30例糖尿病患者进行观察发现,几乎全部患者均有舌暗或瘀斑,故首先提出糖尿病夹瘀之说。林兰等观察数百例糖尿病患者,显示糖尿病患者都有不同程度的血管并发症,舌多暗有瘀斑,舌下静脉青紫或曲张,血液流变学观察,有瘀血存在,提出血瘀是糖尿病的一个重要病机,糖尿病微血管病变与瘀血证密切相关,有共同的病理基础,加用活血化瘀药能较好地改善患者糖、脂肪代谢和血液高黏状态及血管神经并发症症状。熊曼琪等经过多年临床实践,认为瘀热互结是2型糖尿病的病机特点。

(五)痰论

王志学等从临床实践中总结出目前消渴患者"三多"症状不典型,多形体肥胖,表现为肢体麻木疼痛,胸闷,头痛,半身不遂,女子月经块多,面色晦暗,舌体胖大,舌质紫暗或有瘀斑,苔滑腻等痰瘀互结症状,认为痰瘀互结是消渴病的主要病机之一,是糖尿病诸多并发症的主要原因。盛梅笑等对102例糖尿病患者进行观察,发现痰湿可见于该病的整个过程,随着慢性血管病变的出现兼痰湿证者也增多。

(六)毒邪论

糖尿病以热毒、湿毒、浊毒、瘀毒为主。在1型或2型糖尿病的病情加重期,多表现为多饮、多食、多尿、燥热、多汗、大便干、舌红少津等一系列热毒内盛之象,或是肝郁化火而致,或是阴虚火旺所成。总之,表现为一派热毒内盛之象,治宜清热解毒。还有一类患者,热象不明显,但血糖显著升高,舌苔厚腻,或黄或白,形体偏胖,属湿毒、浊毒。

（七）阳虚论

现代医家对阳虚之消做了初步探讨。王毅鄂研究发现，消渴也有因素体阳虚，初起即同时兼有气虚或阳虚者，并认为此时的上燥渴、下尿频之证乃腾水气所致。张弛在对糖尿病患者病因分析中发现，不但有素体阴虚，也有素体阳虚、阴阳两虚者，其中素体阴虚，素体阴阳两虚者多见于2型糖尿病，而素体阳虚者多见于1型糖尿病。

三、糖尿病的中医诊疗

为了进一步发挥中药治疗糖尿病的特色与优势，规范糖尿病的诊疗行为，促进糖尿病中药临床疗效提升，在2007年发布的《糖尿病中医防治指南》的基础上，中华中药学会糖尿病学会整合、优化以往中医糖尿病标准方面的研究成果，结合临床实际，制定了糖尿病的中医诊疗标准。确定了糖尿病中医名为"消渴"，对糖尿病的中医定义、临床表现、处理原则、辨证施治、成药治疗、辅助疗法、病情监测等分别进行阐述。

（一）定义

消渴是由体质因素加以饮食失节、情志失调、年高劳倦、外感邪毒或药石所伤等多种病因所致。是以多饮、多食、多尿、形体消瘦、尿有甜味为典型症状的病证，相当于现代医学的糖尿病。

（二）临床表现

以多饮、多食、多尿及原因不明之消瘦等症状为主要临床表现。也有多饮、多食、多尿症状不明显，以肺痨、眩晕、胸痹心痛、水肿、卒中、眼疾、疮痈等病症，或因烦渴、烦躁、神昏等病就诊，或无症状，体检时发现本病者。

（三）处理原则（图7-1）

1.基础干预

（1）控制饮食：坚持做到控制总量、调整结构、吃序正确；素食为主、其他为辅、营养均衡；进餐时先喝汤、吃青菜，快饱时再吃些主食、肉类。在平衡膳食的基础上，根据患者体质的寒热虚实选择相应的食物。火热者选用清凉类食物，如苦瓜、蒲公英、苦菜、苦杏仁等；虚寒者选用温补类食物，如生姜、干姜、肉桂、花椒做调味品炖羊肉、牛肉等；阴虚者选用养阴类食物，如黄瓜、西葫芦、丝瓜、百合、生菜等；大便干结者选黑芝麻、菠菜、茄子、胡萝卜汁、白萝卜汁；胃脘满闷者选凉拌苏叶、荷叶、陈皮丝；小便频数者选核桃肉、山药、莲子；肥胖者采用低热量、粗纤维的减肥食谱，常吃粗粮杂粮等有利于减肥的食物。针对糖尿病不同并发症常需要不同的饮食调摄，如糖尿病神经源性膀胱患者晚餐后减少水分摄入量，睡前排空膀胱；合并皮肤瘙痒症、手足癣者应控制烟酒、浓茶、辛辣、海鲜发物等刺激性饮食；合并脂代谢紊乱者可用菊花、决明子、枸杞子、山楂等药物泡水代茶饮。糖尿病患者可根据自身情况选用相应饮食疗法及药膳进行自我保健。当出现并发症时，按并发症饮食原则进食。

（2）合理运动：坚持缓慢、适量的运动原则，应循序渐进、量力而行、动中有静、劳逸结合，将其纳入日常生活的规划中。青壮年患者或体质较好者可以选用比较剧烈的运动项目，中老年患者或体质较弱者可选用比较温和的运动项目，不适合户外锻炼者可练吐纳呼吸或打坐功；八段锦、太极拳、五禽戏等养身调心传统的锻炼方式适宜大部分患者；有并发症的患者原则上避免剧烈运动。

（3）心理调摄：糖尿病患者应正确认识和对待疾病，修身养性，陶冶性情，保持心情舒畅，配合医师进行合理的治疗和监测。

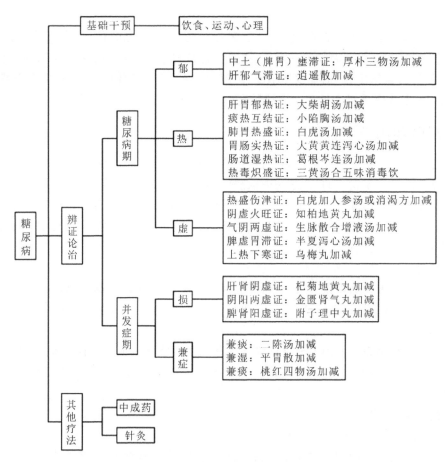

图 7-1　糖尿病中医治疗模式

四、辨证论治

糖尿病多因禀赋异常、过食肥甘、多坐少动及精神因素而成。病因复杂,变证多端。辨证当明确郁、热、虚、损等不同病程特点。本病初始多六郁相兼为病,宜辛开苦降,行气化痰。郁久化热,肝胃郁热者,宜开郁清胃;热盛者宜苦酸制甜,根据肺热、肠热、胃热诸证辨证治之。燥热伤阴,壮火食气终致气血阴阳俱虚,则须益气养血,滋阴补阳润燥。脉损、络损诸证更宜及早、全程治络,应根据不同病情选用辛香疏络、辛润通络、活血通络诸法,有利于提高临床疗效。

(一)糖尿病期

1.郁

(1)脾胃壅滞证:①症状,腹型肥胖,脘腹胀满,嗳气、矢气频频,得嗳气、矢气后胀满缓解,大便量多,舌质淡红,舌体胖大,苔白厚,脉滑。②治法,行气导滞。③方药,厚朴三物汤(《金匮要略》)加减。厚朴、大黄、枳实。④加减,胸闷脘痞、痰涎量多加半夏、陈皮、橘红;腹胀甚、大便秘结加槟榔、二丑、莱菔子。

(2)肝郁气滞证:①症状,情绪抑郁,喜太息,遇事易紧张,胁肋胀满,舌淡苔薄白,脉弦。②治法,疏肝解郁。③方药,逍遥散(《太平惠民和剂局方》)加减。柴胡、当归、白芍、白术、茯苓、薄荷、生姜。④随症加减,纳呆加焦三仙;抑郁易怒加丹皮、赤芍;睡眠差加炒酸枣仁、五味子。

2.热

(1)肝胃郁热证:①症状,脘腹痞满,胸胁胀闷,面色红赤,形体偏胖,腹部胀大,心烦易怒,口干口苦,大便干,小便色黄,舌质红,苔黄,脉弦数。②治法,开郁清热。③方药,大柴胡汤(《伤寒论》)加减。柴胡、黄芩、半夏、枳实、白芍、大黄、生姜。④随症加减,舌苔厚腻加化橘红、陈皮、茯苓;舌苔黄腻、脘痞加五谷虫、红曲、生山楂;舌暗、舌底脉络瘀加水蛭粉、桃仁。

(2)痰热互结证:①症状,形体肥胖,腹部胀大,胸闷脘痞,口干口渴,喜冷饮,饮水量多,心烦口苦,大便干结,小便色黄,舌质红,舌体胖,苔黄腻,脉弦滑。②治法,清热化痰。③方药,小陷胸汤(《伤寒论》)加减。黄连、半夏、全瓜蒌、枳实。④随症加减,口渴喜饮加生牡蛎;腹部胀满加炒莱菔子、槟榔;不寐或少寐加竹茹、陈皮。

(3)肺胃热盛证:①症状,口大渴,喜冷饮,饮水量多,易饥多食,汗出多,小便多,面色红赤,舌红,苔薄黄,脉洪大。②治法,清热泻火。③方药,白虎汤(《伤寒论》)加减或桑白皮汤(《古今医统》)合玉女煎(《景岳全书》)加减。石膏、知母、生甘草、桑白皮、黄芩、天冬、麦冬、南沙参。④随症加减,心烦加黄连,大便干结加大黄,乏力、汗出多加西洋参、乌梅、桑叶。

(4)胃肠实热证:①症状,脘腹胀满,大便秘结难行,口干口苦,或有口臭,口渴喜冷饮,饮水量多,多食易饥,舌红,苔黄,脉数有力,右关明显。②治法,清泄实热。③方药,大黄黄连泻心汤(《伤寒论》)加减或小承气汤(《伤寒论》)加减。大黄、黄连、枳实、石膏、葛根、元明粉。④随症加减,口渴甚加天花粉、生牡蛎;大便干结不行加枳壳、厚朴,并加大大黄、元明粉用量;大便干结如球状加当归、首乌、生地黄;口舌生疮、心胸烦热,或齿、鼻出血,加黄芩、黄柏、栀子、蒲公英。

(5)肠道湿热证:①症状,脘腹痞满,大便黏腻不爽,或臭秽难闻,小便色黄,口干不渴,或有口臭,舌红,舌体胖大,或边有齿痕,苔黄腻,脉滑数。②治法,清利湿热。③方药,葛根芩连汤(《伤寒论》)加减。葛根、黄连、黄芩、炙甘草。④随症加减,苔厚腐腻去炙甘草,加苍术;纳食不香、脘腹胀闷、四肢沉重加苍术、藿香、佩兰、炒薏苡仁;小便不畅、尿急、尿痛加黄柏、桂枝、知母;湿热下注、肢体酸重加秦皮、威灵仙、防己;湿热伤阴加天花粉、生牡蛎。

(6)热毒炽盛证:①症状,口渴引饮,心胸烦热,体生疖疮、痈、疽或皮肤瘙痒,便干溲黄,舌红,苔黄。②治法,清热解毒。③方药,三黄汤(《千金翼》)合五味消毒饮(《医宗今鉴》)加减。黄连、黄芩、生大黄、金银花、紫花地丁、连翘、黄芩、栀子、鱼腥草。④随症加减,心中懊恼而烦、卧寐不安者加栀子;皮肤瘙痒甚加苦参、地肤子、白鲜皮;痈疽疮疖焮热红肿甚加丹皮、赤芍、蒲公英。

3.虚

(1)热盛伤津证:①症状,口大渴,喜冷饮,饮水量多,汗多,乏力,易饥多食,尿频量多,口苦,溲赤便秘,舌干红,苔黄燥,脉洪大而虚。②治法,清热益气生津。③方药,白虎加人参汤(《伤寒论》)或消渴方(《丹溪心法》)加减。石膏、知母、太子参、天花粉、生地黄、黄连、葛根、麦冬、藕汁。④随症加减,口干渴甚加生牡蛎;便秘加玄参、麦冬;热象重加黄连、黄芩,太子参易为西洋参;大汗出、乏力甚加浮小麦、乌梅、白芍。

(2)阴虚火旺证:①症状,五心烦热,急躁易怒,口干口渴,时时汗出,少寐多梦,小便短赤,大便干,舌红赤,少苔,脉弦细数。②治法,滋阴降火。③方药,知柏地黄丸(《景岳全书》)加减。知母、黄柏、生地黄、山茱萸、山药、牡丹皮。④随症加减,失眠甚加夜交藤、炒酸枣仁;火热重加黄连、乌梅;大便秘结加玄参、当归。

(3)气阴两虚证:①症状,消瘦,疲乏无力,易汗出,口干口苦,心悸失眠,舌红少津,苔薄白干或少苔,脉虚细数。②治法,益气养阴清热。③方药,生脉散(《医学启源》)合增液汤(《温病条辨》)加减。人参、生地黄、五味子、麦冬、玄参。④随症加减，口苦、大汗、舌红脉数等热象较著加黄连、黄柏；口干渴、舌干少苔等阴虚之象明显加石斛、天花粉、生牡蛎；乏力、自汗等气虚症状明显加黄芪。

（4）脾虚胃滞证：①症状，心下痞满，呕恶纳呆，水谷不消，便溏，或肠鸣下利，干呕呃逆，舌胖淡苔腻，舌下络瘀，脉弦滑无力。②治法，辛开苦降，运脾理滞。③方药，半夏泻心汤（《伤寒论》）加减。半夏、黄芩、黄连、党参、干姜、炙甘草。④随症加减，腹泻甚易干姜为生姜，呕吐加苏叶、苏梗、旋覆花等，便秘加槟榔、枳实、大黄，瘀血内阻加水蛭粉、生大黄。

（5）上热下寒证：①症状，心烦口苦，胃脘灼热，或呕吐，下利，手足及下肢冷甚，舌红，苔根部腐腻，舌下络脉瘀闭。②治法，清上温下。③方药，乌梅丸（《伤寒论》）加减。乌梅、黄连、黄柏、干姜、蜀椒、附子、当归、肉桂、党参。④随症加减，下寒甚重用肉桂；上热明显重用黄连、黄芩；虚象著加重用党参，加黄芪；瘀血内阻加水蛭粉、桃仁、生大黄。

（二）糖尿病并发症期

消渴日久可导致肝肾阴虚或肾阴阳两虚，出现各种慢性并发症，严重者发生死亡。

1.损

（1）肝肾阴虚证：本证主要见于糖尿病合并视网膜病变。①症状：小便频数，浑浊如膏，视物模糊，腰膝酸软，眩晕耳鸣，五心烦热，低热颧红，口干咽燥，多梦遗精，皮肤干燥，雀目，或蚊蝇飞舞，或失明，皮肤瘙痒，舌红少苔，脉细数。②治法：滋补肝肾。③方药：杞菊地黄丸（《医级》）加减。枸杞子、菊花、熟地黄、山茱萸、山药、茯苓、丹皮、泽泻、女贞子、墨旱莲。④随症加减：视物模糊加茺蔚子、桑葚子，头晕加桑叶、天麻。

（2）脾肾阳虚证：本证主要见于糖尿病肾病。①症状：腰膝酸冷，夜尿频，畏寒身冷，小便清长或小便不利，大便稀溏，或见水肿，舌淡胖大，脉沉细。②治法：温补脾肾。③方药：附子理中丸（《伤寒论》）加减。制附子、干姜、人参、炒白术、炙甘草。④随症加减：偏于肾阳虚倍用肉桂；偏于肾阴虚重用知母，加生地黄；肾阳虚水肿甚加茯苓、泽泻利水消肿；兼心阳虚衰欲脱加山茱萸、肉桂，人参易为红参；水肿兼尿中大量泡沫加金樱子、芡实。

（3）阴阳两虚证：本证主要见于糖尿病肾病、糖尿病合并周围神经病变等的后期。①症状：小便频数，夜尿增多，浑浊如脂如膏，甚至饮一溲一，五心烦热，口干咽燥，神疲，耳轮干枯，面色黧黑；腰膝酸软无力，畏寒肢凉，四肢欠温，阳痿，下肢水肿，甚则全身皆肿，舌质淡，苔白而干，脉沉细无力。②治法：滋阴补阳。③方药：金匮肾气丸（《金匮要略》）加减。制附子、桂枝、熟地黄、山茱萸、山药、泽泻、茯苓、丹皮。④随症加减：偏肾阳虚选右归饮（《景岳全书》）加减，偏肾阴虚选左归饮（《景岳全书》）加减。

2.兼证

除以上证候外，痰、湿、浊、瘀是本病常见的兼证，兼痰主要见于肥胖糖尿病患者，兼湿主要见于糖尿病胃肠病变，兼浊主要见于糖尿病血脂、血尿酸较高的患者，兼瘀主要见于糖尿病血管病变。

（1）兼痰：①症状，嗜食肥甘，形体肥胖，呕恶眩晕，恶心口黏，头重嗜睡，食油腻则加重，舌体胖大，苔白厚腻，脉滑。②治法，行气化痰。③方药，二陈汤（《太平惠民和剂局方》）加减。半夏、陈皮、茯苓、炙甘草、生姜、大枣。

（2）兼湿：①症状，头重昏蒙，四肢沉重，遇阴雨天加重，倦怠嗜卧，脘腹胀满，食少纳呆，大便溏泄或黏滞不爽，小便不利，舌胖大，边齿痕，苔腻，脉弦滑。②治法，燥湿健脾。③方药，平胃散

(《太平惠民和剂局方》)加减。苍术、厚朴、陈皮、甘草、茯苓。

(3)兼浊:①症状,腹部肥胖,实验室检查血脂或血尿酸升高,或伴脂肪肝,舌胖大,苔腐腻,脉滑。②治法,消膏降浊。③方药,红曲、五谷虫、生山楂、西红花、威灵仙。

(4)兼瘀:①症状,肢体麻木或疼痛,胸闷刺痛,或卒中偏瘫,语言謇涩,或眼底出血,或下肢紫暗,唇舌紫暗,舌有瘀斑或舌下青筋暴露,苔薄白,脉弦涩。②治法,活血化瘀。③方药,桃红四物汤(《医宗金鉴》)加减,以眼底或肾脏络脉病变为主者,宜抵当汤(《伤寒论》)加减。桃仁、红花、川芎、当归、生地黄、白芍、酒大黄、水蛭。

(三)其他疗法

1.中成药

中成药的选用必须在辨证的基础上,根据不同证型选择合适的中成药,切忌盲目使用。

2.针灸按摩

(1)体针:糖尿病患者进行针法治疗时器具要严格消毒。①上消(肺热津伤)处方:肺俞、脾俞、胰俞、尺泽、曲池、廉泉、承浆、足三里、三阴交;配穴:烦渴、口干加金津、玉液。②中消(胃热炽盛)处方:脾俞、胃俞、胰俞、足三里、三阴交、内庭、中脘、阴陵泉、曲池、合谷;配穴:大便秘结加天枢、支沟。③下消(肾阴亏虚)处方:肾俞、关元、三阴交、太溪;配穴:视物模糊加太冲、光明。④阴阳两虚处方:气海、关元、肾俞、命门、三阴交、太溪、复溜。

(2)耳针:耳针、耳穴贴压以内分泌、肾上腺等穴位为主。耳针疗法取穴胰、内分泌、肾上腺、缘中、三焦、肾、神门、心、肝,配穴:偏上消者加肺、渴点,偏中消者加脾、胃,偏下消者加膀胱。

(3)按摩:肥胖或超重糖尿病患者可腹部按摩中脘、水分、气海、关元、天枢、水道等。点穴减肥常取合谷、内关、足三里、三阴交。也可推拿面颈部、胸背部、臀部、四肢等部位用摩、揿、揉、按、捏、拿、合、分、轻拍等手法。

五、治疗糖尿病的中成药

截止到2009年12月,我们查询的国家食品和药品监督管理局审批颁布的治疗糖尿病中药共计35个品种,若将成分和功能主治相同,而剂型不一的药物合并后,尚有28种。涉及丸剂、胶囊、口服液、颗粒剂、片剂、注射液6种剂型。其中仅1种是从中药材中提取的有效成分,2种为中西药并用,其余均为中药复方。经药理研究和临床试验证明:这些中药均具有降低血糖和(或)改善脂质代谢等作用。临床用于轻、中度2型糖尿病,证属气阴两虚、气虚内热、气阴两虚挟瘀、脾气不足、肾阳亏虚等,其组方均较好体现了中医辨证论治之长处,并兼顾了益气、养阴、补肾、健脾、清热、活血化瘀等整体观念。详见表7-1。

表 7-1　治疗糖尿病的中成药

药名	药物组成	功能主治
渴乐宁胶囊	黄芪、黄精(酒制)、地黄、太子参、天花粉	益气,养阴,生津。适用于气阴两虚型消渴病,症见:口渴多饮、五心烦热、乏力多汗、心慌气短等
渴乐宁颗粒	黄芪、黄精(酒制)、地黄、太子参、天花粉	益气,养阴,生津。用于气阴两虚型消渴病。症见:口渴多饮、五心烦热、乏力多汗、心慌气短等
六味地黄软胶囊	熟地黄、山茱萸(制)、牡丹皮、茯苓、山药、泽泻	滋阴补肾。用于肾阴亏损,头晕耳鸣,腰膝酸软,骨蒸潮热,盗汗遗精,消渴

续表

药名	药物组成	功能主治
六味地黄颗粒	熟地黄、山茱萸（制）、牡丹皮、茯苓、山药、泽泻	滋阴补肾。用于肾阴亏损,头晕耳鸣,腰膝酸软,骨蒸潮热,盗汗遗精,消渴
六味地黄丸	熟地黄、山茱萸（制）、牡丹皮、茯苓、山药、泽泻	滋阴补肾。用于肾阴亏损,头晕耳鸣,腰膝酸软,骨蒸潮热,盗汗遗精,消渴
六味地黄口服液	熟地黄、山茱萸（制）、牡丹皮、茯苓、山药、泽泻	滋阴补肾。用于肾阴亏损,头晕耳鸣,腰膝酸软,骨蒸潮热,盗汗遗精,消渴
桂附地黄胶囊	肉桂、熟地黄、附子（制）、山茱萸、牡丹皮、茯苓、山药、泽泻	温补肾阳。用于肾阳不足,腰膝酸冷,肢体水肿,小便不利或反多,痰饮喘咳,消渴
参芪降糖颗粒	人参茎叶皂苷、五味子、黄芪、山药、地黄、枸杞子等	益气养阴,滋脾补肾。主治消渴病,用于2型糖尿病
参芪降糖胶囊	人参茎叶皂苷、五味子、黄芪、山药、地黄、覆盆子、麦冬、茯苓、天花粉、泽泻、枸杞子	益气养阴,滋脾补肾。主治消渴症,用于2型糖尿病
芪蛭降糖胶囊	黄芪、生地黄、黄精、水蛭	益气养阴,活血化瘀。用于2型糖尿病,证属气阴两虚兼瘀者,症见口渴多饮,多尿易饥,体瘦乏力、自汗盗汗,面色晦暗,肢体麻木,舌暗有瘀斑等
益津降糖口服液	人参、白术、茯苓、仙人掌	健脾益气,生津止渴,适用于气阴两虚型消渴病,症见乏力自汗,口渴喜饮,多尿,多食善饥,舌苔花剥,少津,脉细少力,用于2型糖尿病
金芪降糖片	金银花、黄芪、黄连等	清热益气。主治气虚兼内热之消渴病,症见口渴喜饮,易饥多食,气短乏力等,用于轻、中度2型糖尿病
金芪降糖胶囊	金银花、黄芪、黄连等	清热益气。主治气虚兼内热之消渴病,症见口渴喜饮,易饥多食,气短乏力等,用于轻、中度2型糖尿病
人参糖肽注射液	人参糖肽	补气,生津,止渴。用于气阴两虚型轻、中度2型糖尿病,症见气短懒言,倦息乏力,自汗盗汗,口渴喜饮,五心烦热
金芪降糖颗粒	金银花、黄芪、黄连等	清热益气。主治气虚兼内热之消渴病,症见口渴喜饮,易饥多食,气短乏力等,用于轻、中度2型糖尿病
消渴安胶囊	黄芪、葛根、麦冬、水蛭	具有益气养阴化瘀,通络之功效
消渴丸	葛根、地黄、黄芪、天花粉、玉米须、五味子、山药、格列本脲	滋肾养阴,益气生津。用于多饮、多尿,多食、消瘦,体倦无力,眠差腰痛、尿糖及血糖升高之气阴两虚型消渴症
消糖灵胶囊（消渴平胶囊）	黄芪、天花粉、白芍、丹参、沙苑子、枸杞子、知母、杜仲、五味子、黄连、人参、格列本脲	益气养阴,清热泻火,益肾缩尿的功能。用于糖尿病
糖尿乐胶囊	地黄、当归、柏子仁（霜）、酸枣仁（炒）、天冬、麦冬、五味子、大枣、人参、茯苓、丹参、远志、玄参、甘草、桔梗、琥珀、龙骨	育阴养血,补心安神。用于心血不足、怔忡健忘,心悸失眠,虚烦不安

续表

药名	药物组成	功能主治
糖尿灵片	天花粉、葛根、生地黄、麦冬、五味子、甘草、糯米(炒黄)、南瓜粉	养阴滋肾,生津止沟、清热除烦、降低尿糖。用于轻中型糖尿病
糖脉康颗粒	黄芪、地黄等	养阴清热,活血化瘀、益气固肾。用于气阳两虚血瘀所致的口渴喜饮、倦息乏力,气短懒言、自汗,盗汗。五心烦热、胸中闷痛、肢体麻木或刺痛。便秘、2型糖尿病及并发症见上述症状者
养刚降糖片	黄民、党参、葛根。枸杞子、玄参、玉竹、地黄、知母、牡丹皮、川芎、虎杖、五味子	养阴益气,清热活血。用于糖尿病
十味玉泉胶雀	麦冬、人参、天花粉、黄芪、地黄、五味子、甘草、乌梅、茯苓	益气养阴,清热生津。用于气阴两虚之消渴病。症见:气短乏力,口渴喜饮。易饥烦热。可作为2型糖尿病的辅助治疗药
玉泉丸	葛根、天花粉、地黄、麦冬、五味子、甘草	养阴生津。止渴除烦。益气和中。用于治疗因胰岛功能减退面引起的物质代谢、碳水化合物代谢紊乱,血糖升高的糖尿病,肺胃肾阴亏损、热病后期
降糖甲片	黄芪、黄精(酒制)、地黄、太子参、天花粉	补气益气,养用生津。用于气阴两虚型消渴病(2型糖尿病)

六、中药的不良反应及其禁忌证

中药不是绝对安全的,也有不良反应,服用时应详细阅读说明书。应用中药制剂时需注意以下几种情况。

(1)中西药合用的药物如"消渴丸",其中有西药格列本脲成分,约10粒消渴丸中就有1片(2.5 mg)格列本脲,若使用不当,可能会发生低血糖,老年患者和肾功能不全者应当慎用。

(2)有肝肾功能损害的患者应避免使用对肝肾功能有害的中成药。

(3)临床辨证错误可引发诸多不良反应。

(4)对个别中成药中的某种药物过敏者禁用,如虫类药物、天花粉类药物等。

(5)脾胃虚寒禁用苦寒类药物或以苦寒药为主的中成药。

(6)因某些中药具有堕胎、致畸作用妊娠期妇女不宜服用。

八、临床应用的注意事项

(1)凡药三分"毒",此"毒"泛指药物的偏性,也就是寒热温凉之药性,所以不主张长期大量服用一种药物。

(2)复方中成药的选择是依据临床证候来定的,而证候又受到不同个体的体质、不同的病程阶段、不同的季节、不同的地域环境、不同的饮食习惯等影响,具有动态变化的特点,因此临床应用时要充分考虑以上不同,结合病情,合理对证地选择,不能一成不变,也不能随意更改。

(3)同病异治是中医治病的特色治则之一,某种药物他人用之有效,便拿来服用,若对证也有效,若不对证则无效,还可能产生诸多不良反应而加重病情,甚至脏器的毒性作用,造成严重后果,所以不能人云亦云,应在医师指导下使用。

(4)不要盲目购买和使用没有国家食品和药品监督局正式批准的保健品和药品,有正式批准文号的相关中药保健品或药品中,其降血糖的作用往往较弱,不能达到如西药般立竿见影的效果。但由于利益驱使,市场上经常有打着中药的幌子,出售所谓的纯中药保健品或药品,我院药学部曾对三种"纯中药"降糖药做了药物分析及鉴定,发现其中掺杂了二种甚或三种降糖西药,患者在不知情的情况下服用,极易造成严重低血糖而危及生命。

(5)有过敏体质的患者,尽量避免对有"保密处方"中成药的使用,因其中成分不公开,可能会引发过敏或加重病情。

(6)不建议在出现酮症酸中毒、高渗性昏迷时使用中药降糖。

(7)当空腹血糖持续高于 11.1 mmol/L 时不建议单独服用纯中药制剂。

(姬广慧)

第七节　糖尿病脑血管病

糖尿病脑血管病就是糖尿病患者出现的脑血管病。目前认为糖代谢异常对动脉粥样硬化的发生和发展影响十分明显,糖尿病时出现的代谢紊乱而导致大血管及微血管改变将不可避免地并发脑血管病。现已公认脑动脉硬化与糖尿病有密切的关系。病程在 5 年以下的糖尿病患者,脑动脉硬化的发生率为 31%,而 5 年以上者为 70%,并且动脉硬化的程度亦比较严重。40 岁以上的糖尿病患者合并脑动脉硬化为正常人的 1 倍。有国外学者研究指出,糖尿病患者动脉硬化发生年龄更早,分布更广,程度更重,致心、脑、肾及周围血管病变的发生均较高。糖尿病合并脑血管病变的比率是非糖尿病患者的 4～10 倍。因此认为糖尿病是脑血管的基础病,是脑血管病的独立危险因素。糖尿病脑血管病的发生率为 16.4%～18.6%,老年糖尿病中脑血管病的发生率可达 24.6%。

本病是糖尿病患者三大致死原因之一。其发病突然,来势凶猛,变化迅速,其发生缺血性卒中死亡者是非糖尿病患者的 2 倍。据报道病死率为 12%～26%。糖尿病脑血管病与非糖尿病脑血管病在临床类型上基本相同,但糖尿病脑血管病有以脑梗死为主,主要是脑血栓形成,而脑出血较少的特点,脑梗死是非糖尿病脑血管病患者的 2 倍以上;另一特点是以多发性中小梗死为多见。对于本病,早在《素问·通评虚实论》中就有记载:"消瘅仆击,偏枯……肥贵人则高粱之疾也。"中医学古代文献中虽然没有"糖尿病脑血管病"这一名称,但根据本病的临床特点,可归属于消渴"中风"病的范畴。目前认为对本病的中医病名可称之为"消渴病脑病",因其是消渴日久发生的脑系合并症,与现代医学糖尿病脑血管病病变基本一致。

一、病因病机

中医学认为本病的发生主要与年老气衰、劳累过度、饮食不节、五志过极等因素有关。明代医家戴元礼在其著作《证治要诀》中指出:"三消久之,精血既亏……或手足偏废如风疾。"已认识到本病因消渴而致虚生内风的本质。所以,本病的基本病机是气阴两虚,痰浊瘀血痹阻脉络,气血逆乱于脑所致。主要因消渴日久,阴津亏耗,气血俱虚而致风、火、痰、瘀为患。消渴日久,气血不充,经络空虚,气虚血行不畅,导致瘀血阻络;又因气虚失常,痰湿内生,痰瘀痹阻脉络而致半身不遂,口眼㖞斜;又因肝肾阴虚,肝阳上亢,阳化风动,气血上冲于脑,发为中风;若肝火夹痰上蒙清窍,或热郁气逆,气血上犯于脑,则发生猝然昏倒,不省人事。本病特征为久消积损,虚极生风,亦是本虚标实之证,初期以标实即痰、火、风、瘀为主,中经络者以痰瘀风多见,中脏腑者则多见痰火风;后期则以标本即气虚肾虚与血瘀为重。病位主要在脑,与心肝肾及经络、血脉关系密切。

现代医学认为本病发病主要是因高血糖、高胰岛素血症、蛋白非酶糖化及氧化应激等导致大脑动脉血管硬化病变,而在此基础上出现血液成分和血流动力学改变,大脑自主调节功能失调,脑局部血流量下降,脑血栓形成等多种因素相互作用的结果。其基本病理基础为动脉粥样硬化及微血管基底膜增厚,糖原沉积,脂肪样及透明变性。但其发病机制尚未阐明。

二、临床表现

糖尿病脑血管病有两大类:缺血性脑血管病和出血性脑血管病,但以缺血性脑血管病为主。缺血性脑血管病主要以脑血栓形成较多,其次是腔隙性脑梗死,少数发生一过性脑缺血及脑栓塞等,而脑出血发生较少。本病临床特点有发生数随年龄增长而增高,与糖尿病病情控制好坏关系不密切;糖尿病患者中脑动脉硬化的发生率较高,发病年龄较早,而以脑缺血为多,脑出血较少;发生在小脑、脑干和大脑中动脉支配的皮层和皮层下部位稍多,以血管中小梗死和多发性病灶较为多见。

(一)先兆表现

临床发现,约有70％的糖尿病患者发病前或多或少地出现近期先兆症状。这些先兆症状是多种多样的,较为典型的有头晕或头痛突然加重,或由间断性头痛变为持续性剧烈头痛,多为缺血性脑血管病的早期迹象;肢体麻木或半侧面部麻木;突然一侧肢体无力或活动失灵,且反复发生;突然性格改变或出现短暂的判断力或智力障碍;突然或暂时性讲话不灵,吐字不清;突然出现原因不明的跌跤或晕倒;出现昏昏沉沉嗜睡状态;突然出现一时性视物不清或自觉眼前黑矇,甚者一时性突然失明;恶心、呃逆或喷射性呕吐,或血压波动;鼻出血,尤其是频繁性鼻出血常常是高血压脑出血的近期先兆迹象。

(二)缺血性脑血管病

1.脑血栓形成

一般可分为前驱期、急性发作期、恢复期和后遗症期。血栓形成前,可有长时间的头痛、头晕、记忆力减退等脑动脉硬化症状。前驱表现常有头昏、头晕、一过性肢体麻木、乏力、语言不利等短暂的脑供血不足症状。可持续几天或一周左右。但也有发病无前驱症状者。可在任何时间发病,但常常在夜间低血压状态,血流缓慢时或安静状态下发病较多,在晨起时才发现偏瘫等症状。起病缓慢,逐渐加重是本病重要的临床特点。发病时大多意识清楚。但脑梗死范围大,脑水肿严重或梗死波及脑干网状结构等有关部位时,亦可出现程度不同的意识障碍。由于血管闭塞部位和程度不同,以及发生速度的快慢,临床表现有较大差异。如属于颈内动脉系统血栓形成者,以对侧偏瘫、感觉障碍或失语为主要症状;如发生在椎-基底动脉系统的血栓形成者,以眩晕、复视、恶心、呕吐、交叉运动及感觉障碍、吞咽困难、饮水发呛等症状为主。脑血栓形成一般还可分为急性卒中型,短暂性脑供血不足型,慢性进展型等三种类型。

2.腔隙性脑梗死

本病是脑梗死的一种特殊类型。其病灶位于脑深部,是微小动脉硬化或梗阻等所致微小的组织缺血、坏死和软化。白天、夜晚或晨起都可以发生，呈急性或亚急性发病，症状于 12～72 小时达高峰。约有 1/3 患者没有明显症状，或仅有轻微注意力不集中、记忆力下降，或出现一过性脑缺血发作。一般无意识障碍。体征多以单纯运动性偏瘫或面、舌瘫、单纯感觉障碍或失语等为主要表现。起病缓慢，并逐渐加重。

3.短暂性脑缺血发作（TIA）

本病特点是起病急骤，发病突然，症状为时短暂，通常仅几分钟，少数可持续 1 小时以上，最长不超过 24 小时，即可自行缓解。临床表现为脑血管痉挛，如突然出现头晕、头痛、恶心、呕吐、烦躁等脑供血障碍的症状和体征。大多数无意识障碍。往往反复发作，间隙时间长短有别，但每次发作均涉及相同的某动脉供应的脑功能区。病情之预后存在个体差异，如有的多次频繁发作，但并不留下神经系统病征，有的则短期内几次发作便发展为完全性卒中。

（三）出血性脑血管病

糖尿病出血性脑血管病较少，国内有人报道仅为 6.3％～7.4％。本病常在过度紧张，过度劳累或情绪激动时发生。常无预感而突然发病，病情危急，变化迅速。绝大部分患者表现为头痛、呕吐、昏迷及偏瘫等症状，有时呼吸、血压等亦出现变化。但由于出血部位、范围，机体反应及全身情况等因素不同，其临床症状亦各异。其中以壳核-内囊出血为多见，有典型的"三偏"症状（偏瘫、偏身感觉障碍、偏盲同时出现）。此外，还有在脑桥，小脑，丘脑等部位出血，可表现为不同的神经功能缺失症状和体征。

三、诊断要点

（1）有糖尿病病史。

（2）一般多有先兆症状，常有头晕、头痛、肢体麻木等迹象。

（3）有脑血管病变的临床表现。

（4）脑脊液检查、颅脑 CT、磁共振（MRI）检查、脑电图等均有助于确诊。

四、治疗方法

（一）辨证论治

对于本病的治疗，中医传统的方法是以有无神志改变，实际上就是按病情轻重，将其分为中经络和中脏腑两大类，再分别辨证论治。所谓中经络，即以口眼㖞斜，肢体偏废，或肢体活动不利为主而无神志改变；所谓中脏腑，以猝然昏迷，不省人事等神志改变为主。本书根据临床实际，将本病按照中风先兆、中风病情轻重及后遗症进行辨证分型论治。

1.中风先兆

（1）阴虚阳亢，肝风内动。①证候：眩晕、耳鸣、眼睑或面部肌肉抽动，手颤或四肢跳动，或四肢麻木，活动失灵。舌暗苔薄白，脉细弦。②治法：育阴潜阳，平肝息风。③方药：镇肝息风汤加减。生龙骨、生牡蛎、代赭石、龟甲、生白芍、玄参、天冬、牛膝、川楝子、茵陈、麦芽等。方中生龙骨、生牡蛎、代赭石镇肝潜阳；白芍、玄参、天冬、滋养肝肾之阴；牛膝辅川楝子引气血下行；合茵陈、麦芽疏肝气。若头晕、头痛较甚，可加石决明、菊花、夏枯草。若腰酸、耳鸣甚者，可加灵磁石、桑寄生。

（2）风痰瘀血上扰。①证候：记忆力突然减退，语无伦次，健忘，神情呆滞或一过性意识缺失，短暂口眼㖞斜或半身不遂，舌紫暗苔腻，脉涩。②治法：息风化痰，活血通络。③方药：解语丹化裁。白附子、石菖蒲、远志、天麻、全蝎、羌活、胆南星、木香、甘草等。

2.中风急性期

(1)阴虚阳亢,风阳上扰。①证候:素为阴虚之体,头痛头晕,耳鸣眼花,心烦健忘,急躁易怒,肢体麻木,腰膝酸软。突发口眼㖞斜,手抖舌颤,语言謇涩,神志不清,舌红苔薄黄,脉弦数。②治法:育阴潜阳,息风通络。③方药:天麻钩藤饮合镇肝息风汤加减。天麻、钩藤、生石决明、川牛膝、杜仲、桑寄生、黄芩、茯神、夜交藤、益母草、龟甲、生白芍、玄参、天冬等。方中生白芍、玄参、天冬滋养肝肾之阴,生石决明、龟甲潜阳;天麻、钩藤平肝息风,牛膝引血下行,杜仲、桑寄生补肝肾,茯神、夜交藤养心安神。

(2)气虚痰盛,痰浊阻络。①证候:平素时有眩晕,肢体麻木不仁,突然口眼㖞斜,口角流涎,舌强语謇,手足拘挛,甚则半身不遂,意识尚清楚,舌淡苔白腻,脉弦滑。②治法:健脾燥湿,化痰通络。③方药:半夏白术天麻汤加减。半夏、白术、天麻、陈皮、茯苓、甘草、胆南星、香附、丹参。方中半夏、白术、茯苓、陈皮健脾燥湿,天麻、胆南星祛痰息风,丹参活血通络,香附行气助血。

(3)气血不足,脉络瘀阻。①证候:平素面色苍白,头晕目眩,气短懒言,健忘纳呆,肢体麻木,突然半身不遂,口眼㖞斜,语言謇涩,舌质暗淡或有瘀斑,苔薄白,脉濡细。②治法:益气活血,通经活络。③方药:补阳还五汤合六君子汤加减。黄芪、人参、白术、茯苓、半夏、陈皮、甘草、当归、赤芍、川芎、桃仁、红花、地龙、鸡血藤、川牛膝。方中黄芪、人参益气助血行,当归、赤芍、川芎、桃仁、红花、地龙、鸡血藤、川牛膝等较多活血养血药活血化瘀,通经活络,白术、茯苓、半夏、陈皮燥湿化痰。

以上三型均为较轻的中经络者,中医中药治疗可取得较好的疗效。而中脏腑者却以发病急、病情危重、变化快、骤然昏仆,不省人事等为临床特点。其中又可分为邪实内闭的闭证和阳气欲脱的脱证。闭证常表现为牙关紧闭,两手紧握,肢体强痉拘急,二便秘结的昏迷不醒。按有无热象又可分为阳闭和阴闭。脱证常表现为目合口开,手撒尿遗,肢体软瘫,汗多肢冷,鼻鼾息微的不省人事。因中脏腑病情危急,目前临床上多采用中西医结合抢救。

3.中风后遗症

中风后,多遗有半身不遂、口眼㖞斜及音暗等症状,需要较长时间的康复治疗。

(1)半身不遂:肝阳上亢,脉络瘀阻。①证候:头晕目眩,面赤耳鸣,肢体偏废,强硬拘急,舌红苔薄黄,脉弦有力。②治法:平肝息风,活血通络。③方药:天麻钩藤饮加减。天麻、钩藤、生石决明、牛膝、黄芩、生地黄、丹参、白芍、赤芍等。方中天麻、钩藤、生石决明平肝息风潜阳,生地黄、白芍养阴柔肝,牛膝引血下行,丹参、赤芍活血通络。若肢体强痉较重,可加鸡血藤、伸筋草舒筋活络;若肢体麻木不仁,可加陈皮、胆南星、茯苓化痰通络。

(2)气血两虚,瘀血阻络:①证候,面色萎黄,体倦神疲,患侧肢体缓纵不收,软弱无力,舌胖质紫暗苔薄白,脉虚细无力。②治法,益气养血,活血通络。③方药,补阳还五汤加味。黄芪、当归尾、赤芍、川芎、红花、桃仁、丹参、地龙、鸡血藤、牛膝等。方中重用黄芪,与众多的养血活血药配伍以益气养血,活血通络,是治疗气血两虚,瘀血阻络所致半身不遂的有效方剂。

(3)口眼㖞斜:①证候,言语謇涩,舌红苔薄,脉弦细。②治法,祛风、化痰、通络。③方药,牵正散加味。白附子、全蝎、僵蚕、制南星、白芷。方中白附子、制南星、全蝎、僵蚕息风化痰,川芎、白芷活血通络。

(4)音暗为失语或言语謇涩,多与半身不遂,口眼㖞斜并存。

(5)肾虚:①证候,音暗,伴心悸气短,下肢软弱,阳痿、遗精、早泄,腰酸耳鸣,夜尿频多,舌淡胖苔白,脉沉细。②治法,滋阴补肾,开音利窍。③方药,地黄饮子加减。熟地黄、巴戟天、山茱萸、五味子、肉苁蓉、远志、附子、肉桂、茯苓、麦冬、石菖蒲。方中以熟地黄、山茱萸补肾填精,又用巴戟天、肉苁蓉、附子、肉桂温养下元,摄纳浮阳,引火归元;又以麦冬、五味子滋阴壮水以济火,远志、石菖蒲、茯苓合用,化痰利窍开音。

(6)痰阻:①证候,舌强语謇,肢体麻木,或半身不遂,口角流涎,舌红苔黄,脉弦滑。②治法,祛风化痰,宣窍通络。③方药,解语丹化裁。白附子、石菖蒲、远志、天麻、全蝎、茯苓、胆南星、郁金、甘草等。方中以白附子、胆南星、天麻、全蝎祛风化痰,石菖蒲、郁金芳香开窍,远志交通心肾。

(二)其他疗法

针灸疗法对本病在恢复期和后遗症期的肢体功能、语言功能等方面的康复有较好的疗效。

1.体针

中经络者,治宜通经活络,祛风化痰,养阴清热,取手足阳明经穴为主,辅以太阳、少阳经穴,局部配穴。久病先针健侧,再刺灸患侧。

(1)随症取穴:①上肢瘫痪取肩髃、曲池、手三里、合谷、外关、阳溪等。②下肢瘫痪取环跳、阳陵泉、足三里、委中、承扶、风市、悬钟、解溪、昆仑等。③语言謇涩取哑门、廉泉、通里、照海。④口眼㖞斜取翳风、地仓、颊车、合谷、内庭、四白、牵正、攒竹、太冲、颧髎、人中、承浆等。

治疗时,每次选3~5穴,上下肢穴位强刺激,留针20~30分钟,面部穴位用透刺法,哑门、廉泉强刺不留针。初病每天刺1次,恢复期隔天刺1次,15次为1个疗程。

(2)辨证取穴:①气滞血瘀型取百会、通天、天柱、中脘、足三里、三阴交、血海、肩髃、曲池、合谷、外关。②阴虚阳亢型取百会、天冲、曲池、合谷、外关、阳陵泉、复溜、太冲。③痰浊阻络型取百会、风池、曲池、支沟、阴陵泉、丰隆、足三里、三阴交。

每次选3~4穴,每天1次,健侧与患侧交替针刺,健侧用泻法,患侧补法,10次为1个疗程,疗程间隔3天。

2.头针

头部是调整全身气血的重要部位,头针疗法对脑梗死、脑血栓形成尤为适宜,疗效肯定,使用越早越好。

取穴选阳性体征对侧的运动区、足运感区、感觉区。进针后捻转3分钟,可在施术后出现症状缓解。偏侧运动障碍,取对侧运动区;下肢瘫,取对侧运动区上1/5,对侧足运动区;上肢瘫,取对侧运动区中2/5;面部瘫、流涎、舌㖞斜、运动性失语,取对侧运动区下2/5。偏身感觉障碍,取对侧感觉区;下肢感觉障碍,取对侧感觉区上1/5,对侧足感区;上肢感觉障碍,取对侧感觉区中2/5;头部感觉障碍,取对侧感觉区下2/5。

3.灸法

取穴以足阳明经为主,辅以太阳、少阴经穴。语言謇涩者配哑门、廉泉、通里;口眼㖞斜者配翳风、地仓、颊车、下关、合谷、攒竹、太冲;下肢瘫痪者配环跳、大肠俞、阳陵泉、足三里、委中、承扶、风市、三阴交、悬钟;上肢瘫痪者配肩髃、曲池、手三里、合谷、外关。治疗时,每次选3~5穴,每穴灸1~3分钟,初病每天灸1次,恢复期隔天灸1次,15次为1个疗程。

还可适时采用推拿按摩疗法、气功、水针穴位注射疗法等进行康复治疗。

(姬广慧)

第八节 糖尿病心脏病

心血管病变是糖尿病最严重的并发症,有资料报道有 70%～80% 的糖尿病患者死于心血管系并发症。糖尿病心脏病是指糖尿病患者并发或伴发的心脏病,是在糖尿病的基础上发生和发展的一种慢性并发症。1979 年,Leder 首先指出这特定概念,并称之为 diabetic cardiopathy (DC)。其中包括大血管病变如冠状动脉粥样硬化性心脏病(冠心病)、微血管病变如糖尿病性心肌病和自主神经功能紊乱所致的心律及心功能失常等;如有高血压者还包括高血压心脏病。其特点为:发病年龄轻、发展快,患病率与病死率高,极易发生心律失常、心力衰竭和猝死。中医学虽无糖尿病心脏病的名称,但有消渴并发心痛的记载。如在《诸病源候论》中有"消渴重,心中痛"的论述。糖尿病心脏病属于中医学消渴病心病,主要包括消渴病并发的心悸、怔忡、胸痹、心痛、心力衰竭等病症。其与非消渴病心病相比,在病因病机、发病率和病死率、临床表现及预后等均有不同特点,较复杂,有一定的特殊性,故应单独研究。

一、病因病机

中医认为本病的发生与七情郁结,过食伤脾,寒邪侵袭,禀赋薄弱,以及心、脾、肾亏损等因素有关。其基本病机为:阴虚燥热,气阴两虚,痰浊瘀血痹阻心脉。其关键在于心脉不通,正如《素问·痹论》中所云:"心痹者脉不通。"本病为本虚标实之证,以瘀血、痰浊、气滞为标,脏腑虚损为本,是长期脏腑功能失调的结果。心气虚与心阴虚兼夹血瘀是糖尿病心脏病的病理基础。发病初期,以阴虚为本,燥热为标,心神不宁,故临床出现心悸、怔忡、五心烦热等症;在发病中期,其病机为气阴劳损,心气阳损,瘀血痰浊内生导致心脉痹阻,临床可见胸闷、气短、心痛等症;在后期,因气血阴阳俱衰,以阳虚为主,水饮凌心犯肺,故出现水肿、尿少、四肢厥冷、脉微欲绝等危重证候。老年糖尿病患者多以虚致滞,不通而痛。

现代医学认为糖尿病心脏病的发生与糖尿病中代谢紊乱等病理生化有关,亦即与高血糖、高血压、高血脂、血液高黏、高凝等因素的相互作用有关,而胰岛素抵抗和高胰岛素血症被认为是独立危险因素。但发病机制尚未完全阐明。其病理变化主要有大血管和微血管病变及心脏自主神经功能紊乱。

二、临床表现

糖尿病心脏病主要包括糖尿病性冠心病和糖尿病性心肌病及心脏自主神经病变。其临床表现可能从无症状至严重心律不齐、心源性休克或伴急性心肌梗死等非常复杂的严重症群。因其病变错综复杂,在临床上常常不易被及时发现,部分患者还具有突发性,甚至危及生命。故应特别予以注意。典型临床特点有以下几点。

(一)休息时心动过速

由于糖尿病早期可累及迷走神经,以至交感神经处于相对兴奋状态,故心率增快。在休息状态下,心率超过 90 次/分,甚至可达 130 次/分。心率增快且不易受各种条件反射的影响,如患者深呼吸时的心率差异减少,从卧位快速起立时的心率加速反射也减弱,好似无神经的移植心脏。

(二)无痛性心肌梗死

糖尿病性冠心病与一般冠心病相比具有发病率高,进展快,缺乏典型的心绞痛,预后差的特点。糖尿病患者发生急性心肌梗死者多于非糖尿病者,男性约 1.5 倍,女性约 3 倍。其冠状动脉狭窄程度严重,心肌梗死面积大,进展快,病死率为 26%～58%。值得警惕的是症状不典型,约有 42%表现为无痛性心肌梗死,患者仅有恶心呕吐、充血性心力衰竭、心律不齐、心源性休克,或仅呈疲乏等,故易于漏诊、误诊。此种无痛性心肌梗死主要由于自主神经损害所致。并且糖尿病性心肌梗死即使缓解后复发率也较高,远期预后亦差。

(三)直立性低血压

当患者从卧位起立时,如收缩期血压下降>4.0 kPa(30 mmHg),舒张压下降>2.7 kPa(20 mmHg),称直立性低血压。其主要机制可能由于血压调节反射弧中传出神经损害所致,属于糖尿病神经病变的中晚期的表现。当直立性低血压发作时,患者感头晕、软弱、心悸、大汗、视力障碍,有时昏倒。要注意与低血糖鉴别。

(四)猝死

糖尿病心脏病患者偶因各种应激、感染、手术麻醉等均可导致猝死。临床上呈心律严重紊乱或心源性休克,起病突然,患者仅感短暂胸闷心悸,迅速发展至严重休克或昏迷状态。有时发生于某些感染时,则症状常被原发病所掩盖而不明显。

三、诊断要点

凡符合下列要求者,即可诊断为糖尿病心脏病。

(1)符合原发性糖尿病诊断标准。

(2)符合下列各项中一项或一项以上者:①符合冠心病诊断标准。②有明确的心脏增大。③符合心脏自主神经功能紊乱检查。④符合高血压诊断标准。

四、治疗方法

(一)辨证论治

本病治疗时,应时时抓住消渴病的虚损之本,虽然在发作期痰浊、瘀血、水饮、燥热等标实表现突出,但是要在益气养阴的基础上化痰、活血、逐饮、除燥。其中益气养阴活血为基本大法。在缓解期更是要以补虚为主,佐以祛邪。

1.胸痹(心绞痛)

(1)气滞血瘀:①证候,胸胁刺痛,引及肩背,常因劳累或情志不遂而诱发或加重。胸闷善太息,舌暗红紫黯、有瘀点、瘀斑,苔薄白或薄黄,脉弦或结代。②治法,疏肝理气,活血止痛。③方药,四逆散合丹参饮加减。柴胡、白芍、枳实、甘草、檀香、砂仁、郁金、丹参。方中以四逆散疏肝理气,郁金、丹参等活血化瘀止痛。若兼口苦咽干、眩晕、急躁易怒者,可加生地黄、牡丹皮、栀子、生石决明等清肝潜阳;若胸闷纳呆者,可加半夏、瓜蒌、薤白等宽胸理气,宣痹止痛。

(2)痰阻血瘀:①证候,心胸刺痛,痛有定处,胸闷气急,头晕倦怠,时或心悸不宁,肢体重着,舌体胖、质暗淡、苔白腻,脉弦滑。②治法,宣化痰浊,活血止痛。③方药,温胆汤合血府逐瘀汤加减。半夏、陈皮、茯苓、枳实、竹茹、厚朴、当归、赤芍、川芎、桃仁、红花、柴胡、桔梗、牛膝。方中以温胆汤宣化痰浊,血府逐瘀汤活血止痛。若痰浊化热,可加黄连清热燥湿;痰浊壅盛,胸闷憋气,可加服冠心苏合香丸通阳化浊。

(3)寒凝血瘀:①证候,心胸疼痛,彻背掣肩,遇寒尤甚,四肢不温,面色苍白,伴气短喘促,唇舌紫暗,苔薄白,脉沉迟或结代。②治法,通阳宣痹,化瘀止痛。③方药,瓜蒌薤白桂枝汤加味。瓜蒌、薤白、桂枝、半夏、枳实、陈皮、丹参、郁金、红花。方中以瓜蒌薤白桂枝汤通阳宣痹,丹参、郁金、红花活血化瘀止痛。若形寒肢冷较甚,可合用麻黄附子细辛汤加强温阳散寒;若寒郁化热伤阴而出现舌嫩红、脉弱,可加用生脉散益气养阴。

2.心痛(糖尿病性心肌病)

(1)气虚血瘀:①证候,心胸隐痛,心悸,时发时止,劳累后尤甚,胸闷气短,倦怠乏力,舌胖大,色暗或见瘀点,苔薄白,脉细弱或涩。②治法,益气养心,活血化瘀。③方药,补阳还五汤加减。黄芪、党参、白术、当归、赤芍、川芎、丹参、桃仁、红花。方中重用黄芪、党参益气养心,用当归、赤芍、川芎、丹参等活血化瘀通络。若胸闷肢冷者,加薤白、桂枝等温阳宽胸理气;若心悸失眠者,加酸枣仁、五味子等养心安神。

(2)气阴两虚:①证候,病程日久,心胸闷痛,心悸气短,自汗乏力,口干少津,五心烦热,舌暗红少苔,边有瘀点,脉细弱或细数。②治法,益气养阴,活血通络。③方药,生脉饮、二至丸合失笑散加减。人参或党参、麦冬、五味子、女贞子、墨旱莲、蒲黄、五灵脂、丹参。方中以生脉饮、二至丸益气养阴,用蒲黄、五灵脂、丹参等活血通络。若心悸怔忡,心烦不寐,虚火较甚者,可加生地黄、知母、酸枣仁等养心阴,安心神;若自汗不止,倦怠乏力者,可加黄芪、防风、白术等益气固表。

3.心悸怔忡(糖尿病心脏自主神经病变)

(1)阴虚血瘀:①证候,心悸怔忡,心烦不寐,五心烦热,口干盗汗,舌红少津或有瘀点,苔剥,脉细数或结代。②治法,滋养心阴,活血通络。③方药,生脉饮合六味地黄汤加减。人参或党参、麦冬、五味子、地黄、山茱萸、山药、茯苓、丹皮、丹参、赤芍、墨旱莲。方中生脉饮合地黄、墨旱莲、山茱萸、山药等能益气滋阴,养心复脉,用丹皮、丹参、赤芍活血通络。若阴虚火旺,可加黄柏、知母。

(2)心脾两虚证:①证候,胸闷心悸,气短自汗,神疲心烦,倦怠乏力,失眠多梦,面色无华,舌淡体胖大,苔薄白,脉细或结代。②治法,益气补血,养心安神。③方药,归脾汤加减。酸枣仁、当归、黄芪、白术、龙眼肉、远志、甘草、木香、陈皮。心悸者,加五味子、柏子仁;舌质瘀滞者,加丹参、川芎。

(3)心阳亏虚证:①证候,心悸怔忡,胸闷气短,面色苍白,形寒肢冷,舌质淡,苔薄白,脉虚弱或沉细而数。②治法,温补心阳,定悸安神。③方药,桂枝甘草龙骨牡蛎汤加减。桂枝、炙甘草、龙骨、牡蛎。若胸闷喘甚者,可加葶苈子、大枣;汗出肢冷,面青唇紫者,可加人参、附子。

(4)中气不足证:①证候,心悸气短,头晕目眩,腰膝酸软,少气懒言,便溏,舌质淡,苔薄白,脉弱。②治法,健脾益气,升阳举陷。③方药,补中益气汤加减。黄芪、党参、炙甘草、白术、当归、陈皮、升麻、柴胡。形寒肢冷者,加续断、仙茅、淫羊藿。

4.胸痹、真心痛(心肌梗死)

(1)心脉瘀阻:①证候,心胸疼痛,持续加剧或骤然发作,心痛彻背,背痛彻心,痛有定处,难以缓解,伴胸闷憋气,心悸气短,汗出肢冷,舌唇紫暗,脉弦细或细弱。②治法,益气温阳,化瘀通脉。③方药,丹参饮合抗心梗合剂加减。丹参、郁金、檀香、红花、砂仁、黄芪、桂枝、薤白。方中用黄芪、桂枝、薤白益气温阳,用丹参、郁金、檀香、红花、砂仁等化瘀通脉。若大汗淋漓、四肢厥冷,应速用参附注射液急救。

(2)心肾阳虚,水饮凌心:①证候,胸闷憋气,心悸怔忡,气喘不得卧,动则喘甚,咳吐痰涎,畏寒肢冷,腰酸尿少,全身水肿,舌体胖大,紫暗或有瘀斑,苔白腻,脉沉细或结代。②治法,温阳利水,活血化瘀。③方药,真武汤合血府逐瘀汤加减。附子、生姜、茯苓、白术、白芍、人参、当归、赤芍、川芎、桃仁、红花、柴胡、桔梗、牛膝。方中以真武汤温阳利水,用血府逐瘀汤活血化瘀。若胸闷喘甚,可加葶苈子、大枣泻肺平喘;若心悸大汗不止,可加黄芪、煅龙骨、煅牡蛎等益气敛汗。

(3)心肾不足,阴阳两虚:①证候,心悸怔忡,胸闷气短,头晕目眩,心烦少寐,腰酸腿软,肢体水肿,形寒肢冷,口唇紫暗,舌体胖大,紫暗或有瘀斑,苔薄白,脉沉弱或结代。②治法,温阳益阴,化瘀通脉。③方药,炙甘草汤合生脉饮加减。炙甘草、人参、麦冬、五味子、生地黄、阿胶、桂枝、丹参、赤芍、红花、茯神。方中桂枝、炙甘草、人参、麦冬、五味子、生地黄、阿胶等温阳益气养阴,丹参、赤芍、红花化瘀通脉。

(4)心阳暴脱:①证候,心胸痛甚,甚则昏厥,神志淡漠,大汗淋漓,四肢厥冷,息短气微,面色青紫,恶寒恶热,口唇肢端紫暗,舌淡胖,有瘀斑,脉微欲绝。②治法,回阳救逆,益气固脱。③方药,速用参附注射液急救;或中西医结合急救。

(二)其他疗法

1.常用中成药与经验方

(1)生脉注射液:①组成,人参、麦冬、五味子。②功效,益气复脉,养阴生津(能加强心肌收缩,改善心肌供血,改善微循环,调节血压)。③主治,适用于糖尿病心脏病出现心肌梗死合并心源性休克的患者。

(2)冠心苏合丸:①组成,苏合香、乳香、青木香、檀香、冰片。②功效,理气宽胸,止痛。③主治,适用于糖尿病合并冠心病心绞痛患者。

(3)速效救心丸:①组成,川芎碱、冰片。②功效,增加冠脉血流量,缓解心绞痛。③主治,适用于糖尿病心脏病胸闷、憋气、心前区疼痛等。

(4)复方丹参片:①组成,丹参浸膏、三七、冰片。②功效,活血化瘀,理气止痛。③主治,适用于糖尿病心脏病证属气滞血瘀者。

(5)山海丹胶囊:①组成,三七、山羊血、海藻、灵芝、丹参、何首乌、葛根等。②功效,益气养血。③主治,适用于糖尿病心脏病证属气阴两虚、心脉瘀阻者。

(6)冠通汤(验方):①组成,丹参、炒赤芍、桃仁、降香、生香附、郁金、全瓜蒌、延胡索、远志、炙甘草。②功效,活血化瘀,理气化痰。③主治,适用于糖尿病合并冠心病证属痰瘀互阻、气滞血瘀者。

(7)益气活血方(验方):①组成,黄芪、党参、当归、赤芍、川芎、红花、丹参、葛根、麦冬、玄参、五味子。②功效,益气养心,活血化瘀。③主治,适用于糖尿病心脏病证属气虚血瘀者。

(8)解郁舒心汤(验方):①组成,太子参、麦冬、五味子、桔梗、枳壳、香附、丹参、佛手、玫瑰花、娑罗子。②功效,益气养阴,理气活血。③主治,适用于糖尿病心脏病证属气阴两虚、气滞不畅者。

2.针灸治疗

(1)心悸的针灸疗法:①针刺脾俞、肾俞、心俞、内关、足三里、三阴交,平补平泻法。适用于气阴两虚型患者。②针刺膻中、内关、郄门、血海、丰隆、心俞,平补平泻法。适用于痰瘀痹阻心脉者。③针刺肺俞、胰俞、脾俞、肾俞、心俞、足三里、内关、太溪。适用于糖尿病心脏自主神经病变患者。④耳针取穴为心、神门、胸、肺、皮质下、肾、肝、胆。每次选穴2~3个,交替选用。采用毫针针刺或用王不留行籽贴压耳穴。

（2）心痛的针灸疗法：①针刺膻中、内关，留针 20～30 分钟，捻转 3～5 次，适用于糖尿病心脏病心前区痛者。②针刺膻中、内关、中脘、丰隆、脾俞、厥阴俞，平补平泻法，适用于痰浊痹阻心脉的心痛。③针刺膻中、内关、厥阴俞、郄门、血海、膈俞，用泻法，适用于瘀血闭阻心脉的心痛。④针刺膻中、厥阴俞、内关、足三里、三阴交、心俞、神门，用补法，适用于气阴两虚之心痛；兼气滞者加巨阙、阳陵泉、太冲、期门，兼痰浊者加丰隆；兼血瘀者加郄门、膈俞、血海。⑤针刺厥阴俞、巨阙、内关、足三里、关元、气海，厥阴俞用针刺，余穴用温针或灸，适用于心阳虚衰之心痛。⑥耳针主穴取心、神门、皮质下、肾、内分泌、肾上腺；配穴取枕、额、交感等。

（姬广慧）

第九节　糖尿病足病

　　糖尿病足病是指发生于糖尿病患者，与局部神经异常和下肢远端血管病变相关的足部感染、溃疡和（或）深层组织破坏，它是糖尿病下肢神经病变和血管病变的结果。病变累及从皮肤到骨与关节的各层组织，严重者可发生局部或全足坏疽，需要截肢。国际糖尿病足工作组（IWGDF）将糖尿病足病定义为糖尿病累及的踝以下全层皮肤创面，而与这种创面的病程无关。糖尿病患者因足病而造成截肢者比非糖尿病者高 5～10 倍，糖尿病足病是引起糖尿病患者肢体残废的主要原因，严重地威胁着糖尿病患者的健康。

　　糖尿病属于中医"消渴"范畴，而糖尿病足则属于"脱疽"范畴。中国古代传统医学著作中对脱疽记载较多，最早记载本病临床症状的是《灵枢·痈疽》说："发于足趾，名脱痈。其状赤黑，死不治；不赤黑，不死。不衰，急斩之，不则死矣。"已经认识到截肢或死亡的严重后果。至晋代皇甫谧在《针灸甲乙经》中将"脱痈"改为"脱疽"。隋代《诸病源候论·消渴候》曰："夫消渴者……其病变，多发痈疽。"《卫生宝鉴》云："消渴患者足膝发恶疮至死不救。"故中医学亦可称本病"消渴足"。

一、发病率和危险因素

（一）糖尿病足病发病率与病期、年龄、吸烟、高血压、冠心病、血脂异常相关

　　全国 14 所三甲医院协作，对糖尿病足病患者进行了调查，634 例糖尿病足病与周围血管病变患者中，男性占 57.7%，女性 42.3%；平均年龄（65.65±10.99）岁，70～80 岁的足病发生率最高，达 37.60%。这些患者大多有糖尿病并发症或者心血管的危险因素，如吸烟率 37%、高血压 57%、冠心病 28% 和血脂异常 29%；脑血管病 26%；下肢动脉病 27%；肾病 40%；眼底病 42%；周围神经病 69%。386 例合并足溃疡，47% 为皮肤表面溃疡；35% 的溃疡累及肌肉；18% 的溃疡累及骨组织；70% 合并感染。平均住院（25.70±19.67）天。我国北方地区的糖尿病足病患者较南方地区更重，截肢率更高。最近报告的 17 家三甲医院联合调查了近年来住院的慢性足溃疡患者，结果发现住院慢性溃疡患者中糖尿病患者占到 33%，是之前医院调查住院慢性溃疡患者中糖尿病（4.9%）的 8 倍多。据国外调查，85% 的糖尿病截肢起因于足溃疡。糖尿病患者截肢的预后较差，有学者报告了截肢患者随访 5 年，其死亡率将近 40%。下肢血管病变、感染和营养不良是截肢的主要原因。

糖尿病足病及截肢的治疗和护理给个人、家庭和社会带来沉重的经济负担。美国糖尿病医疗费用高达 1 160 亿美元,其中糖尿病足溃疡的治疗费用占 33%。国内调查的糖尿病足与下肢血管病变患者的平均住院费用约 1.5 万元。未来 20 年中,发展中国家 T2DM 的发病率将急剧升高,糖尿病足病和截肢防治的任务繁重。

(二)神经病变、血管病变、足畸形、胼胝是糖尿病足病的高危因素

病史和临床体检发现有下列情况(危险因素)时,应特别加强足病的筛查和随访:①既往足溃疡史;②周围神经病变和自主神经病变(足部麻木、触觉或痛觉减退或消失、足部发热、皮肤无汗、肌肉萎缩、腹泻、便秘和心动过速)和(或)缺血性血管病(运动引起的腓肠肌疼痛或足部发凉);③周围血管病(足部发凉和足背动脉搏动消失);④足部畸形(如鹰爪足、压力点的皮肤增厚和 Charcot 关节病)和胼胝;⑤糖尿病的其他慢性并发症(严重肾脏病变,特别是肾衰竭及视力严重减退或失明);⑥鞋袜不合适;⑦个人因素(社会经济条件差、独居老年人、糖尿病知识缺乏者和不能进行有效足保护者)。其中,糖尿病足溃疡最重要的危险因素是神经病变、足部畸形和反复应力作用(创伤),糖尿病足部伤口不愈合的重要因素是伤口深度感染和缺血。

二、发病机制

发病机制未完全阐明,糖尿病足与下列因素有密切关系。

(一)感觉神经病是糖尿病足病的重要诱因

60%～70% 的糖尿病患者有神经病变,多呈袜套样分布的感觉异常、感觉减退或消失,不能对不合适因素进行调整,如袜子过紧、鞋子过小和水温过高等。自主神经病使皮肤出汗和温度调节异常,造成足畸形、皮肤干燥、足跟烫伤、坏疽和皲裂,皮肤裂口成为感染的入口,自主神经病变常与 Charcot 关节病相关。运动神经病变引起跖骨和足尖变形,增加足底压力,还可使肌肉萎缩。当足底脂肪垫因变形异位时,足底局部的缓冲力降低,压力增大,指间关节弯曲变形,使鞋内压力增加导致足溃疡。

(二)下肢动脉闭塞引起足溃疡和坏疽

糖尿病患者外周血管动脉粥样硬化的发生率增加,血管疾病发生年龄早,病变较弥漫。下肢中、小动脉粥样硬化闭塞,血栓形成,微血管基底膜增厚,管腔狭窄,微循环障碍引起皮肤-神经营养障碍,加重神经功能损伤。足病合并血管病变者较单纯神经病变所致的足病预后差。缺血使已有溃疡的足病难以恢复。

(三)免疫功能障碍导致足感染

多核细胞的移动趋化功能降低,噬菌能力下降,感染使代谢紊乱加重,导致血糖增高,酮症又进一步损害免疫功能。80% 以上的足病患者至少合并 3 种糖尿病慢性并发症或心血管危险因素。一旦发生足的感染,往往难以控制,用药时间长,花费大而疗效差。有时仅仅是皮肤水疱就可并发局部感染,严重者需要截肢(趾)。

(四)生长因子调节紊乱和慢性缺氧参与发病过程

糖尿病足溃疡患者一氧化氮合酶及精氨酸酶活性增加,而转化生长因子-β(TGF-β)浓度降低,一氧化氮合酶的代谢增强损伤组织,精氨酸酶活性增强使基质沉积。有学者发现,IGF-2 在正常人、糖尿病和糖尿病患者有并发症 3 组患者的上皮细胞中均可见,在溃疡边缘最明显,而 IGF-1 在非糖尿病的上皮细胞可见,在糖尿病未损伤的皮肤颗粒层和棘层表达减少,而在溃疡的基底层缺乏,成纤维细胞缺乏 IGF-1。基底层和成纤维细胞缺乏 IGF-1 使溃疡延迟愈合。高血

糖引起慢性缺氧,与大血管和微血管病变造成的慢性缺氧一起损害溃疡愈合,是糖尿病足溃疡经久不愈的原因之一。Catrina 等将皮肤细胞和从糖尿病足溃疡及非糖尿病溃疡的活检标本置入不同糖浓度和不同氧张力条件下培养,发现高糖阻止了细胞对缺氧的感知与反应。这种机制可能也是糖尿病足溃疡持久不愈的重要解释。糖尿病足病的形成与转归,见图 7-2。

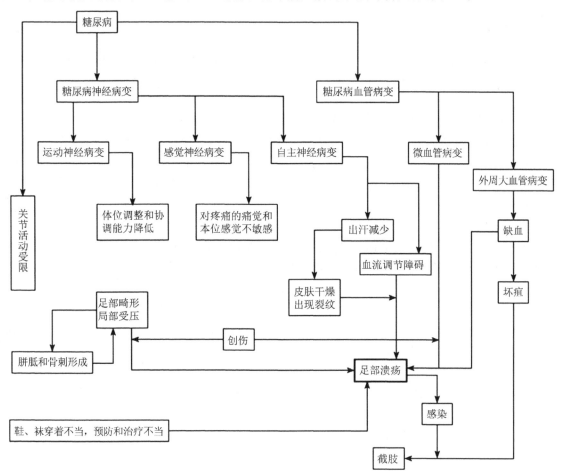

图 7-2　糖尿病足病发病机制与转归

(五)中医病因病机

糖尿病肢体血管病变临床多见于下肢,以闭塞性血管病为主。特别是糖尿病足坏疽。糖尿病肢本血管病变,临床以肢体发凉、麻木、疼痛、瘀斑,甚至红、肿、热痛、脓液恶臭、趾端坏疽、烦躁易怒等表现为主,属于中医"血痹""脱疽"范畴。其主要病理机制有以下几个方面。

(1)由于消渴日久,阴血亏耗,热灼营血,久则瘀血阻滞,加之常因情志刺激,气滞血瘀,瘀血阻络,不通则痛。

(2)肝肾阴虚,相火炽旺,淫火消烁肾精,更致肾精不足,阴虚更甚。阴虚生内热,热邪蕴久成毒,热毒聚结成疽。

(3)消渴耗气伤阴,营卫气血俱虚,外邪乘虚而入,邪入血分,久则血脉运行不畅,出现机体麻木不仁,血脉不和,不通则痛。

(4)饮食不节,多喜肥甘厚味,而致脾失健运,聚湿生痰,蕴久化热。湿痰阻滞经络,气血运行受阻,而致肢体麻木疼痛。

(5)消渴耗阴,阴阳互根,久则阴损及阳,阳虚则毒邪内陷,而成阴疽。

从以上可以看出,糖尿病肢体血管病变其本在肝肾阴虚,营卫不足,其标在血瘀、热毒、痰湿。即所谓"大脉空虚,发为脉痹",阳虚毒陷乃久病之变证。

三、分级和临床表现

神经病变、血管病变和感染导致糖尿病足溃疡和坏疽,根据病因或病变性质分为神经性、缺血性和混合性。根据病情的严重程度进行分级,使用标准方法分类以促进交流、随访和再次评估。

(一)根据病因分为神经性、神经-缺血性、单纯缺血性溃疡三类

最常见足溃疡的部位是前足底,常为反复机械压力所致,由于周围神经病变引起的保护性感觉缺失,患者不能感觉到异常的压力变化,没有采取相应的预防措施,发生溃疡后极易并发感染,溃疡难以愈合,最后发生坏疽。因此,足溃疡和坏疽往往是神经病变、压力改变、血液循环障碍和感染等多种因素共同作用的结果。

1.神经性溃疡

神经病变起主要作用,血液循环良好。足病通常是温暖的,但有麻木感,皮肤干燥,痛觉不明显,足部动脉搏动良好。神经病变性足病的后果是神经性溃疡(主要发生于足底)和神经性关节病(Charcot 关节病)。

2.神经-缺血性溃疡

神经-缺血性溃疡常伴有明显的周围神经病变和周围血管病变,足背动脉搏动消失。足凉而有静息痛,足部边缘有溃疡或坏疽。

3.单纯缺血性溃疡

单纯缺血性溃疡较少见,单纯缺血所致的足溃疡无神经病变。糖尿病足溃疡患者初诊时约50％为神经性溃疡,50％为神经-缺血性溃疡。国内糖尿病足溃疡主要是神经-缺血性溃疡。

(二)临床应用多种糖尿病足病分级/分期标准

1.Wagner 分级

主要是依据解剖学为基础的分级,也是最常用的经典分级方法。Wagner 分级重点关注溃疡深度和是否存在骨髓炎或坏疽(图 7-3)。

(1)0 级:存在足溃疡的危险因素。常见的危险因素为周围神经和自主神经病变、周围血管病变、以往足溃疡史、足畸形(如鹰爪足和夏科关节足)、胼胝、失明或视力严重减退、合并肾脏病变特别是肾衰竭、独立生活的老年人、糖尿病知识缺乏者和不能进行有效的足保护者。目前无足溃疡的患者应定期随访,加强足保护教育、必要时请足病医师给予具体指导,以防止足溃疡的发生。

(2)1 级:足部皮肤表面溃疡而无感染。突出表现为神经性溃疡,好发于足的突出部位,即压力承受点(如足跟部、足或趾底部),溃疡多被胼胝包围。

(3)2 级:表现为较深的穿透性溃疡,常合并软组织感染,但无骨髓炎或深部脓肿,致病菌多为厌氧菌或产气菌。

(4)3 级:深部溃疡常波及骨组织,并有深部脓肿或骨髓炎。

(5)4 级:局限性坏疽(趾、足跟或前足背),其特征为缺血性溃疡伴坏疽,常合并神经病变(无

严重疼痛的坏疽提示神经病变),坏死组织表面可有感染。

(6)5级:全足坏疽,坏疽影响到整个足部,病变广泛而严重。

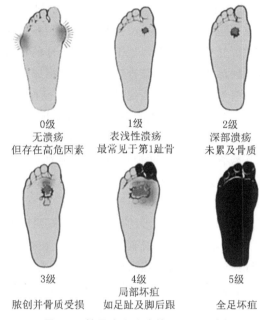

0级
无溃疡
但存在高危因素

1级
表浅性溃疡
最常见于第1趾骨

2级
深部溃疡
未累及骨质

3级
脓创并骨质受损

4级
局部坏疽
如足趾及脚后跟

5级
全足坏疽

图 7-3 糖尿病足溃疡的 Wagner 分级

2.Texas 分级与分期

强调组织血液灌注和感染因素。德州大学分类是在解剖学分类的基础上加入了分期,无感染无缺血的溃疡(A级)、感染溃疡(B级)、缺血性非感染溃疡(C级)、缺血性感染溃疡(D级)。该分类分期方法评估了溃疡深度、感染和缺血程度,考虑了病因与程度两方面的因素。截肢率随溃疡深度和分期严重程度而增加,随访期间的非感染非缺血性溃疡无一截肢。溃疡深及骨组织者的截肢率高 11 倍。感染与缺血并存,截肢增加近 90 倍。从更好反映临床病情程度上考虑,推荐采用该分类方法,但在实际应用中,多数仍然采用 Wagner 分类。

3.Foster 分类

Foster 等提出一种简单易记的糖尿病足病分类方法。①1 级:正常足;②2 级:高危足;③3 级:溃疡足;④4 级:感染足;⑤5 级:坏死足。3~5 级还可进一步分为神经性和缺血性。1~2 级主要是预防,3~5 级需要积极治疗。3 级神经性溃疡患者需要支具和特制鞋;4 级患者需要静脉用抗生素,缺血患者需要血管重建;5 级患者需要应用抗生素和外科处理,缺血患者需要血管重建。

我国习惯上将糖尿病足坏疽分为湿性坏疽和干性坏疽,国外则不如此分类。湿性坏疽指的是感染渗出较多的坏疽,其供血良好;干性坏疽是缺血性坏疽,由于动脉供血差,而静脉回流良好,因此坏疽呈干性。处理上,前者相对容易,以抗感染为主;后者必须在改善血液供应基础上采取局部措施。

4.PEDIS 分类

国际糖尿病足工作组从 2007 年起推荐采用 PEDIS 分类。P 指的是血液灌注,E 是溃疡面积,D 是溃疡深度,I 是感染,S 是感觉。

该分类清楚地描述了足溃疡的程度和性质,特别适合用于临床科研。

四、辅助检查和诊断

(一)辅助检查协助糖尿病足病诊断

糖尿病足病的辅助检查主要包括足溃疡检查、影像检查、神经功能检查、动脉供血检查和足压力测定等。建立一种能够实际操作的、适合当地卫生医疗条件的筛查程序，登记每例糖尿病足病患者。筛查能及时发现有危险因素的患者，筛查项目既包括糖尿病相关的全身性检查如眼底、血压、尿蛋白、神经功能和心血管系统等，也包括足的重点局部检查等。筛查本身不需要复杂的技术，但应该由训练有素的人员完成，需要对患者下肢和足病做出精确诊断。

电生理测定和定量检测振动觉与温度觉阈值对于糖尿病足病的诊断有重要价值，但难以用于临床常规筛查。简单的音叉检查可用于诊断神经病变，缺血性糖尿病足病应接受多普勒超声和血管造影。认真查找所有足溃疡及其可能的病因，评价神经病变、缺血性病变和感染因素的相对重要性，因为不同类型的防治方法是不同的。需要强调的是，临床上常规的物理检查基本能够帮助做出正确诊断和判断预后。例如，如果患者的足背动脉和胫后动脉均搏动良好，皮肤温度正常，足的血供应无严重障碍。关键是要求患者脱鞋检查，而这点在繁忙的门诊往往难以做到。

合并感染时，需明确感染的程度、范围、窦道大小、深度以及有无骨髓炎。通常情况下，一般体格检查很难判定足溃疡是否合并感染以及感染的程度和范围。局部感染的征象包括红肿、疼痛和触痛。但这些体征可以不明显甚至缺乏；更可靠的感染表现是脓性分泌物渗出、捻发音(产气细菌所致)或深部窦道。应用探针探查感染性溃疡时，如发现窦道，探及骨组织，要考虑骨髓炎，并用探针取出溃疡深部的标本作细菌培养。新近的研究证实，探针触及骨组织基本上可以诊断为骨髓炎，具有很高的诊断敏感性和特异性。针吸取样具有特异性，但缺乏敏感性。皮肤表面溃疡培养的细菌常是污染菌，缺乏特异性。特殊检查的目的是确定有无深部感染及骨髓炎。X线片发现局部组织内气体说明有深部感染，X线片上见到骨组织被侵蚀，提示存在骨髓炎。判断困难时应行 MRI 检查。

(二)Charcot 关节病增加糖尿病足溃疡危险性

Charcot 关节病患者常有长期的糖尿病病史，且伴有周围神经病变和自主神经病变，如直立性低血压和麻痹性胃扩张。Charcot 关节病的病因未明，其起病与神经病变有关，诱因是创伤。创伤可较轻微，但可能伴有小骨折。Charcot 关节病好发于骨质疏松者。创伤后成骨细胞活性增加，骨组织破坏成小碎片，在修复过程中导致畸形，进而引起慢性关节病。反复损伤导致关节面与骨组织破坏，足溃疡危险性增加。急性 Charcot 关节病可与局部感染或炎症性关节病混淆。Charcot 关节病造成的畸形和功能丧失是可预防的，因此需要及早发现和早期治疗。在 X 线片上，可见到 Charcot 关节病的特征性改变，但病变早期很难识别。由于局部血流增加，骨扫描常显示早期骨摄入^{99m}Tc增加；MRI 能早期发现应力性骨损伤。

(三)影像检查显示糖尿病足病的性质与程度

一般表现为动脉内膜粗糙，不光滑，管壁增厚。管腔不规则、狭窄伴节段性扩张，管径小，管腔内有大小不等的斑块或附壁血栓。血管迂曲狭窄处的血流变细，频谱增宽；严重狭窄处可见湍流及彩色镶嵌血流，血流波形异常。收缩期峰值流速增快，狭窄远端的血流减慢；静脉血流障碍。

X线检查和核素扫描显示局部骨质破坏、骨髓炎、骨关节病、软组织肿胀、脓肿和气性坏疽等病变。足骨骨髓炎可行^{99m}Tc-ciprofloxacin 闪烁扫描检查，以确定病变的程度与性质。

(四)神经系统检查评价足保护性感觉

较为简便的方法是采用 10 g 尼龙丝检查。取 1 根特制的 10 g 尼龙丝,一头接触于患者的大足趾、足跟和前足底外侧,用手按住尼龙丝的另一头,并轻轻施压,正好使尼龙丝弯曲,患者足底或足趾此时能感到足底尼龙丝,则为正常,否则为异常。异常者往往是糖尿病足溃疡的高危者,并有周围神经病变。准确使用 10 g 尼龙丝测定的方法为:在正式测试前,在检查者手掌上试验 2～3 次,尼龙丝不可过于僵硬;测试时尼龙丝应垂直于测试处的皮肤,施压使尼龙丝弯曲约 1 cm,去除对尼龙丝的压力;测定下一点前应暂停2～3秒,测定时应避开胼胝,但应包括容易发生溃疡的部位;建议测试的部位是大足趾,跖骨头 1、2、3、5 处及足跟和足背。如测定 10 个点,患者仅感觉到8个点或不足 8 个点,则视为异常。另一种检查周围神经的方法是利用音叉或 Biothesiometer 测定振动觉。Biothesiometer 的功能类似于音叉,其探头接触于皮肤(通常为大足趾),然后调整电压,振动觉随电压增大而增强,由此可以定量测出振动觉。

神经电生理检查可了解神经传导速度和肌肉功能。甲襞微循环测定简便、无创,出结果快,但特异性不高,微循环障碍表现为:①管襻减少,动脉端变细、异形管襻及襻顶淤血(>30%);②血流速度缓慢,呈颗粒样、流沙样或为串珠样断流;③管襻周边有出血和渗出。

目前有多种糖尿病足病分类和计分系统,多数已经得到临床验证,使用方便。简单的分类计分主要用于临床诊疗,而详细的分类和计分系统更适合于临床研究。

周围感觉定性测定很简单,如将音叉或一根细的不锈钢小棍置于温热水杯中,取出后测定患者不同部位的皮肤感觉,同时与正常人(检查者)的感觉进行比较。定量测定是利用皮肤温度测定仪如红外线皮肤温度测定仪,这种仪器体积小,测试快捷、方便,准确性和重复性均较好。

现已研制出多种测试系统测定足部不同部位的压力,如 MatScan 系统或 FootScan 系统等。这些系统测定足部压力的原理是让受试者站在有多点压力敏感器的平板上,或在平板上行走,通过扫描成像,传送给计算机,在屏幕上显示出颜色不同的脚印,如红色部分为主要受力区域,蓝色部分为非受力区域,以了解患者有无足部压力异常。此法还可用于步态分析,糖尿病足病的步态分析可为足部压力异常的矫正提供依据。

(五)血管检查确定缺血性足病的程度与范围

踝动脉-肱动脉血压比值(ABI)是非常有价值的反映下肢血压与血管状态的指标,正常值 0.9～1.3;<0.9 为轻度缺血,0.5～0.7 为中度缺血,<0.5 为重度缺血。重度缺血容易发生下肢(趾)坏疽。正常情况下,踝动脉收缩压稍高于或相等于肱动脉,如果踝动脉收缩压过高(高于 26.7 kPa(200 mmHg)或ABI>1.3),应高度怀疑下肢动脉粥样硬化性闭塞。此时,应测定足趾血压。足趾动脉较少发生钙化,测定踝动脉或足趾动脉需要多普勒超声听诊器或特殊仪器(仅能测定收缩压)。如果用多普勒超声仍不能测得足趾收缩压,则可采用激光测定。多功能血管病变诊断仪检查包括趾压指数(TBI,即趾动脉压/踝动脉压比值)和踝压指数(ABI,即踝动脉压/肱动脉压比值)。评判标准是:以 ABI 或 TBI 值为标准,<0.9 为轻度供血不足;0.5～0.7 易出现间歇性跛行;0.3～0.5 可产生静息性足痛;<0.3 提示肢端坏疽的可能性大。如果有足溃疡,这种溃疡在周围血供未得到改善之前不能愈合。

血管超声和造影检查均可用于了解下肢血管闭塞程度、部位和有无斑块,既可为决定截肢平面提供依据,又可为血管旁路手术做准备。糖尿病患者下肢动脉血管造影的特点是下肢动脉病变的患病率高和病变范围广。如果严重足坏疽患者行踝以下截肢手术后,创面持久不愈,应该采用血管减数造影,明确踝动脉以下血管是否完全闭塞。踝动脉以下血管闭塞者应从膝以下截肢。

有的患者长期夜间下肢剧痛,其最常见的病因是动脉闭塞。

踝部血管网(内踝血管网、外踝血管网和足底深支吻合)是否开通及其开通血管的数目影响足溃疡的预后。畅坚等发现,当3组踝部血管网均参与侧支形成时,足溃疡引起的截肢率明显降低;较少的踝部血管网参与侧支循环是与糖尿病足截肢率和大截肢率相关密切的危险因素。

经皮氧分压(transcutaneous oxygen tension,$TcPO_2$)的测定方法为采用热敏感探头置于足背皮肤。正常人足背皮肤氧张力>5.3 kPa(40 mmHg)。$TcPO_2$<4.0 kPa(30 mmHg)提示周围血液供应不足,足部易发生溃疡或已有的溃疡难以愈合。$TcPO_2$<2.7 kPa(20 mmHg)者的足溃疡无愈合可能,需要进行血管外科手术以改善周围血供。如吸入100%氧气后,$TcPO_2$提高1.3 kPa(10 mmHg),说明溃疡的预后较好。

五、预防

糖尿病足病的处理涉及糖尿病专科、骨科、血管外科、普通外科、放射科和感染科等多个专科,需要医师和护士的密切配合,在国外,还有专门的足病师。糖尿病足病患者的相关知识教育十分重要,可降低患病率,预防严重并发症,避免截肢。糖尿病足病防治中需要多学科合作、专业化处理和预防为主。糖尿病足部溃疡和截肢的预防开始于糖尿病确诊时,且应坚持始终。患者每年应检查1次,如有并发症,则应每季度检查1次。如有足部溃疡,应立即治疗使溃疡愈合。

(一)足部护理和定期检查是预防的关键措施

具体的足部保健措施有:①避免赤脚行走。②每天以温水洗脚和按摩,局部按摩不要用力揉搓。洗脚时,先用手试试水温,以免水温高而引起足的烫伤。洗脚后用毛巾将趾间擦干。足部用热水袋保暖时,切记用毛巾包好热水袋,不能使热水袋与患者皮肤直接接触。③修剪趾甲或厚茧、鸡眼时,避免剪切太深或涂擦腐蚀性强的膏药。④出现皮肤大疱和血疱时,不要用非无菌针头等随意刺破,应在无菌条件下处理。请专业人员修剪足底胼胝。⑤足部皮肤干燥时可涂搽少许油脂。⑥鞋跟不可过高,宜穿宽大(尤其是鞋头部)透气的软底鞋。有足病危险因素尤其是有足底压力异常者应着特制的糖尿病鞋,使足底压力分布科学合理,避免局部高压,降低足溃疡的发生。避免异物进入鞋内。

(二)矫正足压力异常和增加足底接触面积有良好预防效果

尽量减少局部受压点的压力和局部的机械应力,避免发生局部压力性溃疡。

六、西医治疗

糖尿病足溃疡不愈主要与神经血管病变和早期处理不当有关,患者的感染、截肢和死亡概率明显增加。糖尿病足病的治疗包括基础治疗和局部治疗。基础治疗包括控制血糖和血压、纠正血脂异常和营养不良以及戒烟等。局部治疗包括抗感染、改善下肢供血、局部减压和促进创面愈合,严重足病需要进行外科手术治疗,甚至截肢。

(一)控制代谢紊乱是足病处理的基础治疗

糖尿病治疗的基本原则和方法与一般糖尿病相同,但是需要注意的是足部严重感染时,患者的能量消耗大,所以饮食治疗在一段时期内可以适当放宽。应用胰岛素使血糖控制在正常或接近正常范围内。由于患者往往合并有多种糖尿病慢性并发症,如自主神经病、肾病和心血管疾病,特别需要注意在血糖监测的基础上调整胰岛素剂量,注意教育和管理患者的饮食,避免低血糖症。营养不良如低蛋白血症、贫血和低脂血症常见于严重足病的患者,是足溃疡乃至截肢的重要因素,因此应加强支持治疗,必要时输注血浆、清蛋白或复方氨基酸液。营养不良和低蛋白血症所致水肿的治疗主要是纠正营养不良状态,必要时采用利尿剂治疗。

高血压和血脂异常的治疗原则与一般糖尿病相似。但是,严重足病患者往往因营养不良而合并有低脂血症。

（二）神经性溃疡处理的关键是减轻局部压力

90％的神经性溃疡可以通过保守治疗而愈合。处理的关键是减轻局部压力,如特殊的矫形鞋或全接触石膏托(TCC)。处理胼胝可以减轻局部压力和改善血液循环,是促使神经性溃疡愈合的有效手段。糖尿病患者的胼胝处理需要专业化,如果胼胝中间有溃疡,应该将溃疡周围的胼胝予以剔除,因为局部隆起的过度角化组织不利于溃疡愈合。

（三）多种措施改善下肢血液供应

一般用扩张血管、活血化瘀、抗血小板和抗凝等药物改善微循环功能:①口服 PGE_1 制剂的临床疗效确切。脂微球包裹的前列腺素 $E_1(PGE_1)$ 制剂:具有作用时间长和靶向性好的优势,可扩张血管,改善循环功能。一般以 $10\sim20~\mu g$ 加入生理盐水 $250\sim500~mL$ 中静脉滴注,每天1次,2~4周1个疗程。②西洛他唑和沙格雷酯:治疗轻中度的下肢动脉病变均有一定的疗效。③右旋糖酐-40:250~500 mL 静脉滴注,每天1次;④山莨菪碱(654-2):使小静脉舒张,减少毛细血管阻力,增强微血管自律运动,加快血流速度;减轻红细胞聚集,降低血液黏滞度,减少微小血栓的形成,同时还降低微血管的通透性,减少渗出。但该药可诱发尿潴留及青光眼,应用时应注意观察。由于新近已经有多种疗效较为确切和不良反应小的抗血小板和扩血管药物,山莨菪碱制剂临床上已经很少应用。

介入治疗已经广泛地应用于治疗下肢动脉闭塞症。膝以下的动脉闭塞一般可采用深部球囊扩张术。膝以上的局限性动脉狭窄可采用支架植入治疗。尽管部分患者在接受介入治疗后有发生再狭窄的可能,但不妨碍血管介入治疗糖尿病合并下肢动脉闭塞症,因为介入治疗后的血管开通和下肢循环的改善可促使足溃疡愈合和避免截肢。手术后患肢可形成侧支循环,从而避免下肢的再次截肢。但是,10％～15％的患者治疗效果不理想,仍然需要截肢。截肢手术后要给予康复治疗,帮助患者尽快利用假肢恢复行走。由于一侧截肢后,另一侧发生溃疡或坏疽的可能性增加,因而必须对患者加强有关足保护的教育和预防。

一些研究认为,自体骨髓或外周血干细胞移植能促进缺血下肢的新生血管生成,适用于内科疗效不佳、下肢远端动脉流出道差而无法进行下肢搭桥的患者及年老体弱或伴发其他疾病不能接受手术的患者,这种方法操作简单,无明显不良反应,具有良好的应用前景。根据中华医学会糖尿病学分会的立场声明,干细胞移植治疗糖尿病等下肢动脉缺血性病变的安全性和有效性需要更有力的循证医学证据来验证和支持,目前尚未将干细胞移植治疗作为糖尿病下肢血管病变的常规治疗。

（四）根据病情处理糖尿病足溃疡

根据溃疡的深度、面积大小、渗出物多少以及是否合并感染来决定换药的次数和局部用药。如神经-缺血性溃疡通常没有大量渗出物,因此不能选用吸收性很强的敷料;如合并感染而渗出较多时,敷料选择错误可以使创面泡软,病情恶化,引起严重后果。一般可以应用负压吸引治疗(VAC)清除渗液。或者应用具有强吸收力的藻酸盐敷料。为了保持伤口湿润,可选择水凝胶敷料处理干燥的伤口,逐步清创。尽量不要选择棉纱敷料,否则会引起伤口干燥和换药时疼痛。合并感染的伤口应该选择银离子敷料。

1.伤口床一般处理

在溃疡的治疗中起重要作用。治疗原则是将慢性伤口转变为急性伤口。利用刀和剪等手术器械清除坏死组织是正确治疗的第一步。缺血性溃疡和大面积溃疡需要逐步清除坏死组织。缺血性溃疡伤口干燥,需要用水凝胶湿润,蚕食清创。需要在充分的支持治疗下进行彻底清创。坏死的韧带和脂肪需要清除,骨髓炎时需要通过外科手术清除感染骨。无感染和肉芽组织生长良好的大面积溃疡可以进行皮瓣移植治疗。

当发生严重软组织感染,尤其是危及生命的感染时,清创、引流和控制感染是第一位的。在清除感染组织后应解决局部供血问题。如果清创面积大,而解决局部缺血不及时有力,有可能造成大面积组织坏死甚至坏疽,此时必须根据下肢血管造影结果尽早决定截肢平面。经典的足溃疡感染征象是局部红肿热痛、大量渗出、皮肤色泽变化和溃疡持久不愈合。糖尿病患者由于存在血管神经并发症,感染的临床表现可能不明显。

处理溃疡时,局部应用生理盐水清洁是正确的方法,避免用其他消毒药物,如雷氟诺尔等。厌氧菌感染可以局部使用过氧化氢溶液,然后用生理盐水清洗。局部庆大霉素等抗生素治疗和654-2治疗缺乏有效的循证医学根据。严重葡萄球菌感染时,可以局部短期用碘伏直至出现肉芽组织生长。

2.抗感染治疗

合并有严重感染、威胁肢体和生命的感染,即有骨髓炎和深部脓肿者,常需住院治疗。在血糖监测的基础上胰岛素强化治疗。可采用三联抗生素治疗,如静脉用第二、三代头孢菌素,喹诺酮类抗菌药和克林霉素等。待细菌培养结果出来后,再根据药物敏感试验选用合适的抗生素。表浅的感染可采取口服广谱抗生素,如头孢霉素加克林达霉素。不应单独使用头孢霉素或喹诺酮类药物,因为这些药物的抗菌谱并不包括厌氧菌和一些其他革兰阳性细菌。深部感染治疗应首先静脉给药,以后再口服维持用药数周(最长达12周)。深部感染可能需要外科引流,包括切除感染的骨组织和截肢。在治疗效果不满意时,需要重新评估溃疡情况,包括感染的深度、微生物的种类、药物敏感和下肢血液供应情况,以及时调整治疗措施。

国际糖尿病足工作组推荐的静脉联合应用抗生素治疗的方案为:①氨苄西林/头孢哌酮(舒巴坦);②替卡西林/克拉维酸;③阿莫西林/克拉维酸;④克林霉素加一种喹诺酮;⑤克林霉素和第二代或第三代头孢类抗生素;⑥甲硝唑加一种喹诺酮。多重耐药增加和耐甲氧西林的金黄色葡萄球菌(MRSA)的增加意味着需要选择新的抗生素。

3.辅助药物和其他措施

难以治愈的足溃疡可采用生物制剂或生长因子类物质治疗。Dermagraft 含有表皮生长因子、胰岛素样生长因子、角化细胞生长因子、血小板衍生生长因子、血管内皮生长因子、α-转运生长因子和 β-转运生长因子以及基质蛋白如胶原 1 和胶原 2,纤维连接素和其他皮肤成分。是一种人皮肤替代品,可用以治疗神经性足溃疡,促进溃疡愈合,改善患者的生活质量。愈合困难的足溃疡宜采用自体血提取的富含血小板凝胶治疗。这种凝胶不仅具有加速止血和封闭创面的特点,而且含有丰富的生长因子,能加速创面愈合。

2011 年,国际糖尿病工作组公布新版糖尿病足溃疡感染诊治指南,专家小组复习了 7 517 篇文献,其中 25 篇属于随机对照研究,4 篇为队列研究。专家组的结论是,已经报告的多种治疗方法如创面用抗生素、新型敷料、高压氧、负压吸引、创面用生物合成材料、包括血小板和干细胞在内的细胞材料以及激光、电磁和微波等措施,只有负压吸引技术有足够的循证医学证据证明其有效性,高压氧治疗也有统计学意义的治疗效果。其他措施均缺乏循证依据。

高压氧治疗有利于改善缺氧状况,当下肢血管闭塞时,氧合作用指数下降,血乳酸升高,且代偿性血管舒张等加重水肿。此时若在 3 个绝对大气压下吸入 100％氧气可提高组织氧含量,降低血乳酸。高压氧适用于 Wagner 分级中 3、4 级或较严重、不易愈合的 2 级溃疡,但高压氧治疗的长期效果不明。对于非厌氧菌的严重感染患者,尤其是合并肺部感染者不宜用高压氧治疗。用带有真空装置的创面负压治疗有较好疗效,并对创面负压治疗的适应证、方法和评估做出了详细规定。

(五)严重糖尿病足病需要外科处理

1.严重足趾-跖趾关节感染

一般需要进行半掌或其他方式截肢。截肢前需要进行下肢血管造影检查,以了解血管病变水平。年轻患者的截肢位置尽可能低,尽可能保留肢体功能。而老年患者的重点是保存生命,保证截肢创面的一期愈合。截肢手术后要给予康复治疗。老年糖尿病足患者合并多种疾病,发生急性下肢动脉栓塞的风险高,需要及时给予溶栓治疗。

当糖尿病足感染或坏疽影响到足中部和后跟,必须在截肢或保守治疗中进行选择。Caravaggi 等报告,采取夏科关节手术(跗中切断术),经过 1 次或 2 次手术后取得了良好效果。该种手术可以避免足病变患者大截肢。如果患者的病变严重,应该行重建手术,如血管置换、血管成形或血管旁路术。但糖尿病患者下肢血管重建(特别是血管成形)术有争议。坏疽患者在休息时有疼痛及广泛的病变不能手术者要给予截肢。截肢前应行血管造影,以决定截肢水平。重建术包括受损关节的复位及融合术,但不能用于有坏疽或感染未控制者。术后约需 5 个月的时间达到固定,此期间患肢避免负重,术后加强一般治疗和支持治疗。全层皮肤缺损较大的溃疡可考虑皮肤移植,但要求伤口无坏死组织及感染,无暴露的肌腱、骨或关节,无不可清除的瘘或窦道。

2.难治性溃疡

难治性溃疡可以采用外科手术治疗。手术的目的是减少足部畸形,改善足的外观,减轻疼痛,改善血循环,减少溃疡形成,避免或减少截肢范围,尽量保留功能。手术方式和适应证为:趾伸肌腱延长术主要适用于跖趾关节过伸畸形或背侧脱位者。屈肌腱移位术主要适用于可屈性锤状趾畸形矫正。趾间关节成形术主要适用于固定性锤状趾畸形伴趾背或趾尖胼胝形成的治疗。跖骨头截骨短缩跖趾关节成形术主要适用于固定性锤状趾畸形伴跖趾关节脱位、跖底胼胝或溃疡的治疗。但是,这种治疗有严重的局部并发症。有学者认为,如果足跟溃疡能被避免,肌腱延长手术是治疗糖尿病前足和第1足趾处神经性溃疡的可选择方法。坏疽患者在休息时有疼痛及广泛的病变不能手术者,要给予有效的截肢。

3.神经压迫

感觉运动性周围神经病变患者常合并有神经压迫,下肢神经手术减压可降低高危糖尿病足和深部窦道的发生率。

4.夏科关节病

夏科关节病主要是长期制动。患者可以用矫形器具,鞋子内用特殊的垫子。如足底反复发生溃疡,可以给予多种适用于神经性糖尿病足溃疡和夏科关节的关节石膏支具,以减轻局部压力,同时又可在支具上开窗,使溃疡面暴露易于换药。支具不但可以使病变关节制动,还可以改变和纠正神经病变所致的足部压力异常。外科手术治疗夏科关节病是治疗的重要手段。手术方式包括切除踝骨和踝关节的残余物、松弛软组织、足的重排列和固定。6 周后除去手术处理的固定物,再用石膏支具 6 周。3 个月后,以矫正器替代石膏支具并让患者穿特制的鞋。

5.血管严重缺血

血管严重缺血主要有经皮腔气囊血管成形术(PTA)和分流术(BGP)两种。前者是用带扩张球的导管逆行插入病变的血管以成形血管。当管腔完全闭塞或狭窄长度>10 cm,严重肝肾功能障碍时禁用该方法。BGP是用血管重建的方法恢复肢体灌注指数,多采用逆向隐静脉分流术,流入动脉多为周围动脉,流出动脉为足背动脉,适用于丧失行走能力的患者及不愈合的溃疡或坏疽。禁忌证为严重末端肢体缺血、器质性脑病长期卧床和膝部严重屈曲挛缩等。对于不稳定型心绞痛或充血性心力衰竭和急性肾功能不全的患者,应待病情稳定后再进行手术。总体上,糖尿病患者的下肢动脉闭塞性病变往往是多节段和远端病变更重,膝以下的动脉狭窄一般采取深部球囊扩张治疗。

6.钙化性小动脉病

钙化性小动脉病(calcific arteriolopathy,CAP)又称钙化性尿毒症性小动脉病(CUA),是动脉钙化的严重并发症。糖尿病是引起动脉钙化和CAP的常见原因,如果体格检查时发现局部组织缺血、淤血、血管扩张、小动脉钙化结节形成、四肢近端皮肤溃疡和组织坏死等,应想到CAP可能,并采用合适的影像检查予以证实。

七、中医治疗

(一)辨证论治

糖尿病下肢动脉硬化闭塞症(DLASO),多发生在糖尿病的中、晚期。消渴之病,阴虚为本,燥热为标,迁延日久阴损及阳,阳损及阴,可见气阴两虚,或阴阳俱损而致痰浊、瘀血、毒邪内盛,留注肌肉、筋骨之间,脉络闭阻,气血运行不畅而表现的一系列症状。临床治疗时抓住"痰、瘀、毒"三大病机特点,合理辨证论治,方可取得良效。

1.痰浊阻络证

(1)主症:患者肢冷发麻,足趾喜暖怕冷,肤色苍白冰凉,麻木疼痛,遇冷痛剧。步履不利,多走时疼痛加剧,小腿酸胀,稍歇则痛缓(间歇性跛行),舌苔白腻,脉沉细,趺阳脉减弱或消失。

(2)治则:化痰利湿,活血化瘀。

(3)方药:二陈汤合三仁汤加减。陈皮 12 g,半夏 10 g,白术 10 g,茯苓 15 g,薏苡仁 30 g,豆蔻 10 g,杏仁 10 g,滑石 15 g,厚朴 10 g,牛膝 15 g,木瓜 10 g,当归 10 g,赤芍 10 g,秦艽 10 g,竹叶 10 g。

2.血脉瘀阻证

(1)主症:肢体酸胀疼痛加重,步履沉重乏力,活动艰难。患趾肤色由苍白转为暗红,下垂时更甚,抬高则见苍白。小腿可有游走性红斑,结节或硬索,疼痛持续加重,彻夜不能入寐,舌质暗红或有瘀斑,苔白,脉弦或涩,趺阳脉消失。

(2)治则:活血化瘀,通络止痛。

(3)方药:桃红四物汤加减。桃仁 15 g,红花 15 g,丹参 30 g,赤芍 10 g,鸡血藤 15 g,川牛膝 15 g,川芎15 g,远志 20 g,黄芪 10 g,川楝子 10 g,当归 10 g,甲片 15 g。

3.热毒瘀阻证

(1)主症:肢体剧痛,日轻夜重,喜凉怕热。局部皮色紫暗,肿胀,渐变紫黑,浸润蔓延,溃破腐烂,气秽,创面肉色不鲜,甚则五趾相传,波及足背,或伴有发热等症,舌红,苔黄腻,脉弦数。

(2)治则:清热解毒利湿,活血祛瘀止痛。

(3)方药:四妙活血汤加减。金银花 15 g,蒲公英 30 g,紫花地丁 15 g,玄参 15 g,当归 10 g,黄芪

15 g,生地黄 10 g,丹参 30 g,牛膝 15 g,连翘 10 g,红花 10 g,黄芩 10 g,黄柏 10 g,乳香 3 g,没药 3 g。

4.气血两虚证

(1)主症:面容憔悴,萎黄消瘦,神情倦怠。坏死组织脱落后疮面久不愈合,肉芽暗红或淡红不鲜,舌质淡胖,脉细无力。

(2)治则:调补气血。

(3)方药:八珍汤加减。党参 20 g,白术 10 g,茯苓 20 g,当归 10 g,川芎 12 g,赤白芍各 10 g,熟地黄 12 g,桃仁 10 g,红花 10 g,黄芪 15 g,川牛膝 12 g,鸡血藤 10 g,木瓜 12 g,砂仁 6 g。

(二)单方验方治疗

(1)当归 20 g,川芎、白芍、红花各 12 g,丹参、鸡血藤、黄芪各 24 g,党参、桂枝各 15 g,附子、干姜各10 g,炙甘草 9 g,花椒、生姜各 30 g,葱白 3 根,加水煮沸熏洗患肢。

(2)取水蛭、地龙各 30 g,䗪虫、桃仁、苏木、红花、血竭、乳香、没药各 10 g,牛膝、附子、桂枝、甘草各15 g,水煎取液,倒入木桶内浸洗,自小腿以下,都浸浴在温热的药液之中。

(3)川芎、草乌各 10 g,鸡血藤 15 g,苏木 1 g,红花 10 g,透骨草 15 g,水煎温泡洗。

(4)毛冬青根 90 g,加水 3 000 mL,煎至 2 000 mL 左右,凉后泡洗患肢。

(姬广慧)

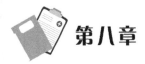

第八章

妇 科 病 证

第一节 月 经 先 期

　　月经周期提前7天以上,甚则一月两次,连续两个月经周期以上者,称为"月经先期",亦称"经行先期""经期超前""经早"。如果每次只提前3～5天,或偶尔提前一次,下一周期又恢复正常者,均不做本病论。

一、病因病机

　　本病发生的机制主要是冲任不固,经血失于制约,月经先期而至。引起冲任不固的原因有气虚、血热之分。气虚之中又有脾气虚弱、肾气不固之分,血热之中又有实热、虚热之别。此外,尚有因瘀血阻滞,新血不安,而致冲任不固,月经先期者,临床亦不鲜见。

(一)脾气虚弱

　　体质虚弱,或饮食失节,或劳倦过度,或思虑过多,损伤脾气,脾伤则中气虚弱,不能摄血归源,使冲任不固,经血失于统摄而妄溢,遂致月经先期来潮,脾为心之子,脾气虚则夺母气以自救,日久则心气亦伤,发展为心脾气虚。

(二)肾气不固

　　青年肾气未充,或绝经前肾气渐衰,或多次流产损伤肾气,使肾气不固,冲任失于约制,经血下溢而为月经先期。肾气不足,久则肾阳亦伤,发为肾阳虚,如阳虚不能温运脾阳则脾阳亦衰,发展为脾肾阳虚。

(三)阳盛血热

　　素体阳盛,或过食辛燥助阳之品,或外感邪热,或妇常在高温环境工作,以致热伏冲任,迫血下行,月经先期而至。

(四)肝郁血热

　　情志不畅,郁怒伤肝,木火妄动,下扰血海,冲任不固,血遂妄行,以致经不及期先来。此即《万氏女科·不及期而经先行》言:"如性急躁,多怒多妒者,责其气血俱热,且有郁也。"若肝气乘脾,脾土受制,则又可发展为肝脾气郁。

(五)阴虚血热

　　素体阴虚,或失血伤阴,或久病阴亏,或多产房劳耗伤精血,以致阴液亏损,虚热内生,热扰冲任,血海不宁,月经先期而下。《傅青主女科》说:"先期而来少者,火热而水不足也。"正是指的此类病机。

(六)瘀血停滞

经期产后,余血未尽,或因六淫所伤,或因七情过极,邪与余血相结,瘀滞冲任,瘀血内停,则新血不安而妄行,以致先期而至。

二、诊断和鉴别诊断

(一)诊断要点

(1)本病以月经周期提前 7 天以上、14 天以内,连续两个或两个以上月经周期,既往月经基本规律,作为诊断依据。亦可伴有经期、经色、经质的改变。

(2)检查妇科内诊检查,排除炎性、肿瘤等器质性病变;测量基础体温;检测血中雌二醇、孕酮、促卵泡激素、促黄体生成素、体温的水平;B 超检查;诊断性刮宫取子宫内膜病检。

(二)鉴别诊断

本病以周期提前为特点。但若合并经量过多或经期延长,应注意与崩漏鉴别。若周期提前十多天一行,应注意与经间期出血鉴别。

1.崩漏

崩漏的诊断依据为月经不按周期妄行,出血量多如崩,或量少淋漓不尽,不能自止。

2.经间期出血

经间期出血常发生在月经周期的 12~16 天(但不一定每次月经中间均出血),持续 1~2 小时至2~3 天,流血量一般较少。而月经先期的量、色、质和持续时间一般与正常月经基本相同。

三、治疗

(一)辨证论治

本病辨证,着重于周期的提前及经量、经色、经质的情况,结合形、气、色、脉,辨其虚、实。一般以周期提前或兼量多(亦可有量经少),色淡,质稀薄,唇舌淡,脉弱的属气虚。如周期提前兼见量多,经色鲜红或紫红,质稠黏,量或多或少,唇舌红,脉数有力的属阳盛血热(实热)。质稠,排出不畅,或有血块,胁腹胀满,脉弦,属肝郁血热。周期提前,经量减少(亦可有量正常或增多),色红,质稠,脉虚而数,伴见阴虚津亏证候者属虚热。周期提前伴见经色暗红,有血块,小腹满痛,属血瘀。本病若伴经量过多,可发展为崩漏。临证时应重视经量的变化。

本病的治疗原则,应按其疾病的性属,或补或泻,或养或清。如虚而夹火,则重在补虚,当以养营安血为主。或脉证无火,而经来先期者,则应视病位所在,或补中气,或固命门,或心脾同治,或脾肾双补,切勿妄用寒凉,致犯虚虚之戒。

1.脾虚型

(1)证候特点:月经周期提前,经量或多或少,经色淡红,质清稀。神疲乏力,气短懒言,小腹空坠,纳少便溏,胸闷腹胀,舌质淡,苔薄白,脉细弱。

(2)治法:补脾益气,摄血固冲。

(3)方药:可选用补中益气汤、归脾汤。①补中益气汤:人参、黄芪、甘草、当归、陈皮、升麻、柴胡、白术。随症加减:若经血量多,去当归之"走而不守,辛温助动",加炮姜炭、乌贼骨、牡蛎止血;

腰膝酸软、夜尿频多,配用菟丝子、杜仲、乌药、益智仁益肾固摄;气虚失运,血行迟滞以致经行不畅或血中见有小块,酌加茜草、益母草、三七粉等活血化瘀。②归脾汤:人参、白术、黄芪、茯神、龙眼肉、当归、酸枣仁、远志、木香、炙甘草、生姜、大枣。

2.肾气不固型

(1)证候特点:月经提前,经量或多或少,舌暗淡,质清稀,腰膝酸软,夜尿频多,色淡,苔白润,脉沉细。

(2)本证常见于初潮不久的少女或将近绝经期妇女。由于青春期肾气未盛,绝经前肾气渐衰,肾虚封藏失职,冲任不固,月经先期而潮。

(3)治法:补肾气,固冲任。

(4)方药:归肾丸、龟鹿补冲汤。①归肾丸:熟地黄、山药、山茱萸、茯苓、当归、枸杞子、杜仲、菟丝子。随症加减:经色暗淡、质清稀、肢冷畏寒者,宜加鹿角胶、淫羊藿、仙茅以温肾助阳,益精养血;量多,加补骨脂、续断、焦艾叶以补肾温经,固冲止血;神疲乏力,体倦气短,加党参、黄芪、白术;夜尿频多,配服缩泉丸。②龟鹿补冲汤:党参、黄芪、鹿角胶、艾叶、龟甲、白芍、炮姜、乌贼骨、炙甘草。

3.阳盛血热型

(1)证候特点:月经提前,量多或正常,经色鲜红,或紫红,质稠黏,面唇色红,或口渴,心烦,小便短黄,大便干结,舌质红,苔黄,脉数或滑数。

(2)治法:清热凉血,固冲调经。

(3)方药:清经散、清化饮。①清经散:牡丹皮、地骨皮、白芍、生地黄、青蒿、茯苓、黄柏。加减:若经量甚多者去茯苓以免渗利伤阴,并酌加炒地榆、炒槐花、仙鹤草等凉血止血;若经来有块,小腹痛,不喜按者为热邪灼血成瘀,酌加茜草、益母草以活血化瘀。②清化饮:白芍、麦冬、牡丹皮、茯苓、黄芩、生地黄、石斛。随症加减:如经量过多者,酌加地榆、大小蓟、女贞子、墨旱莲清热养阴止血;量少、色鲜红、有块,小腹痛而拒按者为热结血瘀,加丹参、益母草活血化瘀止血。

4.肝郁血热型

(1)证候特点:月经提前,量或多或少,经色深红或紫红,质稠,排出不畅,或有血块;烦躁易怒,或胸胁胀闷不舒,或乳房、小腹胀痛,或口苦咽干,舌质红,苔薄黄,脉弦数。

(2)治法:疏肝清热,凉血固冲。

(3)方药:丹栀逍遥散。牡丹皮、栀子、当归、白芍、柴胡、白术、茯苓、煨姜、薄荷、炙甘草。随症加减:如气滞而血瘀,经行不畅,或夹血块者,酌加泽兰、丹参或益母草活血化瘀;两胁或乳房、少腹胀痛,酌加川楝子炭、延胡索疏肝行气,活血止痛;经量过多去当归。

5.阴虚血热型

(1)证候特点:月经提前。量少或正常(亦有量多者),经色深红、质稠。两颧潮红,手足心热,潮热盗汗,心烦不寐,或咽干口燥,舌质红苔少,脉细数。

(2)治法:滋阴清热固冲。

(3)方药:两地汤。生地黄、地骨皮、玄参、麦冬、阿胶、白芍。随症加减:若阴虚阳亢,兼见头晕、耳鸣者,可酌加刺蒺藜、钩藤、夏枯草、龙骨、牡蛎、石决明等平肝潜阳;若经量过多,可加女贞子、墨旱莲、炒地榆以滋阴清热止血。

6.血瘀型

(1)证候特点:月经周期提前,经量少而淋漓不畅,色暗有块,小腹疼痛拒按,血块排出后疼痛减轻,全身常无明显症状。有的可见皮下瘀斑,或舌质暗红,舌边有瘀点,脉涩或弦涩。或小腹冷痛不喜揉按,肢冷畏寒,或胸胁胀满、小腹胀痛。

(2)治法:活血化瘀,调经固冲。

(3)方药:桃红四物汤、通瘀煎。①桃红四物汤:当归、熟地黄、白芍、川芎、桃仁、红花。如经量增多,或淋漓不尽者,酌加三七粉、茜草炭、炒蒲黄等化瘀止血;小腹胀痛者,加香附、乌药行气止痛。②通瘀煎:当归尾、山楂、香附、红花、乌药、青皮、木香、泽泻。随症加减:瘀阻冲任、血气不通的小腹疼痛,加蒲黄、五灵脂化瘀止痛。小腹冷痛,不喜揉按,得热痛缓或肢冷畏寒者,宜加肉桂、小茴香、细辛温经散寒,暖宫止痛。如血量多,酌加茜草、大小蓟、益母草化瘀止血。血瘀而致月经先期,活血化瘀不宜选用峻猛攻逐之品,恐伤冲任,反致血海蓄溢紊乱,化瘀之剂亦不可过用,待月经色质正常,腹痛缓解,即勿再服。若瘀化而经仍未调,当审因求治以善其后。

(二)其他疗法

1.体针疗法

(1)曲池、中极、血海、水泉。针刺行泻法,不宜灸。适用于阳盛血热证。肝郁血热证可配行间、地机。

(2)足三里、三阴交、气海、关元、脾俞。针刺行补法,并施灸。适用于脾气虚弱证。

(3)肾俞、关元、中极、阴谷、太溪。针刺行补法,可灸。适用于肾气不固证。

(4)气海、三阴交、地机、气冲、冲门、隐白。针刺行泻法,可灸。适用于血瘀证。气滞血瘀者,加太冲、期门。因寒凝致瘀,重用灸法。

2.耳针

卵巢、肾、内分泌、子宫。

3.头针

双侧生殖区。适用于脾气虚弱及肾气不固证。

四、预后

本病治疗得当,多易痊愈。其中伴有经血过多者可发展为崩漏,使病情反复,久治难愈,故应积极治疗。

五、预防与调护

平素特别是经期、产后须注意适寒温,避免外邪入中,勿妄作劳,以免耗气伤脾保持心情舒畅,使血气安和,重视节制生育和节欲以蓄精养血。

月经先期又见量多者,经行之际勿操劳过度,以免加剧出血,亦不宜过食辛辣香燥,以免扰动阴血。对于情志所伤者,给予必要的关怀、体谅、安慰和鼓励,同时注意经期勿为情志所伤。经期用药,注意清热不宜过于苦寒,化瘀不可过用攻逐,以免凝血、滞血或耗血、动血之弊。

(潘 茎)

第二节 月经后期

月经周期延长 7 天以上,甚至 3～5 个月一行,连续出现两个周期以上者称为月经后期,亦称"月经错后""月经延后""经水过期""经迟"等。月经初潮后 1 年内,或进入更年期,周期时有延后,但无其他证候者,不做本病论。

月经后期,医籍记述较多,诸如汉代《金匮要略》称其为"至期不来",并用温经汤治疗。唐代《备急千金要方·妇人方》有"隔月不来""两月三月一来"的证治。宋代《妇人大全良方·调经门》据王子亨所论,认为"过于阴"或"阴不及",即阴寒偏盛或阴精亏虚均可引起月经后期。到了明代,对于月经后期的认识和治疗实践都有长足的发展,如《普济本事方·妇人诸疾》谓:"盖阴胜阳则胞寒气冷,血不运行……故令乍少,而在月后。"而寒邪之来,《景岳全书·妇人规》更明确提出既有"阳气不足,则寒从内生",又有"阴寒由外而入"。同时张景岳还认识到"阴火内烁,血本热而亦每过期者。此水亏血少,燥涩而然",说明血热阴伤,也可引起月经后期。《万病回春·妇人科》认为月经过期而来,紫黑有块者为气郁血滞。在这一时期,月经后期的治法方药也很丰富,如张景岳主张血少燥涩,治宜"清火滋阴",无火之证治宜"温养血气",寒则多滞,宜在温养血气方中,加"姜、桂、吴茱萸、荜茇之类"。薛己、万全等还提出了补脾养血、滋水涵木、开郁行气、导痰行气等治法。到了清代,《医宗金鉴·妇科心法要诀》《女科撮要》等,在总结前人经验的基础上,又有所发挥,使对月经后期病因病机的认识,以及辨证治疗渐臻完善。

西医中的功能失调性子宫出血出现月经错后可参照本病治疗。

一、病因病机

月经后期的发生有虚实之不同。虚者多因阴血不足,或肾精亏虚,使冲任不充,血海不能如期满溢而致;实者多因血寒、气滞等导致血行不畅,冲任受阻,血海不能按时满盈,而使月经错后。

(一)血虚

素体虚弱,营血不足,或久病失血,或产乳过多,耗伤阴血,或饮食劳倦,损伤脾胃,生化无源,均可致阴血不足,血海空虚,不能按时满溢,以使月经周期错后。

(二)肾虚

先天禀赋不足,或房劳多产,损伤肾精,精亏血少,冲任不足,血海不能如期满溢,以致月经后期。

(三)血寒

素体阳虚,或久病伤阳,寒从内生,脏腑失于温养,生化不及,气虚血少,冲任不足,血海不能按期满盈;或经期产后,寒邪内侵,或调摄失宜,过食生冷,或冒雨涉水,感受寒邪,搏于冲任,血为寒凝,经脉受阻,故月经后期。

(四)气滞

素多抑郁,或忿怒忧思,情志内伤,气机郁滞,血行不畅,阻滞冲任,血海不能按时满溢,则经行延迟。

二、诊断要点

(一)病史

可有情志不遂,饮冷感寒史,或有不孕史。

(二)症状

月经周期延后 7 天以上,甚至 3~5 个月一行,连续发生两个周期以上。

(三)妇科及辅助检查

妇科检查子宫大小正常或略小。基础体温、性激素测定及 B 超等检查有助于本病诊断。

三、鉴别诊断

本病应与早孕、月经先后无定期、妊娠期出血病证相鉴别。

(一)早孕

育龄期妇女月经过期,应排除妊娠。早孕者,有早孕反应,妇科检查宫颈着色,子宫体增大、变软,妊娠试验阳性,B 超检查可见子宫腔内有孕囊。

(二)月经先后无定期

月经先后不定期月经周期虽有延长,但又有先期来潮,而与月经后期仅月经延期不同。

(三)妊娠期出血病证

假如以往月经周期正常,本次月经延后又伴有少量阴道出血,或伴小腹疼痛者,应注意与胎漏、异位妊娠相鉴别。

四、辨证

月经后期的辨证,主要根据月经的量、色、质及全身症状辨其虚、实。若月经后期量少、色淡、质稀,头晕心悸者为血虚;量少、色暗淡、质清稀,伴腰酸腿软者为肾虚;量少、色暗或夹有血块,小腹冷痛喜温者为血寒;量少,色暗红,或夹有块,小腹胀痛而拒按为气滞。

(一)血虚

(1)证候:经行错后,经血量少,色淡质稀,经行小腹绵绵作痛,面色苍白或萎黄,皮肤爪甲不荣,头晕眼花,体倦乏力,心悸失眠,舌淡苔薄,脉细弱。

(2)分析:营血亏乏,冲任不充,血海不能按时满盈,则经行错后,经血量少、质稀、色淡;血虚胞宫,脉络失养,则小腹绵绵作痛;血虚不能上荣,则头晕眼花;血虚肌肤四肢失润,则面色苍白、萎黄,皮肤爪甲不荣;血虚气弱,则肢倦乏力;血虚心神失养,则心悸失眠。舌淡、脉细弱皆为血虚之征。

(二)肾虚

(1)证候:月经周期延后,经量少,色暗淡,质清稀,或白带多而稀,腰膝酸软,头晕耳鸣,面色晦暗,舌淡,苔薄白,脉沉细。

(2)分析:肾虚精亏血少,冲任不充,血海不能如期满溢,则月经周期延后,经量少;肾虚命门火衰,血失温煦,故色暗淡,质清稀;肾虚水失温化,湿浊下注,带脉失约,故白带清稀;肾虚外府失养,故腰膝酸软;精血亏虚,不荣于上,故头晕耳鸣,面色晦暗。舌淡,苔薄白、脉沉细均为肾虚之征。

（三）血寒

（1）证候：经行错后，经血量少，色暗有块，经行小腹冷痛，喜温拒按，面色青白，畏寒肢冷，小便清长，舌暗红，苔白，脉沉紧或沉迟。

（2）分析：阳虚寒盛，血少寒凝，经血运行不畅，则经行延迟，经血量少，色暗有块；寒凝阳伤，胞脉失煦，则少腹冷痛，喜温拒按；寒盛阳不外达，则面色青白，畏寒肢冷；膀胱失温，气化失常，则小便清长。舌脉均为寒盛之征。

（四）气滞

（1）证候：月经延后，经血量少，色暗红有块，小腹胀痛，或胸胁、乳房胀痛不适，精神抑郁，喜太息，舌暗红，苔薄白或微黄，脉弦或涩。

（2）分析：情志内伤，气机郁结，血为气阻，运行迟滞，则经行延后，经血量少，色暗有块；气机阻滞，气血运行不畅，则小腹、胸胁、乳房胀痛；情志所伤，气机不利，故精神抑郁，喜太息。舌脉所见为气机阻滞之征。

五、治疗

月经后期治疗以调整周期为主，应遵循"虚则补之，实则泻之，寒则温之"原则施治。虚证治以养血补肾，调补冲任，实证治以温经散寒，和血行滞，疏通经脉。

（一）中药治疗

1.血虚

（1）治法：补血益气调经。

（2）方药：大补元煎。方中人参大补元气，气生则血长；山药、甘草补脾气，助人参以资生化之源；当归养血活血调经；熟地黄、枸杞子、山茱萸、杜仲滋肝肾，益精血。诸药合用，大补元气，益精养血。随症加减：若气虚乏力、食少便溏，去当归，加砂仁、茯苓、炙黄芪、白术以增强补脾和胃之力；心悸失眠，加炒枣仁、远志、五味子以宁心安神；血虚便秘，加肉苁蓉益精补血，润肠通便。若阴虚血少，五心烦热，口干舌燥可用小营煎，滋养肝肾，补益精血。

2.肾虚

（1）治法：补肾填精，养血调经。

（2）方药：当归地黄饮。方中以当归、熟地黄养血育阴；山茱萸、山药、杜仲补肾填精；牛膝通经血，强腰膝，使补中有行；甘草调和诸药。全方重在补益肾气，填精养血。随症加减：若肾气不足，日久伤阳，症见腰膝酸冷者，可酌加菟丝子、巴戟天、淫羊藿等以温肾阳，强腰膝；白带量多者，酌加鹿角霜、金樱子温肾止带；若肾阴不足，精血亏虚，而见头晕耳鸣，加枸杞子、制首乌、龟甲、龙骨滋阴潜阳。本证也可服用肾气丸，每次1丸，每天2～3次。

3.血寒

（1）治法：温经散寒，行血调经。

（2）方药：温经汤。方中肉桂温经散寒，当归养血调经，川芎行血中之气，三药温经散寒调经；人参甘温补元，助归、芎、桂宣通阳气而散寒邪；莪术、牡丹皮活血祛瘀，牛膝引血下行，加强活血通经之功；白芍、甘草缓急止痛。全方有温经散寒、益气通阳、行血调经之功。随症加减：若经血量少，加卷柏、鸡血藤行血调经；腹痛明显，加五灵脂、蒲黄活血祛瘀止痛；若中阳不足便溏者，加白术、山药、神曲健脾益气；若阳虚较重，形寒肢冷者，加巴戟天、淫羊藿温肾助阳。

4.气滞

(1)治法:理气行滞,活血调经。

(2)方药:加味乌药汤加当归、川芎。方中乌药、香附疏肝理气行滞;砂仁、木香健脾和胃消滞;延胡索、槟榔利气宽中止痛;甘草调和诸药;加当归、川芎和血通经。诸药共奏疏肝行气、活血调经、止痛之功。随症加减:若经量过少、有血块者,加鸡血藤、丹参以活血调经;若胸胁、乳房胀痛明显者,酌加柴胡、川楝子、王不留行籽以疏肝解郁,理气通络止痛;若月经量多,色红,心烦者,为肝郁化火,行经期酌加茜草炭、地榆、焦栀子清热止血。

(二)针灸治疗

(1)基本处方:气海,归来,血海,三阴交。方中气海位于任脉,有调和冲任、补肾益气的作用;归来位于下腹部,可活血通经,使月水归来;血海和血调经;三阴交为足三阴经之会,益肾调血,补养冲任。

(2)随症加减:肾虚加灸肾俞、太溪,补肾填精,养血调经,诸穴均针用补法;血虚者加足三里、脾俞、膈俞,调补脾胃以益生血之源,诸穴均针用补法;血寒者加天枢、中极灸之以温通胞脉,活血通经;气滞者加行间、太冲疏肝解郁,理气行血,诸穴均针用泻法。一般于经前5~7天开始治疗,至月经来潮,连续治疗3~5个周期。

另外,可选用耳针,取内分泌、肝、脾、肾、内生殖器等,每次取2~3穴,毫针刺,中等刺激,留针15~20分钟,隔天1次,也可用耳穴贴压法。另外,若为血寒者,可取气海、关元温针灸,或用太乙膏穴位贴敷。

(潘　茎)

第三节　月　经　过　多

月经量较正常明显增多(大于80 mL),而周期基本正常者,称为"月经过多"或"经水过多"。本病可与周期、经期异常并发,如月经先期、经期延长、月经后期伴量多,尤以前两者多见。

西医中的子宫腺肌病、子宫肌瘤、排卵障碍、子宫内膜原因,如子宫内膜炎和感染、全身凝血相关疾病及医源性和未分类等造成的月经过多均可参考本病治疗。

一、病因病机

月经过多的主要病机是冲任不固,经血失于制约。常见的病因有血热、气虚、血瘀。而本病在发展过程中,因病程日久,常致气随血耗,阴随血伤,或热随血泄而出现由实转虚,或虚实兼夹之象,如阴虚内热、气阴两虚或气虚夹瘀等证。

(一)血热

素体阳盛,或肝郁化火,过食辛躁动血之品,或外感热邪,热扰冲任,迫血妄行,则经量增多。与西医学子宫内膜原因中子宫内膜炎症、感染、炎性反应异常和子宫内膜血管生成异常、凝血异常的全身性疾病等所致月经过多相关。

(二)气虚

素体虚弱,或饮食不节,或过劳久思,或大病久病,损伤脾气,致使中气不足,冲任不固,血失统摄,以致经行量多。久之可使气血俱虚,又可致心脾两虚,或脾损及肾,致脾肾两虚。与西医学排卵障碍中黄体功能不足、甲状腺功能减退,凝血异常的全身性疾病等所导致的月经过多相关。

(三)血瘀

素体多抑郁,气滞而致血瘀;或经期产后余血未尽,感受外邪或不禁房事,瘀血内停。瘀阻冲任,血不归经,以致经行量多。与西医学子宫平滑肌瘤、子宫腺肌病以及医源性所致月经过多相关。

二、诊断

(一)病史

可有大病久病、精神刺激、饮食失宜、经期、产后感邪或房事不禁史,或宫内节育器避孕史。

(二)临床表现

月经量明显增多,超过 80 mL。月经周期、经期一般正常,或伴有月经提前或延后,或行经时间延长。亦可伴有癥瘕(子宫肌瘤、子宫腺肌病、盆腔炎性包块)、痛经、不孕等病症。病程长者可引起继发性贫血。

(三)检查

1.妇科检查

排卵障碍中的黄体功能不足、医源性中使用左炔诺孕酮宫内缓释系统、凝血异常的全身性疾病致月经过多者,妇科检查多无明显器质性病变;子宫肌瘤、子宫腺肌病、子宫内膜原因等引起月经过多者,多有宫体增大、压痛等体征。

2.辅助检查

卵巢功能测定、子宫内膜病理检查,有助于排卵障碍相关疾病的诊断;B 超检查有助于盆腔器质性病变的诊断;宫腔镜检查可明确子宫内膜息肉、黏膜下子宫肌瘤的诊断。

三、鉴别诊断

中医当与崩漏的鉴别。

(一)周期

崩漏的阴道出血无周期性,而月经过多周期基本正常。

(二)经期

崩漏出血时间一般超过 2 周,而月经过多经期基本正常。

(三)经量

崩漏可量多如崩,亦可淋漓日久不尽,而月经过多经量明显超出正常范围的 30～50 mL,常大于 80 mL。

另有"经崩"者,月经如期来潮,但经行量多如崩,亦有别于月经过多。同时也应注意对引起月经过多的西医疾病之间的相互鉴别,以明确病因对症治疗。

四、治疗

本病辨证以经血量多为主要症状,结合经色、经质及全身症状进行辨证。血热证经血量多、色鲜红或紫红、质黏稠,伴心烦口渴;气虚证经血色淡、质稀,伴倦怠乏力;血瘀证经血色暗有块,伴经行腹痛拒按。若病程日久,证候转化,因果交织,可出现气虚血瘀或气阴(血)亏虚证。

对本病的治疗当分经期与平时,经期重在固冲止血、减少月经量,平时调理气血,辨证求因治本。止血之法,气虚者益气摄血,血热者凉血止血,血瘀者化瘀止血。以每个月经周期为1个疗程,重在经前、经期调经止血治疗。一般连续治疗2～3个月经周期。

(一)针灸

1.毫针

(1)取穴:曲池、太冲、三阴交、行间、通里。穴位常规消毒。毫针刺,用泻法,得气后留针20～30分钟,每天1次,自经前5～7天开始,连续治疗7～10天。适用于血热型月经过多。

(2)取穴:三阴交、足三里、气海、心俞、脾俞。穴位常规消毒。毫针刺,用补法,得气后留针20～30分钟,每天1次,施术时间宜从经前5～7天开始,连续治疗7～10天。适用于气虚型月经过多。

(3)取穴:通里、隐白、三阴交、丰隆、中脘、足三里。穴位常规消毒,毫针刺,用泻法,得气后留针20～30分钟,每天1次,自经前5～7天开始,连续治疗7～10天。适用于痰湿型月经过多。

(4)取穴:膈俞、合谷、血海、太冲、行间、三阴交、通里。穴位常规消毒。毫针刺,用泻法,得气后留针20～30分钟,每天1次,自经前5～7天开始,连续治疗7～10天。适用于血瘀型月经过多。

2.耳针

选取主穴取肾、子宫、附件、盆腔、内分泌、肾上腺、皮质下、卵巢。配穴取膈、肝、脾、心、腰痛点。穴位皮肤常规消毒,将王不留行籽置于0.5 cm×0.5 cm胶布上,贴压于穴位上,主穴必贴,配穴随证选用。每次只贴一侧,左右交替。嘱患者每天按压3～4次,每次10～15分钟,以能耐受为度。隔天1次,15次为1个疗程。

3.耳压法

选取主穴取肾、子宫、附件、盆腔、内分泌、皮质下、肾上腺。配穴取肝、膈、脾、心、腰痛点。将王不留行籽贴压于诸主穴各1籽,配穴随症选用,贴压后按压15～20分钟,每天3～4次。每次取1侧耳穴,两侧交替,隔天贴1次,15次为1个疗程,连续2个疗程。

4.子午流注法

选取隐白。取隐白穴在辰、巳两个时辰(上午7～11时),先涂少许硼酸软膏,后在穴位上放置米粒大的艾炷,连灸5壮,每天1次。

(5)灸法:选取大敦、隐白。取艾条点燃一端后,对隐白、大敦两穴位依次温和灸,左右各1小时,共2小时。每天1次。

(6)针刺断红穴:断红,经外奇穴名。位于手背部,当第2、3掌骨之间,指端下1寸,握拳取之。主治月经过多,崩漏。毫针针刺加灸法:沿掌骨水平方向刺入1.5～2寸,使针感上行至肩,留针20分钟。起针后灸之,以艾条行雀啄术灸法,灸10～15分钟,灸时患者自觉有一股热气直窜至肘者良。

(二)推拿治疗

取穴:八髎、足三里、三阴交、隐白、通里。操作方法:先用按揉法施治于八髎穴5分钟,再用指按法分别施治于双侧足三里、三阴交穴,每穴5分钟,用推法分别施治于双侧隐白、通里穴,每穴2分钟。气虚型月经量多者,加揉按双侧脾俞、肾俞各5分钟;血虚型月经量多者,加按双侧行间、太冲穴各5分钟,按双侧曲池穴3分钟;血瘀型月经量多者,加按双侧合谷、血海、膈俞穴各5分钟;痰湿型月经量多者,加推双侧丰隆穴5分钟。

五、转归与预后

本病是脏腑、气血功能失常影响到冲任的一种病症,为妇女常见月经病之一。该病以经量增多为主,一般无明显器质性病变,运用中医药辨证论治具有明显的优势,本病经积极治疗预后一般良好。但因误治或延治,可使病情加重而发展为崩漏甚至其他变证,导致病势缠绵难愈;或因失血过多致气阴(血)亏虚,故应针对病因,结合症状标本同治。

(潘 茎)

第四节 月 经 过 少

月经过少属于中医"月经不调"范畴,是指以经量较正常明显减少,每次行经总量不超过30 mL者,甚或点滴而净,或者经期不足 2 天,经量少为主症的一类病症,可有小腹不适、腰部酸软及头晕等伴随症状,亦称"经水涩少""经量过少"等。

一、病机

虚者多因精亏血少,冲任血海亏虚,经血乏源;实者多由瘀血内停,或痰湿内生,痰瘀阻滞冲任血海,血行不畅发为月经过少。

二、诊断要点

(1)月经量较正常明显减少,甚或点滴而净,或者经期不足 2 天,经量少,连续 2 个月经周期以上。

(2)功能失调性子宫出血、多囊卵巢综合征及卵巢早衰均有神经内分泌调节紊乱,如黄体功能减退,孕酮水平低,雌二醇相当于增生期早期和中期水平。

(3)部分疾病有特定诱发因素;如宫腔粘连常发生于人流术后;大出血常见于异位妊娠后出血、产后出血、手术出血等。

(4)功能失调性子宫出血、多囊卵巢综合征有多毛、肥胖、泌乳症状;多囊卵巢综合征亦见无排卵或稀发排卵,妇检可触及增大卵巢,可伴有高雄激素血症、高胰岛素血症、血催乳素升高。

(5)血管舒缩功能不稳定及神经精神症状见于卵巢早衰可伴有潮热、出汗、心悸、头晕、头痛、抑郁及易激动等。

三、辨证分型

(一)肝血亏虚证
月经量少或点滴即净,色淡无块,或伴头晕眼花,心悸怔忡,面色萎黄,小腹空坠。舌质淡红,脉细。

(二)肾阳亏虚证
月经量少,色淡红或暗红,质稀,腰脊酸软,头晕耳鸣,或小腹冷,夜尿多。舌质淡,脉弱或沉迟。

(三)瘀滞胞宫证
月经量少,色紫黑,有血块,小腹胀痛,拒按,血块排出后胀痛减轻。舌正常或紫暗,或有瘀点,脉细弦涩。

(四)痰湿阻滞证

月经量少,色淡红,质黏腻,形体肥胖,胸闷呕恶,或带多黏稠。苔白腻,脉滑。

四、治疗

(一)穴位

(1)主穴:关元、中极、归来、肾俞、肝俞。

(2)配穴:肝血亏虚证加足三里、脾俞,肾阳亏虚证加命门、三阴交,瘀滞胞宫证加期门、膈俞,痰湿阻滞证加丰隆、阴陵泉。功能失调性子宫出血病加气海、脾俞,多囊卵巢综合征加丰隆,卵巢早衰加神阙。

(二)药物

1.中药外敷

益母草 0.5 kg 加水煎 3 次,去渣过滤后混合,浓缩成糊状。取药膏适量,敷于神阙、肾俞、阴交、三阴交穴,覆盖玻璃纸、纱布,外以胶布固定。外加热敷,每次 30 分钟,每天 1～2 次。

2.中药热熨

酒炒蚕沙(不拘多少)热熨腰部。

3.中药外洗

取益母草 120 g 水煎外洗小腹。

4.药枕

取云茯苓、菊花、钩藤、竹叶、灯心草、琥珀、薄荷、玫瑰花,填入枕袋供睡眠枕用。

五、注意事项

天灸贴敷可有效增加月经血量,但症状易反复,注意巩固治疗及配合日常饮食调养。

(潘　茎)

第五节　经间期出血

在两次月经中间,出现周期性的少量阴道流血者,称为"经间期出血"。其特点是阴道流血发生在经间期,即排卵之时,在基础体温(BBT)低温相与高温相交替期,一般在高温相时流血自止,少数可延续到高温相后数天,甚至至月经来潮,一般量甚少,也有流血较多者,甚至如平素经量;可偶然出现,也可反复发作,迁延多时。常与带下伴见。

排卵期中医称为"氤氲之时""的候""真机",明代王肯堂《证治准绳·女科·胎前门》引"袁了凡先生云:天地生物,必有氤氲之时。万物化生,必有乐育之时。此天然之节候,生化之真机也。……丹溪云:一月止有一日,一日止有一时。凡妇人一月经行一度,必有一日氤氲之候,……此的候也,……顺而施之则成胎矣。"已认识到此期是女子易受孕期,即"排卵期"。西医的围排卵期出血可参照本病治疗。

一、病因病机

本病的发生与月经周期中的气血阴阳消长转化有密切关系。主要病因病机是阴虚、湿热、血瘀或阳虚的因素,使阴阳转化不协调,损伤阴络,冲任不固,血溢脉外,遂发生经间期出血。

月经的周期演变是以月为准,《本草纲目·月水》中指出:"女子,阴类也,以血为主,其血上应太阴,下应海潮。月有盈亏,潮有朝夕,月事一月一行,与之相符,故谓之月水、月信、月经。经者常也,有常轨也。"《景岳全书·妇人规》亦指出:"月以三旬而一盈,经以三旬而一至,月月如期,经常不变,故谓之月经。"月经周期包括月经期(行经之时)、经后期(经净后至排卵前)、经间期(排卵期)、经前期(排卵后至行经前)。

月经周期中气血阴阳的消长转化具有月节律,周而复始,循环往复。月经的来潮标志着一个新的周期开始,因月经来潮后,阴血偏虚,故经后期是阴长之期,此期精血渐充(卵泡生长),阴血渐复(子宫内膜增生)。经间期即排卵期,此期精血已达充盛(卵泡成熟),阴长至极,达重阴之状(子宫内膜增厚疏松,宫颈黏液稀薄呈拉丝状),阴阳互根互用,重阴转阳,阳由阴生,气由精化,氤氲之状萌发,"证候"到来,卵子排出,是月经周期中阴阳转化的重要时期。此时,若阴阳顺利转化,则达到新的平衡;若转化不利,阴阳失衡,血海扰动,则有动血出血之虞。

(一)肾阴虚

先天禀赋不足,天癸未充,或欲念不遂,阴精暗耗,或房劳多产,精血耗损,肾阴不足,阴虚火旺,虚火偏盛,氤氲之时,阳气内动,虚火与阳气相煽(虚火借萌动之阳气之势),损伤冲任,扰动血海,迫血妄行,出现经间期出血。若阴虚日久,阴损及阳,统摄无权,血海不固,则反复发作。

(二)湿热

情怀不畅,肝气郁结,横逆犯脾,脾失运化,水湿停滞,流注下焦,蕴而生热,或感湿化热,或湿热侵袭,经间期阳气内动,引动湿热,损伤冲任,扰动血海,以致出血。

(三)血瘀

经期产后,失于调摄,瘀血内留,或寒凝血瘀,或热灼血瘀,或七情所伤,气机阻滞,血行不畅,久而成瘀,致瘀血阻滞冲任胞脉,氤氲之时,阳气内动,瘀血与之搏于冲任,血不循经,以致出血。

(四)肾阳虚

经间阴阳转化期阴精不足,阴虚及阳,或阴阳两虚而偏阳虚,则血液未能得到有力统摄。此外,肾阳不足无以蒸腾肾阴,化生肾气,影响胞宫的固藏,故致出血。

肾阴不足是经间期出血的基本病机,阴虚不能重阴转阳,排卵不利,可兼湿热及瘀血。

二、诊断要点

(一)病史

多为育龄期女性,可有月经不调史,如月经先期、经期延长,或堕胎、小产史。

(二)症状

在两次月经中间,一般是周期的第 12～16 天出现少量阴道流血,持续 2～3 天或数天则自止,也可迁延多日,甚至至月经来潮,或偶然出现,或反复发作,或点滴流血,或流血较多,甚至如平素经量。可伴带下增多,质黏透明如蛋清样,或赤白带下,腰酸,一侧少腹胀痛,乳房胀痛。

(三)检查

1.妇科检查

宫颈黏液透明,呈拉丝状,夹有血丝。

2.其他检查

测量基础体温,在低、高温相交替时出血,一般在基础体温升高后则出血停止,亦有高温相时继续出血,甚者至经潮者;血清雌、孕激素水平通常偏低。

三、鉴别诊断

本病属于西医的围排卵期出血。主要应与月经不调中的月经先期、月经过少,以及带下病中的赤带相鉴别。

(一)月经先期

月经先期的特点是月经周期的缩短,或经量正常,或伴有经量过多、过少,在基础体温由高温下降时出血;而经间期出血一般较月经量少,出血时间有规律地发生于基础体温低高温交替时。

(二)月经过少

月经过少的特点是每次月经量均明显减少,甚或点滴而下;经间期出血则发生在两次正常月经的中间,可与正常月经呈现为阴道流血量一次多一次少的规律。

(三)赤带

赤带主要指宫颈出血,无周期性,持续时间较长或反复发作。妇科检查可见宫颈接触性出血、宫颈赘生物等;经间期出血有周期性,一般2～3天可自行停止。

四、治疗

(一)辨证论治

本病的辨证要点是根据阴道流血的量、色、质,结合全身症状与舌脉辨虚实。若阴道流血量少,色鲜红,质黏者,多为肾阴虚证;若阴道流血量稍多,赤白相兼,质稠者,多为湿热证;若阴道流血量时多时少,色暗红,或紫黑如酱,则为血瘀证;若阴道流血量稍多,色淡红,质稀者,多为肾阳虚证。临证时还需参考体质情况。治疗原则以补肾阴,平衡肾中阴阳为主,促进阴阳的顺利转化。根据阴阳互根的关系,要注意阳中求阴,使阴得阳升而泉源不竭,补阴不忘阳,使阴精的充盛有阳气的蒸腾化生而源源不断。治疗时机重在经后期。一般以滋肾养血为主,虚者补之,热者清之,湿者除之,瘀者化之,出血时可适当配伍一些固冲止血药物。

1.肾阴虚证

(1)主要证候:两次月经中间阴道少量流血,色鲜红,质黏,头晕耳鸣,夜寐不宁,五心烦热,腰膝酸软,大便秘结。舌红,苔少,脉细数。

(2)证候分析:肾阴不足,阴虚火旺,虚火内生,经间期氤氲之时,阳气内动,虚火借萌动之阳气,损伤冲任,扰动胞宫,冲任不固,胞宫不宁,则阴道少量流血,虚火灼伤阴液,故阴道流血色鲜红而质黏;虚火上扰清窍,则头晕耳鸣;虚火扰心,则夜寐不宁,五心烦热,腰为肾之府,肾主骨,肾虚则腰膝酸软。舌红,脉细数为肾阴不足之征。

(3)治法:滋肾养阴,固冲止血。

(4)方药:两地汤(《傅青主女科》)合二至丸(《医方集解》)。两地汤为生地黄、玄参、白芍、麦冬、阿胶、地骨皮。二至丸为女贞子、墨旱莲。两地汤中生地黄、玄参清热养阴凉血,生地黄还能凉血止血,麦冬、白芍、阿胶滋阴养血,阿胶还能养血止血,地骨皮清虚火。二至丸中女贞子滋补肝肾之阴,清退虚热,墨旱莲养阴止血。两方合用,共奏滋肾养阴、清热凉血、固冲止血之效。

若阴虚及阳,阴阳两虚,经间期出血反复不愈,量稍多,色淡红,质稀,神疲乏力,夜尿频数,舌淡红,苔白,脉细者,治宜滋肾助阳,固摄止血。方用大补元煎(《景岳全书》)。大补元煎有人参、山药、熟地黄、杜仲、当归、山茱萸、枸杞、炙甘草。方中人参大补元气,熟地黄、山茱萸、山药肾肝脾三阴并补,枸杞补益肝肾,当归养血和血,人参与熟地黄相配,即是景岳之两仪膏的组成,大补精气,杜仲温肾助阳,甘草调和诸药。诸药配合,功能滋肾助阳、阴阳双补、固摄冲任以止血。

(5)临床研究:运用二至丸加减治疗经间期出血的临床研究较多,多为疗效观察的研究,或配合两地汤,或配合六味地黄丸,或配合逍遥散,或配合八正散,均取得较好疗效,也有运用两地汤合一贯煎治疗的临床疗效研究。对于阴虚体质者可用左归丸治疗。

2.湿热证

(1)主要证候:两次月经中间阴道少量流血,色深红,质黏腻,平时带下量多,色黄,小腹作痛,神疲乏力,胸胁满闷,口苦纳呆,尿黄便溏。舌红,苔黄腻,脉滑数。

(2)证候分析:湿热蕴结于任带下焦,经间期重阴转阳,阳气内动,引动湿热,扰动冲任,胞宫不宁,固藏失职,则阴道少量流血;湿热与血搏结,则色深红,质黏腻;湿热蕴结胞宫,气机阻滞,不通则痛,则小腹作痛;湿热下注,损伤任带,任带失约,则带下量多而色黄;湿性重浊,则神疲乏力;湿热熏蒸,则胸胁满闷,口苦纳呆。舌红,苔黄腻,脉滑数,均为湿热之象。

(3)治法:清利湿热。

(4)方药:清肝止淋汤(《傅青主女科》)去阿胶、红枣,加小蓟、茯苓。由当归、白芍、生地黄、牡丹皮、黄柏、牛膝、制香附、阿胶、黑豆、红枣组成。方中当归、白芍、生地黄养血柔肝;牡丹皮清肝泻火;香附疏肝解郁;黄柏清热燥湿;黑豆补肾;阿胶、红枣养血,因其滋腻温燥,易恋湿生热,故去之;牛膝引药下行。加小蓟以清热止血,茯苓以利水渗湿,增强清利湿热止血之功。

若出血增多,宜去牛膝、当归,加侧柏叶、荆芥炭以止血;带下多而黄稠,则加马齿苋、椿根皮以清热化湿。

(5)临床研究:湿热证经间期出血的临床研究中,清肝止淋汤、易黄汤、八正散合二至丸均能取得较好疗效。

3.血瘀证

(1)主要证候:经间期出血量时或稍多,时或甚少,色暗红,或紫黑如酱,少腹胀痛或刺痛;情志抑郁,胸闷烦躁。舌暗或有瘀斑,脉细弦。

(2)证候分析:瘀血阻滞于冲任,经间期重阴转阳,阳气内动,与之相搏,损伤脉络,络伤血溢,血不循经,则经间期出血;瘀血内阻,则出血量时或稍多,时或甚少,色紫暗;血瘀气滞,不通则痛,则少腹胀痛或刺痛;气机不畅,故情志抑郁;舌暗或有瘀斑,脉细弦,均为血瘀之征。

(3)治法:化瘀止血。

(4)方药:逐瘀止血汤(《傅青主女科》)。有生地黄、大黄、赤芍、牡丹皮、当归尾、枳壳、桃仁、龟甲。方中当归尾、桃仁、赤芍活血祛瘀;大黄、牡丹皮清热祛瘀;枳壳行气散结,生地黄、龟甲养阴止血。全方有活血祛瘀、养阴止血之效。

若出血偏多时,宜去赤芍、当归尾,合失笑散(蒲黄、五灵脂)以祛瘀止血,或大黄改大黄炭;若少腹痛甚,则加延胡索、香附以行气止痛;若兼湿热,带下黄者,加红藤、败酱草以清利湿热;若兼脾虚,纳呆便溏者,去生地黄、桃仁、大黄,加白术、陈皮、砂仁以健脾和胃;若兼肾虚,腰膝酸软者,加续断、桑寄生以补益肾气。

(5)临床研究:逐瘀止血汤治疗血瘀型经间期出血,可取得较好疗效。临床常用活血化瘀法与滋阴法、温肾法、清热法等配合治疗。

4.肾阳虚证

(1)主要证候:经间期出血,量少,色淡,质稀,腰痛如折,畏寒肢冷,小便清长,大便溏薄,面色晦暗,舌淡暗,苔薄白,脉沉弱。

(2)证候分析:经间期氤氲之时,重阴转阳,阳气欲动,然肾阳不足,命门偏弱,冲任不固,胞宫固藏失职,则阴道少量流血,色淡而质稀;腰为肾之府,阳虚则腰痛如折;阳气不足,失其温煦之功,则畏寒肢冷;肾阳虚,主司二便之功失健,则小便清长、大便溏薄。舌淡暗,苔薄白,脉沉弱为肾阳不足之征。

(3)治法:补肾益阳,固冲止血。

(4)方药:①健固汤(《傅青主女科》)合二至丸加减。由人参、白术、茯苓、薏苡仁、巴戟天、女贞子、墨旱莲组成。方中人参、巴戟天温补肾阳;女贞子、墨旱莲养阴清热止血;白术、茯苓、薏苡仁健脾益气,以后天补先天,固摄冲任。全方共奏补益肾阳,固冲止血之效。②肾气丸《金匮要略》。由干地黄、山药、山茱萸、茯苓、泽泻、牡丹皮、桂枝、附子(炮)组成。桂枝、炮附子温阳祛寒;地黄、山茱萸补益肾阴,以助重阴之功,得桂枝、炮附子辛热之性,重阴转阳,阳气萌动,桂附得地黄、山茱萸滋阴之功,引动阳气,促阴阳顺利转化;山药、茯苓健脾渗湿,泽泻泄肾中邪水;牡丹皮清肝胆相火;均使补而不滞。诸药合用,共成补肾益阳之效。

(5)临床研究:经间期出血属肾阳虚证的临床研究不多,主要为临床个案报道。

(二)中成药

1.六味地黄丸

适应证:肾阴虚型经间期出血。

2.左归丸

适应证:肾阴虚型经间期出血。

3.肾气丸

适应证:肾阳虚型经间期出血。

4.宫血宁胶囊

适应证:湿热型、血瘀型经间期出血。

5.云南白药胶囊

适应证:血瘀型经间期出血。

(三)针灸疗法

1.体针疗法

(1)主穴:关元,曲池,合谷,血海,阴陵泉,足三里,三阴交,公孙,太冲,内庭,隐白,肾俞,子宫穴。

(2)操作:三阴交、公孙、足三里,用补法,其余诸穴可用泻法,或平补平泻,留针30分钟,肾阳虚证可用灸法。月经中期前1周开始治疗,每天1次,7天为1个疗程,连续2个疗程。

2.耳针疗法

取子宫、内分泌、卵巢、肝、脾、肾等。每次取2~3穴,中等刺激,留针15~20分钟,隔天一次,也可耳穴贴压。

3.三棱针疗法

(1)取穴:在阳关穴至腰俞穴间任选一点,以位置较低者为好。

(2)操作:用三棱针挑刺,挑刺深0.1~0.15 cm,其范围不宜过大,挑治后用消毒敷料覆盖,每月1次,连续挑刺3次为1个疗程。

五、临证思路

经间期是月经周期中阴阳转化的重要阶段。此期阴长至重，阳气萌发，从而由阴转阳，呈氤氲之状，是受孕之真机。亦即排卵期。若阴阳不能顺利转化，氤氲之状加剧，则可导致这一时期出血。因此，经间期出血往往是阴未盛，阳偏亢，阴阳转化不顺之征。

若经间期出血仅见点滴，1～2 天即净，偶尔发生 1～2 次，且无其他症状者，对生育尚无影响。如果出现有规律地反复发生，迁延不愈，或出血稍多，时间稍长，并伴有其他症状，基础体温呈不典型双相，从低温相向高温相转变期体温波动较大，可影响生育，应进行积极调治。

对于经间期出血的治疗，其重要意义不在于止血，而是经间期之前预防调理，促进阴阳的顺利转化，亦即是促进顺利排卵，从而避免经间期再次发生出血。因经间期出血，一般出血不多，止血法不是主法和常法，只占次要地位，本病在临床上以肾阴虚证最为常见，经间期出血的阴虚是指阴分随着经后期的后移而不能逐步充盈达到最高峰，或即便能达到高峰，但不能维持。另外，在阴分高涨或持续高涨时，湿浊就显得较盛；祛除湿浊有利于冲任血气的活动和制约，所以利湿浊、调气血也是经间期出血的主要治法。只有气虚出血偏多者，才考虑运用止血的方法。

滋养肾阴，务求使阴精充盛，天癸按期而至，然补阴者，常须配伍补阳之品，所谓"善补阴者，必于阳中求阴，则阴得阳升而泉源不竭"。在滋阴之中，加入少许补气温阳益精之品，如菟丝子、鹿角霜等，以利于阴阳转化。血瘀证可单独出现，亦可与阴虚或阳虚证相兼并见。瘀阻冲任，多挟热而动血，调治奇经，须通涩并用，逐瘀止血汤中以龟甲养阴止血，大黄活血化瘀，即有此意。湿热证有湿偏重或热偏重之别。湿浊偏重者，阻滞气机，影响气血的流畅，当以利湿化浊为主；热偏重者，易伤胞脉，当以清热养血为先，固冲止血。本病虽有阴虚、湿热、血瘀或阳虚等证候之别，却多有热象，且多种证候错杂出现，如阴虚的同时伴见湿热、血瘀，或阴虚的同时兼有阳虚、血瘀，故临证往往需多种治法灵活配合使用，不可拘于一法一方。其病因虽有不同，但往往受情志影响而发病，治疗过程中应注意情志疏导，舒缓紧张情绪。解郁清热可选加钩藤、莲子心、郁金等清心安神之品。饮食宜清淡，忌滋腻、辛燥，以提高疗效。该病的治疗可在经期或月经干净后开始治疗，并连续 3 个周期，以巩固疗效。

六、预后转归

本病经适当治疗，多数预后良好。若迁延日久，出血量增加、持续时间延长者，可发展为月经不调、崩漏，亦可影响受孕，引起不孕症。

（潘 茎）

第六节 盆 腔 炎

盆腔炎指女性上生殖道及其周围组织的炎症，主要包括子宫内膜炎、输卵管炎、输卵管卵巢脓肿、盆腔腹膜炎等，最常见的是输卵管炎、输卵管卵巢炎。以小腹或少腹疼痛拒按或坠胀，引及腰骶，或伴发热、白带增多等为主要表现。按其发病过程、临床表现可分为急性盆腔炎与慢性盆腔炎两种。

一、病因病机

中医认为该病多因先天禀赋不足、平时养护不慎、阴户不洁或劳倦过度、外邪入侵所致。如《妇人良方》载："妇人月经瘀塞不通，或产后余血未尽，因而乘风取凉，为风冷所乘，血得冷则为瘀血也。瘀血在内，则时时体热面黄。瘀久不消，则为积聚瘕矣。"

二、诊断

(一)急性盆腔炎

1.典型临床表现

有急性感染病史，下腹隐痛、肌肉紧张、有压痛及反跳痛，伴有心率快、发热，阴道有大量脓性分泌物。病情严重时可有高热、头痛、寒战、食欲缺乏、大量的黄色白带有味、小腹胀痛、压痛、腰部酸痛等；有腹膜炎时出现恶心、腹胀、呕吐、腹泻等；有脓肿形成时，可有下腹包块及局部压迫刺激症状，包块位于前方可有排尿困难、尿频、尿痛等，包块位于后方可致腹泻。

2.体征

子宫常呈后位，活动受限或粘连固定。若为输卵管炎，则在子宫一侧或两侧触到增粗的输卵管，呈条索状，并有轻度压痛。若为输卵管积水或输卵管卵巢囊肿，则在盆腔一侧或两侧摸到囊性肿物，活动多受限。若为盆腔结缔组织炎时，子宫一侧或两侧有片状增厚、压痛，宫骶韧带增粗、变硬、有压痛。

3.妇科检查

阴道、宫颈充血，有大量脓性分泌物，宫颈举痛明显。子宫压痛，活动受限，输卵管炎时可触及子宫一侧或两侧条索状增粗，压痛明显。结缔组织炎时，子宫一侧或两侧片状增厚，宫骶韧带增粗，触痛明显。盆腔脓肿形成时，可触及边界不清的囊性肿物，压痛。

4.血常规检查

白细胞 10×10^9/L 以上，以中性粒细胞升高为主。

5.B超检查

示盆腔内有渗出或炎性包块。

根据以上五点即可诊断为急性盆腔炎，如后穹隆穿刺抽出脓液，即可进一步确诊。有条件者可作血、宫颈分泌物培养或脓液培养，查明病原体，为临床诊断和治疗提供帮助。

(二)慢性盆腔炎

根据病史、典型的症状和体征，一般即可做出慢性盆腔炎的诊断。

1.主要症状

腰骶部疼痛或下腹痛，或因长时间站立、过劳、性交或经前期加重，重者影响工作。或有白带增多、月经紊乱、经血量多、痛经、输卵管阻塞、不孕等。日久或有体质虚弱，精神压力大，常合并神经衰弱。

2.主要体征

子宫多后倾、活动受限或粘连固定，或输卵管增粗压痛，或触及囊性包块，或子宫旁片状增厚压痛等。

三、治疗

(一)中药治疗

1.辨证论治

(1)瘀热互结(多见于慢性盆腔炎急性发作或急性盆腔炎):发热或高热,小腹疼痛拒按,痛有定处,或经行不畅,或量多有块,带下量多如脓,臭秽,尿黄便秘。舌质暗红有瘀斑,苔黄,脉滑数或弦数。①主要治法:清热解毒,活血化瘀。②推荐方剂:五味消毒饮(《医宗金鉴》)合血府逐瘀汤(《医林改错》)加减。③推荐处方:金银花、野菊花、蒲公英、紫花地丁、天葵子、桃仁、红花、当归、生地黄、枳壳、赤芍、柴胡、桔梗、川芎、牛膝、生甘草。

(2)湿热血瘀(多见于慢性盆腔炎急性发作或急性盆腔炎):低热,小腹疼痛灼热感,带下量多色黄质稠,或赤黄相兼,小腹胀痛,口苦,口干不欲饮,小便浑浊,大便干结,舌暗红,苔黄腻,脉弦滑或弦数。①主要治法:清热祛湿,活血化瘀。②推荐方剂:四妙丸(《成方便读》)合桃红四物汤(《医宗金鉴》)加减。③推荐处方:苍术、黄柏、牛膝、生薏苡仁、桃仁、红花、当归、生地黄、赤芍、川芎。

(3)冲任虚寒(常见于慢性盆腔炎):小腹冷痛,喜暖喜按,带下量多,色白质稀,畏寒肢冷,舌质淡,苔薄白,脉沉细。①主要治法:温经化瘀,调理冲任。②推荐方剂:艾附暖宫丸(《仁斋直指附遗》)加减。③推荐处方:艾叶炭、香附、吴茱萸、肉桂、当归、川芎、白芍、生地黄、黄芪、续断、莪术、炮甲片。

2.中成药

(1)少腹逐瘀颗粒:小茴香、干姜、延胡索、没药、当归、川芎、肉桂、赤芍、蒲黄、五灵脂等。功效:活血祛瘀,温经止痛,适用于寒瘀阻络证。一次1袋,一天3次。

(2)桂枝茯苓丸:桂枝、茯苓、牡丹皮、桃仁、芍药各等分。功效:化瘀生新,调和气血,适用于慢性盆腔炎盆腔有包块者。一次1丸,一天2次。

3.中药保留灌肠

可选用酒大黄、蒲公英、败酱草、红花等中药,将一剂中药浓煎100 mL,每晚睡前保留灌肠,药液温度以39～41 ℃为宜。

(二)针灸治疗

以病痛局部穴为主,结合循经及辨证取穴。以任脉、足太阴经腧穴为主。主穴:带脉、归来、天枢、中极、关元、三阴交、次髎。配穴:瘀热互结加血海、膈俞、太冲;湿热下注加蠡沟、阴陵泉。耳针穴位:子宫、内分泌、卵巢、盆腔、内生殖器、皮质下。

操作:毫针刺,天枢、中极、三阴交、血海针刺得气后可接脉冲电针治疗仪,疏密波,强度以患者能耐受舒适为度。冲任虚寒配合相应的灸法。可用皮肤针叩刺腰骶部足太阳经、夹脊穴和下腹部相关腧穴、侧腹部足少阳经腧穴,中度刺激,以皮肤潮红为度。耳穴毫针中度刺激,也可埋针或王不留行籽贴压,两耳交替。

(潘 茎)

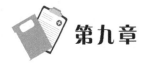

第九章

皮肤科病证

第一节 湿 疮

湿疮是一种由多种内外因素引起的急性、亚急性和慢性过敏性炎症性皮肤疾病，是皮肤科的常见病、多发病，往往占门诊病例的 30％左右。其特征是多形性皮损，弥散性分布，对称性发作，剧烈的瘙痒，反复发病，有演变成慢性的倾向。

男女老幼皆可发生，而以过敏体质者为多；无明显季节性，但冬季常常复发。本病急性者多泛发全身，慢性者往往固定在某些部位，亚急性者介于两者之间。可泛发，亦可局限。在某些特定的部位，尚有其特殊的表现。

中医文献中有许多病名指的是本病，包括在疮、癣、风之中。因为"疮"，广义地说，指一切体表的外疡；狭义地说，是指发于皮肤浅表、有形嫩痒、搔破流水、常浸淫成片的皮肤疾病。如浸淫疮就类似于急性湿疮。早在战国《素问·玉机真藏论》中就有"浸淫"二字，如"帝曰：夏脉太过与不及，其病皆何如·岐伯曰：太过则令人身热而肤痛，为浸淫"。汉张仲景在《金匮要略·疮痈肠痈浸淫病脉证并治》中有了症状和治法，如："浸淫疮，从口流向四肢者，可治；从四肢流来入口者，不可治"。"浸淫疮，黄连粉主之"。隋《诸病源候论·浸淫疮候》中说："浸淫疮是心家有风热，发于肌肤，初生甚小，先痒后痛而成疮，汁出浸溃肌肉，浸淫渐阔，乃遍体……以其渐渐增长，因名浸淫也"。以后在清《医宗金鉴·外科心法要诀》"浸淫疮"中说："此证初生如疥，瘙痒无时，蔓延不止，抓津黄水，浸淫成片。由心火、脾湿受风而成"。

以疮命名在古代文献中尚有许多，如《诸病源候论·疮病诸候》"头面身体诸疮候"中有"湿热相搏，故头面身体皆生疮。其疮初如疱，须臾生汁，热盛者则变为脓，随瘥随发"。相当于急性湿疮。在"癌疮候"中有"癌疮者，由肤腠虚，风湿之气折于血气，结聚所生。多著手足间，递相对，如新生茱萸子。痛痒抓搔成疮，黄汁出，浸淫生长拆裂，时瘥时剧"。在"燥癌疮候"中有"肤腠虚，风湿搏于血气则生癌疮。若湿气少风气多者，其癌则干燥，但痒，搔之白屑出，干枯拆痛"。在"湿癌疮候"中有"若风气少湿气多，其疮痛痒，搔之汁出，常清湿者"。相当于手足部的急、慢性湿疮。清《医宗金鉴·外科心法要诀》中"旋耳疮"有"此证生于耳后缝间，延及耳折上下，如刀裂之状，色红，时津黄水。由胆、脾湿热所致。然此疮月盈则疮盛，月亏则疮衰，随月盈亏，是以又名月蚀疮也"。指的是耳部湿疮，反复发作。

中医书籍中有时疮与癣又常混称。把湿毒疮叫"湿癣",慢性的称"干癣",把有形而有分泌物渗出的称为疮,与皮肤相平如苔藓之状、无分泌物渗出的称为癣。如《诸病源候论·疮病诸候》"湿癣候"中有"湿癣者,亦有匡部,如虫行,浸淫,赤,湿痒,搔之多汁,成疮。是其风毒气浅,湿多风少,故为湿癣也"。在"干癣候"中有"干癣,但有匡部,皮枯素痒,搔之白屑出是也。皆是风湿邪气客于腠理,复值寒湿与血气相搏所生。若其风毒气多,湿气少,则风沉入深,故无汁为干癣也"。即是现在所说的急、慢性湿疮。

有的文献用"风"命名各部位的湿疮。如明代《外科正宗·钮扣风》载:"钮扣风皆由风湿凝聚生疮,久则瘙痒如癣,不治则沿漫项背"。《医宗金鉴·外科心法要诀》言:"此证生于颈下天突穴之间,因汗出之后,邪风袭于皮里,起如粟米,瘙痒无度,抓破汁水,误用水洗,浸淫成片"。指的是胸前部湿疮。《外科正宗·肾囊风》曰:"肾囊风乃肝经风湿所成。其患作痒,喜欲热汤,甚者疙瘩顽麻,破流滋水"。《外科启玄》中叫"胞漏疮",指的是阴囊湿疮。《医宗金鉴·外科心法要诀·四弯风》说:"此证生在两腿弯、脚弯,每月一发,形如风癣,属风邪袭入腠理而成。其痒无度,搔破津水,形如湿癣"。《外科启玄》中叫"血风疮",《圣济总录》中称"下注疮",指的是下肢湿疮。

其他,还有如《外科启玄》把眉部湿疮称"恋眉疮",足踝部湿疮叫"湿毒疮"。如曰:"凡湿毒所生之疮,皆在于二足胫、足踝、足背、足跟。初起而微痒,爬则水出、久而不愈"。《医宗金鉴·外科心法要诀》把鼻部湿疮称"鼻(蜃)疮",《薛氏医案》把头面部湿疮称"头面疮"。以后诸家又把乳部湿疮称"乳头风",脐部湿疮称"脐疮",肛门周围湿疮称"肛门圈癣"等。

总之,尽管病名有数十种之多,但症状相似,均有湿疮的特点,故都放在湿疮中论述。

一、病因病机

总因禀赋不耐,风、湿、热之邪外阻肌肤,内由脾失健运所致。或因饮食不节,过食辛辣鱼腥动风之品,或嗜酒,伤及脾胃,脾失健运,致湿热内生,又外感风湿热邪,内外合邪,两相搏结,浸淫肌肤发为本病;或因素体虚弱,脾为湿困,肌肤失养或因湿热蕴久,耗伤阴血,化燥生风而致血虚风燥,肌肤甲错,发为本病。西医学认为本病是过敏体质者对体内外各种致敏因素产生变态反应而诱发的,还可能与神经功能障碍、内分泌失调、肠道疾病、新陈代谢异常等有一定的关系。

急性者以实证为主,湿热为患常夹有外风。风为阳邪,其性轻扬,易袭皮毛腠理,头面上肢为重,所谓"伤于风者,上先受之"即是此意。风者善行而数变,来去急快、游走不定,可泛发全身;湿为阴邪,其性黏滞、弥散,重浊而趋下,多袭腠理以致水湿蕴内,而起水疱、糜烂、渗液;风湿均易夹热蕴结,可致皮肤潮红、灼热、作痒、疼痛,是因"热微作痒、热甚则痛"之故。

慢性者虚中夹实,血虚风燥兼有湿热蕴阻。湿疮反复发作,长期不愈、剧烈瘙痒而致夜眠不安,胃纳不振,脾虚失于运化,致使阴血生化无源,血虚生风生燥,肤失所养,形成皮肤干燥、粗糙、肥厚、脱屑。不同部位者,常因发于胸腹、阴部者,认为是肝经湿热;或因营养异常,代谢障碍认为与脾虚湿热蕴阻所致;或下肢青筋暴露,患处皮肤色素沉着是湿热内蕴夹有气滞血瘀而成。

总之,湿疮是一种以脾失健运为本,风湿热毒蕴阻肌肤为标,虚实夹杂的疾病。湿,脾主湿、脾失健运、饮食失宜,湿从内生。如多饮茶、酒而生茶湿、酒湿;多食鱼腥海鲜、五辛发物而生湿热;多吃生冷水果,损伤脾阳而水湿内生。热,心主火,心主血脉,凡心绪烦扰,神态不宁,心经有火,血热内生。或因湿热内蕴,复受外风,或因过食辛辣香燥之物,而使血燥生风。

二、临床表现

(一)按发病过程分型

湿疮皮损多样,形态各异,病因复杂、表现不一。可发生于任何部位,甚则泛发全身,但其大多数发生于人体的屈侧、折缝,如耳后、肘弯、腋窝、乳房下、阴囊、肛门周围等处。按其发病过程,可分为急性、亚急性、慢性三个类型。

1.急性湿疮

原发皮损常有多形性的特征,即同一部位可同时见到:红斑、丘疹、丘疱疹、小水疱,有时以某一型为主。急剧发生者以群集的小水疱为主,针尖到粟米大小的小水疱可自行破溃,形成小点状的糜烂、渗液黏稠,干燥形成点状、透明、略黄的结痂。是本病与其他皮肤病因搔抓而形成的片状的糜烂流滋结痂的重要区别点。炎症轻者,水疱较少且多散在,以后结痂、脱屑而愈。但易反复发作,范围逐渐扩大,因搔抓形成糜烂,滋水淋漓,浸淫成片,病情由轻到重。继发感染者,水疱成为脓疱,疱液浑浊,结蜡黄色脓性痂片,引起附近臀核肿痛。自觉瘙痒,重者难以忍受,呈间歇性或阵发性,常于夜间增剧,影响睡眠。一般无全身不适,若范围广泛,病情严重,伴有继发感染者可有怕冷、发热、纳呆、便干等症状。病程不定,病情发展时,在大片损害的周围有红斑、水疱散在或于其他部位继发,扩展到全身;缓解时水疱减少、消失,仅留下斑片、脱屑。轻者数天内消失,一般 2～3 周可治愈。范围广泛者需 1 个多月才好,但常因用水洗,或吃辛辣的大蒜、韭菜、胡葱、生姜、辣椒,或食鱼、虾、蛋、蟹、牛肉、羊肉等发物,有时进食牛奶、雪里蕻、毛笋、南瓜、奶糖等都会引起急性发作或使病情加重,常因反复发作而形成亚急性或慢性湿疮。

2.亚急性湿疮

多由急性湿疮迁延而来。潮红肿胀显著减轻,水疱减少,而以小丘疹为主,结痂、鳞屑较多,仍有剧痒,因抓破而有小片糜烂,流滋已止,或有胸闷、纳呆、便溏、溲赤等症状。有演变成慢性湿疮的倾向,也可因外界的刺激而呈急性发作。

3.慢性湿疮

多由急性湿疮、亚急性湿疮反复发作转变而来。局限于某些部位者,亦可一开始即是慢性湿疮。其主要皮损为皮肤肥厚、粗糙、干燥、脱屑、皮纹增宽加深、色素沉着、苔藓样变明显。一般局限在某些特定部位可长久不变,可伴有少量丘疹、抓痕、点状出血、血痂。在热水洗烫或搔抓后可有少量渗液,自觉瘙痒无度,每当就寝或情绪紧张时,有阵发性剧痒,如发于关节处者常有皲裂,则痛痒兼作。病程缠绵,病情时轻时重,可因诊治及时趋向好转或痊愈,尔后因外来刺激呈急性发作常数月或数年,甚至数十年不愈。病久不愈,常伴有性情急躁,夜眠不安、头昏眼花、腰酸肢软等症状。

(二)按部位分型

不同部位湿疮,由于发生在某些特定部位的湿疮,除可因急性、亚急性、慢性表现外,还或多或少地具有一定的特点,分述如下。

1.头皮湿疮

多见于成年女性。急性者潮红、水疱、糜烂、流滋,常因皮脂腺分泌过多结黄厚痂片、有时把头发黏集成团;继发感染者则为脓疱,可发展成毛囊炎、疖,伴有肿痛,引起瘢痕性脱发。慢性者以瘙痒、脱屑为主。

2.面部湿疮

较为多见。急性者多对称、弥漫性潮红、细小的丘疹、水疱,相互间杂存在,甚则眼睑、口周肿胀。可以和头皮湿疮同时存在。慢性者多呈局限性不对称的斑片,圆形、椭圆或不规则形,有时明显浸润,上覆细薄的少量鳞屑。若在鼻孔、口唇周围者,则浸润、皲裂,有干燥、紧张感;小儿经常用舌舔之,而有边界清楚的暗红色椭圆形斑片;若因唇膏反复刺激引起者,则唇部肿胀。常数月至数年不退。

3.耳部湿疮

发生在外耳道者多是中耳炎引起的传染性湿疮,不在此范围。发生在耳后折缝处或耳轮者,中医叫旋耳疮。常有潮红、糜烂、流滋、结痂,甚至肿胀,耳后裂开如刀割之状,痒痛并作,常有渗液,结黄色厚痂,往往与眼镜架的反复刺激有关。

4.乳房湿疮

中医叫乳头风。主要是妇女发病,大多数只发生在乳头上,有的也可累及乳晕或乳房。常表现为边界清楚的斑片,潮湿、糜烂、流滋、上覆鳞屑或结黄色痂片,瘙痒不堪。有时皲裂疼痛。日久则色素沉着,常经年累月不愈。

5.脐部湿疮

中医叫脐疮。皮损为鲜红或暗红色的斑片,潮湿、糜烂,汁水多少不定,多数结痂呈褐灰或褐黄色,痂下渗液往往带有臭味,边界清楚,多数局限,不向周围扩展,病程慢性,不易治愈。继发感染者常形成脐痈(皮下脓肿)或脐漏。

6.阴部湿疮

可分为阴囊湿疮(中医叫肾囊风或绣球风)、女阴湿疮、肛门周围湿疮三种。

(1)阴囊湿疮:是一种多发病。急性者潮湿、流滋颇多,常浸湿衣裤,肿胀、结痂、光亮、暗红;日久干燥肥厚,皱纹变深加阔如核桃皮状,有薄痂或鳞屑、色素沉着,亦有因搔抓而致色素减退者,剧烈瘙痒,无法安眠。可反复发作,多年不愈,甚至引起淋巴郁滞,呈象皮肿样改变。

(2)女阴湿疮:多发在大阴唇或大阴唇与股部之间的皱襞皮肤处,常为潮红、肿胀、糜烂、流滋,亦可肥厚、浸润,因搔抓、摩擦导致色素减退的为多。易感染而发生女阴道炎、尿道炎、膀胱炎。

(3)肛门周围湿疮:多局限于肛门口,很少累及到周围皮肤。发作时潮湿、糜烂、流滋为主;慢性时则肥厚、浸润,往往发生辐射状皲裂,伴有色素减退或疼痛。

7.皱褶部湿疮

颌下、腋窝、女性乳房下、腹股沟、阴部等处常因局部潮湿、经常摩擦而起疹。急性者潮红、糜烂、流滋、水肿,夹有丘疹、水疱。日久则肥厚、皲裂,有时色素减退。易继发念珠菌感染,是此处湿疮的特点。

8.肘部湿疮

多见于肘窝或伸侧,常为不规则的干燥性斑片,皮肤浸润、肥厚,上有丘疹或细薄的鳞屑,受外界刺激后可有糜烂、流滋。

9.腘窝足背湿疮

中医名"四弯风"。主要为边界较为清楚的红斑,小水疱、糜烂、渗液。日久皮肤肥厚,有黏着性细薄鳞屑。

10.手部湿疮

病因复杂,形态多样。在手背者常边界清楚、潮红、糜烂、流滋、结痂;在手掌者边缘不清,皮肤肥厚粗糙,冬季干燥皲裂、疼痛,病程极为缓慢。

11.小腿部湿疮

多见于长期站立工作或伴有青筋暴露者,皮损主要在小腿下1/3内外侧皮肤上,初为暗红斑,表面潮湿、糜烂、流滋,或干燥、结痂、脱屑,呈局限性或弥散性分布。常伴发小腿溃疡。以后皮肤肥厚,色素沉着中心部分可色素减退,形成继发性白癜风。

三、诊断和鉴别诊断

湿疮一般根据病史及临床表现特点即可诊断。急性湿疮表现为皮疹多形性,对称分布,渗出倾向;慢性皮损呈苔藓样变;亚急性损害介于两者之间。并伴剧烈瘙痒,容易复发。对特殊类型湿疮可依据其独特临床表现,诊断也不困难。湿疮因皮疹呈多形性,常需与多种皮肤病鉴别。

(一)与急性湿疮相鉴别的疾病

(1)药物性皮炎:发病突然,皮损广泛而多样。一般可问及在发病前有明确的用药史。

(2)接触性皮炎:与急性湿疮鉴别见表9-1。

表9-1 急性湿疮与接触性皮炎鉴别

类别	急性湿疮	接触性皮炎
病因	复杂,不明确	有明确接触史
部位	不定,对称分布,屈侧为多	局限在接触部位
皮疹	多形性,边界弥漫不清,伴渗出倾向	单一形态皮疹,边界清楚
形态	不定	有时与接触物表面形态类似
病程	较长,去除刺激后不易很快好转	较短,去除接触物后较快治愈
复发	易于复发	不接触致敏物质后,不易复发

(3)疥疮:皮损以丘疱疹为主,多在指缝、腕部屈侧、腋窝、腹股沟、阴部等处。可看到细条状的皮损,用针挑破,有时可见到疥虫。常有家庭或集体发病史。

(二)慢性湿疮应和牛皮癣(神经性皮炎)鉴别

后者皮损好发于颈项、四肢伸侧、尾骶部。初为多角形扁平丘疹,后融合成片,典型损害为苔藓样变,皮损边界清楚,无糜烂渗出史。慢性湿疮与牛皮癣鉴别见表9-2。

表9-2 慢性湿疮与牛皮癣鉴别

类别	慢性湿疮	牛皮癣
病史	由急性、亚急性转变而来	多先感瘙痒而后发疹
部位	多在头面,四肢屈侧及外阴部	发在人体易受摩擦部位,如颈、尾骶及四肢伸侧
皮疹	浸润肥厚,色素沉着,边界仍可有丘疹、丘疱疹等	苔藓样变化明显,或有色素减退。四周散在扁平有光泽的丘疹
敏感	对多种物质过敏,受刺激后易引起急性发作	可耐受多种药物
病程	反复发作,有渗出病史	慢性
季节	常冬季加重	夏季易复发

(三)与不同部位湿疮相鉴别的疾病

(1)头面部脂溢性皮炎:潮红斑片、油腻性脱屑为多,往往引起脱发。

(2)下肢部丹毒:多先有怕冷、发热等全身症状,皮损鲜红,四周略带水肿,境界明显,局部灼热，患肢附近淋巴结肿痛。

（3）鹅掌风、脚湿气（手足癣）：手足癣的掌跖部常有水疱、糜烂、脱屑，角化过度。多伴有灰指甲（甲癣）。

四、治疗

本病如能明确病因者，首先去除病因，并根据具体症状对症处理。中医药治疗本病仍以内外合治为宜。

（一）内治

1.湿热浸淫证

多见于急性泛发性湿疮，湿热互结、热盛于湿者。皮损多见红斑、丘疹、水疱、糜烂、渗液，边缘弥漫不清，浸淫遍体，瘙痒剧烈。伴有口渴，心烦，大便秘结，小便黄赤，苔薄黄腻，舌质红，脉滑数等症状。治宜凉血清热利湿。方选萆薢渗湿汤合二妙丸加减。常用药物有金银花、连翘、牡丹皮、苦参片、苍术、黄柏、草薢、茯苓皮、茵陈、大黄、生甘草等。发于上部或弥散全身者，多夹有风邪，应加祛风清热的桑叶、菊花、苍耳子、蝉蜕，去黄柏、茯苓皮；发于中部或肝经所分布者，宜清利肝经湿热为主，加龙胆草、生山栀、黄芩，发于下部者，湿邪为重，宜清热利湿法加川牛膝、车前子，瘙痒甚者，宜清热止痒法，加徐长卿、白鲜皮、地肤子；皮损焮红灼热者，宜凉血清热法，加生地黄、赤芍、牡丹皮。

2.脾虚湿蕴证

多见于亚急性湿疮，脾失健运，湿困脾胃者。皮损多以丘疹、结痂、脱屑为主，色淡红或不红，水疱、渗液少，轻度浸润，瘙痒时作，缠绵难愈；伴有胸闷纳呆，腹胀便溏，苔白腻，舌质淡红，脉濡滑等症状。治宜健脾燥湿清热。方选除湿胃苓汤加减。常用药物有苍术、白术、猪苓、茯苓、怀山药、生薏苡仁、车前草、泽泻、徐长卿、茵陈、陈皮等。胃纳不香者，宜芳香化湿，加藿香、佩兰；胸闷不舒者，宜理气宽胸，加厚朴、枳壳；大便溏薄者，宜清热止泻，加金银花炭、黄芩炭；剧痒滋水过多者，宜利湿止痒，加块滑石、苦参片。

3.血虚风燥证

多见于慢性湿疮，阴血耗伤、血燥生风者。皮损多以肥厚、粗糙、干燥、脱屑为主，伴有色素沉着、苔藓样变，瘙痒剧烈，常反复发作，经年不愈；伴有头晕乏力，口渴咽干，苔薄，舌质淡红，脉濡细等症状。治宜养血祛风、清热化湿。常用药物有生地黄、当归、白芍、小胡麻、白鲜皮、地肤子、草薢、茯苓皮、蛇床子、生甘草等。瘙痒不能入眠者，宜潜镇安神，加珍珠母、生牡蛎、夜交藤、酸枣仁；腰脊酸软者宜补益肝肾，加炙狗脊、淫羊藿、菟丝子；口渴咽干者宜养阴生津，加玄参、麦冬、石斛；皮损粗糙、肥厚严重者宜活血祛风，加丹参、鸡血藤、干地龙或乌梢蛇（研粉分吞）；伴急性发作，潮红灼热者，宜凉血清热，加地骨皮、赤芍、丹参、紫草。

4.肺胃阴虚证

多见于头面部脂溢性湿疮，肺胃湿热，阴虚内热者。皮损多见头面部弥散性潮红、丘疹、水疱、糜烂、渗液、结黄色痂片或以脱屑为主，自觉瘙痒难忍，可累月经年不愈；伴有口渴咽干，小便黄赤，大便秘结，苔薄黄腻，舌质红，脉滑数等症状。治宜养阴清热除湿。方选养阴清肺汤加减。常用药物有生地黄、玄参、麦冬、牡丹皮等。

5.肝胆湿热证

多见于阴部湿疮及肛门湿疮，肝胆湿热、蕴阻肌肤者。皮损多见局部潮红、丘疹、水疱、轻度糜烂、渗液、结痂或显著浸润、肥厚,自觉奇痒难忍,不断搔抓,影响睡眠;伴有口苦、心烦易怒,苔薄黄,舌质红,脉滑数等症状。治宜清利肝胆湿热。方选龙胆泻肝汤加减。常用药物有龙胆草、山栀、泽泻、车前子、柴胡、生地黄、生甘草等。

另外湿疮发于不同部位者,可根据部位特点,酌情加减:发于头面部者,加川芎、羌活、白芷;乳房、腋窝者,加茵陈、土大黄、车前子;四肢者,加桑枝、川牛膝、忍冬藤;发于小腿而青筋暴露,皮色乌黑者,宜加活血祛瘀法,加用泽兰、莪术、川牛膝等。

(二)外治

1.急性湿疮

(1)糜烂流滋较多者,用10％黄柏溶液或蒲公英60 g,野菊15 g煎汤待冷后湿敷。

(2)红斑、丘疹、水疱,流滋不多者,用三黄洗剂外搽,每天5～6次;或用青黛散干扑,每天用4～5次。

(3)糜烂、脓疱、结痂者,用黄连油或青黛散麻油调擦,每天3次。

2.亚急性湿疮

(1)少量流滋者,选用三黄洗剂外搽,每天3次。

(2)无流滋者,可选用青黛散麻油调搽或黄柏霜外擦,每天3次。

3.慢性湿疮

(1)青黛膏或皮脂膏外涂,伴有小腿青筋暴露者,另加用缠缚疗法。

(2)用青黛膏、硫黄软膏、湿疮膏加热烘疗法,每天1次。皮损肥厚者,可加用封包疗法。

(三)其他疗法

1.成药、验方

(1)急性湿疮:①清解片一次5片,每天2次;地龙片一次5片,每天2次。②二妙丸、三妙丸、龙胆泻肝丸、防风通圣丸、当归龙荟丸,任选一二种,每次4.5 g,每天2次吞服。③苦参合剂:治阴部湿疮,苦参片60 g,黄柏30 g,蛇床子15 g,金银花30 g。取黄柏、蛇床子研末同苦参片、金银花微火煎2～3次后,再将先后药液混合,候冷后装瓶备用,服时摇匀,每次服20～40 mL,每天3次饭前服。④二黄合剂:一枝黄花15 g,黄柏9 g,蛇床子15 g,苦参片30 g,石菖蒲30 g,虎杖15 g。煎汤头汁内服,二汁洗患处。

(2)慢性湿疮:①当归片一次5片,每天2次。②乌梢蛇片或地龙片一次5片,每天2次。

2.针灸治疗

湿热浸淫者清热化湿,只针不灸,泻法;脾虚湿蕴者健脾利湿,针灸并用,补法;血虚风燥者养血润燥,以针刺为主,平补平泻。处方:以皮损局部和足太阴经腧穴为主。如曲池、足三里、三阴交、阴陵泉。随症加减:湿热浸淫加脾俞、水道、肺俞;脾虚湿蕴加太白、脾俞、胃俞;血虚风燥加膈俞、肝俞、血海;痒甚而失眠者加风池、安眠、百会、四神聪等。尚有耳针、皮肤针、穴位注射、艾灸等治疗方法。

3.静脉注射疗法

泛发性湿疮,起病急骤,症情较重者,可予以中药制剂静脉注射。如清开灵注射液、丹参注射液、脉络宁注射液等药。

五、预防与调护

(1)急性湿疮或慢性湿疮急性发作的患处,忌用热水烫洗或肥皂等刺激物洗涤。

（2）不论急性、慢性，应尽可能避免搔抓，并忌食辛辣、鸡、鸭、牛肉、羊肉等发物。

（3）急性湿疮期间，暂缓预防注射和接种牛痘。

（耿　娟）

第二节　隐　疹

隐疹是一种常见的瘙痒性过敏性皮肤病，以皮肤上出现鲜红或苍白色风团，发无定处，时隐时现，来去迅速，瘙痒无度，消退后不留痕迹为其特点。历代医家有隐疹、风瘙隐疹等，俗称风疹块，相当于西医学的荨麻疹。

"隐疹"一词最早见于《素问·四时刺逆从论》，文中就有"少阴有余，病皮痹隐疹"的记载。唐代王冰注云："肾水逆连于肺母故也，足少阴脉从肾上贯肝隔入肺中，故有余病皮痹隐疹"，这是"隐疹"作为病名出现的最早记载。隋代巢元方在《诸病源候论》阐明了发病原因："人皮肤虚，为风邪所折，则起隐疹"，"小儿因汗，解脱衣裳，风入腠理，与血气相搏，结聚起相连，成隐疹。风气止在腠理，浮浅，其势微，故不肿不痛，但成隐疹瘙痒耳"。清代吴谦在《医宗金鉴·外科心法要诀》中生动地描述了症状："初起皮肤作痒，次发扁疙瘩，形如豆瓣，堆累成片"。

一、病因病机

隐疹的成病，一为外感不正之气，二为津血暗耗风气内动。急性者多因汗出当风，营卫失和，卫外不固，风邪郁于皮毛腠理之间而发病；或因禀赋不耐，进食鱼、虾等荤腥动风之物，或因药物过敏，致使湿滞肠胃，积热伤阴，引动内风；慢性者则多因情志不遂，肝郁化热，伤及阴液，或因血分伏热，血热生风；或有慢性疾病，气血损耗，营血不足，冲任不调，阴虚生风，加之风邪外袭，以致内不得疏泄，外不得透达，郁于肌腠，邪正相搏而发病。

（一）风邪外袭，营卫不固

患者多因汗出受风，或露卧寒凉，感受风邪不正之气，加之肺卫失宣，或营卫失和，卫外不固，风邪挟寒或兼热，侵袭肌表，郁于肌腠，邪正相争，外不得透达，内不得疏泄，故而发为隐疹瘙痒。

（二）饮食失宜，风木克土

患者多因禀赋不耐，进食鸡、鹅、虾、蟹等动风发物，或辛辣刺激炙煿之品，或陈腐不洁之食，或有肠寄生虫，致脾不健运，化生痰浊，内滞胃肠，引动暗伏之内风，又横逆犯脾，故可见隐疹、腹痛、吐泻之证。

（三）血热内盛，肝风暗伏

患者多因情志不遂，肝郁不舒，心肝郁热，隐伏血分；或因病服药，不耐药毒，化热动血生风；或因素为血热之体，兼感外风，引动心肝血分之伏风，内外风邪交织于肌腠，外泛皮毛，发为瘙痒隐疹。

（四）津气耗损，血虚受风

患者多因久病不愈，津气内耗，营血暗亏，阴虚内热，化燥生风；或因胎产、经期失血，失于调理，以致冲任不调，肝失濡润，肌肤失养，风从内生，外发肌表，化生瘙痒隐疹。

二、临床表现

皮肤突然瘙痒,迅速出现小如米粒、扁豆,或大如核桃、手掌的大小不等的扁平隆起的风团。境界清楚,或伴见周围红晕,呈圆形或椭圆形,向四周扩大,可以彼此融合。自觉剧烈瘙痒,有的伴有灼热感,有的因手搔抓后可见隆起的划痕。皮损可局限或泛发全身,发作快,但往往数小时即可消退。重者此起彼伏,一日数发。急性者1周左右即可停止发作,而慢性者则可经年累月不断发作。重者亦可累及黏膜,如伴有胃肠黏膜损害时则有恶心呕吐、腹痛泄泻等症状;累及喉头黏膜,引起水肿时,则有气闷窒息感,甚至昏厥。另有急性荨麻疹患者,若伴有寒战、高热、血白细胞总数明显增多者,可能是疔疮走黄、疽毒内陷的脓毒败血症所引起,应注意及时诊断和及时抢救。

三、诊断与鉴别诊断

突发风团,大小不等,形态不一,鲜红或苍白色,迅速消失,不留痕迹。临床应与下列疾病相鉴别。

(1)丘疹性荨麻疹:好发于小儿,皮损常为圆形或梭形之风团样损害,顶端可有针头大小的水疱,散在或成簇分布,瘙痒剧烈。好发于四肢伸侧、躯干及臀部,皮损常可陆续分批出现,1~2周皮损可自行消退。

(2)色素性荨麻疹:初起表现为风团,以后常在原处复发和消失,最终形成持久性黄褐色色素斑或表面不平的色素性结节,少数患者在皮损上还可出现水疱,当搔抓后又再次出现风团。

四、治疗

本病首先需明确致敏原因,针对病因采取对应措施。如病因不明者,可针对情况对症治疗,若有呼吸道或消化道黏膜水肿引起呼吸困难、剧烈腹痛等症状,及时采用糖皮质激素等西医治疗。

(一)内治

本病急性者多易治易愈,惟因失治误治,迁延日久,耗气伤阴,转成慢性者则缠绵难愈。

1.风寒束表证

隐疹色淡微红,以露出部位如头面、手足为重,吹风着凉更甚,得热则缓;日久手洗冷水亦起,冬重夏轻;舌淡苔薄白,脉浮紧或迟缓。多见于冷刺激性荨麻疹。初起不久,治宜祛风散寒、调和营卫;日久反复发作,则宜固卫御风。初起方用麻黄桂枝各半汤加减。常用药物有桂枝、麻黄、白芍、荆芥、防风、秦艽、白鲜皮、生姜皮、浮萍、生甘草等。日久反复发作,方用玉屏风散加桂枝汤加减,常用药物由上方去麻黄,加玉屏风散。顽固不愈者可加熟附块、乌梅、乌梢蛇;易于出汗,着风即起,去麻黄加龙骨、牡蛎、麻黄根。

2.风热犯表证

隐疹色红,遇热则剧,得冷则隐;发于上半身被覆部位为多,或兼咽喉肿痛;脉浮滑数,舌红苔薄白或薄黄。治宜辛凉解表、疏风清热。方选消风散加减。常用药物有桑叶、牛蒡子、荆芥、防风、蝉蜕、生石膏、知母、栀子、黄芩、金银花、生甘草、苦参等。咽痛明显,加板蓝根、桔梗,或蒲公英、紫花地丁、半边莲,便秘加生地黄,或生大黄;风团反复发作,自汗者,加炒白术、黄芪;风团鲜红灼热者,加牡丹皮、赤芍;口渴者,加玄参、天花粉;瘙痒剧烈,情绪烦躁者,加白蒺藜、珍珠母、灵磁石。

3.脾胃湿热证

风团发作时脘腹疼痛,恶心呕吐,神疲纳呆,坐卧不安,不能进食,倦怠乏力,大便溏泄,闻或便秘,可有发热,舌质红,苔黄腻,脉滑数。多见于胃肠型荨麻疹。治宜健脾和胃、化湿导滞。方选除湿胃苓汤加减。常用药物有茯苓、苍术、白术、厚朴、栀子、泽泻、薏苡仁、枳壳、车前子、黄连、木香、陈皮。便秘者,加大黄;腹痛呕吐明显者,加砂仁、制半夏;如内有虫积者,加使君子15 g(炒香分2次嚼碎吞服),乌梅9 g,槟榔30 g(先浸一夜另煎汁服)。

4.血热生风证

发病突然,皮疹弥漫全身,呈大片鲜红色,有时可见出血性皮疹,瘙痒剧烈;或先皮肤灼热刺痒,搔后即随手起风团或条痕隆起,越抓越起,发时常伴心烦不宁、口干思饮、咽喉肿痛、面红目赤、小便短赤、大便秘结;舌红、苔净,脉弦滑数。后者多见于人工荨麻疹或称皮肤划痕症。治宜凉血清热、祛风止痒。方选凉血四物汤加减。常用药物有当归、生地黄、丹参、牡丹皮、赤芍、知母、石膏、黄芩、苦参、白蒺藜、生甘草、徐长卿等。发热、口干口渴明显,加玄参、麦冬;口舌生疮、小便短赤,加竹叶、木通;咽喉肿痛明显者,加蒲公英、蚤休;心烦不宁,情志不畅者,加柴胡、郁金、薄荷。

5.气虚血燥证

常见于老年人或久病之后,隐疹色淡红,日轻夜重,或疲劳时加重;舌淡,苔薄净,脉弦细。治宜益气养血、息风潜阳。方选玉屏风散合当归饮子加减。常用药物有黄芪、白术、当归、生地黄、白芍、川芎、何首乌、荆芥、防风、白蒺藜、生甘草、龙骨、牡蛎等。心烦易怒、胸胁胀满者,加沙参、枸杞子、川楝子;夜寐不安、失眠者,加夜交藤、合欢皮、酸枣仁、茯神;月经不调、痛经、舌有瘀点者,加丹参、益母草、桃仁、红花;口干欲饮者,加天冬、麦冬、玄参。

6.冲任不调证

常于经前2~3天隐疹多发,经净后渐轻或消失,以少腹腰骶大腿内侧为多,下次经来临前又发作;舌紫,苔净,脉弦细。多见于月经疹。治宜调摄冲任、活血祛风。方选四物汤合二仙汤加减。常用药物有当归、赤芍、川芎、生地黄、川牛膝、丹参、黄柏、益母草、防风、仙茅、淫羊藿、巴戟天等。体虚乏力、头昏者,加党参、黄芪、茯苓、白术;腰膝酸软、月经量少者,加熟地黄、阿胶、杜仲。

(二)外治

用香樟木或晚蚕沙各30~60 g;或楮桃叶30~60 g,煎汤先熏后洗,每天1~2次。

(三)其他疗法

1.成药

(1)慢性隐疹证属气虚不固者,可采用玉屏风颗粒口服,每次5 g,每天3次。

(2)身发隐疹,兼见外寒内热,表里俱实,头痛咽干,小便短赤,大便秘结者,可采用防风通圣丸口服,每次6 g,每天2次。

(3)隐疹迁延日久,缠绵难愈,疹色淡红,日轻夜重,可予乌蛇止痒丸口服,每次3 g,每日3次。

当出现过敏性休克、并发喉头水肿或晕厥时,酌情选择糖皮质激素治疗。

2.放血疗法

慢性者在耳背静脉用三棱针刺之出血;或用碎磁片消毒后砭刺出血,2~3天1次;或分别在双耳尖,双中指尖,双足趾尖,经消毒后用三棱针刺之放血,3天1次,5次为1个疗程。

3.针刺

(1)体针:主穴取曲池、血海、三阴交(双侧);面部肿加合谷;头部多取丝竹空、迎香、风池;腰部多取肺俞、肾俞；腹部多取中脘；腹痛加足三里；下肢多取伏兔、风市、委中、足三里。平补平泻手法。留针 10～15 分钟，每天或间日 1 次。

（2）耳针：取穴神门、肺区、枕部、荨麻疹点。刺留针 1 小时，每次选 2～3 穴。

对于喉头水肿窒息严重或发生晕厥者，必要时予以气管切开术。

五、预防与调护

（1）日常生活中应尽量避免接触花粉、动物皮屑、羽毛、灰尘、蓖麻粉、油漆等。

（2）饮食宜清淡而易消化，禁食辛辣、鱼腥等动风发物，如鱼、虾、蟹、葱、韭、蒜、酒、牛羊肉、公鸡、竹笋等。

（3）司机、高空作业者在工作期间慎用抗组胺药物，以免因头晕、嗜睡而出现事故。

（耿　娟）

第三节　寻常性痤疮

寻常性痤疮是青春期常见的一种慢性毛囊皮脂腺炎症，因皮脂腺管与毛孔的阻塞，致使皮脂外流不畅所致。其好发于颜面部，有丘疹、黑头粉刺、脓疱、结节、囊肿及瘢痕等多种损害，常伴有皮脂溢出。青春期过后，大多可自愈或减轻。中医称本病为"粉疵""面疱"或"酒刺"。

一、病因病机

尚不完全明了，可能是多因素综合作用的结果。

中医认为痤疮是青年人气血旺盛，加之阳热偏盛，脉络充盈，内热外壅，怫郁体表，外受风邪所致，又有内热、肺热、血热、肝热、阴虚内热之分。脓疱等皮损属于风热、热毒所致。囊肿性痤疮、聚合性痤疮等炎性症状不明显，慢性过程，为寒疮寒疡之证。

西医认为：①青春期开始后，雄激素及其代谢产物增多，使皮脂腺活性增强。②痤疮患者的毛囊漏斗部角化过程增强，其细胞膜致密增厚不易脱落。③痤疮丙酸杆菌增多，增多的原因可能与毛囊漏斗部导管角化，皮脂排出受阻，并与相对缺氧的环境有关。④痤疮丙酸杆菌将三磷酸甘油酯水解为甘油酯和游离脂肪酸，含有 C8～C14 的脂肪酸分子可穿透毛囊进入真皮而引起更明显的炎症。⑤痤疮丙酸杆菌尚能产生蛋白酶、透明质酸酶及一些趋化因子激活补体，均可引起丘疹、脓疱、结节、囊肿等。此外，遗传也可能是本病发生的重要因素。

二、临床表现

（一）皮损特点

本病多见于 15～30 岁的青年男女，有皮脂过多现象，毛孔多较明显。初起为粉刺，可分白头粉刺与黑头粉刺两种，含脱落角质及皮脂。黑头粉刺为明显扩大毛孔中的小黑点，略高于皮面，较易挤出黄白色脂栓。白头粉刺为皮肤色或暗红色小丘疹，无黑头，不易挤出脂栓，较易引起毛囊周围炎症。粉刺在发生过程中可演变为炎性丘疹、脓疱、结节、脓肿及囊肿，最后形成瘢痕等。往往数种同时存在，并以其中一二种较为显著。临床上常根据皮损的主要表现分为丘疹性痤疮、脓疱性痤疮、囊肿性痤疮或结节性痤疮等。

(二)好发部位

痤疮常对称分布,损害主要发生于面部,尤其是前额、双颊部、颏部,其次是胸部、背部及肩部。

(三)病程慢性

时轻时重,常持续数年或到中年时期逐渐缓解而痊愈,留下萎缩性瘢痕或疙瘩性损害。

临床上根据 Pillsbury 分类法,按皮损形态、数目多少、发生部位等分为Ⅰ～Ⅳ度。

(1)Ⅰ度(轻度):黑头粉刺散发至多数和(或)有散发的炎性丘疹。

(2)Ⅱ度(中度):炎性丘疹数目加多,可密集,但限于面部,或在Ⅰ度的基础上发生一些浅在性脓疱。

(3)Ⅲ度(重度):在Ⅱ度基础上出现结节性损害,除颜面外,可累及颈部、胸背部。

(4)Ⅳ度(重度-集簇性):在Ⅲ度基础上出现囊肿、瘢痕,可累及上半身。

三、组织病理

粉刺含有角化细胞、皮脂和某些微生物,阻塞在毛囊口内。丘疹是毛囊周围以淋巴细胞为主的炎症浸润,同时可见一小部分毛囊壁开始碎裂。脓疱是毛囊壁破裂后在毛囊内形成的,内含较多的中性白细胞。结节发生于毛囊破裂部位,是由皮脂、游离脂肪酸、细菌和角化细胞自毛囊进入真皮而成。毛囊周围的浸润可发展成囊肿,其中有很多中性白细胞、单核细胞、浆细胞和少数异物巨细胞浸润。在痊愈过程中,炎症浸润被纤维化所取代而形成瘢痕。

四、诊断和鉴别诊断

根据患者多为青年男女,常伴有皮脂溢出,损害为多数散在丘疹或脓疱,好发于颜面、上胸及背部等皮脂腺较多的部位,对称分布等,本病不难诊断。

本病应与以下疾病鉴别。

(一)酒渣鼻

多于中年时期发病,好发于颜面中部,损害为弥漫性红斑、丘疹、脓疱及毛细血管扩张。

(二)职业性痤疮

常发于与焦油、机油、石油、石蜡等经常接触的工作人员,可引起痤疮样疹,损害较密集,可伴毛囊角化;除面部外尚可见于手背、前臂、肘部等接触矿油部位。

(三)颜面扩散性粟粒狼疮

损害为棕黄色或暗红色半球状或略扁平的丘疹,对称分布于眼睑、鼻唇沟及额部,在下眼睑往往融合成堤状,病程慢性。

五、辨证

根据病患的皮疹表现,舌苔及脉象,各家分型多不相同,归纳起来大致可分为以下几种。

(一)肺经风热

丘疹色红,或有痒痛。舌红,苔薄黄,脉浮数。

(二)湿热蕴结

皮疹红肿疼痛,或有脓疱,口臭,便秘,尿黄。舌红,苔黄腻,脉滑数。

（三）痰湿凝结

皮疹结成囊肿，或有纳呆，便溏。舌淡胖，苔薄，脉滑。

六、治疗

（一）中医治疗

1.肺经风热

（1）治法：宣肺清热。

（2）方药：枇杷清肺饮、黄芩清肺饮加减。水煎服，每天 1 剂，分 2 次服。

2.湿热蕴结

（1）治法：清热化湿通腑。

（2）方药：三黄丸合茵陈蒿汤加减。水煎服，每天 1 剂，分 2 次服。

3.痰湿凝结

（1）治法：和营化痰消结。

（2）方药：桃仁二陈汤加减。水煎服，每天 1 剂，分 2 次服。可外用鲜马齿苋30 g（干品减半），苍术、蜂房、白及各 9 g，细辛 6 g，蛇床子 10 g，苦参、陈皮各 15 g，加水煎沸取汁，趁热洗患处，每天 3～5 次，连洗数天可愈。其他治法还有针刺疗法、针罐交用、刺血疗法、耳穴埋针等。

（二）西医治疗

原则：①纠正毛囊内的异常角化。②降低皮脂腺活性。③减少毛囊内的菌群，特别是痤疮丙酸菌。④抗炎及预防继发感染等。局部治疗最常用的是复方硫黄洗剂和白色洗剂，其他如1%氯霉素酊、1%磷酸氢洁霉素溶液、0.05%～0.1%维 A 酸霜等。5%过氧化苯甲酰洗剂或霜剂等可酌情选用，过氧化苯甲酰为一强烈消毒剂，有溶解黑头粉刺及控制感染作用，但应避免引起接触性皮炎。

较重的病例除局部治疗外，可考虑用以下方法。

（1）口服抗生素，以抑制痤疮丙酸菌和使皮脂中游离脂肪酸减少，连服 6～8 周为 1 个疗程。

（2）血清锌含量偏低或碱性磷酸酶偏低者，可服硫酸锌 0.2 g，每天 2 次。4 周为 1 个疗程；或甘草锌胶丸 1～2 丸，每天 2 次。

（3）维 A 酸制剂如 13-顺维 A 酸口服，每天 0.5～1 mg/kg，疗程 4 个月，大部分患者可治愈。用于囊肿及聚合性痤疮的较重者，本药能直接作用于皮脂腺，对皮脂的产生有较强的抑制作用。对痤疮丙酸菌也有抑制作用。

（4）性激素类药物适用女性严重患者。

（5）曲安西龙混悬液 0.05～0.1 mL/（10 mg/mL），利多卡因等量，于结节性、囊肿性损害内注射。

（6）紫外线（红斑量）或液氮冷冻（喷雾法），适用于结节性或囊肿性痤疮。

（7）久不愈合的脓肿和窦道可考虑整形手术。

七、预防与调摄

（1）应少吃富含脂肪、糖类食物和刺激性饮食，常用温热水洗涤患处，可用器械压出黑头粉刺。

（2）避免长期服用碘化物、溴化物及类固醇皮质激素等药物。

（3）大部分患者到 30 岁以后自痊愈。严重患者痊愈后遗留瘢痕。妇女使用化妆品过多或使用劣质化妆品可加重或延缓其自然回归过程。

（耿 娟）

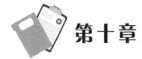

第十章
常见骨科病证的针灸推拿治疗

第一节　颈肌痉挛

一、概述

颈肌痉挛俗称落枕,是急性单纯性颈项强痛、肌肉僵硬、颈部转动受限的一种病症,是颈部软组织常见的损伤之一,多见于青壮年,男多于女,冬春季发病率较高。轻者4～5天可自愈,重者疼痛严重并向头部及上肢部放射,迁延数周不愈,且易反复发作。此病针推疗效确切、迅速。颈肌风湿,颈肌劳损,颈椎病变等,均可引起颈肌疼痛与痉挛,落枕为单纯的肌肉痉挛,成年人若经常发作,常为颈椎病的前驱症状。

二、病因病机

本病多因颈部肌肉过度疲劳,或感受风寒,或夜间睡眠姿势不当,或枕头高低不适,使颈部肌肉遭受较长时间的牵拉而发生痉挛,部分由于颈部扭挫伤所致。而老年患者多与颈椎骨质增生或椎间盘变性有关。由于感受风寒,或筋脉挫伤,或夜卧过于熟睡,姿势不当,致使气血运行不畅,筋脉拘挛而成本病。

三、临床表现和体征

(一)症状
(1)颈项相对固定在某一体位,某些患者用一手扶持颈项部,以减少颈部活动,可缓解症状。
(2)颈部疼痛,动则痛甚。
(3)颈部活动明显受限,如左右旋转、左右侧弯、前屈与后伸等活动。

(二)体征
(1)颈项活动受限,颈部呈僵硬态,活动受限往往限于某个方位上,强行使之活动,则症状加重。
(2)肌痉挛伴压痛,胸锁乳突肌痉挛者,在胸锁乳突肌处有肌张力增高感和压痛;斜方肌痉挛者,在锁骨外1/3处,或肩井穴处,或肩胛骨内侧缘,有肌紧张感和压痛;肩胛提肌痉挛者,在上四个颈椎棘突旁和肩胛骨内上角处,有肌紧张感和压痛。

四、鉴别诊断

落枕是一种急性发作的症状,多在睡眠后出现一侧颈项部疼痛,局部僵硬并有明显压痛,头颈活动受限。临床上常需与下列疾病加以区别。

(1)颈椎半脱位:往往有外伤史和肩部负重史,临床表现为颈项疼痛,颈椎旋转活动明显受限。可摄颈椎张口位片证实,常见有寰枢关节半脱位。

(2)颈椎病:反复落枕,起病缓慢,病程长。因颈椎关节不稳而引起,常伴有椎间隙狭窄,骨质增生,需摄颈椎双斜位片或正位片证实。

(3)颈椎结核:有结核病史和全身体征,如低热、消瘦、盗汗及疲乏无力等,多发于儿童及青壮年,需摄颈椎正侧位片证实。

五、针灸治疗

(1)治则:疏风散寒,活络止痛,以督脉及手足三阳经为主。

(2)主穴:天柱、后溪。配穴,外感风寒,配大椎、风池、外关,用泻法;筋脉损伤,配阿是穴,或相应夹脊穴。

(3)方解:颈项部为手足三阳经之所过,显露于体外,又是头部转动之枢机,极易为风寒所侵袭,或因姿势不当而伤筋。古人认为,太阳为开而主表,故以手足太阳经的天柱、后溪为主穴,以疏解在表的外邪,配合督脉经要穴大椎、手足少阳经的风池、外关,可以疏散风寒,使邪从表解;若因筋脉受损,使局部气血受阻,不通则痛,当按"以痛为俞"的原则,选取阿是穴或相应夹脊穴,可以通络止痛,使气血流畅,筋脉得舒。

六、推拿治疗

(1)治则:舒筋活血,温经通络,理顺肌筋。

(2)主要手法:一指禅推法、擦法、按法、揉法、拿法、拔伸法、擦法等。

(3)常用穴位及部位:风池、风府、风门、肩井、天宗、肩外俞等。

(4)操作:①患者取坐位,医者立于其后,用轻柔的擦法、一指禅推法,在患侧颈项及肩部施术,3~5分钟。②用拿法提拿颈椎旁开2.5寸处的软组织,以患侧为重点部位,并弹拨紧张的肌肉,使之逐渐放松。③嘱患者自然放松颈项部肌肉,术者左手持续托起下颌,右手扶持后枕部,使颈略前屈,下颌内收,双手同时用力向上提拉,并缓慢左右旋转患者头部10~15次,以活动颈椎小关节。摇动旋转之后,在颈部微前屈的状态下,迅速向患侧加大旋转幅度,手法要稳而快,手法的力度和旋转的角度必须掌握在患者可以耐受的限度内。④术者按揉风池、风府、风门、肩井、天宗、肩外俞等穴,每穴30~60秒,手法由轻到重;然后再轻拿颈椎棘突两侧肌肉,最后可在患部加用擦法治疗。

七、其他疗法

刺络拔罐:先在颈项部轻叩梅花针,使局部皮肤发红、充血,再拔火罐3~5个,每天1~2次。

(吴瑞兰)

第二节　前斜角肌综合征

前斜角肌综合征是指因外伤、劳损、先天颈肋、高位肋骨等因素刺激前斜角肌，或前斜角肌痉挛、肥大、变性等，引起臂丛神经和锁骨下动脉的血管神经束受压，而产生的一系列神经血管压迫症状的病证。本病好发于20～30岁女性，右侧较多见。

一、病因病机

颈部后伸、侧屈位时，头部突然向对侧旋转，或长期从事旋颈位低头工作，使对侧前斜角肌受到牵拉扭转而损伤，出现前斜角肌肿胀、痉挛而产生对其后侧神经根的压迫症状。神经根受压又进一步加剧前斜角肌痉挛，形成恶性循环。

先天性结构畸形，如肩部下垂、高位胸骨、第7颈椎横突肥大、高位第1肋骨、臂丛位置偏后等，使第1肋骨长期刺激臂丛，使受臂丛支配的前斜角肌发生痉挛，压迫臂丛神经而发病。若前斜角肌痉挛、变性、肥厚，则易造成锁骨上部臂丛及锁骨下动脉受压。如颈肋或第7颈椎横突肥大，或前、中斜角肌肌腹变异合并时，当前斜角肌稍痉挛，即可压迫其间通过的臂丛神经和锁骨下动脉而导致出现神经血管症状。本病运动障碍出现较迟，可表现为肌无力和肌萎缩，偶见手部呈雷诺征象。

中医将本病归属"劳损"范畴。多由过度劳损，或风寒外袭，寒邪客于经络，致使经脉不通，气血运行不畅，发为肿痛。

二、诊断

(一)症状

(1)一般缓慢发生，均以疼痛起病，程度不一。

(2)局部症状：患侧锁骨上窝稍显胀满，前斜角肌局部疼痛。

(3)神经症状：患肢有放射性疼痛和麻木触电感，以肩、上臂内侧、前臂和手部的尺侧及小指、环指明显，表现为麻木、蚁行、刺痒感等。少数患者偶有交感神经症状，如瞳孔扩大、面部出汗、患肢皮温下降，甚至出现霍纳综合征。

(4)血管症状：早期由于血管痉挛致使动脉供血不足而造成患肢皮温降低，肤色苍白；后期因静脉回流受阻，出现手指肿胀、发凉、肤色发绀，甚至手指发生溃疡难愈。

(5)肌肉症状：神经长期受压，患肢小鱼际肌肉萎缩，握力减弱，持物困难，手部发胀及有笨拙感。

(二)体征

(1)颈前可摸到紧张、粗大而坚韧的前斜角肌肌腹，局部有明显压痛，并向患侧上肢放射性痛麻。

(2)局部及患肢的疼痛症状在患肢上举时可减轻或消失，自然向下或用力牵拉患肢时则加重

(3)艾迪森试验、超外展试验阳性，提示血管受压。

(4)举臂运动试验、臂丛神经牵拉试验阳性，提示神经受压。

(三)辅助检查

X线片检查:颈、胸段的X线正侧位摄片检查,可见颈肋或第7颈椎横突过长或高位胸肋征象。

三、治疗

(一)治疗原则

舒筋活血,通络止痛。

(二)手法

滚法、按法、揉法、拿法、擦法等。

(三)取穴与部位

缺盆、肩井、翳风、风池、颈臂、曲池、内关、合谷、颈肩及上肢部。

(四)操作

1.活血通络

患者取坐位。术者站于患侧,先用滚法在患侧自肩部向颈侧沿斜角肌体表投影区往返施术,同时配合肩关节活动,时间3～5分钟。

2.理筋通络

继上势,术者以一指禅推法沿患侧颈、肩、缺盆穴及上肢进行操作,斜角肌部位、颈臂穴重点治疗,时间5～7分钟。

3.舒筋通络

继上势,术者以拇指弹拨斜角肌起止点及压痛点,拇指揉胸锁乳突肌及锁骨窝硬结处为重点,拇指自内向外沿锁骨下反复揉压,时间3～5分钟。

4.通络止痛

沿患侧斜角肌用拇指平推法,然后施擦法,以透热为度。时间1～2分钟;然后摇肩关节,揉、拿上肢5～10遍,抖上肢结束治疗。

四、注意事项

(1)注意不宜睡过高枕头,患部注意保暖。

(2)避免患侧肩负重物或手提重物,以免加重症状。

(3)嘱患者配合扩胸锻炼,每天1～2次,可缓解症状。

(吴瑞兰)

第三节 颈 椎 病

颈椎病又称颈椎综合征,是指因损伤或颈椎及其软组织退行性变引起的颈脊髓或颈神经根以及颈血管的压迫和刺激,从而产生的颈、肩、臂、头及胸疼痛,甚至出现肢体功能失常等一系列症状。中老年人多见,男性发病略多于女性。临床上根据病变部位、范围以及受压组织不同而出现的不同症状,将其分为神经根型、脊髓型、椎动脉型、交感神经型和混合型5种类型。其中神经根型最常见，占颈椎病的60%～70%，交感神经型最为少见。

一、病因病机

各种急、慢性外伤可造成椎间盘、韧带、后关节囊等组织不同程度的损伤，从而使脊柱稳定性下降，促使颈椎发生代偿性增生，增生物直接或间接压迫神经、血管，即产生症状。颈椎间盘承受重量过大或活动频繁，可遭受过多的微小创伤，劳损而变性。早期表现为髓核的水分减少，逐渐失去弹性韧性，椎间关节松动不稳。椎小关节可紊乱、错位，椎间孔变小，椎间盘可膨出或脱出，椎体可发生微小滑动，颈椎后部附件骨质增生，黄韧带、项韧带可发生钙化或骨化。晚期形成明显的骨赘，椎间盘变性、膨出、脱出，周围软组织、前纵、后纵韧带及椎体边缘骨膜附着处可被掀起，出血、血肿机化，在张力性应力的刺激下，逐渐形成较大的骨刺。退变的颈椎间盘和骨刺向后突出，可产生脊髓受压症状；向后外侧突出、钩椎关节骨刺向后突出均可影响椎间孔，使之变小狭窄，神经根受到压迫刺激，缺氧、缺血，出现神经根型病变症状；椎间盘和骨刺向侧方突出，可使椎动脉受到挤压导致供血不足，出现以头晕为主的椎动脉受压症状；颈椎的不稳，常可刺激小关节和关节囊，影响交感神经，而产生一系列交感神经受刺激症状。

二、临床表现

患者自觉肩颈疼痛，可向头部、枕部及上肢放射，一侧面部发热，出汗异常；少数患者可出现头痛、眩晕、猝倒，甚则双下肢痉挛，举步艰难，瘫痪。根据受压组织的不同，其临床表现各不相同。具体可分为五型。

(一)神经根型
神经根型是椎管单侧或双侧的神经根受压迫或受刺激引起的症状，表现有颈肩痛，颈项强直，不能做点头、仰头及转头活动，疼痛沿神经根支配区放射至上臂、前臂、手及手指，伴有上肢麻木、活动不灵活，X线片可显示椎间隙狭窄、椎间孔变窄、后缘骨质增生、钩椎关节骨赘形成。

(二)脊髓型
脊髓型是脊髓受压迫或受刺激所致，多发生于40～60岁的中年人，早期表现为单侧或双侧下肢发紫发麻，行走困难，继而一侧或双侧上肢发麻，持物不稳，严重时可发生四肢瘫痪，小便潴留，卧床不起。X线检查可显示颈椎间盘狭窄和骨赘形成。

(三)椎动脉型
椎动脉型是因上行的椎动脉被压迫、扭曲，造成颅内一过性缺血所致。表现为肩颈痛或颈枕痛、头晕、恶心、呕吐、位置性眩晕、猝倒、持物落地、耳鸣耳聋、视物不清等临床症状，并常因头部转动或侧弯到某一位置而诱发或加重。X线检查见正位片钩椎关节模糊、骨质硬化并有骨赘形成。

(四)交感型
交感型是颈椎旁的交感神经节后纤维被压迫或刺激所致。常见头痛、头晕、心悸、胸闷、四肢不温或是手足心热、四肢酸重等症状，一般无上肢放射痛或麻木感，可出现听、视觉异常。

(五)混合型
临床上常见同时存在两型或两型以上的各种症状，为混合型。

三、诊断要点

(一)神经根型

(1)颈、肩部疼痛,可沿受压的神经分布区放射,手指呈神经根性分布的麻木及疼痛,握力减弱。

(2)颈部僵直,活动受限,颈棘突旁常有压痛。颈神经牵拉实验阳性,压头试验可能阳性。

(3)受累神经支配区皮肤痛觉迟钝或消失,某些上肢肌力减弱,肌肉萎缩,肌腱反射减弱或消失。

(4)X线片见生理曲度消失,椎间隙狭窄,椎间孔变形,后缘骨质增生,钩椎关节骨赘形成。断层扫描(CT)和椎管核磁共振(MRI)更有助于诊断。

(二)脊体型

(1)颈肩痛伴四肢麻木,疼痛僵硬,发抖无力,步态不稳,似踩棉花状,步态笨拙。

(2)痛觉减弱或消失,严重者四肢瘫痪,小便潴留或失禁。手部肌肉萎缩,四肢肌张力增高,腱反射亢进。

(3)常可引出病理反射,如霍夫曼征、巴宾斯基征阳性,踝阵挛和髌阵挛阳性。

(4)具有典型的X线征象,即在椎间隙部位呈"L"或"U"状梗阻,侧位片可见相应部位的充盈缺损。

(三)椎动脉型

(1)症状的出现常与头、颈的转动有关,表现为头晕、恶心、呕吐、四肢麻木等。

(2)颈椎棘突部常有压痛,压头试验阳性,仰头或转头试验阳性。

(3)脑血流图检查可见左右椎动脉不对称,尤其在转头时患侧波幅明显下降。

(4)X线检查显示钩椎关节骨质增生,向侧方隆突,椎间孔变小。

(四)交感型

(1)患者常有头痛,枕部痛,头晕,头胀,视物模糊,手麻木发凉,心律不齐,心动过速等交感神经功能紊乱的临床表现。

(2)本型常不单独出现,而与其他型合并存在。

(五)混合型

根据以上四型表现而诊断。

四、针灸治疗

(一)毫针法

(1)风池、肩井、天柱、肩髃、外关、曲池、颈夹脊。患者正坐,上肢曲肘置于桌上。穴位常规消毒后,用1.5寸30号毫针进针。施以泻法,得气留针20分钟。针刺颈郎穴位时,在上肢施揉、拿、搓等手法;针刺上肢穴位时,在颈部施揉、拿、揉、按等手法。

(2)颈夹脊、养老。根据症状判定受累神经根的节段选穴,一般取颈5、颈6夹脊。患者正坐,微低头,医者以30号1.5~2寸毫针,以75°角刺入,或旁开夹脊穴0.5寸处以45°角刺入。有抵触感后,针尖向外退出0.3寸,有沉紧感后进行调气,施平补乎泻法,使针感向项、肩、臂传导。针养老时,令患者手向胸,针向内关方向刺入,得气后使针感向腕与肩肘方向扩散。留针20分钟,每天1次,10次为1个疗程。

（3）中平穴（足三里穴下1寸，偏于腓侧）。患者取坐位，用28号3寸毫针行直刺法，左肩针刺右下肢中乎穴，右肩针刺左下肢中平穴，双肩针双下肢中乎穴。进针得气后，施以泻法。每次留针30分钟，5～10分钟行针1次。每天1次，10次为1个疗程。

（4）阿是穴及太溪、太冲、复溜。实证取第一组穴，进针后提插捻转2分钟，施以泻法，不留针；虚证取第二组穴位，施以补法，留针20分钟，每5分钟行针1次。本法适用于椎动脉型颈椎病。

（二）电针法

（1）天柱、曲垣，头痛者加风池，手臂发麻者加扶突。天柱取2寸毫针，针尖沿颈椎系列斜向下方分刺，使针感传至肩部。曲垣用1.5寸毫针，针尖向肩胛冈侧端斜刺，使针感向周围扩散。进针得气后，将2穴接通电针治疗仪，用连续波，留针20分钟。针风池时，针尖斜向内上方，使针感传至前额，留针20分钟。刺扶突时，针尖向臂丛方向，当针感传至手指之后，轻轻雀啄3～5次，随即出针。隔天治疗1次，本法除对脊髓型颈椎病无效外，对其他各型有良好效果。

（2）双侧颈夹脊5～7，神经根型配外关、曲池；颈动脉型配风池、风府。进针后，施以提插捻转手法，得气后接电针治疗仪，采用连续波，刺激强度以患者耐受为度。留针20分钟，隔天1次，5次为1个疗程。

（三）温针法

主穴：①天柱、百劳、大杼；②相应颈椎夹脊穴、大椎。配穴：合并肩周炎者加肩三针、肩井；头晕、头痛者加风池、四神聪；放射性上肢麻痛、握物无力者加天宗、曲池、三阳络；久病不愈者加百会、膈俞；腰痛者加肝俞、肾俞。用2寸毫针针刺各穴，得气后在针尾置上1.5 cm艾条，用火点燃，施灸。四神聪、百会只针不灸。隔天治疗1次，6次为1个疗程。

（四）穴位注射法

（1）肩中俞、颈部夹脊。头痛、头昏者配风池、百会、太阳；恶心、呕吐者配风池、内关、丰隆；肩胛、上臂、肘臂疼痛者配肩外俞、天宗、肩贞、臑俞、曲池；上肢及手指麻木者配肩贞、曲池、外关、合谷、后溪；下肢麻木、行走困难者加环跳、阳陵泉、委中、昆仑。用注射器抽取当归注射液、骨宁注射液、麝香注射液各等量，注入所选穴位，每穴注入1 mL，隔天注射1次。

（2）颈夹脊、风池、大椎、天宗、臂臑、风池、内关、阿是穴。常规消毒后，用注射器吸入醋酸泼尼松混悬液25 mg，维生素B_1 100 mg，维生素B_{12} 250 μg，1%普鲁卡因溶液10 mL，654-2注射液10 mg混合均匀，然后注入所选穴位，每穴位入1.5～2 mL，每周1次，5次为1个疗程。

（3）颈6～颈7棘突间、颈7～胸1棘突间。吸取醋酸泼尼松4 mL与2%普鲁卡因4.5 mL混合，在上述部位做封闭。7天封闭1次，3次为1个疗程。本法适用于各型颈椎病的治疗。

（五）头针法

主穴取顶中线由前向后刺。颈肩部疼痛者配以络却向百会透刺；颈性眩晕者配额中线由上往下刺；四肢运动或感觉障碍者配病位对侧顶颞前斜线或顶颞后斜线。选用30号30 mm特制平柄毫针，与头面成15°～30°角快速进针，针尖达到腱膜下层后，将针体平卧，缓插25 mm左右，然后用力向外速提，提时针身不弯曲，行针2～3分钟，留针时间随病情而定，可稍长，但不宜超过24小时。

（六）穴位挑刺法

颈、背部的"党参花样"皮损变部位。先用2%的普鲁卡因0.2 mL注射在花斑中央成一皮丘，然后常规消毒后挑破表皮，用特制挑刺针挑断浅表皮肤纤维丝。挑纤维丝时，针尖横贴皮肤平刺,先平行向前滑动,再将针轻轻上抬,把纤维丝挑起拨断,并把这个点的纤维丝挑净。每次选挑 3~4 个花斑。其中 1 个须选择在颈椎体上。每隔 5 天挑治 1 次。

(七)穴位埋线法

双侧夹脊 C_5 和夹脊 C_7。患者取俯伏坐位,局部常规消毒后,进行局部麻醉。选用 0 号络刺羊肠线 3 cm,穿入 9 号腰椎穿刺管中,快速垂直进针,针尖达皮下组织及斜方肌之间时,立即将针以 15°角向枕部透刺,产生较强针感后按常规将羊肠线埋入。出针后用于棉球压迫针孔片刻。埋 1 次即为 1 个疗程。15 天后再行第二次埋线。

(八)耳压法

脑、颈椎、枕、颈、神门、肝、肾。肩背酸困者加锁骨、肩关节;手指麻木者加腕、指。用王不留行籽,以小块胶布贴于上述耳穴,每穴按压 1 分钟,每天按压 3~4 次,3 天贴 1 次,连贴 1 个月。

(九)火针法

大椎、阿是穴,相应夹脊穴。肩周及上臂疼痛加肩髃、曲池;前臂痛或手指麻木加手三里、外关、合谷。将所选穴位做好标记,消毒后,将 6~9 号缝衣针用止血钳夹持,于酒精灯上将针尾部分烧红,然后快速点刺,出针后即用消毒棉球压迫针孔,阿是穴可每处刺 2~4 针,针距 0.2 寸,深度以 0.2~0.5 寸为宜,每次点刺不宜超过 12 针。本法适用于治疗神经根型颈椎病。

(十)磁圆针法

素髎沿督脉至命门;攒竹向后沿膀胱经第 1 侧线至肾俞,再从攒竹处膀胱经第 2 侧线至志室;瞳子髎沿头部胆经路线至肩井;伴有手臂麻木、疼痛者,肩臂部诸经由上向下叩击。以磁圆针循经叩打,头部轻叩,颈、手臂、肩背重叩。每条线路叩击 5~7 遍,最后重叩颈部双侧臂丛 2 下,叩击时手臂就出现麻感。

五、推拿治疗

(一)提阳旋转法

患者取坐位,医者立其背后,先用拇指和其余四指拿肩井数次,并用手指和掌根部按揉肩中俞数次,再令患者颈部前屈 15°~20°,医者双手分别置于患者枕骨两侧,将头部逐渐向上抬起,轻轻左右旋转,幅度不超过 45°,左右各 3 次。然后医者双手食中指分别置于患者颈部两侧,搓揉两侧项肌、前斜角肌、斜方肌和横肩胛肌等,先自上而下,后自下而上,后复 10~20 次,压痛点处适当加重力量。最后,医者立于患者前面,以双手拇指点揉双侧合谷、缺盆及天宗穴,伴头晕者加按风池、风府。以上手法连续 3 遍,每周 2 次,4 周为 1 个疗程。治疗同时,可采用 DYC 自动牵引装置进行间歇性牵引。

(二)提伸法

患者取坐位,医者施手法松解患者颈项部肌肉,并嘱患者放松,令其以双手抱住其后枕部,挺胸,然后医者双手从患者腋下穿过往上扶在患者双腕背部,患者头略向后仰,医者用力上提颈椎,一般可听到一串小关节响声。有些患者也可辅以传统斜扳手法,即以一手托住患者下颌,一手托住后枕部,头略后仰,下颌部向一侧略上旋,当医者觉得颈椎小关节已锁住,再轻轻用力向同侧旋转 10°,一般可听到小关节响声。左右两侧各做 1 次。最后用拿法放松颈部肌肉,搓肩关节,做梳头、擦汗动作,并按压其臂臑、曲池、手三里、内关、合谷穴。

(三)间歇牵引法

患者取卧位,以颈枕吊带连接微电脑程控牵引床,牵引力线与垂线成 15°~30°夹角前屈,并输出牵引程序:牵引时间为 20~30 分钟;牵引重量为 9~14 kg;松弛重量为 5~7 kg。牵引时间为 15~20 秒;松弛时间为 10 秒。每天治疗 1 次,10 次为 1 个疗程,3 个疗程后休息 2~3 周,进行肌力锻炼。

(四)按肩搬头法

患者取坐位,两上肢反抱于背后。术者立于后侧,左手按其右肩,右手置于其头顶,用力将颈部向左侧手搬运。然后用同样手法,右手按其左肩,左手置其头顶将颈部向右侧搬运。两侧交替进行。每次搬 8~12 次,7 天为 1 个疗程。本法适用于椎动脉型。

(五)颈型捏揉扳转法

让患者端坐于治疗凳上,施术者先用一手按扶于患者头顶固定,用另一手与其余四指相对着力,反复捏揉颈部两侧肌肉,对其风池穴,天柱穴进行重点捏揉,反复 3~5 遍。再用拇指端着力,反复点揉风府穴、哑门穴及大椎穴等。再用双手着力,反复捏揉两侧颈肩部,并拿揉两肩井穴。再用一手按于头顶,另一手托住下颌,双手协同用力,反复旋摇头颈部数次后,再用寸劲扳转颈椎;然后,双手交换位置,再以同样方法向对侧扳转。扳转手法应慎重,不可用力过猛,更不能勉强用力扳拧,以免发生意外。最后,再用放松手法捏揉颈肩部。

(六)根型点揉镇痛法

让患者端坐于治疗凳上,施术者站其身旁,先用手捏揉颈项两侧肌肉,促使其放松,反复 3~5 遍。再用拇指端着力,反复点揉风府、风池、天柱、大杼、肩中俞、大椎等穴;再点揉天宗、曲垣、风门、肺俞等穴;再点揉缺盆、肩井、云门、肩髃等穴。再用中指着力,抠拨腋窝中极泉穴及青灵穴;再用拇指着力,抠拨曲池、曲泽等穴,同时用中指着力,抠拨少海穴等。再用拇指与中指相对着力,反复捏揉内外关穴,再掐合谷穴等。再反复捏揉颈肩及上肢部肌肉 3~5 遍,促使肌肉放松。再用双手合抱于患者颊部,用力向上端提牵拉颈椎,同时进行前屈,后仰,左右侧屈,和反复左右旋转摇动颈部。最后,用拍子拍打颈肩及上肢部,反复 3~5 遍,如无拍子也可用半握拳或虚拳进行拍打。

(七)提项旋转法

先施准备手法,使患者局部放松,以一手托住患者下颌,一手托住患者后枕部,让患者头部呈自然位。先轻轻左右摇晃,然后托提头部向上并逐渐加大转动范围,先向一侧旋转,接近限度寸以适当力度继续旋转 5°~10°,一般可闻及小关节弹响之声,患者多有一种解除绞锁的轻松感。施手法时,应尽量使患者肌肉放松,旋转速度不宜过快,并且在上提力量的基础上做颈项旋转。

(八)提端摇晃法

患者正坐,术者立其背后,双手分开,拇指顶住枕部和风池穴,其余四指托下颌部,双手向上提端。同时手腕立起,使前臂用力下压患者肩部,而端提颈部双手腕做回旋运动 6~7 次,在持续端提下做颈前屈、后伸各 1 次,将患者头部在屈曲时旋转至左(右)侧。

(潘 茎)

第四节 颈椎管狭窄症

构成颈椎椎管各解剖结构因发育性及退行性变因素引起一个或多个平面的管腔造成骨性或

纤维性狭窄,导致脊髓血液循环障碍、脊髓及神经根压迫症者称为颈椎管狭窄症。颈椎管狭窄症是以发育性颈椎椎管狭窄为发病基础,颈椎间盘退行性变及相邻椎体后缘和小关节骨赘形成侧是造成临床症状的诱发因素,从而导致颈椎管径变窄,有效容积减小,产生以脊髓及神经压迫症为临床表现的颈椎疾病。

颈椎骨折脱位、颈椎病、颈椎间盘突出、特发性弥漫性骨质增生、颈椎畸形、颈椎肿瘤、颈椎结核等均可引起颈椎管狭窄,但均已被列为各自独立性疾病,不再统称为颈椎管狭窄症。

一、病因病机

造成颈椎椎管狭窄的因素,主要有发育性、退变性及动力性,其实动力性也多是由于退变失稳所致。分述如下。

(一)发育性因素

发育性颈椎椎管狭窄是由于椎弓根、关节突及椎板的发育异常所致。发育性颈椎管狭窄是先天性与发育因素同时存在。由于椎管狭窄,使脊髓周围缓冲间隙减小,在正常的伸屈运动中或轻度退变、轻微的外伤情况下,即可产生对脊髓的反复压迫,出现症状。

(二)退变性因素

在 20 岁即有骨赘发生,但在 50 岁时,颈椎退变加快,骨赘的发生也加快,颈椎骨赘的发生多在椎体的后缘,在骨赘较大时,即可对脊髓构成危害。由于退变,颈椎不稳,从而导致黄韧带肥厚,在椎间盘-黄韧带所构成的轴线上,即可使局部椎管容积明显减小,从而造成对脊髓的压迫。

(三)动力性因素

颈椎椎管狭窄症,不论任何一型,均可对脊髓造成压迫,而在运动时,所有椎管矢状径可进一步减小,同时,黄韧带前凸被嵌压,均可促使脊髓受到机械性压迫,致使脊髓血管血流改变,出现症状。

中医对本病的认识,大多归属于"痹证""痿证"等范畴。肾精不足、肝肾亏损是其主要病因,但多数是由于年老体衰,筋骨失于濡养,颈椎退变,加之风寒湿邪外侵,或跌打闪挫等诱因而发作为本病。

二、临床表现和诊断

颈椎椎管狭窄症发病隐渐,病程多持续较久。多数为慢性发病,症状常是在不知不觉中出现;急性发病多有一定诱因,最常见是颈椎过伸性损伤。

首发症状以双上肢或四肢麻木、无力居多,颈部疼痛者少。多数患者可有双上肢无力,双手麻木,握力差,僵硬不灵活,有持物坠落史;或同时伴有双下肢麻木、无力,走路有"踩棉花感",可有"束腰"或"束胸"感,较重者站立及步态不稳,严重者可出现四肢瘫痪,呼吸困难。

颈椎椎管狭窄症主要是产生颈脊髓压迫症状和体征,颈部多无压痛,颈椎活动受限不明显。四肢及躯干感觉减退,肌力减弱,肌肉萎缩,肌张力增加,步态不稳,行走缓慢,多数患者呈痉挛步态,四肢反射亢进,腹壁反射减弱或消失,病理征以上肢的 Hoffmann 征阳性率最高,严重者可出现髌阵挛、踝阵挛及巴宾斯基征等阳性病理征。

(一)X 线检查

颈椎发育性椎管狭窄主要表现为颈椎管矢状径减小。退行性颈椎管狭窄一般表现为颈椎生理曲度减小或消失,甚至出现曲度反张。椎间盘退变引起的椎间隙变窄,椎体后缘骨质局限或广泛性增生,椎弓根变厚及内聚等。若合并后纵韧带骨化则表现为椎体后缘的骨化影。在侧位片上表现为椎间孔区的骨赘,自上关节面伸向前下方,或自下关节面伸向前上方。

在 X 线片上分别测量椎体和椎管矢状径,对判断是否存在椎管狭窄具有重要价值。颈椎椎体矢状径是自椎体前缘中点至椎体后缘的距离,椎管中矢状径是自椎体后缘中点至椎板连线之最短的距离。正常成人颈椎管中矢状径:C_1 为 $20\sim34$ mm,C_2 为 $18\sim21$ mm,$C_{3\sim4}$ 为 $12\sim14.5$ mm,$C_{6\sim7}$ 为 $11\sim13.5$ mm。北医三院测定结果以 C_4 水平椎管中矢状径平均值最小,认为如矢状径小于 13 mm 称为椎管相对狭窄,小于 10 mm 则属绝对狭窄。

(二)CT 检查

退变性颈椎管狭窄,CT 显示椎体后缘有不规则致密的骨赘,并突入椎管,黄韧带肥厚、内褶或钙化。脊髓萎缩则表现为脊髓缩小而蛛网膜下腔相对增宽。

(三)MRI 检查

主要表现为 T_1 加权像显示脊髓的压迫移位,还可直接显示脊髓有无变性萎缩及囊性变。T_2 加权像能较好地显示硬膜囊的受压状况。

三、治疗

对轻型病例采用非手术治疗可取得满意的临床疗效,只有脊髓损害发展较快、症状较重者需手术治疗。非手术治疗方法有多种,如手法治疗、颈椎牵引、中西药物、针灸、功能锻炼等方法均可选用,其中手法是治疗本病的主要方法,可较快地缓解症状,再配合颈椎牵引、药物等综合治疗,可进一步提高临床疗效。

非手术治疗可一定程度减轻压迫,缓解水肿、减轻神经根刺激、缓解肌肉痉挛、减轻症状或使其消失,但不能从根本上解决椎管矢状径狭窄的问题。非手术治疗的指征是:相对狭窄的颈椎椎管狭窄,即椎管的矢状径在 10 mm 以上,13 mm 以下。在有不太明显的退变存在的情况下,可以进行手法较为轻柔的按摩、理疗,并配合中药及一定的解热镇痛药物。牵引对那些有黄韧带增厚的患者可以暂时缓解压迫,能起到一定的作用。支架通过稳定颈椎而改善患者的症状,可用于早期的颈椎椎管狭窄症的患者,但其疗效是不持久的。脱水、激素药物及神经营养药物对有急性发作的颈椎椎管狭窄症的患者及轻型患者有效。常用的方法有 20% 甘露醇 250 mL 地塞米松 5 mg 静脉滴注,每天 2 次,4~6 天。也可同时应用维生素 B_1、维生素 B_{12}、胞磷胆碱 500 mg 等神经营养药物,加入液体内静脉滴注,每天 1 次。

(一)手法治疗

1.准备手法

准备手法的目的是放松紧张痉挛的颈肩部肌肉,促进局部血液循环,达到舒筋活血,解痉镇痛的目的。患者坐位,术者站在患者身后,在两侧颈项肩背部行点按、扣捏、揉捻、拿散、弹拨、持顺、按摩、推拿、劈叩、震颤等手法,手法要柔和稳重,力量均匀深入,重点是痛点和纤维结节及条索状物。

2.治疗手法

治疗手法的目的是加宽椎间隙,扩大椎间孔,整复小关节的错缝,改变颈椎病变和神经根、脊髓、血管等之间的相对关系,促进颈椎生理曲度的恢复,解除局部软组织粘连,以缓解神经根、脊髓、血管等之间的相对关系,减轻刺激和压迫常用的几种手法如下。

(1)提端摇晃法:患者正坐,术者站在患者背后,双后分别以拇指托住枕部,其余四指托住下颌部,双侧前臂分别压于患者双肩,双手向上托拔颈椎,再将头颈屈曲 15°下缓缓地正反方向回旋颈部各 5 次。保持拔伸状态下分别将颈部过屈和过伸各 3 次。最后将颈椎分别左右旋至最大限度(45°),再加力过旋各 1 次。

(2)侧头摇正法:患者坐位,术者一手拇指按压在错位关节棘突的患侧,另一手扶患者头部,将头向患侧侧屈和向健侧旋转,双手同时用力,压推配合。用于钩椎关节错位或增生。

(3)摇晃转捻法:以右侧为例,先行提端摇晃手法,再用左手托住下颌,将右手抽出,术者左颞顶部顶住患者头部,左肩部顶住患者左额,在牵引状态下用右手拇指沿右侧颈项肌肉自上而下揉捻,同时将患者头部向右后方旋转。

(4)旋转复位法:坐位旋转复位法:患者坐位,术者站在患者身后,以右侧为例;术者右肘窝托住患者下颌,左手托住枕部,使颈部前屈 15°,在拔伸状态下将颈部顺时针旋转 5 次,感觉患者肌肉已经放松,将患者头颈右旋至最大限度 45°左右,同时再加力过旋,即可听到弹响声,复原将颈部肌肉稍事放松手法。再行左旋复位一次。注意本手法要点在于手法整个过程是在颈部前屈 15°保持拔伸状态下进行的,要求稳准,旋转适度,不可粗暴,否则有危险。

(5)仰卧旋转法:患者仰卧,肩后用枕垫高,术者坐于床头,一手托住枕部,一手托住下颌,将患者头部向枕上拉起,使颌与床面呈 45°角,牵引 2 分钟,然后将头向左右旋转和前后摆动数次,最后分别在左右旋转至最大角度时再加力过旋,可听到弹响声。

(6)快速旋转法:患者坐位,术者站于侧方,一手托枕部,一手托下颌,轻轻摇晃头颈数次,然后快速地扶枕手前推,托颌手回拉并迅速撒手,可听到弹响声,左右各 1 次。

(7)扳肩展胸法:患者坐位,术者站在患者身后,左腿屈膝屈髋抬高,以膝抵在胸 2、3 棘突部,双手分别抱住患者肩部向后上方扳拉,同时左膝前用力,可听到弹响声。

3.放松手法

颈部放松手法同准备手法,根据不同证型,不同部位施以放松手法,以缓解肌肉痉挛,加强肌肉血运,增强关节的灵活性;最后行头部手法,擦额,叩抓头部,揉按头部诸穴:印堂、攒竹、太阳、百会、头维、角孙、风池、风府等,推督脉和手足三阳经等手法。手法隔天 1 次,10 次为 1 个疗程。

(二)中药治疗

1.虚寒证

颈肩上肢放射性疼痛。麻木,起病缓慢,多为隐痛、酸痛,畏风畏寒,遇寒加重,得温则减,舌淡、苔薄白,脉弦浮。治宜祛风散寒、除湿通络。方用蠲痹汤、桂枝加附子汤、独活寄生汤等加减。

2.瘀滞证

多有颈部损伤史,颈肩上肢疼痛如刺或刀割样,痛有定处,颈部活动受限,或伴肿胀,舌暗有瘀斑,苔薄白,脉弦涩。治宜活血化瘀、理气止痛。方用血府逐瘀汤加减。

3.痉挛证

颈肩部疼痛僵硬,痉挛步态,走路不稳,活动不灵,下肢沉重,二便障碍,舌淡、苔白,脉细弱。治宜滋阴养血、益气通络。方用阿胶鸡子黄汤加减。

4.痿软证

椎管狭窄症后期,肢体广泛萎缩,软弱无力,活动困难,舌体胖有齿痕;苔少,脉沉细而弱。治宜滋补肝肾,强壮筋骨。方用补阳还五汤加减。

(三)针灸治疗

取大椎、风池、风府,夹脊穴、列缺、合谷、肾俞、京门等结合痛区取穴,如上肢的曲池、手三里、阳溪、阳谷、少海、缺盆、极泉等；下肢的环跳、承扶、委中、承山、阳陵泉、阴陵泉、足三里、三阴交、悬钟等；头部的百会、头维、角孙、太阳；通天、睛明、承泣、丝竹空、耳门、听宫等穴，可灵活选用。实证用泻法，虚证用补法，留针20分钟、隔天1次,10次为1个疗程。

（吴瑞兰）

第五节 肩 周 炎

肩周炎是指肩关节的周围肌肉、肌腱、韧带、关节囊等软组织的无菌性炎症，以肩关节疼痛和功能障碍为主要特征，简称肩周炎。因好发于中老年人，尤以50岁左右年龄人发病率最高，又称五十肩、老年肩；晚期肩部功能障碍又称冻结肩、肩凝症等。

一、病因病机

中医认为本病多由于年老体弱，肝肾亏损，气血不足，筋肉失养，若受外伤或感受风寒湿邪，导致肩部经络不通，气血凝滞，不通则痛。西医学认为外伤或劳损及内分泌紊乱等原因引起局部软组织发生充血、水肿、渗出、增厚等炎性改变，若得不到有效治疗，久之则肩关节软组织粘连形成，甚至肌腱钙化导致肩关节活动功能严重障碍。

二、诊断要点

（一）主要病史
患者常有肩部外伤、劳损或着凉史。

（二）临床表现
(1)好发于中老年人，尤其是50岁左右者，女性多见。

(2)多数为慢性起病，患者先感到肩部、上臂部轻微钝痛或酸痛。

(3)肩部酸痛逐渐加重甚至夜间痛醒，部分呈刀割样痛，可放射到上臂和手。

(4)肩部疼痛早期为阵发性，后期为持续性，甚至穿衣梳头受限。

(5)晨起肩部僵硬，轻微活动后疼痛减轻。疼痛可因劳累或气候变化而诱发或加重。

(6)若身体营养状态不良，单侧起病后可出现双侧性病变，或病痛治愈后又复发。

（三）体征检查
(1)肩部广泛压痛，压痛点位于肩峰下滑囊、肱骨大、小结节、结节间沟，肩后部和喙突等处。

(2)肩关节各方向活动均受限，但以外展、外旋、后伸最明显。粘连者肩关节外展时，出现明显的耸肩（扛肩）现象。

(3)病程长者可见肩部周围肌肉萎缩，以三角肌最为明显。

（四）辅助检查
X线检查一般无异常。后期可出现骨质疏松，冈上肌钙化，肱骨大结节处有密度增高的阴影，关节间隙变窄或增宽等。

三、鉴别诊断

(一)神经根型颈椎病

主症为颈项部疼痛伴上肢放射性疼痛麻木,肩部无明显压痛点,肩关节活动无异常,椎间孔挤压试验、分离试验、臂丛神经牵拉试验阳性,颈椎 X 线片多有阳性改变。

(二)风湿性关节炎

多见于青少年,疼痛呈游走性,常波及其他多个关节,且具有对称性特点。肩关节活动多不受限,活动期血沉、抗链"O"升高,严重者局部可有红肿、结节,抗风湿治疗效果明显。

(三)冈上肌肌腱炎

肩部外侧疼痛,压痛点局限于肱骨大结节(冈上肌止点)处,当患侧上臂外展至60°～120°范围时出现明显疼痛,超过此范围则无疼痛。

(四)项背筋膜炎

主症为项背酸痛,肌肉僵硬发板,有沉重感,疼痛常与天气变化有明显关系,但肩关节活动无障碍,压痛点多在肩胛骨的内侧缘。

四、治疗

本病多能自愈,但时间较长,患者痛苦。其治疗应贯彻动静结合的原则,早期患者以疼痛为主,应减少肩关节活动;中后期以活动障碍为主,以手法治疗为主,配合药物、理疗及练功等方法。

(一)手法治疗

治则为消除疼痛,松解粘连,恢复肩关节活动功能。

(1)按法:点按肩髃、肩井、天宗、缺盆、曲池、外关、合谷等穴。

(2)推法:医者一手抬起患肢前臂,另一手掌指部着力从前臂外侧经肩部向背部推数次。再从前臂内侧向腋下推数次。

(3)揉法:医者一手扶住患肢上臂部,另一手拇指着力按揉上臂和肩部,重点揉肩部。

(4)拨法:医者用拇、示、中指对握患侧三角肌,做垂直于肌纤维走行方向拨动数遍;然后医者一手按拨肩关节痛点,另一手将患肢做前屈、后伸及环转活动。

(5)摇肩法:医者一手扶住患肩,另一手握住前臂远端作环转摇动拔伸。

(6)提拉法:医者立于患者背后,一手扶住健侧肩部,另一手握住患肢前臂远端,从背后向健肩牵拉上提,逐渐用力,以患者能忍受为度。

(7)搓抖法:嘱患者患侧上肢放松,医者双手紧握患侧腕部,稍用力拔伸,做上下波浪状起伏抖动数次,再由肩部到前臂反复搓动数遍,从而结束手法治疗。

(二)中药治疗

1.风寒型

肩部疼痛,关节活动轻度受限,感受风寒后疼痛加重,得温痛减,舌质淡,苔薄白,脉浮紧或弦。治宜祛风散寒、舒筋通络。可用三痹汤或桂枝加附子汤加减。

2.瘀滞型

肩部疼痛或肿胀,入夜尤甚,肩关节活动功能受限,舌有瘀点,苔薄白或薄黄,脉弦或细涩。治宜活血化瘀、行气止痛。可用身痛逐瘀汤加减。

3.气血亏虚型

肩部酸痛,劳累后痛剧;关节活动受限,部分患者伴有肩部肌肉萎缩,舌质淡,苔薄白,脉细弱或脉沉。偏气虚者症见少气懒言、四肢无力,治宜益气舒筋、通络止痛,可用黄芪桂枝五物汤加减。偏血虚者症见头晕眼花、心悸耳鸣等,治宜养血舒筋、通络止痛,可用当归鸡血藤汤加减。外用药常用海桐皮汤熏洗,外贴狗皮膏或奇正消痛贴等。

(三)其他疗法

(1)练功疗法:早期疼痛较重,要适当减少活动。中后期要加强肩关节各个方向的运动,如手指爬墙法、环绕练习法、手拉滑车法等。

(2)针灸疗法:取阿是穴、肩井、肩髃、肩髎、臂臑、条口等穴用温针灸,也可使用热敏灸,疗效较佳。

(3)封闭疗法:醋酸泼尼松龙 25 mg 加 1% 利多卡因 5 mL 行痛点封闭,每周 1 次,3～5 次为 1 个疗程。

(4)穴位注射疗法:在肩部取阿是穴、秉风、天宗、肩髃、肩髎等穴,使用祖师麻、夏天无等注射液注入。每天或隔天 1 次,7～10 次为 1 个疗程,每疗程结束后休息 3～5 天。

(5)物理疗法:可酌情应用各种热疗,中药离子导入治疗等。

(6)小针刀疗法:在肩周痛点行切开剥离法或通透剥离法。

五、预防调护

(1)急性期以疼痛为主,肩关节被动活动尚有较大范围,应减轻持重,减少肩关节活动;慢性期关节粘连要加强肩部功能锻炼。

(2)平时注意保暖防寒,并经常进行肩关节的自我锻炼活动。

(吴瑞兰)

第六节　肱骨外上髁炎

肱骨外上髁炎又称肱骨外上髁症候群、肱桡关节外侧滑囊炎、网球肘等,是肘关节外上髁局限性疼痛,并影响伸腕和前臂旋转功能的慢性劳损性疾病。本病属中医"肘痹""肘劳"范畴。

一、病因病机

本病的发生和职业工种有密切的关系,多见于木工、钳工、泥瓦工和网球运动员。当某种职业需要经常用力屈伸肘关节,使前臂反复旋前、旋后的人们,可由于劳损引起肌腱附着点的牵拉、撕裂伤,使局部出现出血、水肿等损伤性炎症反应,进而在损伤肌腱附近发生粘连,以致纤维变性。局部病理改变可表现为桡骨头环状韧带的退行性变性、肱骨外上髁骨膜炎、前臂伸肌总腱深面滑囊炎、滑膜皱襞的过度增生等。中医认为,此为损伤后淤血留滞,气血循行不畅,或陈伤瘀血未去,经络不通所致,但气血虚亏,血不养筋常为其内因。

二、临床表现

一般起病缓慢,初起时在劳累后偶感肘外侧疼痛,延久则有加重。疼痛呈持续性酸痛,可放射至前臂、腕部或上臂,在屈肘手部拿重物时疼痛更加严重,但在伸直肘关节提重物时疼痛不明显,疼痛常在肘部受凉时加重。发病后肱骨外上髁部多不红肿,较重时局部有微热,压痛明显,病程长者偶有肌萎缩。

三、诊断要点

(1)本病好于前臂劳动强度较大的工种,多为中年人,右侧多见。

(2)肘部外侧疼痛,疼痛呈持续渐进性发展。在某些方面动作时疼痛加重,如拧衣服、扫地、端壶倒水等活动时。

(3)常因疼痛而使肘腕部活动受限,前臂无力,握力减弱,甚至持物落地。

(4)Mill征阳性,即前臂稍弯曲,手半握拳,腕尽量屈曲,前臂旋前,再将肘伸直,此时肱骨外上髁处明显疼痛。

(5)X线片多为阳性,偶有外上髁部钙化斑及轻度骨膜反应。

四、针灸治疗

(一)毫针法

(1)肩外陵(位于腋外线中点)。患者坐位,以28号3寸毫针呈45°角向内斜刺,用泻法。每周治疗3次,每次30分钟,10分钟行针1次。5次为1个疗程。

(2)同侧膝阳关,配穴为犊鼻、阳陵泉、足三里。针刺上述穴位1.5~2寸,得气后行提插捻转泻法,留针20分钟。每天1次,10次1个疗程。

(3)曲池穴外0.5寸(即肱骨外上髁内缘)为第一主穴,其上、下0.5寸处各配1穴。用28号1.5寸毫针直刺,施提插捻转手法,得气为止。每10分钟行针1次,留针40分钟。每天治疗1次,7次为1个疗程。

(4)阿是穴、合谷。用单手进针法,刺入患侧合谷穴,左右捻转,得气留针。然后将另一支针用提捏进针法慢慢刺入痛点中心处,左右捻转数圈,接着略提针,针身呈斜形,针尖转变方向,向前、后、左、右各提插数次,出针。针刺时针尖要深入骨膜进行提插,隔天治疗1次。

(二)穴位注射法

合谷、曲池、阿是穴。用醋酸泼尼松25 mg加2%普鲁卡因2 mL做局部痛点和上述穴位注射,6天1次。

(三)穴位埋线法

肱骨外上髁压痛处。先在肱骨外上髁压痛最明显处做一标记,然后手持无菌血管钳夹住皮内针圆形针身,顺皮肤分布方向快速进针,小角度刺入后,与皮面平行推进,直至针体全部进入皮内,随后用胶布固定,3天更换1次。

(四)头针法

顶颞前斜线中1/3节段。在施术部位向悬厘穴方向进针约1寸,再向顶颞后斜线方向透刺1针,进针1寸。用提插泻法,反复紧提慢按,直至患部疼痛消失或减轻,留针1小时以上,时间越长越好,每隔10~30分钟行针1次。

(五)穴位激光法

局部痛点。用氦-氖激光器进行照射,波长 632.8 cm,可见红光,输出电流 15 mA,输出功率 30 MW,照射距离 50 cm,光斑直径 1 cm,照射 20 分钟,每天 1 次。

(六)灸法

(1)用隔药灸,将生川乌、生草乌、生半夏、川椒、乳香、没药、麻黄、生南星、樟脑等用白酒浸泡药酒,施灸前,取生姜切成厚约 0.3 cm,用药酒浸泡待用。在疼痛部位最明显处,根据痛处面积的大小,将药姜片 1～2 块平放于穴处,上置艾炷点燃,每穴连灸 3 壮,2 天 1 次。

(2)用麝香 1 g,硫黄 20 g,乳香、没药、血竭各 10 g 制成药锭施灸。先将硫黄于铜勺内熔化,次入乳香、没药、血竭熔化,最后入麝香,全部熔化后,倾注于一平板玻璃上。待冷却后,分成若干小块,装瓶密封备用。治疗时取一黄豆大小药锭置于肱骨外上髁压痛点处,明火点燃,使药锭熔化,略灼伤皮肤,速用一块 5 cm×5 cm 胶布贴之,1 周施术 1 次。

五、推拿治疗

(一)按压弹拨法

术者一手托患肘,拇指压于外上髁部,余指在内下做对抗握持。另一手握患腕,逐渐屈肘,拇指用力按压外上髁前方,然后再伸肘,同时拇指向后下按压,弹拨伸腕肌起点 1 次,如此反复 4 次。

(二)理筋活络法

在肘外侧部做侧掖,痛点部做指疗及揉捻法,使局部有发热感。然后用指按法点按曲池、外关等穴位,使之"得气",以达到行气活血、舒通经络的作用,医者与患者相对,一助手拿患者上臂,医者一手拿其患侧腕关节(右手拿患者右腕或左手拿患者左腕),另一手拿住肘部痛点,用屈肘摇法旋前及旋后摇晃肘关节 5～7 次,然后在拔伸下使肘关节屈曲,在旋后位使肘关节突然伸直,以撕破局部粘连。最后在局部用摩法、搓擦法理伤做结束手法。隔天 1 次,10 次为 1 个疗程。

(三)揉拨舒筋法

让患者坐于治疗凳上,施术者用一手握住患肢腕部持定,用另一手反复捏揉肘部及上肢肌肉,理气活血,舒筋通络。再用拇指点揉抠拨曲池、曲泽、尺泽、肘髎、手三里等穴,并刮动肱骨外上髁和桡骨小头附近的压痛点,手法由轻逐渐加大用力。再用一手握住肘部,另一手握住腕部,反复做伸屈旋摇活动肘关节,各十多次。最后,用拍打法,反复拍打肘及上肢肌肉。

(潘　茎)

第七节　肱二头肌长头腱鞘炎

肱二头肌长头腱鞘炎是因肩臂急、慢性损伤、退变及感受风寒湿邪等,致局部发生炎症、粘连、增厚等病理改变,引起局部疼痛和功能障碍的一种病症,称肱二头肌长头腱鞘炎。

一、病因病机

肱二头肌长头腱起于肩胛盂上结节,向下越过肱骨头,穿过肱骨横韧带和肱二头肌腱鞘的伸展部,藏于结节间沟的骨纤维管内。沟的内侧为肩胛下肌,外侧的上部为冈上肌和喙肱韧带,下部为胸大肌覆盖。关节囊伸入结节间沟,肌腱受滑膜包围。横跨结节间沟的韧带,称肱骨横韧带。肱骨横韧带为肱骨的固有韧带。该韧带有一部分与关节囊愈合。结节间沟与肱骨横韧带围成一纵行管道,管道内有肱二头肌长头腱。肱二头肌长头腱较长,可分为三部分。上部分称关节内部分,由肩胛骨盂上结节至结节间沟上界之间。中间部分称管内部分,走行于结节间沟内,外包裹滑膜鞘。下部分称关节外部分,由结节间沟下界至腱与肌腹的移行部。肱二头肌长头腱的关节内部分和管内部分表面均覆有一层滑膜层,滑膜层在肱二头肌长头腱盂上结节附着处附近与关节囊滑膜层移行。肱骨横韧带对固定肱二头肌长头腱和其他滑膜鞘起着重要的作用。

肩关节的直接外伤或肱二头肌的用力不当,可造成局部充血、水肿。如肩关节脱位或肱骨外髁颈骨折,均可导致该肌腱因牵拉,扭转而发生急性损伤。长期从事肩部体力劳动或过度运动,均可引起肱二头肌长头腱的慢性劳损。或由急性损伤失治转变而成慢性劳损。肱二头肌长头腱和腱鞘受结节间沟狭窄粗糙面的机械刺激,加剧了肌腱与腱鞘的摩擦,使局部气血瘀滞,充血、水肿,使肌腱与鞘膜增厚,纤维管腔变窄,肌腱在管腔内滑动困难而产生症状。甚至局部发生粘连,影响关节的活动功能,从而继发肩关节周围炎。本病的病理变化是肌腱与腱鞘的损伤性炎症,表现为腱鞘充血、水肿、增厚、肌腱变黄,失去光泽,粗糙与纤维化。在肌腱与腱鞘之间,有时发生粘连形成。精血亏损是由于中年以后,肾气不足,精血亏损,筋脉失其濡养,则拘急挛缩。临床可见结节间沟粗糙或变窄,肩袖的退行性变等而导致本病。外感风寒湿邪:"风寒湿三气侵入经络,在骨则重而不举,在脉则血凝不流,在筋则屈而不伸……逢寒则急。"(《三因极一病证方论分》)机体感受风寒湿邪后,局部肌肉痉挛,缺血缺氧,筋脉挛急,从而导致本病的发生。

二、临床表现

肩部疼痛,活动时加剧。尤以外展外旋上肢,或伸肩时疼痛更甚。疼痛部位及压痛点,均在肱骨结节间沟处(肩髃穴),休息后症状缓解。本病好发于中年人,急性期主要表现为三角肌保护性痉挛,局部肿胀疼痛,常将上肢内收旋抱于胸前。检查局部可摸到捻发音,本病也可与肩关节周围炎等肩周病并存。

三、诊断要点

(1)病史:有急、慢性损伤和劳损病史,多数呈慢性发病过程。

(2)疼痛:开始表现为肩部疼痛,以后逐渐加重,最终出现肩前或整个肩部疼痛,受凉或劳累后加重,休息或局部热敷后痛减,肩部乏力。

(3)肿胀:在疾病初期,除局部疼痛外,可伴有轻度肿胀。主要为急、慢性损伤性炎症引起的局部充血和水肿所致。

(4)活动受限:肩关节活动受限,尤以上臂外展向后背伸和用力屈肘时明显,有时向三角肌放射。

(5)压痛:肱骨结节间沟处压痛明显,少数患者可触及条索状物。

(6)肩关节内旋试验及抗阻力试验阳性。

(7)X线检查:一般无病理体征。退行性变者,可发现骨刺、骨疣等,有助于对本病的诊断。

四、针灸治疗

(一)毫针法

肩髃、肩髎、臂臑、曲泽、合谷。穴位常规消毒,毫针刺。中等强度刺激,平补平泻,留针 30 分钟(留针期间也可用 TDP 局部照射),每天 1 次,10 天为 1 个疗程。

(二)穴位注射法

结节间沟处。用 5 mL 注射器,7 号针头,取 1%普鲁卡因 3～4 mL,加醋酸泼尼松 1 mL,确定结节间沟,进针时针头向远侧倾斜与肩前约成 45°角,针尖斜面向下。针头经皮内、皮下及三角肌后在刺穿腱鞘时有韧性突破感,即达鞘内。如果注射时阻力很大,一般为刺入肌腱内。此时用手固定针头与注射器连接处,边注射边缓慢向外退出针头,当阻力突然消失,即为注射入鞘内。注射完毕拔出针头后,纱布覆盖针口,拇指沿肌腱纵向深部按摩及横向弹拨 10 分钟。若症状改善不明显,间隔 7 天再手法及注射 1 次,3 次为 1 个疗程,避免短时间内多次重复注射,治疗后在日常生活中避免肩关节过度活动。

五、推拿治疗

(一)捏揉点拨舒筋法

让患者坐在治疗凳上,施术者站其伤侧。先用一手握住伤肢腕部提起持定,用另一手着力,反复捏揉肩部及上肢肌肉穴位,在肩井、肩髃、肩贞、肩髎、臂臑、臑会等穴处进行重点捏揉。再用拇指着力,反复点揉抠拨肩髃穴,手法由轻逐渐加大用力。再用一手着力,反复拿揉患侧肩及上肢肌肉、再用摇肩法,反复旋转摇动肩关节,旋转摇动的幅度逐渐加大。最后,用拍打法,反复拍打肩部及上肢四面肌肉 3～5 遍。用以舒筋通络,理气活血而止痛。

(二)按摩舒筋法

(1)擦法:患者取坐位,术者站其后外侧,一手托握住患侧上臂并命名其旋外,一手用掌擦法于肿胀处,以温热且有深透感为佳,随后在局部给予热敷。

(2)揉法:患者取坐位,患肢自然下垂,术者站其患侧,一足踩踏在患者所坐的凳上,用膝部顶托患臂的腋下,并使患臂架托在术者大腿的前侧,此时患臂已处于旋外部位。随后,医者一手用掌揉法施于肩前缘、肩髃、天府、天泽、曲泽、肱二头肌长腱附着处,另一手托握患者臂肘部做肩关节的旋外活动。

(3)拨法:用拇指指腹在压疼点处拨动,使用拨法时,应垂直于肌腱方向拨动,使该腱如同被动的琴弦一般。

(4)按法:患者坐位,术者站其前外侧,分别按揉天府、曲池、肩髃、肩髎肱二头肌长头腱的附着处。

(5)搓法:患者取坐位,患肢自然放松下垂,术者站于外侧,用搓法从肩向前臂方向移动,反复 3～5 次。

(6)抖法:术者双手握住患侧腕关节,做幅度小而频率快的抖法,抖动幅度以传至肩部为佳。

(三)揉按点穴法

(1)患者正坐,术者站于患侧,一脚踏在凳上,使患肢外展位放于术者大腿无端,术者一手固定患肢,另一手在患肩部施轻柔缓和的手法 4 分钟。

(2)患者承上势,术者用拇指细心地触摸到结节间沟和增粗变硬的长头肌腱,并沿其纤维方向做深沉缓和的顺理筋手法 3 分钟。

（3）患者承上势，术者一手置于肩前，另一手放于肩后，双手掌根同时相对用力，揉按肩部 3 分钟。

（4）取肩贞、肩髎、天宗、曲池穴位，每穴点按 1 分钟以酸胀、重、麻得气为度。

（5）绷紧患肩前皮肤后贴消炎止痛膏，用三角巾悬吊制动休息。本法适用于治疗急性期肱二头肌长头腱鞘炎。

（四）搓揉舒筋法

（1）急性期：即有肿胀，疼痛剧烈者，应让患者暴露患侧肩关节。术者一手握住上臂下端并使之外旋，另一手在肿胀处施用擦法，擦法毕，局部给予热敷。

（2）慢性发作或急性期后，患者取坐位，患肢自然下垂，术者站在患侧，用擦或掌揉法于肩前缘，另一手握住腕关节，配合肩关节的外展和外旋。然后，术者托住患肢的肘部，并使肩关节处于外展位，另一手用拇指（或示、中）指指腹在压痛点，做按揉法和拨法。接上势，患肢自然放松下垂，术者立其外侧，从肩向前臂方向做患肢的搓法，继上势，术者双手握住患侧的腕关节做上肢抖法，抖动感直至肩部。

（五）拔伸抖拉法

（1）患者坐位，术者站其患侧，拿合谷、阳池、阳谷、阴池、小海各半分钟；以中指指端点按天鼎、缺盆、中府等穴。

（2）术者一手握住患者肘部，使其肩关节外展约 40°，前屈 90°；另一手拇指按在肱二头肌肌腱部，其余四指放在肩后，拿揉患者肱二头肌腱处 3～5 分钟。

（3）术者以拇指与示、中指，捏拿肱二头肌腱，并向上提位。

（4）术者一手拇指放于患者患侧之肱骨头后部，四指放其肩顶，另一手握其患侧腕部。先屈曲其肘，然后突然伸直拔伸，向前、后外侧 45°方向各拔伸 3 次，拔伸的同时，拇指向前推送肱骨颈的后侧。

（5）用擦法自肩前部至上臂、前臂反复操作 2～3 分钟。

（6）环转摇动肩关节前、后各 3 周。

（7）用双掌搓揉患侧肩部至肘，腕关节，然后抖拉上肢结束治疗。本法适宜于治疗多种原因导致的肱二头肌长头肌腱腱鞘炎。

（吴瑞兰）

第八节　桡骨茎突部狭窄性腱鞘炎

桡骨茎突狭窄性腱鞘炎是指桡骨茎突部位的腱鞘因运动时受到摩擦而发生炎症病变，引起腱鞘水肿、增厚、硬度增加，所致的肌腱活动障碍的一种疾病。本病好发于常用腕部操作的劳动者，女性发病率高于男性。

一、病因病机

在腕桡骨下端茎突处有一腱鞘，鞘内有拇长展肌、拇短伸肌一起通过，进入拇指背侧。由于腱沟表浅而狭窄,底面突出不平,沟面又覆盖着伸肌支持带,因此在正常时,两腱只能紧密地通过这一坚韧的鞘内。若腕指经常活动或短期内活动过度,导致拇短伸肌腱及拇长展肌腱在腱鞘隧道中频繁活动,造成积累性劳损,使腱鞘组织纤维轻度撕裂,加上急、慢性寒冷的刺激,使肌腱与腱鞘发生炎性水肿。在水肿的吸收和修复过程中,腱鞘机化,腱壁肥厚,管腔狭窄,肌腱肿胀变粗而发病。

二、临床表现

临床患者腕部桡骨茎突处慢性疼痛及压痛,局部肿胀隆起功能障碍,腕及手指活动时疼痛加剧,并向手、肘、肩部放射。桡骨茎突部可触及硬块,狭窄严重时在桡骨茎突处可触及摩擦感,少数有弹响指,病久大鱼际有轻度萎缩。握拳试验阳性。X 线检查仅个别患者桡骨茎突处有轻度脱钙或钙质沉着现象。

三、诊断要点

(1)有外伤或劳损史。
(2)腕部桡骨茎突处慢性疼痛,进行性加重,可放射至全手、肩部及肘部。
(3)拇指及腕部活动障碍,拇指无力。
(4)桡骨茎突处轻度肿胀,局限性压痛,可触及一豌豆大的软骨样肿块。
(5)握拳试验阳性,检查时令拇指外展或屈曲内收置于掌心,握拳并使腕部向尺侧倾斜,常引起剧烈疼痛,腕关节尺偏范围显著缩小。
(6)X 线检查一般无异常。

四、针灸治疗

(一)毫针法
阿是穴、阳溪、列缺、合谷。局部常规消毒。取阿是穴为主穴,以其为中心向四周透刺 2～4 针,顺腱鞘方向倾斜留针 30 分钟。阳溪穴直刺 0.3～1 寸,列缺穴针尖向外进针 0.5～1 寸,合谷穴直刺 0.5～1 寸,均以局部产生酸胀感为度,每天或隔天治疗 1 次,10 次为 1 个疗程。

(二)穴位注射法
阿是穴。局部常规消毒,将复方当归注射液 2 mL 注入痛点,每 5 天 1 次,5 次为 1 个疗程。

(三)皮肤针法
阿是穴。皮肤常规消毒,用皮肤针局部叩刺,以微出血为度。隔天 1 次,5 次为 1 个疗程。

(四)耳针法
腕区、神门、皮质下。耳郭严格消毒,用短毫针对准穴位阳性反应点快速刺入,行泻法捻转数秒,留针 30 分钟,每天 1 次,10 次为 1 个疗程。

(五)耳压法
腕区、神门、皮质下。取 5 mm×5 mm 胶布,中心置一王不留行籽贴压双侧耳穴,嘱患者每天自行按压 3～4 次,每次 3 分钟。每 5 天更换 1 次。5 次为 1 个疗程。

(六)艾炷灸法
阿是穴。取麦粒大小艾炷置于局部压痛点上,直接非化脓施灸,每次连续灸 3～5 壮,以皮肤发生红晕为度。隔天 1 次,5 次为 1 个疗程。

（七）隔姜灸法

阿是穴、列缺、阳溪、阳池、腕骨、合谷。切取厚约 2 分许的生姜 1 片，在中心处用针穿刺数孔，上置艾炷放在穴位上旋灸。每次选 2～3 个穴位，连续施灸 5～7 壮，以局部皮肤潮红为度。每天 1 次，5 次为 1 个疗程。

五、推拿治疗

（一）理筋法

患者取坐位，术者一手握住患手，另一手拇示指沿桡侧上下摩动，再用拇指指腹在有疼痛的硬结部位做横向推揉和弹拨，由轻到重，重复 10～20 次。每天 1 次，10 次为 1 个疗程。

（二）弹拨法

患者取坐位，患腕拇指向上，术者双手握腕，双拇指握稳在上，两拇指向相反方向用力，交错拨动数次，操作时可听到"吱吱"声音，重复操作：每天 1 次，10 次为 1 个疗程。

（三）拔伸法

患者取坐位，术者一手挟持患侧拇指近侧端，一手握住患部，相对用力拔伸拇指。握腕之手拇指在拔伸的同时按揉阳溪穴。挟持拇指的手在拔伸时，同时做拇指的外展、内收被动活动。再从第 1 掌骨背侧到前臂用擦法治疗，以透热为度。每天 1 次，10 次为 1 个疗程。

（四）捏揉舒筋法

让患者坐于治疗凳上，施术者先用一手握住患肢手部持定，用另一手着力，反复捏揉前臂桡侧及腕部桡侧肌肉韧带，在外关、偏历、列缺、阳溪等穴处，进行重点捏揉，再用拇指尖着力，在患肢桡骨茎突处，反复进行抠拨和刮动，剥离其粘连增厚之结节，刮其增厚之鞘壁，促使其肌腱活动畅通无阻。再用一手着力，捏住其拇指，反复进行掌屈背伸、内收外展，和反复旋转摇拇指活动。若属尺骨茎突狭窄性腱鞘炎，用一手握住患肢手部持定，用另一手拇指着力，反复抠拨和刮动尺骨茎突腱鞘之处，再屈伸拔伸牵拉旋摇小指，各反复数次。

（吴瑞兰）

第九节 急性腰扭伤

急性腰扭伤为腰部的肌肉、韧带、筋膜等软组织在活动时因用力不当而突然损伤，可伴有椎间小关节的错位及其关节囊嵌顿，致使腰部疼痛并活动受限。本病中医称之为"闪腰岔气"，多发于青壮年体力劳动者，临床上多见于搬运、建筑或长期从事弯腰工作、平时缺乏体力锻炼的人。损伤多发生于腰骶，骶髂关节或椎间关节两侧骶棘肌等部位。主要因外部暴力，以致筋脉损伤，瘀血阻滞，气机不通而痛。

一、病因病机

本病多为遭受间接外力所致，如搬运重物用力不当或体位不正而引起腰部筋膜部筋膜肌肉的损伤。急性扭伤多发生于腰骶、骶髂关节、椎间关节或两侧骶棘肌等部位。腰骶关节是脊柱的枢纽，骶髂关节是躯干与下肢的桥梁，体重的压力和外来冲击力多集中在这些部位，故受伤机会较多。当脊柱屈曲时,两旁的伸脊肌(特别是骶棘肌)收缩,以抵抗体重和维持躯干的位置,这时如负重过大,易使肌纤维撕裂;当脊柱完全屈曲时,主要靠韧带(尤其是棘上、棘间、后纵、髂腰等韧带)来维持躯干的位置,这时如负重过大,易造成韧带损伤。轻者可致骶棘肌和腰背筋膜不同程度的自起点撕裂,较重者可致棘上、棘间韧带的撕裂。腰部活动范围过大,椎间小关节受过度牵拉或扭伤,可致骨节错缝或滑膜嵌顿。另外,直接受暴力的冲击、压砸可造成腰部软组织的挫伤。

二、临床表现

本病多有外伤史,受伤时部分患者可感到腰部有"咯咯"响声,伤后立即出现一侧或两侧剧痛。腰痛不能挺直、俯仰屈伸,严重者转侧起坐甚至翻身时均感腰部疼痛异常。疼痛为持续性,活动时加重,休息后也不能缓解,咳嗽、打喷嚏、大声说话或腹部用力等均可使疼痛加重。患者站立时腰部僵硬,常以两手撑腰,行走时多挺直腰部、步态缓慢,卧位时常以手撑腰才能翻身转动。绝大多数患者有明显的局部压痛点,且由于疼痛可致不同程度的功能受限。本病多无下肢痛,但有可能出现反射性坐骨神经痛。直腿抬高试验可为阳性。

三、诊断要点

(1)多发于青壮年体力劳动者,有明显的外伤史。

(2)有明显的损伤部位,腰肌紧张,腰骶部有压痛、撕裂痛。

(3)腰部各方向的活动均受限。

(4)X线摄片检查多无明显异常,或可发现平腰、后突或侧弯变形,或两侧小关节突不对称,腰椎后突和侧弯,椎间隙左右宽窄不等。

四、针灸治疗

(一)毫针法

(1)水沟。患者仰卧位或坐位,先用三棱针将患者上唇系带之粟粒大小的硬结刺破。穴位局部常规消毒后,再将上唇捏起,用缓慢捻进法或快速捻进法进针,针尖向上斜刺0.2寸,当局部出现麻胀或痛胀感觉时,继续捻针 0.2～0.3 寸,并嘱患者同时向左右前后活动腰部。留针 15～30 分钟,行针 1～2 次,6 次为 1 个疗程。

(2)后溪。患者坐位,手半握拳。穴位常规消毒后,用 1.5～2 寸毫针刺入 1.5 寸左右,针尖向劳宫。留针 15 分钟,其间行针 3 次。同时令患者随意缓慢活动腰部,幅度逐渐加大。每天针刺 1 次。

(3)外关。患者立位,穴位常规消毒后,用 28 号 2.5 寸毫针,垂直快速刺入,行提插、捻转手法,强刺激。得气后留针 20 分钟,每隔 5 分钟行针 1 次。留针期间让患者做俯仰、转侧、踢腿、下蹲等动作。

(4)上都。患者取立位,手握空拳,掌心向下。局部常规消毒后,选用 28 号 2 寸毫针,针刺上都穴(在第 2、3 指掌关节间),向掌心方向刺入 1～1.5 寸,行捻转补泻手法、得气后留针 20 分钟,让患者做俯仰、转侧、踢腿、下蹲等动作,以患者出汗为度。

(5)飞扬。患者坐位,取健侧飞扬常规消毒,用 28 号 2.5 寸毫针直刺 2 寸,中等刺激。边捻针边嘱患者活动腰部,留针 20～30 分钟,其间行针 3 次,每次运针 1 分钟,每天 1 次。

(6)龈交。取龈交穴(上唇系带与齿龈交接处,腰扭伤者多在此处出现一米粒大白色小结),

碘伏消毒,取 30 号 1 寸毫针在小结后侧沿口唇方向水平进针,行快速捻转强刺激。嘱患者活动腰部,幅度逐渐加大。

(7)水沟、养老、腰痛点。穴位常规消毒后快速进针,得气后边行针,边令患者活动腰部,如前后屈伸、左右侧弯等动作,运动幅度由小到大。留针 15 分钟,其间行针 2～3 次,用捻转提插泻法针感以患者耐受为度。若针刺疗效欠佳,可在患部加拔火罐 10 分钟。

(二)刺络拔罐法

阿是穴、委中。患者俯卧,消毒局部皮肤后,医者持三棱针在痛点散刺(豹纹刺),在委中穴点刺出血数滴,然后在痛点行拔罐术(用大号罐),每次留罐 10～15 分钟,每天 1 次,5 次为 1 个疗程。散刺须做到浅而快,点刺委中穴出血不宜过多。

(三)手针法

(1)扭伤 1、扭伤 2。取穴(扭伤 1 在示指与中指掌骨间隙;扭伤 2 在中指与无名指掌骨间隙)后常规消毒,用 30 号 2.5 寸毫针沿掌骨间隙平刺 1.5～2.5 寸,提插捻转使酸胀感传至腕部,留针 20 分钟,间隔 5 分钟捻转 1 次,并嘱其活动腰部,幅度由小到大。

(2)第二掌骨侧腰穴。常规消毒后,沿着压痛最明显处的第 2 掌骨桡侧边缘垂直刺入。进针后,轻轻捻转,立即产生局部较强的胀、麻、酸、困感,并向发病部位传导。2～5 分钟后患者即感患部轻松舒适,留针 15～30 分钟(令患者活动腰部)。每天 1 次,5 次为 1 个疗程。

(四)电针法

(1)条口透承山。用 5 寸毫针,分别取双下肢的条口刺向承山,使针感传至足后跟,接上G-6850 型治疗仪,电流强度以患者耐受为度,脉冲率与心率大致相同,并让患者弯腰,做前后左右旋转摇动,治疗 20～30 分钟。

(2)夹脊穴。根据部位的不同,取患侧或双侧相应部位的夹脊穴,用 28 号 3 寸毫针稍偏向内侧进针 2～3 寸,局部酸胀感或有麻电感向下肢放散。如治疗棘间韧带扭伤,可向棘间韧带方向进针 1～1.5 寸,局部酸胀向四周放散。接 G-6805 型治疗仪通电。主穴接负极,配穴接正极,选断续波,频率为 200～250 次/分,通电 20～30 分钟。

(五)头针法

双足运感区,或配上 1/5 感觉区。患者取坐位。医师消毒穴位后,用 26 号 2～3 寸毫针,沿头皮斜刺一定深度后,以每分钟 150～200 次的频率持续捻转 2～3 分钟,嘱患者顺势活动,间隔10 分钟,按上法反复运针 3 次,留针 30～40 分钟。

(六)耳针法

(1)神门。患者取坐位,医师用 0.5 寸毫针,消毒穴位后,在神门附近的痛点进针,行中等强度刺激 3～5 分钟。如疼痛减轻不明显,留针 10 分钟,并间歇加强刺激。

(2)阿是穴。患者取坐位,医者在两耳的耳轮正中间,与耳轮脚成一水平线处找痛点,如痛点不明显即在对耳轮正中间消毒后针刺。采用强刺激,进针后频频捻针,以患者能耐受为度,并嘱患者活动腰部,留针 20 分钟。

(七)耳压法

腰、骶、腰椎、肾、神门。将耳部常规消毒后,在上述穴位附近探查敏感点,将王不留行籽贴附在小方块胶布中央,贴敷于耳穴上。嘱患者每天自行按压数次,3～5 天复诊后更换穴位或酌情增减。

（八）眼针法

中焦区、下焦区、肾区、膀胱区以及球结膜毛细血管形状变化的相应区域。患者仰卧位，穴位常规消毒后，医师用 30 号或 32 号 0.5 寸长毫针，左手按压眼球保护，右手持针横刺，循眼针分区顺序方向刺入，不施补泻手法，起针时用棉球压按片刻。

（九）鼻针法

腰三点（鼻下缘中央一点，鼻翼上方左右各一点）。穴位消毒后，用毫针垂直依次刺入鼻各穴，进针深度以不穿透鼻骨为度，运用中等强度刺激，得气后留针 15～30 分钟，每 5 分钟行针 1 次。留针期间令患者活动腰部。

（十）穴位注射法

（1）腰阳关、命门、腰眼。穴位常规消毒后，用注射器在消毒的空盐水瓶内抽取空气，每穴各注入空气 2～10 mL，隔天治疗 1 次。

（2）气海俞。用 20 mL 注射器接 7 号针头，抽取 5％ 葡萄糖氯化钠 15 mL，于患侧气海俞快速进针，针尖向内下，直达肌肉深层，回抽无血即快速注射，患者身觉有电麻感，并向周围和臀部放射。每天 1 次，7 次为 1 疗程。

（十一）火针法

腰阳关、承山。穴位严格消毒后，用自控弹簧火针，针体直径 1.5 mm，把针体在酒精灯上烧灼待针尖红而发亮时，准确刺入腧穴，疾刺快出，针刺深度 2～3 mm。需要时隔天再针 1 次。

（十二）足针法

22 号穴（行间与太冲之间）。取两足背 22 号穴附近压痛最明显的部位。常规消毒后，用 0.5 寸毫针捻入，并轻轻捻转，同时嘱患者活动腰部，每次 2～3 分钟。

（十三）灸法

肾俞、大肠俞、命门、阿是穴。将生姜 50 g 捣如泥，樟脑粉 10 g，纱布 10 cm×10 cm 备用。治疗时先用温水浸湿纱布，拧干拉平，置于所取穴位上，将生姜泥铺于纱布上，厚约 1 cm，压平。将樟脑粉分为 5 份，每份 2 g 左右。每次取 1 份均匀地撒在生姜泥上，点燃樟脑燃灸。灸完 1 次，接着再放 1 份，直至灸完 5 次为止。

五、推拿治疗

（一）旋转复位法

先揉搓双侧腰部肌群，使痉挛缓解，减轻复位的阻力，根据棘突偏移方向作逆向旋转复位。当听到清脆的"咯"的一声轻响即说明已复位，最后做同样的检查核实复位情况并做揉搓手法松解双侧肌群以收功。

（二）三搬三压法

患者取俯卧位。先用搬肩压腰法，即术者一手以掌根按压患者第四、五腰椎棘突，另一手将对侧肩部搬起，双手同时交错用力，左右各做 1 次。再用搬腿腰法，即术者以一手掌根按压患者第三、四腰椎棘突，另一手托住患者膝关节部，使关节后伸至一定程度，双手同时相对交错用力，恰当时可听到弹响声，左右各做 1 次。最后用双髋引伸压腰法，即术者一手以掌根按压患者第三、四腰椎棘突，另一手与前臂同时将双腿抬起，先左右摇摆数圈，然后上抬双腿，下压腰部，双手交错用力。

（三）揉按拿捏法

操作：让患者俯卧于治疗床上，施术者先用双手掌着力，反复揉按脊柱两侧肌肉，在腰椎扭伤之处及其周围做重点揉按。再用双手拇指着力，反复点揉脊柱两侧肌肉及华佗夹脊穴，并在腰部扭伤之处及其周围进行重点点揉，用以理气活血，舒筋通络，放松肌肉。用斜扳法和侧扳法，活动腰部各大小关节，再用双手拿揉法，反复拿揉腰椎两侧肌肉，并重点拿揉扭伤之处。用拇指点揉委中、承山等穴。最后，用拍打法，拍打腰背及下肢后侧肌肉。

（四）理筋止痛法

操作：患者正坐，术者坐其背后，以双手拇指触摸棘突，找到棘上韧带剥离处，嘱患者稍向前弯腰，术者一手拇指按在剥离的棘上韧带上端，向上推按牵引；另一手拇指左右拨动已剥离韧带，找到剥离面，然后顺脊柱纵横方向由上而下顺滑按压使其贴妥。术后避免腰部旋转活动，暂不做身体屈曲运动。

（吴瑞兰）

第十节　腰 肌 劳 损

腰肌劳损是指腰部积累性的肌肉组织的慢性损伤，是引起慢性腰痛的常见疾病之一。病变主要在腰部深层肌肉纤维及筋膜组织，好发于腰背部、骶髂部及髂嵴部，多见于青壮年。发病原因多因损伤、受寒冷刺激、风湿病、脊椎病或慢性感染而引起。

一、病因病机

引起腰肌劳损的原因较多，若劳逸不当、气血筋骨活动不调，或长期腰部姿势不良、长期从事腰部持力及弯腰活动，或长期在潮湿、寒冷的环境下生活、工作等，可引起腰背肌筋膜损伤，产生慢性疼痛。部分患者由于急性腰肌劳损缺乏充分的治疗或治疗不及时，使肌肉，筋膜因损伤而出血、渗液，产生纤维性变，导致肌肉、筋膜粘连，造成腰背痛。另外，先天性脊柱畸形、老年性驼背、脊椎骨折畸形愈合力线不正、肌肉韧带牵拉力不协调、脊椎稳定性减弱，或下肢功能性缺陷，如小儿麻痹症、股骨头无菌性坏死、髋关节结核等，走路姿势不平衡，致腰肌劳损，出现腰痛。

二、临床表现

部分患者有腰急性扭伤史，腰背部酸痛或胀痛、隐痛、重坠痛是本病主要症状，时轻时重。经常反复发作，休息后减轻，常感弯腰动作困难，怕做弯腰动作，弯腰稍久疼痛即加速，有时用拳叩击腰部可使疼痛减轻。与天气变化和居住环境有关，每遇阴雨寒冷天气，环境潮湿或受风寒湿侵害侵袭时疼痛加剧。

三、诊断要点

（1）腰部隐隐作痛，时轻时重，反复发作。
（2）慢性腰痛，休息后减轻，劳累后加重，适当活动或变换体位时减轻。

（3）弯腰工作困难,若勉强弯腰则疼痛加剧。

（4）常喜双手捶腰,以减轻疼痛。

（5）可出现臀部及大腿后侧上部胀痛。

（6）检查时脊柱外观多属正常,俯仰活动多无障碍,一侧或两侧骶棘肌处、髂骨嵴后部或骶骨后面腰背肌止点处有压痛。

（7）X线检查可显示腰椎侧弯、平腰,或见第五腰椎骶化、第一骶椎腰化、隐性脊柱裂等先天变异,或见腰椎有骨质增生等。

四、针灸治疗

(一)毫针法

（1）肾俞、气海俞、大肠俞、志室、命门、腰眼、腰阳关及相应的夹脊穴。穴位常规消毒后,用1寸毫针向脊椎方向针刺,用中强刺激,留针20分钟;每天1次,6次为1个疗程。

（2）天柱。患者端坐微垂首,在双侧天柱穴稍做点按后,用30号1寸毫针迅速进针0.5～0.8寸,针尖向椎间孔方向。进针后不做任何提插捻转等手法。边留针边嘱患者站立,活动腰部,范围由小到大。留针20分钟,每天1次,8次为1个疗程。

（3）手三里与曲池连线之中点。患者取立位,手半握拳端平,针刺深约1.5寸,针感酸、麻、胀、重。针后同时加腰部活动,主要向疼痛方向。留针20分钟,注意右侧腰痛取左侧穴位,左侧腰痛取右侧穴位,中间腰痛取左侧穴位。取针后患者腰腹前方,用一手按扶在肩前部,另一手按扶在髂骨后外侧部,双手对称地施以反旋转动,使腰部旋转,直至最大限度。

(二)穴位注射法

阿是穴。用10%葡萄糖注射液10～20 mL或加维生素 B_1 100 mg,在肌肉痉挛压痛处按一针多向透刺原则,分别向几个方向注入药液,将50%葡萄糖注射液5 mL加妥拉苏林5 mg或5%当归注射液2～4 mL,注入压痛最明显处。3～4天1次,10次为1个疗程。

(三)刺络拔罐法

肾俞、腰阳关、次髎。患者俯卧,皮肤严格消毒后,医者持三棱针在痛点散刺(豹纹刺),刺出血数滴,然后在痛点行拔罐术(用大号罐)。每次留罐10～15分钟,每天1次,5次为1个疗程。

(四)灸法

阿是穴、命门、肾俞。将当归、白芍、红花、川断、狗脊、公丁香、桑白皮、升麻、川芎、木香各10 g,没药、乳香各6 g,全蝎3 g共研细末,同时以75%酒精调制成厚约3 cm的药饼,并用细针在药饼上戳数孔,置于命门、肾俞及阿是穴,再放上艾炷点燃隔药施灸,每穴5～7壮。每天1次,10次为1个疗程。

(五)针挑法

阿是穴。患者取两腿跨骑坐位,俯伏椅背上,皮肤常规消毒后,用0.5%～1%普鲁卡因在穴位上注一皮丘。左手持消毒棉签,右手持特制钢针挑开皮肤,挑起皮下丝状纤维样物,拉出剪掉,一般只挑皮下纤维样物,也可深达筋膜层。术毕以1片生姜盖上,再贴上跌打风湿膏药。4～7天1次,8次为1个疗程。每次挑2～4穴为宜。

(六)耳针法

腰椎区、腰痛点、神门、皮质下、肾上腺。严格消毒耳郭,快速进针,捻转片刻后留针15～20分钟。每天1次,无效时可埋针1～7天。

（七）耳压法

腰、肾、肛、神门。将王不留行籽按压在腰、肾、肛、神门等穴位上。3 天 1 次，1 个月为 1 个疗程。

五、推拿治疗

（一）舒筋理筋法

患者取俯卧位，先使用点穴、㨰法、揉按等手法，舒筋活络。先从胸椎至骶部两侧，自上而下点按毕佗夹脊诸穴及委中穴，再在局部由轻渐重地施以㨰法。最后在疼痛处用掌根进行揉法。揉时配合拨络法，然后以双手相叠沿脊柱及其两侧自上而下施按法。

（二）揉拍止痛法

让患者俯卧于治疗床上，施术者先用双手掌着力，反复揉按脊柱两侧肌肉，边揉边向下移动，直达骶部，反复 3~5 遍。再用双手拇指着力，反复点揉脊柱两侧肌肉及华佗夹脊穴，并重点点揉腰椎两侧肌肉穴位。再用双拳㨰压法，反复㨰压脊柱两侧肌肉及其经络穴位，反复 3~5 遍，并重点㨰压腰椎两侧肌肉穴位。再用双手拿揉法，反复拿揉腰椎两侧肌肉及其穴位，对其疼痛之处进行重点拿揉。再用拇指点揉环跳、承扶、委中、承山等穴。最后，拍打腰背及下肢后侧肌肉。

（三）弹经活络法

患者俯卧，术者立于患者足下，弹左足用右示指，弹右足用左示指放在昆仑穴上，向下用力压，然后向外踝方向滑动，术者感觉指下有一根筋在滚动，患者感觉麻、痛或触电感向足心放散，左右昆仑各弹拨 3 次。

（四）㨰按揉推法

患者俯卧，先沿双侧骶棘肌自上而下施行㨰法，再在腰部㢉痛处及其周围施行按㨰法或一指推法，配合按压肾俞、大肠俞、阿是穴。根据具体情况，适当配合相应的被动运动。

（潘　茎）

第十一节　腰椎间盘突出症

腰椎间盘突出症又称腰椎间盘纤维环破裂髓核突出症。它是腰椎间盘退行性变之后，在外力的作用下，纤维环破裂髓核突出刺激或压迫神经根造成腰痛，并伴有坐骨神经放射性疼痛等症状为特征的一种病变。腰椎间盘突出症是临床常见的腰腿痛疾病之一，好发于 20~45 岁的青壮年，男性比女性多见，其好发部位多见于 $L_{4~5}$。

根据本病的疼痛性质应属于中医痛痹范畴，根据本病的疼痛部位应归属于督脉、足太阳经及经筋和足少阳经及经筋的病变。

一、诊断要点

（1）有急、慢性腰部疼痛史。

（2）下腰部疼痛，疼痛沿着坐骨神经向下肢放射，当行走、站立、咳嗽、打喷嚏、用力大便、负重或劳累时疼痛加重，屈髋、屈膝卧床休息后疼痛缓解。

（3）坐骨神经痛常为单侧,也有双侧者,常交替出现,疼痛沿患肢大腿后面向下放射至小腿外侧、足跟部或足背外侧。

（4）检查:①腰部僵硬,脊柱侧弯,腰椎前凸减小或消失。②压痛点:腰椎间隙旁有深度压痛,并引起或加剧下肢放射痛(即腰椎间盘突出的部位);环跳、委中、承山、昆仑等部位压痛。③皮肤感觉异常:小腿外侧及足背部感觉减退或麻木表明第 5 神经根受压;外踝后侧、足底外侧和小趾皮肤感觉减退或麻木,表明 S_1 神经根受压。④直腿抬高试验阳性、屈颈试验阳性、颈静脉压迫试验阳性、踇趾背屈力减弱（L_5 神经根受压）或踇趾跖屈试验性（S_1 神经根受压）、腱反射减弱或消失（膝腱反射减弱或消失表示 L_4 神经根受压,跟腱反射或消失表示骶神经根受压）。⑤X 线片检查:X 线片可见脊柱侧弯或生理前屈消失,椎间隙前后等宽,或前宽后窄,或椎间隙左右不等宽等。⑥CT、MRI 检查:可见腰椎间盘突的部位、大小及与椎管的关系。

二、病因病机

椎间盘是一种富有弹性的软骨组织,位于两个椎体之间。每个椎间盘有髓核、纤维环和软骨板组成。

椎间盘的主要功能是承担与传达压力;吸收脊髓的震荡;维持脊柱的稳定性和弹性。其中髓核是椎间盘的功能基础,纤维环和软骨板均有保护髓核的作用,而软骨板的膜具有渗透作用,可与椎体进行水分交换,以维持随和正常的含水量,保持髓核的半液体状态。

腰椎间盘容易突出有其生理和解剖的原因,后纵韧带具有保护椎间盘的作用,但下达腰部时逐渐变窄,而腰段椎管比颈段胸段粗大,所以腰部椎间盘的纤维环缺乏有力的保护;椎间盘中的髓核位置偏后外侧,而且纤维环前厚后薄,后面缺乏有力的保护;脊柱腰段是承受压力最大的部位,又是活动量最大的部分,所以椎间盘受到牵拉、挤压的力量较大,而保护的力量较小,所以容易突出。

（一）椎间盘退化变性是产生本病的病理基础

随着年龄的增长,以及不断的遭受挤压、牵拉和扭转等外力作用,使椎间盘发生退化变性,髓核含水量逐渐减少而失去弹性,继而使椎间隙变窄、周围韧带松弛或产生纤维环裂隙,形成腰椎间盘突出症的内因。在外力的作用下,髓核可向裂隙出移动或自裂隙处向外突出,刺激或压迫邻近的软组织(脊神经)而引起症状。中医认为"五八肾气衰",或由于劳伤过度,肝肾亏损,筋骨失养,不在隆盛,易被外力所伤,易受外邪侵袭而发病。

（二）外力是引起本病的主要原因

腰在负重的情况下突然旋转,或向前外方的弯腰用力,使腰椎前屈,腹部压力增大,合力向后,推动髓核后移,靠近纤维环后缘。此时,如果向后的合力超过了脊柱后方韧带、肌肉的抵抗力,髓核可突破纤维环的薄弱处而凸出。此种情况多见于从事体力劳动的年轻人。中医认为扭挫闪伤筋脉,血溢脉外,瘀血闭阻,压迫阻滞经络气血的运行,不通而痛,发为本病。

（三）腰背肌劳损是引起本病的辅助条件

脊椎的后方主要有后纵韧带、棘上韧带和棘间韧带以及骶棘肌的保护,限制脊柱过度前屈,防止椎间盘后移。长期持续的弯腰工作,容易造成脊柱后侧肌肉韧带劳损和静力拉伤,使肌肉、韧带乏力,保护作用下降。再加上弯腰时髓核后移,长期挤压纤维环后壁而出现裂隙。在某种不大力的作用下,也可导致髓核从纤维环的裂隙处凸出。这种情况多见于 40 岁后的非体力劳动者,中医认为"五八肾气衰",腰府失养,易受外力所伤,或劳累过度,耗伤气血,腠理空疏,易受外邪而发病。

(四)受寒是本病的主要诱因

寒冷刺激导致局部血液循环变慢,容易引起肌肉的不协调收缩,使椎间盘压力增大,为本整的发生提供了条件。中医认为感受风寒湿邪,痹阻经脉,气血不通而发病,如《素问·举痛论》曰:"寒气入经而稽迟泣而不行,……客于脉中则气不通,故卒然而痛"。

三、辨证与治疗

(一)辨经络治疗

1.主症

疼痛沿足太阳经放射或足少阳经放射。

2.治则

疏通经络,行气止痛。

3.处方

(1)足太阳经证:$L_{2\sim5}$夹脊穴、阿是穴、秩边、环跳、殷门、阳陵泉、委中、承山、昆仑。

(2)足少阳经证:$L_{2\sim5}$夹脊穴、阿是穴、环跳、风市、阳陵泉、悬钟、丘墟。

操作法为针刺夹脊穴时,针尖略向脊柱斜刺,深度在 40 mm 左右,捻转手法,有针感向下肢传导效果较好。针秩边、环跳进针 60 mm 左右,行提插捻转手法,得气时,有针感沿足太阳经或足少阳经传导为佳。其余诸穴均直刺捻转平补平泻手法或泻法。

4.方解

本方是根据疼痛的部位辨经论治,循经取穴,旨在疏通经气,达到通则不痛的目的。夹脊穴邻近病变部位,阿是穴是病变的部位,二穴是治疗本病的主穴。秩边、环跳是治疗腰腿痛的主要穴位,《针灸甲乙经》"腰痛骶寒,俯仰急难……秩边主之"。环跳是足少阳、太阳二脉之会,更是治疗腰腿疼痛、麻木、瘫痪的主要穴位,正如《肘后歌》云:"腰腿疼痛十年春,应针环跳便惺惺"。阳陵泉也是治疗本病不可缺少的穴位,因为本穴属足少阳经,为筋之会穴,主治腰腿痛,如《针灸甲乙经》说"髀痹引膝,股外廉痛,不仁,筋急,阳陵泉主之。"且阳陵泉处又有坐骨神经的重要分支腓总神经,本病在此处多有压痛,故阳陵泉是治疗本病的重要穴。其余诸穴均属于循经取穴,疏导经气,通经止痛。

(二)病因辨证治疗

1.瘀血阻滞

(1)主症:多有腰部外伤史,或腰腿痛经久不愈,疼痛如针刺、刀割,连及腰髋和下肢,难以俯仰,转侧不利,入夜疼痛加剧。舌质紫黯或有瘀点,脉涩。

(2)治则:活血化瘀,通络止痛。

(3)方药:腰椎阿是穴、环跳、阳陵泉、膈俞、委中。

(4)操作法:针阿是穴时,先在其正中刺 1 针,针尖略斜向脊柱,得气后行捻转泻法,然后在其上下各刺 1 针,针尖朝向第 1 针,得气后两针同时捻转,使针感向下肢传导。膈俞用刺络拔火罐法,委中用三棱针点刺出血,所出之血,由黯红变鲜红为止。环跳、阳陵泉直刺捻转泻法。阿是穴与阳陵泉连接电疗机,选择疏密波,强度以患者能忍受为度,持续 30 分钟。

(5)方解:阿是穴位于病变部位,属于局部取穴。膈俞是血之会穴,委中又称"穴郄",对于瘀血阻滞者有活血祛瘀,通络止痛的作用,正如《素问·刺腰痛论》所言:"解脉会令人腰痛如引带,常如折腰状,善恐。刺解脉在郄中结络如黍米,刺之血射,以黑见赤血而已。"

2.寒湿痹阻

(1)主症：腰腿疼痛剧烈,屈伸不利,喜暖畏寒,遇阴雨寒冷天气疼痛加重,腰腿沉重、麻木、僵硬。舌苔白腻,脉沉迟。

(2)治则：温经散寒,祛湿通络。

(3)方药：腰部阿是穴　肾俞　环跳　次髎　阳陵泉　阴陵泉　跗阳

(4)操作法：阿是穴的刺法同上,加用灸法或温针灸法。肾俞直刺平补平泻手法,加用灸法。其他诸穴均用捻转泻法。

(5)方解：本证是由于寒湿邪气痹阻经脉所致,治当温经散寒,阿是穴的部位是病变的部位,也是寒湿凝结的部位,故温针灸阿是穴除寒湿之凝结。灸肾俞温肾阳祛寒湿。次髎通经利湿,并治腰腿疼,《针灸甲乙经》曰："腰痛怏怏不可以俛仰,腰以下至足不仁,入脊腰背寒,次髎主之。"阴陵泉除湿利尿,疏通腰腿部经脉,足太阴经筋结于髀,著于脊,多用于治疗湿性腰腿痛的治疗,《针灸甲乙经》曰："肾腰痛不可俯仰,阴陵泉主之"。跗阳位于昆仑直上3寸,主治腰腿疼痛,《针灸甲乙经》跗阳主"腰痛不能久立,坐不能起,痹枢骨衍痛",本病在跗阳穴处常有压痛、硬结或条索,针灸此穴对缓解腰腿痛有较好的效果。用此穴治疗腰腿痛在《黄帝内经》中即有记载,称之为"肉里脉",《素问·刺腰痛论》"肉里之脉令人腰痛,不可以咳,咳则筋缩急。刺肉里之脉,为二痏,在太阳之外少阳绝骨之后。"

3.肝肾亏损

(1)主症：腰腿疼痛,酸重乏力,缠绵日久,时轻时重,劳累后加重,卧床休息后减轻。偏阳虚者手足不温,腰腿发凉,或有阳痿早泄,妇女有带下清稀,舌质淡,脉沉迟；偏阴虚者面色潮红,心烦失眠,下肢灼热,或有遗精,妇女可有带下色黄,舌红少苔,脉弦细。

(2)治则：补益肝肾,柔筋止痛。

(3)方药：腰部阿是穴、肾俞、肝俞、关元俞、环跳、阳陵泉、悬钟、飞扬、太溪。

(4)操作法：阿是穴针刺平补平泻法,并用灸法；肾俞、关元俞针刺补法并用灸法；环跳平补平泻法；其余诸穴均用捻转补法。偏阴虚者不用灸法。

(5)方解：腰为肾之府,肾精亏损,腰府失养而作痛；肝藏血而主筋,肝血不足,筋失血养而作痛。治取肾俞、肝俞、关元俞补益肝肾濡养筋骨而止痛。太溪配飞扬属于原络配穴,旨在补益肾精调理太阳、少阳经脉以止痛。在飞扬穴处又有小络脉分出,名曰飞扬脉,主治腰痛,《素问·刺腰痛论》"飞扬之脉,令人腰痛,痛上怫怫然,甚则悲以恐,刺飞阳之脉,……少阴之前与阴维之会。"所以说飞扬是治疗肾虚以及肝虚引起腰痛的重要穴位。环跳是足少阳、太阳经的交会穴,位于下肢的枢纽,悬钟乃髓之会穴,阳陵泉乃筋之会穴,三穴同经配合,协同相助,补益精髓濡养筋骨以止痛。

（吴瑞兰）

第十二节　腰椎管狭窄症

一、概述

椎管狭窄症是指各种形式的椎管、神经根管以及椎间孔的狭窄,包括软组织(如黄韧带肥厚、后韧带钙化等)引起的椎管容积改变及硬膜囊本身的狭窄。由于椎管狭窄造成对脊髓及神经、血管卡压和刺激从而引起椎管狭窄症的发生。1803 年 Porta 最先注意到椎管管径缩小是椎内神经受压的一个原因。1910 年 Sumita 首先记载了软骨发育不育者的腰椎管狭窄症,其后 Donath 和 Vogl 相继描写了本症。1953 年 Schlesinger 和 Taverus 作了比较全面的叙述。1954 年 Verbiest 和 1962 年 Epstenin 先后提出因腰椎椎管狭窄,压迫马尾神经所引起的神经并发症。1964 年 Brish 和 1966 年 Jaffe 等描述了间歇性跛行与椎管狭窄有关。

二、病因病机

(一)发育性脊椎狭窄

发育性脊椎狭窄又称原发性椎管狭窄。这种椎管狭窄,系由先天性发育异常所致。故椎管的前后径和左右径都一致性狭窄。椎管容量较小,所以任何诱因都可使椎管进一步狭窄,引起脊髓、马尾或神经根的刺激或压迫症状。如横管横断呈三叶形常可使侧隐窝狭窄。

(二)退变型椎管狭窄

退变型椎管狭窄又称继发性椎管狭窄,主要是由于脊椎发生退行性变所引起。因脊椎有退行性变,椎间盘萎缩吸收,椎间隙变窄,环状韧带松弛,脊椎可发生假性滑脱或增生。更由于脊椎松弛,椎板及黄韧带可由异常刺激而增厚(如椎板厚度超过 5 mm,黄韧带厚度超过 4 mm,即为不正常),硬膜外脂肪可变性、纤维化,使硬脊膜受压,引起一系列马尾及神经压迫或刺激症状。

(三)脊椎滑脱性狭窄

如患者有脊椎崩裂症或腰椎峡部不连,常可发生脊椎滑脱。当有脊椎滑脱时,因上下椎管前后移位,可使椎管进一步变窄。更由于脊椎滑脱,可促进退行性变,峡部纤维性软骨增生,更加重椎管狭窄,压迫马尾或侧隐窝内神经根,引起椎管狭窄症。

(四)医源性椎管狭窄

由于各种手术治疗的刺激,尤其是施行脊椎融合植骨术后,常可引起棘间韧带和黄韧带肥厚或植骨部全部椎板增厚,结果使椎管变窄压迫马尾或神经根,引起椎管狭窄症。

(五)外伤性椎管狭窄

当脊椎受到外伤时,尤其是当外伤较重引起脊柱骨折或脱位时常引起椎管狭窄,压迫或刺激马尾或神经根,引起椎管狭窄症。

(六)其他骨病所致之椎管狭窄症

如畸形性骨症和氟骨症等,均可因椎体、椎板、和软组织增厚而使椎管内容减小,压迫或刺激神经根引起椎管狭窄症。

三、诊断

根据详细病史、临床症状和体征、X 线片、造影、CT、MRT 等不难诊断,但需与腰椎间盘突出症与血栓闭塞性脉管炎等鉴别。

(一)临床表现

本症好发于 40～50 岁的男性多以女性,尤其是 $L_{4～5}$ 和 L_5S_1 最多见。其主要症状是腰腿痛,常发生一侧或两侧根性放射性神经痛。严重者可引起两下肢无力,括约肌松弛、二便障碍或轻瘫。椎管狭窄症的另一主要症状是间歇性跛行。多数患者当站立或行走时,腰腿痛症状加重,行走较短距离,即感到下肢疼痛、麻木无力,越走越重。当略蹲或稍坐后腰腿痛症状及跛行缓解。

引起间歇性跛行的主要原因,可能与马尾或神经根受刺激或压迫有关。1803 年 Portal 最先注意到椎管前后径缩小,可压迫椎管内神经。1858 年 Charcot 认为下肢血管病变导致骨骼肌供血不足也能引起间歇性跛行,故间歇性跛行又分为神经性间歇性跛行和血管性间歇性跛行两大类。1949 年,Boyd 指出血管性间歇性跛行仅在行走后才发生大腿或小腿肌肉痉挛性疼痛,经休息后临床症状即可减轻。而因椎管狭窄症使腰骶神经根受压所引起的间歇性跛行又称神经源性间歇性跛行症。可由于体位的改变引起下肢放射性神经痛,尤其是每当腰椎过伸时,腰腿疼痛症状加重。因为当腰椎过伸时,腰椎椎间隙前部增宽,后方变窄常使腰椎间盘及纤维环向椎管内突出,使椎管进一步变窄,刺激或压迫神经根。也由于腰椎过伸神经根变短变粗,容易受压而产生神经根或马尾刺激症状。在背伸的同时,腰椎的黄韧带也松弛形成皱襞增厚使椎间孔变小也压迫或刺激马尾及神经根引起马尾及神经根的刺激症状。上述临床症状当腰椎前弯时,可因椎管后方的组织拉长椎管内容减小,脱出的间盘回缩等而减轻,也可于略蹲、稍坐或卧床休息而减轻。因此患腰椎管狭窄症者,往往自觉症状较多,较重,而阳性体征则较少。因为患者于卧床检查时其临床体征或已缓解,或已消失之故。临床常见的体征除腰部前屈时症状减轻,与腰椎背伸时腰腿痛症状加重外,还常有直腿抬高阳性或阴性,往往两侧相同,下肢知觉异常或减退。两腿无力,膝跟腱反射不正常及括约肌无力,二便障碍等。

椎管的测量:1975－1977 年,Verbiest 根据椎管中央矢状径(m-s 径)和椎管横径的测量将椎管狭窄分为三型。

(1)绝对型:即椎管的中央矢状径小于或等于 10 mm 者,为绝对型椎管狭窄(m-s 径≤10 mm)。

(2)相对型:即椎管的中央矢状径小于或等于 10～12 mm 者(m-s 径为 10～12 mm),较多。

(3)混合型:总之,中央矢状径(m-s 径)小于 11.5 mm 由肯定为病理现象。如腰椎管的头侧或尾侧的中央矢状径比值大于 1 则为异常现象(头尾正常时 m-s 径之比值小于)。横径:即椎弓根最大距离,平均值为 23 mm。其正常值下限为 13 mm(X 线片为 15 mm)。

(二)辅助检查

1.X 线

正位 X 线片常显示腰椎轻度侧弯,关节突间关节间距离变小,有退行性变。侧位 X 线片显示椎管中央矢状径常小,小于 15 mm 就说明有狭窄的可能。

2.造影

造影是诊断本症的可靠方法。正位片可清楚显示硬脊膜腔的大小,如出现有条纹状或须根状阴影,表示马尾神经根有受压现象,或全梗阻,如影柱呈节段性狭窄或中断,表示为多发性或全梗阻。

3.CT、MRI 检查

鞘膜囊和骨性椎管二者大小比例改变,鞘膜囊和神经根受压,硬膜外脂肪消失或减少,关节突肥大使侧隐窝和椎管变窄,三叶状椎管,弓间韧带、后纵韧带肥厚。

(三)临床分类

根据病因不同,它分为原发性和继发性,原发性又称先天发育不良与畸形或特发性腰椎等狭窄,继发性又称后天性椎管狭窄,多由于椎间盘突出,骨质增生,以及关节退化变性或脊椎滑脱外伤性骨折脱位,骨炎、肿瘤、血肿等,其中最主要常见的是退行性椎管狭窄。早期,由于椎间盘退变,髓核脱水,膨胀力减低,使黄韧带及关节囊松弛,导致脊柱不稳定,产生假性滑脱,引起椎管腔狭窄。晚期,可继发椎间纤维环向后膨出,后纵韧带肥厚、骨化、后缘增生、关节囊肥厚、关节肥大、黄韧带肥厚骨化,无菌炎症水肿,肿胀致使管腔容积减少,正常腰椎管矢状径均为 15 mm 以上,横径在 20 mm 以上,根据发生原因不同可分为:①全椎管狭窄;②侧隐窝管狭窄;③神经根管狭窄 3 种。

四、治疗

保守治疗主要有休息、理疗、按摩、服药、应用支具和硬膜外腔激素封闭等。如卧床休息、消炎止痛类西药、理疗、骨盆牵引,腰背肌锻炼等可以改善局部血液循环,减轻无菌性炎症反应,消除充血,水肿,增加椎管内容积,缓解神经压迫,减轻肌肉痉挛,从而减轻局部症状。非类固醇抗炎药除减轻神经受压所致的炎性反应外,还具有止痛效果,但此类药可致胃及十二指肠溃疡,也影响肝肾功能,用药时应注意。理疗方法是拉力疗法、腰肌强度锻炼和无氧健康训练。骑静止的自行车对有些患者很有效,这种锻炼腰呈屈曲位,多数患者能耐受。用马具设计的踏车行走锻炼,因腰椎不受力,故对腰椎管狭窄的患者也很有用。用于软组织理疗的方法较多,包括:热疗、冰疗、超声、按摩、电刺激和牵引等方法,虽较常用,但对腰椎疾病的疗效尚未得到证实。然而,对辅助腰椎活动和进行更强的理疗做准备还是有益的,锻炼和理疗较安全,可延迟手术治疗,锻炼可改善患者全身情况,即使不减轻症状,也有利于更好地接受手术治疗。应用支具及腰围保护可增加腰椎的稳定性,以减轻疼痛,但应短期应用,以免发生腰肌萎缩。硬膜外腔激素封闭治疗腰椎管狭窄的方法仍有争议,一般认为,用于治疗根性痛的疗效较差。Cuckler等前瞻性研究了一组患者,用于减轻根性疼痛,经双盲交叉对比研究结果表明,在对照组(硬膜外注射生理盐水)与实验组(硬膜外注射激素)之间没有显著性差异。Rosen 等人回顾性研究了一组应用硬膜外激素治疗的患者,60%疼痛症状短期有减轻,仅有 25%疼痛症状长期有减轻。

绝大多数患者通过保守治疗是可以获得较好的疗效的,其次是日常生活中要做好积极的预防和保健措施如下。①腰的保护:睡床要软硬适中,避免睡床过硬或过软,使腰肌得到充分休息;避免腰部受到风、寒侵袭,避免腰部长时间处于一种姿势,肌力不平衡,造成腰的劳损。②腰的应用:正确用腰,搬抬重物时应先下蹲,用腰时间过长时应改变腰的姿势,多做腰部活动,防止逐渐发生劳损,而最终引起腰椎退性改变。③腰部保健运动:坚持腰的保健运动,经常进行腰椎各方向的活动,使腰椎始终保持生理应力状态,加强腰肌及腹肌练习,腰肌和腹肌的力量强,可增加腰椎的稳定性,对腰的保护能力加强,防止腰椎发生退行性变。

(潘　茎)

第十三节　膝关节骨性关节炎

膝关节骨性关节炎早期多为单侧性发病,通常由于创伤或术后关节长期不适当的外固定所致。如因撕裂的半月板滑动或交锁所引起。双侧发病者多为年龄较大的男性,妇女多在停经期,因骨的退行性变而致本病,该病的发生率随年龄的增大而增高,是一种常见的老年人关节病,通过初步的流行病学检查,我国人群中膝关节的骨性关节炎患病率为 9.56%,60 岁以上者达 78.5%,本病属中医"骨痹"范畴。

一、病因病机

由于创伤、肥胖等因素导致膝关节软骨、软骨下皮质、关节周围肌肉承受过度的压力;或由于老年性退行性变、骨质疏松等因素,导致膝关节软骨、软骨下皮质、关节周围肌肉发生异常,从而使膝关节软骨发生变性。软骨基质内糖蛋白丢失使关节表层的软骨软化,在承受压力的部位出现断裂,使软骨表面呈细丝绒状物。以后软骨逐渐片状脱落而使软骨层变薄甚至消失。软骨下的骨质出现微小的骨折、坏死,关节面及周围的骨质增生构成 X 线上的骨硬化和骨赘及骨囊性变。关节滑膜可因软骨和骨质破坏,代谢物脱落入关节腔而呈现轻度增生性改变,包括滑膜细胞的增生和淋巴细胞的浸润,其程度不如类风湿关节炎明显。严重的骨性关节炎的关节囊壁有纤维化,周围肌腱亦受损。

二、临床表现

本病起病缓慢,症状多出现在 50 岁以后,随年龄增长而发病者增多。膝关节疼痛,并伴有压痛、骨性肥大、骨性摩擦音、少数患者有畸形。关节的疼痛与活动有关,在休息后疼痛可缓解;在关节静止久后再活动,局部出现短暂的僵硬感,持续时间不超过 30 分钟,活动后消失;病情严重者即使休息时都有关节痛和活动受限。

三、诊断要点

(1)膝关节疼痛,受累关节僵硬时间小于 30 分钟。

(2)多发生在 50 岁以后的老年人。

(3)有骨摩擦音,伴有压痛。

(4)X 线检查,关节间隙变狭窄,软骨下骨质硬化,关节缘有骨赘形成,软骨下骨质出现囊性变,股骨头呈扁平样改变和关节半脱位。

四、针灸治疗

(一)毫针法

膝眼、梁丘、膝阳关、阳陵泉、足三里、阿是穴。局部皮肤常规消毒,针刺得气后,施行提插捻转强刺激;操作后留针 15～20 分钟。每天或隔天 1 次,10 次为 1 个疗程。

(二)灸法

足三里、膝眼、阴陵泉、阿是穴。在患肢找准上述诸穴,将燃着的艾条对准穴位,距离为 2～5 cm,进行回旋灸或雀啄灸,以患者能忍受,局部皮肤潮红为度。每次 15～20 分钟,每天 1 次,10 次为 1 个疗程。

(三)温针法

阳陵泉、阴陵泉、梁丘、阿是穴。局部皮肤常规消毒后,用 30 号 2 寸毫针,阳陵泉直刺1.2 寸,阴陵泉直对阳陵泉刺入 1.5 寸,梁丘直刺 1.2 寸,阿是穴直刺 1～1.2 寸,施以平补平泻手法,得气后在针柄上插艾条段温灸,留针20～30 分钟,隔天 1 次,10 次为 1 个疗程。

(四)穴位注射法

膝眼、阳陵泉、足三里、梁丘、阿是穴。将患肢上述诸穴严格消毒,采用当归或威灵仙注射液,进行穴位注射,针刺得气回抽无血后,推注药液,每穴 0.5～1 mL,隔天 1 次,10 次为 1 个疗程。

（五）耳针法

交感、膝、神门、阿是穴。在耳郭上找准以上诸穴，严格消毒耳郭，快速捻入进针，得气后，行捻转强刺激，留针10～15分钟。每天或隔天1次，10次为1个疗程。

（六）耳压法

神门、膝、踝、交感、阿是穴。在耳郭上选准上述诸穴，用莱菔子或王不留行籽按压穴位，每穴按压2～5分钟，然后用胶布固定于穴区上。每周贴压2次，10次为1个疗程。

五、推拿治疗

（一）点按法

先用拇指、示指或中指分别卡握在髌骨关节内外侧间隙处，两力相挤持续1～2分钟，然后点按内外膝眼、髌骨下极、鹤顶穴、血海、梁丘及风市穴，对痛点明显者可持续点按2分钟，每次20～30分钟，每天2次，20次为1个疗程。

（二）捶击法

双手握空拳在髌骨周围快速捶击50次，速度由慢到快，再由快到慢，要有反弹感。可促进关节积液的吸收。每天操作1次，每次5～10分钟，10次为1个疗程。

（三）拇指推揉法

患者仰卧或坐位，术者立于患膝外侧，一手扶按患肢固定，一手拇指压推揉患处，沿膝前关节囊、髌韧带、双侧副韧带、腘后关节囊等部位行指压推揉治疗，指力由轻到重，以局部酸胀为度，每次5～10分钟，每天1次，10次为1个疗程。

（四）弹拨肌筋法

患者仰卧或坐位，术者右手拇指与其余4指相对分置于膝外内侧，先把拇指自外向内弹拨捏提膝外侧肌筋数次，再用其余4指由内向外强拨膝内侧肌筋数次，最后术者将右手置于膝后，弹拨腘后肌筋数次。每天1次，每次30～60分钟，10次为1个疗程。

（五）松筋解凝法

患者仰卧于诊断床上，先行拿揉、㨰等手法放松患肢肌肉，一助手握患者股骨下端。术者握患足进行对抗牵引，然后在持续牵引下进行患膝屈、伸、内、外旋活动，并重复1～2次，最后以拿揉及叩拍法放松患肢，结束手法治疗。隔天1次，10次为1个疗程。

（六）捏推髌骨法

患者取坐位，术者双手拇示指相对捏握髌骨，先横向推运，再纵向推运，最后环转推运髌骨，反复数次。每天1次，每次20～30分钟，10次为1个疗程。

（七）关节扳屈法

患者取俯卧位，术者一手扶按患侧腘窝部，另一手握患踝，向后扳屈小腿，逐渐加大膝关节屈曲度，以患者能忍受为限。每次15～20分钟，每天1次，10次为1个疗程。

（八）屈伸法

患者仰卧法，术者一手握住患侧大腿下端向下按压，另一手握住足踝部向上提拉，使膝关节过伸，到最大限度时停留数秒或同时轻微震颤数次，放松后再重复1～2次；患者俯卧位，术者一手放在大腿右侧，另一手握患踝部尽量屈膝关节到最大限度时停留数秒，放松后再重复1～2次。行上述手法每周2～3次，每次10分钟、15分钟，10次为1个疗程，疗程间隔7天。

(九)牵引法

患者俯卧,患肢上踝套,牵引装置的滑轮架安放在床头侧,行屈膝牵引,床头侧摇高,以体重对抗牵引力量。牵引时医者扶按患膝紧贴床面固定,随屈膝度增大,小腿前侧垫枕,以稳定牵引。牵引重量为 10～15 kg,牵引时间为 20～30 分钟,每天 1 次,15 次为 1 个疗程。

(十)弹拨法

患者俯卧位,患侧大腿下段前方垫枕,使膝前悬空。术者立于患侧,先用拇、中指按压环跳、承扶、殷门、委中、承山、三阴交等穴,然后弹拨腘绳肌和腓肠肌,其中腘绳肌肌腱重点弹拨。每周行手法弹拨 2 次。每次每膝 10～15 分钟,10 次为 1 个疗程。

（潘　茎）

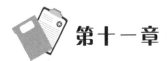

第十一章

常见病证的康复治疗

第一节 脑 卒 中

脑卒中是脑中风的学名，是一种突然起病的脑血液循环障碍性疾病，又叫脑血管意外。其中缺血性脑卒中又称为脑梗死，包括脑血栓形成、脑栓塞和腔隙性脑梗死等。出血性脑卒中包括脑出血和蛛网膜下腔出血。

由于脑损害的部位、范围和性质不同，脑卒中发病后的表现不尽相同，多见一侧上下肢瘫痪无力，肌肤不仁，口眼㖞斜，时流口水，面色萎黄，舌强语謇。久之，则肢体逐渐痉挛僵硬，拘急不张，甚则肢体出现失用性强直、挛缩，进而导致肢体畸形和功能丧失等。可分为运动功能障碍、感觉功能障碍、言语功能障碍、认知障碍、心理障碍以及各种并发症，其中运动功能障碍以偏瘫最为常见。

传统医学认为本病的发生，主要因素在于患者平素气血亏虚，心、肝、肾三脏阴阳失调，兼之忧思恼怒，或饮酒饱食，或房室劳累，或外邪侵袭等因素，以致气血运行受阻，经脉痹阻，失于濡养；或阴亏于下，肝阳暴涨，阳化风动，血随气逆，夹痰夹火，横窜经络，蒙蔽清窍而猝然仆倒，半身不遂。

传统康复疗法主要以针灸、推拿、中药和传统运动疗法等为手段，从而减轻结构功能缺损（残损）程度，在促进患者的整体康复方面发挥重要作用。

一、康复评定

（一）现代康复评定方法

1.整体评定内容

（1）全身状态的评定：包括患者的全身状态、年龄、并发症、主要脏器的功能状态和既往史等。

（2）功能状态的评定：包括意识、智能、言语障碍、神经损害程度及肢体伤残程度等。

（3）心理状态的评定：包括抑郁症、焦虑状态和患者个性等。

（4）患者本身素质及所处环境条件的评定：包括患者爱好、职业、所受教育、经济条件、家庭环境、患者与家属的关系等。

（5）其他：对其丧失功能的自然恢复情况进行预测。

2.具体康复评定

脑卒中康复评定是脑卒中康复的重要内容和前提，它对康复治疗目标和康复治疗效果起着决定作用,且有利于评估其预后。原则上,在脑卒中早期就应进行评定,之后应定期评定。康复评定涉及的内容包括有脑损害严重程度、脑卒中的功能障碍、言语功能、认知障碍、感觉、心理、步态分析、日常生活活动能力等评定。

(二)传统康复辨证

1.病因病机

中医认为本病的发生多因肝肾阴虚,肝阳偏亢,肝风内动为其根本,当风阳暴涨之际,夹气、血、痰、火,上升于巅,闭塞清窍,以致猝然昏迷,横窜经络,气血瘀阻,形成脑卒中。

2.辨证分型

临床上常将本病分为中脏腑与中经络两大类。中脏腑者,病位较深,病情较重,主要表现为神志不清,半身不遂,并且常有先兆及后遗症状出现。中经络者,病位较浅,病情较轻,一般无神志改变,仅表现为口眼㖞斜,语言不利,半身不遂。具体证型如下。

(1)风痰入络:肌肤不仁,手足麻木,突然发生口眼㖞斜,语言不利,口角流涎,舌强语謇,甚则半身不遂,或兼见手足拘挛,关节酸痛等症,舌苔薄白,脉浮数。

(2)阴虚风动:平素头晕耳鸣,腰酸,突然发生口眼㖞斜,言语不利,甚或半身不遂,舌红苔腻,脉弦细数。

(3)气虚血瘀:半身不遂,肢软无力,或见肢体麻木,患侧手足水肿,语言謇涩,口眼㖞斜,面色萎黄,或黯淡无华,舌色淡紫,瘀斑瘀点,苔白,脉细涩无力。

(4)风阳上扰:平素头晕头痛,耳鸣目眩,突然发生口眼㖞斜,舌强语謇,或手足重滞,甚则半身不遂等症,舌红苔黄,脉弦。

二、康复策略

(一)目标

脑卒中康复目标是采用一切有效的措施预防脑卒中后可能发生的残疾和并发症(如压疮、泌尿道感染、深静脉血栓形成等),改善受损的功能(如运动、语言、感觉、认知等),提高患者的日常活动能力和适应社会生活的能力。

(二)治疗原则

(1)只要患者神志清楚,生命体征平稳,病情不再发展,48小时后即可进行康复治疗。

(2)康复治疗注意循序渐进,需脑卒中患者的主动参与及家属的配合,并与日常生活和健康教育相结合。

(3)采用综合康复治疗,包括物理因子治疗、运动治疗、作业治疗、言语治疗、心理治疗、传统康复治疗和康复工程等。

(4)康复与治疗并进:脑卒中的特点是障碍与疾病共存,故康复应与治疗同时进行,并给予全面的监护与治疗。

(5)重建正常运动模式:在急性期,康复运动主要是抑制异常的原始反射活动(如良好姿位摆放等),重建正常运动模式;其次才是加强肌力的训练。脑卒中康复是一个改变"质"的训练,旨在建立患者的主动运动,保护患者,防止并发症的发生。

(6)重视心理因素:严密观察脑卒中患者有无抑郁、焦虑情绪,它们会严重影响康复治疗的进行和效果。

(7)预防复发,即做好二级预防工作,控制危险因素。

(8)根据患者功能障碍的具体情况,采取合理的药物治疗和必要的手术治疗。

(9)坚持不懈,康复是一个持续的过程,重视社区及家庭康复。

偏瘫恢复的不同阶段治疗方法不同。软瘫时以提高患侧肌张力、促进随意运动产生为主要治疗原则;痉挛时要注意降低肌张力,而在本阶段不恰当的针刺治疗易引起肌张力增高,故应特别注意。

三、针灸治疗

脑卒中的传统康复疗法包括针灸、推拿、中药内服、中药熏洗和气功疗法等,既可单独使用,也可联合应用。多种康复疗法的综合应用,可以优势互补、提高疗效。药物与针灸结合是最常用的康复疗法,体针和头针结合也得到了普遍认可。推拿疗法在改善痉挛状态方面有独特的优势。在康复过程中应特别重视针灸对肌张力的影响。故传统康复技术与现代康复技术的配合应用,可提高脑卒中康复治疗的有效率。

以疏通经络、调畅气血、醒脑开窍为原则,可选用体针或头皮针法。

(一)体针法

(1)对中风脑出血闭证,以取督脉、十二井穴为主,用毫针泻法及三棱针点刺井穴出血。口眼㖞斜者,初起单取患侧,久病取双侧,先针后灸,选地仓、颊车、合谷、内庭、承泣、阳白、攒竹等穴。半身不遂者初病可单刺患侧,久病则刺灸双侧,初病宜泻,久病宜补,选肩髃、曲池、合谷、外关、环跳、阳陵泉、足三里。

(2)阳闭痰热盛者选穴:水沟、十二井、风池、劳宫、太冲、丰隆,十二井穴点刺放血,其他穴针用泻法,不留针。

(3)阴闭痰涎壅盛者选穴:丰隆、内关、三阴交、水沟,针用泻法,每天1次,留针10分钟。

(4)中风,并发高热、血压较高者选穴:十宣、大椎、曲池。十宣点刺放血,其他穴针用泻法,每天1次,不留针。

(5)血压较高者选穴:曲池、三阴交、太冲、风池、足三里、百会,针用泻法,每天1次,留针10~20分钟。

(6)语言不利选穴:哑门、廉泉、通里、照海,强刺激,每天1次,不留针。

(7)口眼㖞斜者选穴:翳风、地仓、颊车、合谷、牵正、攒竹、太冲、颧髎,强刺激,每天1次,留针20~30分钟。

(8)石氏醒脑开窍法。①主穴:双侧内关、人中、患侧三阴交。②副穴:患肢极泉、尺泽、委中。③配穴:根据合并症的不同,配以不同的穴位。吞咽障碍配双侧风池、翳风、完骨;眩晕配天柱等。主穴时先针刺内关,直刺0.5~1寸,采用提插捻转结合的手法,施手法1分钟,继刺人中,向鼻中隔方向斜刺0.3~0.5寸,采用雀啄手法,以流泪或眼球湿润为度,再刺三阴交,沿胫前内侧缘与皮肤呈45°角斜刺,进针0.5~1寸,采用提插针法。针感传到足趾,下肢出现不能自控的运动,以患肢抽动三次为度。副穴时极泉穴,原穴沿经下移2寸的心经上取穴,避开腋毛,术者用手固定患侧肘关节,使其外展,直刺0.5~0.8寸,用提插泻法,患者有麻胀并抽动的感觉,以患肢抽动3次为度。尺泽穴取法应屈肘,术者用手拖住患侧腕关节,直刺0.5~0.8寸,行提插泻法,针感从肘关节传到手指或手动外旋,以手动3次为度。委中穴,仰卧位抬起患侧下肢取穴,医师用左手握住患者踝关节,医者肘部顶住患肢膝关节,刺入穴位后,针尖向外15°,进针1.0~1.5寸,用提插泻法,以下肢抽动3次为度。印堂穴向鼻根方向进针0.5寸,同样用雀啄泻法,最好能达到两眼流泪或湿润,但不强求;后用 3 寸毫针上星透百会,高频率(＞120 转/分)捻针,有明显酸胀感时留针;双内关穴同时用捻转泻法行针 1 分钟。每周三次。

治疗时可结合偏瘫不同时期的特点采用不同的治疗方法。如偏瘫 Brunnstrom 运动功能恢复分期,在出现联合反应之前,采用巨刺法,即针刺健侧;出现联合反应但尚无自主运动时,采用针刺双侧的方法;当患肢出现自主运动之后,则采用针刺患侧。巨刺法可促进联合反应和自主运动的出现。但有些脑卒中患者病变范围较广,巨刺法虽可诱发出联合反应,然而促使其出现明显的自主运动仍然比较困难。

(二)头皮针法

选择焦氏头针,按临床体征选瘫痪对侧的刺激区。运动功能障碍选运动区,感觉障碍选感觉区,下肢感觉运动功能障碍选足运感区,肌张力障碍选舞蹈震颤控制区,运动性失语选言语一区,命名性失语选言语二区,感觉性失语选言语三区,完全性失语取言语一至三区,失用症选运用区,小脑性平衡障碍选平衡区。

操作方法为消毒,针与头皮呈 30°斜刺,快速刺入头皮下推进至帽状腱膜下层,待指下感到不松不紧而有吸针感时,可行持续快速捻转 2～3 分钟,留针 30 分钟或数小时,期间捻转 2～3 次。行针及留针时嘱患者活动患侧肢体(重症患者可做被动活动)有助于提高疗效。急性期每天1次,10 次为 1 个疗程,恢复期和后遗症期每天或隔天 1 次,5～7 次为 1 个疗程,中间休息 5～7 天再进行下 1 个疗程。

不管是体针还是头针治疗,均可加用电针以提高疗效,但须注意选择电针参数。一般软瘫可选断续波,电流刺激后可见肌肉出现规律性收缩为度。痉挛期选密波,电流强度以患者耐受且肢体有细微颤动为度。通电时间面部 10～20 分钟,其他部位 20～30 分钟为宜。灸法、皮肤针法、拔罐疗法等也可用于偏瘫治疗,但临床上应用相对较少。

四、注意事项

(1)推拿操作时力量应由轻到重,强度过大或时间过长的手法有加重肌肉萎缩的危险。在软瘫期,做肩关节活动时,活动幅度不宜过大,手法应柔和,以免发生肩关节半脱位。对于肌张力高的肢体切忌强拉硬扳,以免引起损伤、骨折或骨化性肌炎。

(2)针刺治疗包括电针时,应注意观察患者肌张力的变化。如果发现肌痉挛加重,应调整治疗方法或停止针刺。对于体质瘦弱者,针刺手法不宜过强。针刺眼区、项部的风府等穴及脊柱部的腧穴,要掌握一定的角度,不宜大幅度的提插、捻转和长时间留针,以免伤及重要组织器官;胸胁腰背部腧穴,不宜深刺、直刺。电针时电流调节应逐渐从小到大,不可突然增强,以免造成弯针、折针、晕针等情况。应避免电针电流回路经过心脏。安装心脏起搏器者禁用电针。

(3)灸法操作时应防止因感觉障碍而造成皮肤的烧烫伤。

(杨 云)

第二节 高 血 压

高血压是一种常见病、多发病,是引起心脑血管疾病死亡的主要原因之一。康复治疗可以有效地协助降低血压、减少药物使用量及对靶器官的损害、干预高血压危险因素,是高血压治疗的必要组成部分。对于轻症患者可以单纯用康复治疗使血压得到控制。高血压的传统康复治疗能最大限度地降低心血管的发病率,提高患者的活动能力和生活质量。

现代研究尚未明确高血压的发病机制。但可以肯定,外界不良刺激引起的长时间、强烈及反复的精神紧张、焦虑和烦躁等情绪波动,会导致或加重血压升高而发病。高血压早期无明显病理改变,长期高血压会引起动脉粥样硬化的形成和发展。

一、康复评定

(一)现代康复评定方法

血压评定:根据血压值,高血压分为3级(表11-1)。

表11-1　高血压分级

类别	收缩压(mmHg)	舒张压(mmHg)
1级高血压(轻度)	140～159	90～99
2级高血压(中度)	160～179	100～109
3级高血压(重度)	≥180	≥110

(二)传统康复辨证

1.病因病机

本病可参考中医学中眩晕证治疗,常因情志内伤,气郁化火等致肝阳上亢;或肾阴亏虚,肝失所养,以致肝阴不足,阴不制阳,肝阳上亢;或劳倦过度,气血衰少,气血两虚,清阳不展,脑失所养而发。本病病位在清窍,与肝、脾、肾三脏关系密切,以虚者居多。

2.四诊辨证

(1)辨脏腑:本病位虽在清窍,但与肝、脾、肾三脏功能失常关系密切。肝阴不足,肝郁化火,均可导致肝阳上亢,兼见头胀痛,面潮红等症状。脾虚气血生化乏源,兼有纳呆,乏力,面色㿠白等;脾失健运,痰湿中阻,兼见纳呆,呕恶,头重,耳鸣等;肾精不足者,多兼腰酸腿软,耳鸣如蝉等。

(2)辨虚实:本病以虚证居多,夹痰夹火亦兼有之;一般新病多实,久病多虚,体壮者多实,体弱者多虚,呕恶、面赤、头胀痛者多实,体倦乏力、耳鸣如蝉者多虚;发作期多实,缓解期多虚。病久常虚中夹实,虚实夹杂。

(3)辨体质:面白而肥多为气虚多痰,面黑而瘦多为血虚有火。

(4)辨标本:本病以肝肾阴虚、气血不足为本,风、火、痰、瘀为标。其中阴虚多见咽干口燥,五心烦热,潮热盗汗,舌红少苔,脉弦细数;气血不足则见神疲倦怠,面色不华,爪甲不荣,食欲缺乏食少,舌淡嫩,脉细弱。标实又有风性主动,火性上炎,痰性黏滞,瘀性留著之不同,要注意辨别。

二、康复治疗

(一)康复策略

高血压的康复治疗应在患者病情减轻,血压控制稳定时进行。高血压的传统康复主要有中药疗法、针灸疗法、传统运动疗法等,通过传统康复治疗可以降低血压,控制疾病发展,改善患者心血管系统功能,减少并发症,提高患者日常生活质量。

针对高血压阴阳失调、本虚标实的基本病理,高血压的康复当以调和阴阳、扶助正气为原则,综合运用多种传统康复治疗方法。

(二)治疗方法

1.中药疗法

针对本病阴阳失调、本虚标实的主要病因病机,中药治疗当以调和阴阳、扶助正气为原则,采用综合方法,以达到身心康复的目的。阴虚阳亢者治宜滋阴潜阳,方用镇肝息风汤加减;肝肾阴虚者治宜滋补肝肾,方用杞菊地黄汤加减;阴阳两虚者治宜调补阴阳,方用二仙汤加减。

2.针灸疗法

(1)毫针刺法:以风池、百会、曲池、内关、合谷、足三里、阳陵泉、三阴交为主穴。肝阳偏亢者可加行间、侠溪、太冲;肝肾阴亏者可加肝俞、肾俞;痰盛者可加丰隆、中脘、解溪。每天或隔天1次,7次为1个疗程。

(2)耳针法:取皮质下、降压沟、脑点、内分泌、交感、神门、心、肝、肾等,每天或隔天1次,每次选1~2穴,留针30分钟。亦可用埋针法,或用王不留行籽外贴。

(3)皮肤针法:部位以后颈部及腰骶部的脊椎两侧为主,结合乳突区和前臂掌面正中线,轻刺激,先从腰骶部脊椎两侧自上而下,先内后外,再叩刺后颈部、乳突区及前臂掌面正中线。每天或隔天1次,每次15分钟。

(4)穴位注射法:取足三里、内关,或三阴交、合谷,或太冲、曲池。三组腧穴交替使用,每穴注射0.25%盐酸普鲁卡因1 mL,每天1次,或取瘛脉穴,注射维生素 B_{12} 1 mL,每天1次,7次为1个疗程。

3.推拿疗法

一般以自我推拿为主,常用方法如揉攒竹、擦鼻、鸣天鼓、手梳头、揉太阳、抹额、按揉脑后、推桥弓、搓手浴面、揉腰眼、擦涌泉等,并辅以拳掌拍打。

4.传统体育疗法

传统体育是高血压康复的有效手段,既可起到一定的降压效果,又能调整机体对运动的反应性,从而促使患者康复。

(1)太极拳:太极拳动作柔和、姿势放松、意念集中,强调动作的均衡和协调性,有利于高血压患者放松和降压。一般可选择简化太极拳,不宜过分强调高难度和高强度。

(2)气功:气功的调心、调息和调神有辅助减压的效果,能稳定血压、心率及呼吸频率,调节神经系统。一般以静功为主,辅以动功。初始阶段可取卧式、坐式,然后过渡到立式、行式,每次30分钟,每天1~2次。

5.其他疗法

(1)音乐疗法:聆听松弛镇静性乐曲,如《二泉映月》《渔舟唱晚》等以移情易性,保持心情舒畅,精神愉快,消除影响血压波动的有关因素。

(2)饮食康复:饮食需定时定量,不可过饥过饱,不暴饮暴食。肥胖与钠摄入量高均与高血压有明显关系,因此日常宜采用低脂、低热量、低盐饮食,尤其应重视低盐饮食。一般摄盐应控制在每天6 g以下,病情较重者应限制在每天2 g以下。在限盐的同时,适当增加钾的摄入量(蔬菜水果中含量较丰富)。然而,也不必过分拘泥而长期素食,以防止顾此失彼,造成营养不良或降低人体抵抗力而罹患其他疾病。

三、注意事项

（1）急进性高血压，重症高血压或高血压危象，病情不稳定的 3 期高血压患者不宜传统康复治疗。

（2）伴随其他严重并发症，如严重心律失常、心动过速、脑血管痉挛、心力衰竭、不稳定型心绞痛等不宜传统康复治疗。

（3）出现明显降压药不良反应而未能控制、运动中血压过度增高[收缩压＞29.3 kPa（220 mmHg）或舒张压＞14.7 kPa（110 mmHg）]不宜传统康复治疗。

（4）继发性高血压一般应针对其原发病进行治疗。

（杨　云）

第三节　慢性阻塞性肺疾病

慢性阻塞性肺疾病（COPD）是一种具有气流受限特征的肺部病证，气流受限不完全可逆，并呈进行性发作，与肺部对有刺激气体或有刺激颗粒的异常炎症反应有关。COPD 与慢性支气管炎和肺气肿密切相关。当慢性支气管炎、肺气肿患者肺功能检查出现气流受限、并且不完全可逆时，即属 COPD。如患者只有"慢性支气管炎"和（或）"肺气肿"，而无气流受限，则不能诊断为 COPD，可将具有咳嗽、咳痰症状的慢性支气管炎视为 COPD 的高危期。

COPD 属中医"哮证""喘证""肺胀"等范畴，认为本病多因内伤久咳、支饮、哮喘、肺痨等慢性肺系统疾病，迁延失治，痰浊潴留，气滞肺间，日久导致肺虚，复感外邪诱使病情发作加剧。

一、康复评定

（一）现代康复评定方法

1.病史

COPD 起病缓慢，病程较长。

2.症状

主要有慢性咳嗽、咳痰、喘息、胸闷、气短或呼吸困难等。同时，出现运动耐力下降，活动的范围、种类和强度减少甚至不能活动。

3.体征

本病早期体征不明显，随着病情的进展可出现桶状胸、呼吸变浅、频率加快、辅助呼吸肌活动增强。重症患者可出现呼吸困难或发绀。叩诊肺部过清音，心浊音界缩小，肺下界和肝浊音界下降。听诊两肺呼吸音减弱，呼气延长，平静呼吸时可闻及干啰音，肺底和其他部位可闻及湿啰音。

4.X线检查

肺容积增大，膈肌位置下移，双肺透亮度增加，肋间隙增宽，肋骨走行扁平，心影呈垂直狭长。

5.呼吸功能徒手评定分级

大多数 COPD 患者都不同程度存在呼吸困难，通过让患者做一些简单的动作或短距离行走，根据患者出现气短的程度可初步评定其呼吸功能。徒手评定一般分为 0～5 级（表 11-2）。

表 11-2　呼吸功能的徒手评定分级方法

分级	表现
0 级	虽然不同程度的阻塞性肺气肿,但活动时无气短,活动能力正常,疾病对日常生活无明显影响
1 级	一般活动时出现气短
2 级	平地步行无气短,速度较快或登楼、上坡时,同龄健康人不觉气短而自己有气短
3 级	慢走 100 m 以内即有气短
4 级	讲话或穿衣等轻微活动时即有气短
5 级	安静时出现气短,不能平卧

6.肺功能测试

(1)用力肺活量(FVC):指深吸气至肺总量位,然后用力快速呼气直至残气位时的肺活量。

(2)第 1 秒用力呼气量(FEV_1):为尽力吸气后尽最大努力快速呼气,第 1 秒所能呼出的气体容量。

临床评价通气功能障碍的两项主要指标为:FEV_1 占预计值的百分比(即 $FEV_1\%$)和 FEV_1 占 FVC 的百分比(即 FEV_1/FVC)。通过这两项指标来评价气流的阻塞程度,用于 COPD 肺功能的分级(表 11-3)。

表 11-3　肺功能的分级标准

分级	$FEV_1\%$	$FEV_1/FVC(\%)$
基本正常	>80	>70
轻度减退	80～71	70～61
显著减退	70～51	60～41
严重减退	50～21	≤40
呼吸衰竭	≤20	

7.COPD 的严重程度分级

肺功能康复是慢性阻塞性肺疾病的康复的主要内容,根据慢性阻塞性肺疾病全球倡议,将本病的严重程度分为 5 级(表 11-4)。

表 11-4　COPD 严重程度分级

级别	分级标准
0 级(危险期)	有慢性咳嗽、咳痰症状;肺功能正常
Ⅰ(轻度)	伴或不伴慢性咳嗽、咳痰症状;$FEV_1/FVC<70\%$,$FEV_1≥80\%$预计值
Ⅱ(中度)	伴或不伴慢性咳嗽、咳痰、呼吸困难症状;$FEV_1/FVC<70\%$,$30\%≤FEV_1<80\%$预计值
Ⅲ(重度)	伴或不伴慢性咳嗽、咳痰、呼吸困难症状;$FEV_1/FVC<70\%$,$30\%≤FEV_1<850\%$预计值
Ⅳ(极重度)	伴慢性呼吸衰竭;$FEV_1/FVC<70\%$,$FEV_1<30\%$预计值

8.COPD 病程分期

(1)急性加重期:在疾病过程中,短期内咳嗽、咳痰、气短和(或)喘息加重、痰量增多,呈脓性或黏液脓性,可伴发热等症状。

(2)稳定期:患者咳嗽、咳痰、气短等症状稳定或症状轻微。

9.活动能力评定

(1)活动平板试验或功率车运动试验:通过活动平板或功率车进行运动试验可获得最大吸氧量、最大心率、最大代谢当量(MET)值、运动时间等量化指标来评定患者的运动能力,也可通过活动平板运动试验中患者主观劳累程度分级(Borg分级)等半定量指标来评定患者的运动能力。

(2)定量行走评定(6分钟步行试验):适用于不能进行活动平板试验的患者,让患者行走6分钟,记录其所能行走的最长距离,以判断患者的运动能力及运动中发生低氧血症的可能性。

(3)日常生活活动能力评定:可根据需要进行Barthel指数、Katz指数、修订的Kenny自理指数和Pulses等评定。

(二)传统康复辨证

1.病因病机

本病病位主要在肺、脾、肾及心,病变首先在肺,继而影响脾、肾,后期则病及于心。因肺主气、司呼吸,开窍于鼻,外合皮毛,故外邪从口鼻、皮毛入侵,多首先犯肺,以致肺之宣降功能不利,气逆于上而为咳,升降失常而为喘。久则肺虚,而致主气功能失常,影响呼吸出入,肺气壅滞,导致肺气胀满,张缩无力,不能敛降。若肺病及脾,子盗母气,脾失健运,则可导致肺脾两虚。肺为气之主,肾为气之根,若久病肺虚及肾,肺不主气,肾不纳气,可致咳喘日益加重,吸气尤为困难,呼吸短促难续,动则尤甚。肺与心同居胸中,经脉相通,肺气辅佐心脏治理,调节血脉的运行,心阳根于命门真火,故肺虚治节失职,或肾虚命门火衰,均可病及于心,使心气无力、心阳衰竭,甚则可以出现喘脱等危候。

2.四诊辨证

(1)稳定期分为肺虚、脾虚、肾虚三型进行康复评定。①肺虚型:偏气虚者易患感冒,自汗怕风,气短声低,或兼见轻度咳喘,痰白清稀;偏阴虚者,多见呛咳,痰少质黏,咽干口燥。②脾虚型:偏气虚者常常痰多,倦怠,气短,食少便溏;伴阳虚者,则可见形寒肢冷,泛吐清水等症状。③肾虚型:平素常短气息促,动则尤甚,吸气不利,腰膝酸软。

(2)急性加重期一般分为以下两型行康复评定。①外寒内饮型:咳逆喘满不得卧,气短气急,咳痰白稀、呈泡沫状,胸部膨满;或恶风寒,发热,口干不欲饮,周身酸楚,面色青黯,舌体胖大,舌质黯淡,舌苔白滑,脉浮紧或浮弦滑。②痰热郁肺型:咳逆喘息气粗,胸满烦躁,目睛胀突,痰黄或白、黏稠难咳;或发热微恶寒,溲黄便干,口渴欲饮,舌质红黯、苔黄或白黄厚腻,脉弦滑数或兼浮象。

二、康复策略

COPD目前尚无有特效的治疗方法。其病程可长达数十年,在缓解期因症状轻微常被患者忽视,若出现并发症,如肺心病、肺性脑病、呼吸衰竭等往往预后不良。因此在缓解期进行康复治疗是非常必要的。

COPD急性加重期病情严重者应住院治疗,采取控制性氧疗、抗感染、舒张支气管、纠正呼吸衰竭等多种方法对症治疗,不宜进行康复治疗。COPD患者的传统康复治疗应在稳定期进行。由于稳定期患者气流受限的基本特点仍持续存在,如果不做有效治疗,其病变长期作用的结果必然会导致肺功能的进行性恶化。因此,应重视COPD患者稳定期的传统康复治疗,采取综合性康复治疗措施,以减轻症状,减缓或阻止肺功能进行性降低为目标。

COPD的传统康复治疗主要有针灸、推拿、中药疗法、食疗、运动疗法、情志康复等具有中医特色的治疗手段和方法。通过全面的传统康复治疗措施,可明显改善患者症状,增加呼吸运动效率,提高生活自理能力,减少住院次数,从而延长患者寿命,提高生活质量。

三、康复治疗

(一)中药疗法

1.内服法

(1)肺脾两虚者可见喘促短气,乏力,咳痰稀薄,自汗畏风,面色苍白,舌淡脉细弱,或见口干,盗汗,舌红苔少,脉细数,或兼食少便溏,食后腹胀不舒,肌肉消瘦,舌淡脉细。治宜健脾益气、培土生金,方取补中益气汤加减。

(2)肺肾两虚者可见胸满气短,语声低怯,动则气喘,或见面色晦暗,或见面目水肿,舌淡苔白,脉沉弱。治宜补肺益肾、止咳平喘,方取人参蛤蚧散加减。

(3)肺肾阴虚者可见咳嗽痰少,胸满烦躁,手足心热,动则气促,口干喜饮,舌红苔少,脉沉细。治宜养阴清肺,方取百合固金汤加减。

(4)脾肾阳虚者可见胸闷气憋,呼多吸少,动则气喘,四肢不温,畏寒神怯,小便清长,舌淡胖,脉微细。治宜补脾益肾、温阳纳气,方取金匮肾气丸加减。

2.外治法

白芥子、延胡索各 20 g,甘遂、细辛各 10 g,麝香 0.6 g,共为细末,用姜汁调和,在夏季三伏天时,每伏第一天外敷于肺俞、膏肓、颈百劳等腧穴,4 小时后除去,共分三次敷完。每年 1 个疗程。

3.药膳

药膳可以提高本病康复治疗效果,现介绍几种常用药膳。

(1)紫苏粥:紫苏叶 10 g、粳米 50 g、生姜 3 片,大枣 5 枚。具有祛风散寒、理气宽中的作用。

(2)枇杷饮:枇杷叶 10 g、鲜芦根 10 g。具有祛风清热、止咳化痰的作用。

(3)鲫鱼汤:鲫鱼 200 g 以上 1 条,肉豆蔻 3～5 g。具有健脾益肺的作用。

(4)梨子汤:梨子 200 g,川贝母 10 g。具有养阴润肺化痰的作用。

(5)薏苡杏仁粥:薏苡仁 50 g、杏仁(去皮尖)10 g。具有健脾祛湿、化痰止咳的作用。

(6)人参蛤蚧粥:蛤蚧粉 2 g、人参 3 g、糯米 75 g。具有补肺益肾、纳气定喘的作用。

(7)虫草全鸭汤:冬虫夏草 10 g、老雄鸭肉 300 g、黄酒 15 g、生姜 5 g、葱白 10 g、胡椒粉 3 g、食盐 3 g。具有补肺益肾、平喘止咳的作用。

(8)紫河车汤:紫河车 1 个,生姜 3～5 片。具有补肺疗虚的作用。

(二)针灸治疗

以毫针刺法、灸法为主,以疏通经络、宣肺止咳为原则。

1.毫针刺法

(1)主穴:肺俞、脾俞、肾俞、膏肓、气海、足三里、太渊、太溪、命门。

(2)配穴:合谷、天突、曲池、列缺。

操作方法:每次选 3～5 穴,常规方法针刺,用补法,隔天 1 次。

2.灸法

主穴:大椎、风门、肺俞、肾俞、膻中、气海。

操作方法:用麦粒灸,每穴每次灸 3～5 壮,10 天灸 1 次,3 次为 1 个疗程。

（三）推拿治疗

以疏通经络、宣肺止咳为原则，分部选择腧穴进行推拿治疗。

1.按天突

适用于阵咳不止或喉中痰鸣不易咳出，或气短不能平卧者。用拇指按压天突穴。注意拇指要从天突穴向胸骨柄内面按压，以有酸胀感为宜。按压10次。

2.叩定喘

适用于剧咳不出、气喘明显者。在该部用指尖叩击，症状常可缓解。

3.叩丰隆

功能化痰止咳。手握拳状，以指间关节背侧叩击该穴。

4.叩足三里

功能调理脾胃，手法同叩丰隆。

5.宽胸按摩

常用于呼吸烦闷不畅时。①抹胸：两手交替由一侧肩部由上而下呈斜线抹至对侧肋下角部，左右各10次；②拍肺：两手自两侧肺尖部开始沿胸廓自上而下拍打，两侧各重复10次；③捶背：两手握空拳，置于后背部，嘱患者配合呼吸，呼气时由内向外捶打，同时背稍前屈；吸气时由外向内拍打，同时挺胸，重复10次；④摩膻中：用掌根按于膻中穴，做顺、逆时针方向按摩各36次。

（四）传统运动疗法

常用的传统运动疗法如八段锦、易筋经、少林内功、五禽戏等。

四、注意事项

（一）饮食调理

饮食做到"三高四低"，"三高"即高蛋白、高维生素、高纤维素，故宜多食用瘦肉、豆制品、鱼类、乳类等含蛋白量较高食品，以及蔬菜、水果、菌类、粗粮等含维生素、纤维素较多的食物，经常食用有助于增加营养，改善体质，通畅大便，排出毒素。"四低"即饮食中应注意低胆固醇、低脂肪、低糖、低盐。

（二）调节情绪

对患者及时有效地运用语言疏导法，有助于病情的康复和生活质量的提高。首先要改善患者对本病的消极态度，协助其解脱因呼吸困难而产生的焦虑，又因焦虑而产生呼吸困难的恶性循环。其次，应鼓励患者参加适当的活动，改善其躯体功能。另外，要及时发现患者潜在的身体和心理方面的异常变化，防止患者因极度痛苦而感到绝望，甚至产生自杀行为。医护人员及家属要多与患者交流，以满足患者对关怀的需求，消除抑郁、孤独的情绪。

（三）吸氧

绝大多数患者有低氧血症，尤其夜间容易发生缺氧，吸氧可以使患者运动能力提高，也可以防止肺动脉高压的发展，及肺心病的发生。

（四）慎起居

平时要注意防寒保暖、忌烟酒、远房事、调情志、加强体育锻炼，增强体质，提高机体免疫力。

（杨　云）

第四节　风湿性关节炎

风湿性关节炎是一种常见的急性或慢性结缔组织炎症,属变态反应性疾病。可反复发作并累及心脏。

一、病因和发病机制

风湿性关节炎是风湿热的一种表现。风湿热是由 A 组乙型溶血性链球菌感染所致的全身变态反应性疾病,病初起时常有丹毒等感染病史。风湿热起病急,且多见于青少年。风湿性关节炎可侵犯心脏,引起风湿性心脏病,并有发热、皮下结节和皮疹等表现。风湿性关节炎有两个特点:一是关节红、肿、热、痛明显,不能活动,发病部位常常是膝、髋、踝等下肢大关节,其次是肩、肘、腕关节,手、足的小关节少见;二是疼痛游走不定,一段时间是这个关节发作,一段时间是那个关节不适,但疼痛持续时间不长,几天就可消退。化验血沉加快,抗"O"滴度升高,类风湿因子阴性。治愈后很少复发,关节不留畸形,有的患者可遗留心脏病变。

二、病机和病理生理

风湿在医学上是指关节及其周围软组织不明原因的慢性疼痛。风湿性疾病则指一大类病因各不相同但共同点为累及关节及周围软组织,包括肌肉、韧带、滑囊、筋膜的疾病。关节病变除疼痛外,尚伴有肿胀和活动障碍,呈发作与缓解交替的慢性病程。由于患者的血液循环不通畅,导致肌肉或者组织所需要的营养无法通过血液循环来输送,致使患者肌肉缺少营养而老化加速,变得僵硬,严重的会导致患者肌肉和血管萎缩,部分患者可出现关节致残和内脏功能衰竭。

三、临床表现

临床以关节和肌肉游走性酸胀、疼痛为特征,多以急性发热及关节疼痛起病,典型表现是轻度或中度发热,游走性多关节炎,受累关节多为膝、踝、肩、肘、腕等大关节,常见由一个关节转移至另一个关节,病变局部呈现红肿、灼热、剧痛,部分患者也有几个关节同时发病,不典型的患者仅有关节疼痛而无其他炎症表现。急性炎症一般于 2～4 周消退,不留后遗症,但常反复发作。若风湿活动影响心脏,则可发生心肌炎,甚至遗留心脏瓣膜病变。主要临床表现如下。

(1)关节疼痛。

(2)晨僵:患者晨起或休息较长时间后,关节呈胶粘样僵硬感,活动后方能缓解或消失。晨僵在类风湿关节炎中最为突出,可以持续数小时,在其他关节炎则持续时间较短。

(3)关节肿胀和压痛:往往出现在有疼痛的关节,是滑膜炎或周围软组织炎的体征,其程度因炎症轻重不同而异。可由关节腔积液或滑膜肥厚所致。骨性增生性肥大则多见于骨关节炎。

(4)关节畸形和功能障碍:指关节丧失其正常的外形,且活动范围受到限制,如膝不能完全伸直,手的掌指关节有尺侧偏斜,关节半脱位等。这些改变都与软骨和骨的破坏有关。其关节畸形的发生率较低,约为 10%。

四、辅助检查

（一）自身抗体

在风湿性疾病的范围内应用于临床的自身抗体分以下 4 类：抗核抗体谱、类风湿因子、抗中性粒细胞胞浆抗体、抗磷脂抗体。其对弥漫性结缔组织病的诊断有重要作用。

1.抗核抗体谱

抗 DNA 抗体 anti-dsDNA、anti-ssDNA，抗组蛋白抗体 Histone：H_1、H_{2A}、H_{2B}、H_3、H_4、H_{2A}-H_{2B} 复合物，抗非组蛋白抗体抗 ENA 抗体，抗着丝点抗体（ACA）等。

2.类风湿因子

除出现在类风湿关节炎外，尚见于其他结缔组织病，如系统性红斑狼疮、干燥综合征、混合性结缔组织病、系统性硬化等。

3.抗中性粒细胞胞浆抗体（ANCA）

以常人中性粒细胞为底物按所见荧光图形，分为C-ANCA（胞浆型）和 P-ANCA（核周型）、其他各自的抗原为胞浆内的丝氨酸蛋白酶和骨氧化酶。本抗体对血管炎的诊断极有帮助，且不同的 ANCA 抗原提示不同的血管炎，如 C-ANCA 主要出现在 Wegener 肉芽肿、Churg-Strauss 综合征，P-ANCA 则见于显微镜下结节性多动脉炎、新月形肾炎、类风湿关节炎、系统性红斑狼疮等。

4.抗磷脂抗体

临床上应用的有抗磷脂抗体和狼疮抗凝物两种测定方法。本抗体出现在系统性红斑狼疮等多种自身免疫病中。抗磷脂综合征是指临床表现有动脉或静脉栓塞、血小板数减少、习惯性流产并伴有抗心磷脂抗体和（或）狼疮抗凝物者，除继发于系统性红斑狼疮外，也可以为原发性。

（二）滑液检查

在一定程度上反映了关节滑膜炎症。特别是在滑液中找到尿酸盐结晶或滑膜细菌培养阳性，则有助于痛风性关节炎或化脓性关节炎的确诊。

（三）关节影像检查

X 线检查有助于关节病变的诊断和鉴别诊断，亦能随访了解关节病变的演变，是目前最常用的影像学诊断方法，其他尚有关节 CT、MRI、同位素等检查。

（四）病理活组织检查

所见的病理改变如狼疮带对系统性红斑狼疮、类风湿结节对类风湿关节炎、唇腺炎对干燥综合征、关节滑膜病变对不同病因所致的关节炎都有着重要的意义。

五、诊断

风湿性关节炎的诊断主要依据发病前 1～4 周有溶血性链球菌感染史，急性游走性大关节炎，常伴有风湿热的其他表现如心肌炎、环形红斑、皮下结节等，血清中抗链球菌溶血素"O"凝集效价明显升高，咽拭培养阳性和血白细胞计数增多等。抗链球菌溶血素"O"（抗链"O"）是人体被 A 组溶血性链球菌感染后血清中出现的一种抗体。近 85％的风湿性关节炎患者都有抗链"O"增高的情况，通常在 1：800 以上。当然，风湿性关节炎恢复后，这种抗体可逐渐下降。风湿性关节除了抗链"O"增高外，实验室检查还可发现如下异常。

（1）外周血白细胞计数升高，多在 $10×10^9/L$ 以上，中性粒细胞比例也明显上升，为80％～

90%,有的出现核左移现象。

(2)血沉和 C 反应蛋白升高:血沉和 C 反应蛋白通常是各种炎症的指标,在风湿性关节炎患者的急性期,血沉可达 90 mm/h,C 反应蛋白也在 30 mg/L(30 μg/mL)以上,急性期过后(1~2 个月)渐渐恢复正常。

(3)关节液检查,常为渗出液,轻者白细胞计数可接近正常,重者可达 $80×10^9/L$,多数为中性粒细胞。细菌培养阴性。

(4)类风湿因子和抗核抗体均为阴性。

六、康复治疗

目的:缓解关节疼痛,促进渗出液吸收,恢复关节功能。

(一)物理因子理疗

1.特定电磁波谱(TDP)

TDP 具有消炎、镇痛、提高免疫力,改善微循环,促进骨髓功能抑制的恢复等作用。照射方法:采取患病关节局部照射,灯距皮肤 30~40 cm,每次照射 1 小时。每天 1 次,每 10 天为 1 个疗程。

2.风湿治疗仪

根据病情选用中药水煎浓汁作导入剂,用风湿治疗仪常法操作,直流电透入,通过药离子作用于病变部位,达到消炎止痛,化瘀通络之目的。每天治疗 1 次,每次 20~30 分钟,10 次为 1 个疗程。

3.紫外线疗法

可全身照射加关节照射再配合应用抗风湿药物治疗,全身照射按基本进度进行,有调节免疫功能,能降低过高的体液免疫功能,使免疫球蛋白减少。

4.直流电离子导入疗法

(1)氯化钙阳极导入:具有使毛细血管致密,降低通透性,消炎和脱敏等作用。

(2)水杨酸钠阴极导入:抗风湿止痛,与紫外线疗法有协同作用。

(3)枸橼酸钠阴极导入:可减少血管活性胺的释放,使炎症减轻。

(二)运动疗法

适量的运动对风湿性关节炎的康复有积极的作用,常用的方法有以下几种。

1.肩关节

患者直立,两脚分开与肩同宽,上肢由前向后或由后向前作环转运动 20 次;两上肢向前伸直向两侧外展,然后内收紧抱双肩 20 次。

2.肘关节

肘关节尽量伸直,然后屈曲,反复 20 次;上肢伸直,握拳做前臂旋前旋后运动 20 次。

3.腕关节

腕关节做屈伸动作 20 次;以前臂为轴,握拳做顺时针及逆时针旋转各 20 次。

4.膝关节

两脚并拢,半蹲,双手扶膝,双膝向左右各旋转 20 次;双手扶膝做蹲、起动作 20 次。

5.踝关节

两脚分开与肩同宽,以右腿支撑体重,左脚尖着地,踝关节做内外旋转各 20 次,然后右脚做相同运动 20 次;双腿并拢做抬脚跟运动 20 次。

（三）中医传统治疗

1.按摩

局部按摩主要适用于慢性风湿性关节炎,具有活血化瘀、消肿止痛等作用,这里推荐几种简易的手法。①抚摩:将手掌贴于关节处皮肤表面,缓慢地做纵向来回轻抚;②摩擦:将手掌轻贴于病变关节表面,来回摩擦,频率应达到每分钟 100 次左右;③揉压:将手掌根部放在患处,向下按压揉动;④拿捏:将两个手指对称地放于患处两侧,同时向对侧用力做拿捏、提弹。每次按摩持续10 分钟,每天数次,每个疗程应持续 1 个月。

2.中药

（1）艾叶熬水泡澡:用新鲜艾叶 100 g（干品 50 g）和几片生姜一起熬大半桶水,将水倒入温度适中的热水缸中泡澡。

（2）生姜捣泥敷贴:取生姜适量,捣成泥状,直接敷贴于关节处或相关穴位处,用保鲜膜盖上,使姜泥不至马上变干,影响敷药效果。但需注意姜泥会灼热皮肤,皮肉细嫩或易过敏者慎用,以免损伤表皮。

（3）粗盐袋热敷法:食用粗盐 500 g,炒热后加艾叶 50 g,装入纱布袋后再用透气性较好的布包住,敷于患处,需注意调节好温度,防止皮肤烫伤。

（杨　云）

第五节　化脓性关节炎

化脓性关节炎为化脓性细菌引起的关节炎症。血源性者在儿童发生较多,受累的多为单一的肢体大关节,如髋关节、膝关节及肘关节等。如由损伤引起,则根据受伤部位而定,一般膝、肘关节发生率较高。

一、病因和发病机制

最常见的致病菌为金黄色葡萄球菌,可占 85% 左右;其次为白色葡萄球菌、淋病双球菌、肺炎球菌和肠道杆菌等。

细菌进入关节内的途径有以下几种。①血源性传播:身体其他部位化脓性病灶内的细菌通过血液循环传播至关节内;②邻近关节的化脓性病灶直接蔓延至关节腔内,如股骨头或髂骨骨髓炎蔓延至髋关节;③开放性关节损伤发生感染;④医源性:关节手术后感染和关节内注射皮质类固醇后发生感染。

二、病机和病理生理

化脓性关节炎的病变发展过程可以分成 3 个阶段,这 3 个阶段有时演变缓慢,有时发展迅速而难以区分。

（一）浆液性渗出期

细菌进入关节腔后,滑膜明显充血、水肿,有白细胞浸润和浆液性渗出物。渗出物中含大量白细胞。本期关节软骨没有被破坏,如治疗及时,渗出物可以完全被吸收而不遗留任何关节功能障碍。本期病理改变为可逆性。

(二)浆液纤维素性渗出期

病变继续发展,渗出物变为浑浊,量增多,细胞亦增加。滑膜炎症因滑液中出现了酶类物质而加重,使血管的通透性明显增加。大量的纤维蛋白出现在关节液中,纤维蛋白沉积在关节软骨上,影响软骨的代谢。白细胞释放大量溶酶体,可以协同对软骨基质进行破坏,使软骨出现崩溃、断裂与塌陷。修复后必然会出现关节粘连与功能障碍。本期出现了不同程度的关节软骨损毁,部分病变已成为不可逆性。

(三)脓性渗出

炎症已侵犯至软骨下骨质,滑膜和关节软骨都已破坏,关节周围亦有蜂窝织炎。渗出物已转为明显的脓性。修复后关节重度粘连,甚至纤维性或骨性强直,病变为不可逆性,后遗有重度关节功能障碍。

三、临床表现

原发化脓性病灶表现可轻可重,甚至全无。

(一)高热

起病急骤,有寒战高热等症状,体温可达 39 ℃,甚至出现谵妄与昏迷,小儿惊厥多见。

(二)疼痛与功能障碍

病变关节迅速出现疼痛与功能障碍,浅表的关节,如膝、肘和踝关节,局部红、肿、热、痛明显,关节常处于半屈曲位,这样可以使关节腔内的压力减小,而关节囊较松弛以减少疼痛;深部的关节,如髋关节,因有厚实的肌肉,局部红、肿、热都不明显,关节往往处于屈曲、外旋、外展位。患者往往因剧痛拒做任何检查。

(三)积液

关节腔内积液在膝部最为明显,可见髌上囊明显隆起,浮髌试验可为阳性;张力高时,髌上囊坚实,因疼痛与张力过高,有时难以做浮髌试验。

因为关节囊坚厚结实,脓液难以穿透,一旦穿透至软组织内,则蜂窝织炎表现严重,深部脓肿穿破皮肤后会形成瘘管,此时全身与局部的炎症表现都会迅速缓解,病变转入慢性阶段。

四、辅助检查

(一)化验

血常规中白细胞计数增高可至 $10×10^9/L$ 以上,大量中性多核白细胞。红细胞沉降率增快。关节液外观可为浆液性(清的)、纤维蛋白性(混的)或脓性(黄白色)。镜检可见多量脓细胞,或涂片做革兰染色,可见成堆阳性球菌。血培养和关节液穿刺培养可检出病原菌。

(二)X 线

早期只可见关节周围软组织肿胀的阴影,膝部侧位片可见明显的髌上囊肿胀,儿童病例可见关节间隙增宽。出现骨骼改变的第一个征象为骨质疏松;接着因关节软骨破坏而出现关节间隙进行性变窄;软骨下骨质破坏使骨面毛糙,并有虫蚀状骨质破坏。一旦出现骨质破坏,进展迅速并有骨质增生使病灶周围骨质变为浓白。至后期可出现关节挛缩畸形,关节间隙狭窄,甚至有骨小梁通过,形成骨性强直。邻近骨骼出现骨髓炎改变的也不少见。

五、诊断

根据全身与局部症状和体征,诊断一般不难。X线片表现出现较迟,不能作为诊断依据。关节穿刺和关节液检查对早期诊断很有价值,应做细胞计数、分类,涂片革兰染色找病原菌,关节液应做细菌培养和药物敏感试验。

六、康复治疗

(1)早期足量全身性使用抗生素。

(2)关节腔内注射抗生素:每天做一次关节穿刺,抽出关节液后,注入敏感抗生素。如果抽出液逐渐变清,而局部症状和体征缓解,说明治疗有效,可以继续使用,直至关节积液消失,体温正常。如果抽出液变得更为浑浊,甚至呈脓性,说明治疗无效,应改为灌洗或切开引流。

(3)理疗:目的是在病初可制止病变蔓延,减轻症状,促进炎症吸收,以免化脓;如炎症已趋向化脓,则促使浸润局限及脓肿形成加速。

常用的理疗方法。①超短波疗法:患部关节,对置法,无热量,每次5~15分钟,每天1次,适用于各期。②紫外线疗法:中心重叠照射法,患部关节用Ⅱ~Ⅲ级红斑量,关节周围用Ⅰ~Ⅱ级红斑量照射,渐降至Ⅰ级或亚红斑量,每天或隔天照射1次。③直流电药物离子导入疗法:在关节腔内注射抗生素的基础上进行腔内直流电离子导入。常采用对置法。④磁场疗法:患部,旋磁法,每天1次,疗程视病情而定。适用于炎症已控制,关节较僵硬者,可防止瘢痕形成。⑤等幅正弦中频电疗法:患部关节,耐受量,每次20~30分钟,每天1次,15~20次1个疗程。适用于炎症已控制,尚残留硬块时,以促进吸收。

其他疗法,如石蜡疗法、微波疗法、短波疗法、可见光线疗法及电针疗法等,亦可采用。

(4)为防止关节内粘连,尽可能保留关节功能可作持续性关节被动活动。在对病变关节进行局部治疗后,即可将肢体置于下(上)肢功能锻炼器上做24小时持续性被动运动,开始时有疼痛感,很快便会适应。至急性炎症消退时,一般在3周后即可鼓励患者主动运动。没有下(上)肢功能锻炼器时,应将局部适当固定,用石膏托固定或用皮肤牵引以防止或纠正关节挛缩。3周后开始锻炼,关节功能恢复往往不甚满意。

(5)后期病例如关节强直于非功能位或有陈旧性病理性脱位者,需行矫形手术,以关节融合术或截骨术最常采用。为防止感染复发,术前、术中和术后都须使用抗生素。此类患者做人工全关节置换术感染率高,需慎重考虑。

(6)术后24小时可进行术腿股四头肌静力性收缩训练(每组10~20次,每天3组)。

(7 术后24~48小时可进行股四头肌静力性收缩训练和直腿抬高练习(每组20~30次,每天3组),可以进行膝关节的屈曲(每组2次,每天2组)。注意保护出入引流管,防止脱落。引流解除后可进行膝关节不负重的主动屈伸活动(每组3~5次,每天4组),如不能主动活动,可进行被动活动(范围以患者痛点为准),及继续股四头肌静力性收缩和直腿抬高练习(每组50~60次,每天3组)。

(8)术后3个月内避免不必要的行走和关节活动,除上述功能练习外,还需进行抗阻股四头肌的练习(方法为吊沙袋在小腿上进行直腿抬高的练习,运动量以第2天晨起时不感肌肉乏力和酸痛不适为度),以防止肌肉萎缩,膝关节以静止休息为主。

(9)上述锻炼根据患者自身的耐受能力,可适当调整运动量。运动量应循序渐进。

(杨　云)

第六节　骨 关 节 炎

骨关节炎(osteoarthritis,OA)是一种常见的慢性关节疾病。其主要病变是关节软骨的退行性变和继发性骨质增生。多见于中老年人,女性多于男性。好发于负重较大的膝关节、髋关节、脊柱及手指关节等部位,该病亦称为骨关节病、退行性关节炎、增生性关节炎、老年关节炎和肥大性关节炎等。

一、病因和发病机制

原发性骨关节炎的发病原因迄今为止尚不完全清楚。它的发生发展是一种长期、慢性、渐进的病理过程,涉及全身及局部许多因素,可能是综合原因所致,诸如有软骨营养、代谢异常;生物力学方面的应力平衡失调;生物化学的改变;酶对软骨基质的异常降解作用;累积性微小创伤;肥胖、关节负载增加等因素。

二、病机和病理生理

最早期的病理变化发生在关节软骨,首先是关节软骨局部发生软化、糜烂,导致软骨下骨外露;随后继发的骨膜、关节囊及关节周围肌肉的改变使关节面上的生物应力平衡失调,有的部位承受应力过大,有的部位较小,形成恶性循环,病变不断加重。

(一)关节软骨

正常关节软骨呈淡蓝白色、透明,表面光滑,有弹性,边缘规整。在关节炎的早期,软骨变为淡黄色,失去光泽,继而软骨表面粗糙,局部发生软化,失去弹性。在关节活动时发生磨损,软骨可碎裂、剥脱,软骨下骨质外露。

(二)软骨下骨

软骨磨损最大的中央部位骨质密度增加,骨小梁增粗,呈象牙质改变。外围部位承受应力较小,软骨下骨质发生萎缩,出现囊性改变。由于骨小梁的破坏吸收,使囊腔扩大,周围发生成骨反应而形成硬化壁。在软骨的边缘或肌腱附着处,因血管增生,通过软骨内化骨,形成骨赘。

(三)滑膜

滑膜的病理改变有两种类型。①增殖型滑膜炎:大量的滑膜增殖、水肿,关节液增多,呈葡萄串珠样改变;②纤维型滑膜炎:关节液量少,葡萄串珠样改变大部分消失,被纤维组织所形成的条索状物代替。滑膜的改变不是原发病变,剥脱的软骨片及骨质增生刺激滑膜引起炎症,促进滑膜渗出。

(四)关节囊与周围肌肉

关节囊可发生纤维变性和增厚,限制关节的活动。周围肌肉因疼痛产生保护性痉挛,关节活动进一步受到限制,可发生畸形(屈曲畸形和脱位)。

三、临床表现

(1)关节疼痛为首发症状,也是多数患者就诊的主要原因。通常只局限在受累关节内,下肢髋、膝关节骨关节炎可致大腿有痛感。疼痛可因关节负重或活动较多而加剧。

（2）部分患者于早晨起床时感觉受累关节轻度僵硬；长期处于静止状态的受累关节开始活动时也会出现僵硬感，启动困难。骨关节炎的关节僵硬在活动开始后15～30分钟消失。

（3）当骨关节炎合并有急性滑膜炎发作会出现关节肿胀。

（4）见于病程较长、关节损害较严重的患者。由于长时间的关节活动受限、关节囊挛缩、关节周围肌肉痉挛而出现畸形。

（5）肌肉萎缩：见于支撑关节的肌肉，由于长期关节活动受限出现失用性萎缩。

（6）关节弹响：见于病程较长的患者，由于关节面受损后变得粗糙，甚至关节面破裂、增生的骨赘破碎在关节腔内形成游离体，以及包绕关节维持关节稳定的韧带变得松弛，故在关节活动时出现弹响。

四、辅助检查

（1）影像学检查：骨关节炎早期X线摄片无明显变化。晚期可见关节间隙狭窄，关节边缘有骨赘形成。后期骨端变形，关节表面不平整，边缘骨质增生明显，软骨下骨有硬化和囊腔形成，伴滑膜炎时髌下脂肪垫模糊或消失。

（2）实验室检查结果一般都在正常范围内。关节液检查可见白细胞计数增多，偶见红细胞。

五、功能障碍及评估

关节炎在首次出现症状后常持续缓慢地发展，病情较严重的患者甚至出现运动功能障碍和日常生活活动能力受限，甚至发生残疾、不能步行或卧床不起，造成生活自理困难，进而社会生活参与受限。早期主要是徒手肌力检查（MMT）和ROM评定，后期由于功能障碍而进行ADL评定。

（一）关节ROM评定

以关节量角法进行病损关节和相邻关节的关节活动度测量，可评估单个关节的ROM改变。计算机三维步态分析不但可以观察步行或上肢及手运动时肢体任何单个关节活动度的改变，还可以综合评价各关节联合运动时的功能性改变，从而可以更全面地观察因为某单个关节活动受限而导致相邻关节的改变，评估因制动或过度活动对相邻关节可能产生的影响。

（二）关节周围肌力评定

有MMT、等长试验等。需要注意的是，严重的关节疼痛可能会影响检查结果，因此客观的力量测定会比主观肌力检查更为重要。

（三）疼痛

根据疼痛程度的描述（如轻度、中度、重度）来测量，或通过视觉模拟量表来测量。

（四）日常生活活动能力

根据Barthel指数评定。此外，各个关节功能受限所涉及的各相关的评定方法亦可使用，如改良HSS肘关节评分、改良Larson膝关节损伤评分等。国际膝关节疾病分类标准（IKDC）不但有针对膝关节的详细评分，也包括了全身健康状况和病史评分等。

六、康复治疗

骨关节炎时，随着年龄的增长，结缔组织退变老化，一般来说病理学改变不可逆转，但适当的治疗可达到阻断恶性循环,缓解或解除症状的效果。

活动期应局部制动,给予非甾体镇痛抗炎药,可抑制环氧化酶和前列腺素的合成,对抗炎症反应,缓解关节水肿和疼痛。可选用布洛芬每次 200～400 mg,每天 3 次;或氨糖美辛每次 200 mg,每天 3 次;尼美舒利每次 100 mg,每天 2 次,连续 4～6 周。

静止期则应增加活动范围,增强关节稳定性,延缓病变发展,进而提高 ADL 能力,改善生活质量。

(一)调整和改变生活方式

控制体重、减少活动量,这是支持和保护病变关节的重要措施,它的目的是减轻病变关节的负荷,减轻或避免病变关节进一步劳损。超重引起膝、踝关节负荷加大,关节受损危险增加。

(二)保护关节,避免有害的动作

在文体活动中注意预防肩、膝、踝等关节的损伤,以免日后增加这些关节患骨关节炎的危险。尤其注意大的损伤。预防职业性关节慢性劳损。

(三)运动疗法

运动疗法包括肌肉力量练习、提高耐力的训练、本体感觉和平衡训练。有报道称膝关节 OA 患者的肌肉力量、耐力和速度比无膝关节 OA 者小 50%,而运动疗法可维持或改善关节活动范围,增加肌力,改善患者本体感觉和平衡,可提高关节稳定性,从而间接地减轻关节负荷,改善患者运动能力。

1.休息和运动

休息可以减少炎症因子的释放,减轻关节炎症反应,缓解关节疼痛症状。因此,在关节疼痛严重的急性期,适当的休息是必要的。可采用 3 种休息方式,即使用夹板和支具使关节局部休息、完全卧床休息和分散在一天之中的短期休息。但是,关节较长时间固定在某一角度会导致关节僵硬、关节周围肌肉疲劳;长时间的关节制动还会导致肌肉失用性萎缩、关节囊和韧带挛缩。因此,还需要进行适度的关节活动。另外,因为制动导致的全身活动减少,也会出现各系统的功能下降和各种并发症的发生,适当的运动同样可以避免这些问题。

2.关节活动

适当的关节活动可以改善血液循环,促进局部炎症消除,维持正常关节活动范围,同时通过对关节软骨的适度挤压,促进软骨基质液和关节液的营养交换,改善关节软骨的营养和代谢。

关节活动包括以下方法。①关节被动活动:可以采用手法关节被动活动和使用器械的连续被动活动(CPM)。活动时要嘱患者放松肌肉,以防止因肌肉痉挛性保护导致疼痛。②关节功能牵引:主要目的是逐渐缓慢地牵伸关节内粘连和挛缩的关节囊及韧带组织。可使用支架或牵引器将关节固定在不引起疼痛的角度,在远端肢体施以牵引力。牵引时应注意保护,以防出现压疮,牵引力量控制在不引起明显疼痛的范围内,以免引起反射性肌痉挛,反而加重症状。③关节助力运动和不负重的主动运动:在不引起明显疼痛的关节活动范围内进行主动活动,活动时应避免重力的应力负荷,如采用坐位或卧位行下肢活动等。如果患者力量较弱无法完成,可以予以助力。

3.推拿和按摩

推拿能够促进局部毛细血管扩张,使血管通透性增加,血液和淋巴循环速度加快,从而改善病损关节的血液循环,减轻炎症反应,改善症状。应用推、拿、揉、捏等手法和被动活动,可以防止骨、关节、肌肉、肌腱、韧带等组织发生萎缩,松解粘连,防止关节挛缩、僵硬,改善关节活动度。对于 OA 患者出现的关节脱位和畸形,推拿可使骨、关节、肌肉、肌腱、韧带等组织恢复到尽可能好的解剖位置和较好的功能。这些方法十分符合力学的作用机制。推拿和按摩还能通过神经反射效应引起全身血流动力学改变。

4.肌力和肌耐力练习

肌力练习的目的是增强肌力,防止失用性肌萎缩,增强关节稳定性,从而控制症状、保护关节。进行肌力练习的同时还应加强肌耐力练习,以维持肌肉持久做功的能力。OA 患者的肌力和肌耐力练习主要以静力性练习为主。在不引起关节疼痛的角度做肌肉的等长收缩,一般认为最大收缩持续 6 秒可以较好地增强肌力,而持续较长时间的较小幅度的收缩更有利于增强肌耐力。因为在不同角度下做功的肌肉可能是不同的,而同一肌群在不同角度下收缩力量也不一样,因此应在不引起关节疼痛的范围内从各个角度进行静力性肌力训练。动力性肌力训练和等速肌力练习因为伴有关节活动,会增加关节负荷,一般不适用于 OA 患者。另外肌力练习还要注意关节的稳定性。因为关节的稳定性是靠原动肌和拮抗肌共同维持,所以应该同时进行原动肌和拮抗肌的肌力练习,以防肌力的不平衡导致关节的不稳定。如在膝关节 OA 患者,不但要进行股四头肌肌力训练,同时还应该注重腘绳肌肌力训练,才可以更好地维持膝关节的稳定性。

(四)物理因子治疗

可选择 TENS、中频电疗、针灸疗法、热疗(蜡疗、热敷、中药熏洗、红外线、局部温水浴)消炎止痛。

(1)轻症 OA 患者,可先试用物理因子治疗配合其他非药物疗法消炎止痛,无效时再使用药物。

(2)视病情需要和治疗条件,必要时可 2～3 种物理因子综合治疗。

(3)物理因子治疗只是一种辅助性对症性的(止痛消肿)治疗,常需配合其他治疗手段使用。

(4)尽量使用简便、经济、安全的物理因子治疗,能在家中自行应用治疗者更好。热疗每次不超过30 分钟。

(五)矫形器或助行器

1.手杖

适用于髋或膝 OA 患者步行时下肢负重引起的疼痛或肌肉无力、负重困难者,可用手杖辅助减轻患肢负重,缓解症状。

2.护膝及踝足矫形器等

保护局部关节,急性期限制关节活动,缓解疼痛。

3.轮椅

适用于髋、膝关节负重时疼痛剧烈,不能行走的患者。

(六)心理治疗

针对存在的抑郁焦虑进行心理辅导、卫生教育,心理状况改善有助于预防和减轻疼痛。

(七)手术治疗

手术治疗主要用于髋、膝 OA 患者,目前多采用人工关节置换术。可根据适应证,采用截骨手术或采用关节镜手术行关节清理。

七、预防和保健

(1)应尽量减少关节的负重和大幅度活动,以延缓病变的进程。

(2)肥胖的人,应减轻体重,减少关节的负荷。

(3)下肢关节有病变时,可用拐杖或手杖,以减轻关节负担。

(4)发作期应遵医嘱服用消炎镇痛药,尽量饭后服用。关节局部可用湿热敷。

(5)病变的关节应用护套保护。

(6)注意天气变化,避免潮湿受冷。

(杨 云)

第七节 骨坏死性疾病

一、概述

(一)定义

骨坏死是指局部骨细胞与骨髓的死亡。这种坏死与局部缺血有关,临床上类似梗死。长骨的骨骺是骨坏死好发部位。由于骨骺特殊的解剖结构、血液供应、微循环特点等,在遗传、环境、免疫、理化和生物力学等多因素作用下易引起这些部位的骨坏死,儿童和青少年发生于骨骺和干骺端的骨坏死也称为骨软骨病、骨软骨炎等。目前多数骨坏死的病因和发病机制不清楚,临床上对骨坏死存在不同的分类方法,如创伤性和非创伤性骨坏死;无菌性和有菌性骨坏死;儿童和成人骨坏死;股骨头、肱骨头、腕舟骨骨坏死等。

骨坏死是一种骨关节常见病,股骨头坏死发病率在骨坏死中占第一位。其中,非创伤性股骨头坏死的患者数量在世界范围内逐年增加。虽然这种情况部分是由对疾病的认识提高和影像学技术的改进使诊断敏感性提高所致,但不可否认的是,20世纪70年代中期以来,每年新患病的人数确实有所增加。1965—1985年,骨坏死的发病率上升了10倍,这可能与激素的使用增多有关。男女发病比例大约为1.6∶1。双髋常都受累,患病率为42%~72%。双髋骨坏死可自发或继发发生。在美国,全髋关节置换的病例中,有5%~10%为骨坏死。

(二)病因病机

所有骨坏死,不管是什么原因所致,都是由于骨细胞缺氧而死亡。大多数骨坏死的病因和病理都与局部血循环或微循环障碍有关。因而,影响骨血循环的因素,都可能是致病原因。可分为4种不同的类型:①动脉性供血不足,如骨折、脱位、骨骺滑脱或广泛动脉栓塞;②静脉闭塞,对其是否为单一因素在理论上仍有争议,但临床与实验均已证明静脉阻塞引起静脉滞留和局部缺血,而导致骨坏死;③骨血管内血窦阻塞,如减压病、脂肪栓塞、镰状细胞贫血、红细胞增多症等;④骨血管外血窦阻塞,如酒精性骨坏死、激素性骨坏死或戈谢病等。除了这些之外,骨坏死还与许多因素有关。这些因素包括解剖学因素、骨髓腔骨内压因素、生物力学因素、生物物理因素等。

1.诱因

所谓影响骨坏死的有关因素是指解剖上的先天因素或外界作用于发病部位的物理或生物物理因素。这些因素不一定是骨坏死的病因,但可能是一个诱因或辅助因素。

(1)解剖学因素:临床上,无菌性骨坏死好发于一定的解剖位置,这意味着解剖学上的某些特点与该病的发生有某种联系。一般而言,无菌性骨坏死多发生在股骨头、肱骨头、股骨远端、胫骨近端等长骨的末端。这些部位的血管为终末动脉,侧支循环很少,容易受损伤而使软骨下发生骨坏死。由于股骨头是无菌性骨坏死的最常见部位,对其解剖特点研究得比较详细。人体股骨头的动脉血供与静脉回流在某一发育时期或某些人身上并不完善。这就可以解释为什么股骨头坏死在部分人身上易于发生。但这些解剖和发育方面的不完善并不是股骨头坏死的必然因素,只可以解释为相关因素。

同理,其他部位的骨坏死也可以找到解剖学上的相关因素。例如距骨是骨坏死的另一常见部位。距骨的解剖特点是距骨有上、外、内3个关节面使得距骨的血供主要由距骨颈下方的血管供应。当距骨脱位或骨折时,此血管很易受损而造成骨坏死。

(2)生物力学因素:股骨头坏死的一个特点是髋臼与股骨头包容不正。这种包容不正是由于髋臼发育不良或股骨头处于半脱位状态引起应力集中。其结果是髋臼的外缘经常撞击股骨头的前外侧区域,引起锥形坏死。

大量临床证据说明应力集中可使骨质压缩,骨髓内压上升,最终导致骨坏死。例如月骨、跗舟骨分别受头状骨和距骨头的强大压力,加上关节面多,供血路线不足,便容易发生骨坏死。胸椎后凸增加时,且负重过多,则胸椎椎前缘受压加剧,便引起椎体前缘骨骺坏死。胫骨结节或跟骨结节受到股四头肌或小腿三头肌的强力收缩牵拉,引起血供不足而发生骨坏死。

(3)物理因素:众所周知,局部放射治疗后常可发生骨坏死,这是放射性同位素或 X 线直接杀死了骨细胞和周围组织所致。过冷或过热也可以引起骨坏死。

2.病因

骨坏死的发生与许多临床状况有关,包括创伤性血供受损、减压病、外源性激素治疗、库欣病、酗酒、血红蛋白病、戈谢病和放射损伤等。

创伤性骨坏死常继发于髋关节脱位或股骨颈头下型骨折后,转子间骨折或轻微挫伤后继发的骨坏死十分罕见。脱位后骨坏死的发生率为 $10\%\sim25\%$,并依损伤的严重程度和股骨头或髋臼骨折情况而异。成人髋关节脱位会撕裂圆韧带而影响股骨头的血供,支持带上动脉也受损伤。髋关节复位后经圆韧带的血供无法恢复,但由于支持带血管的扭曲、牵拉等因素所致的血运障碍可得到缓解,因此伤后及时复位(12 小时内)可降低骨坏死的发生率。股骨颈关节囊内骨折时,窦状隙血管床和滑膜下支持带血管(包括外侧骨骺、上干骺端和下干骺端血管)都被严重损伤。股骨头的唯一血供仅来自圆韧带,当然前提是在骨折前该血管确实有功能。囊内骨折后骨坏死的发生依血管重建或未受累血管的血供情况而定,因此它可能与脱位或骨折块旋转的严重程度相关。据报道,Garden Ⅰ型和Ⅱ型骨折患者中 $11\%\sim16\%$ 有骨坏死,而Ⅲ期和Ⅳ期患者则为 $20\%\sim28\%$。MRI 能显示疾病早期无症状时的损害情况,故相应的骨坏死发生率也会上升。

3.病理生理

关于骨坏死病理生理的统一概念是血管堵塞和骨质缺血而导致骨死亡。

髋关节脱位或股骨颈骨折后的股骨头血运受损是最显著的致病机制。非创伤性骨坏死的最常见致病机制是血管内凝血伴微循环栓塞。许多研究都报道了动脉和其他血管内的栓子情况。有文献还专门报道了特异性的微循环脂肪栓塞。有些骨坏死病例中血纤维蛋白肽和纤维蛋白降解产物的水平上升提示存在 DIC,这也间接提示存在栓塞。在人类和动物的 Shwartzman 现象和 Arthus 现象中可观察到 DIC、软骨下微循环的局灶性血管内凝血及骨坏死的情况。最后,在许多被认为是特发性骨坏死的病例中发现有纤维蛋白溶解减低和血栓形成倾向的情况,这两者皆伴血栓性事件发生率的上升。容易导致血管内凝血的情况包括家族性血栓形成倾向(对激活的蛋白 C、蛋白 C 含量下降、蛋白 S 和抗凝血酶Ⅲ皆不敏感)、高脂血症、超敏反应(移植器官排斥、免疫复合物和抗磷脂抗体）、细菌内毒素反应及各种病毒感染、蛋白溶解酶、组织因子释放（炎性肠病、恶性肿瘤、神经外伤和妊娠），以及其他有血栓形成倾向和纤维蛋白溶解减低的情况。

4.发病机制

骨坏死的发病机制很复杂，目前公认的病理生理进程有如下方面。

（1）动脉性供血不足：Theron 于 1980 年应用数字减影对股骨头坏死的血供进行选择性动脉造影显示了进入股骨头的小动脉有中断现象。这些临床上的证据支持了动脉供血不足可以导致股骨头坏死。这一理论形成了关于股骨头坏死机制的传统观点。许多动物实验也支持动脉阻塞可以引起股骨头坏死。更有学者把兔或犬的股骨颈血管重复阻断，都可以造成股骨头坏死的模型。这些实验有力地证明了动脉缺血确实可以造成股骨头坏死。因此，在骨坏死的诸病因中，动脉缺血是确定的病因之一。可以认为，临床上股骨颈骨折、髋关节脱位、股骨头骨骺滑脱等病理过程中，动脉损伤是难以避免的。动脉供血不足很可能是这些病症并发股骨头坏死的主要原因。

（2）静脉回流受阻：静脉回流受阻引起组织坏死是公认的事实。断指（肢）再植的经验证明，接通血管的动静脉比例最好是 1∶2。如果只有动脉接通，静脉不通或严重阻塞，都会使断指（肢）再植失败。同理，骨坏死的病理过程中静脉回流受阻是其病因之一，在某些疾病或骨折病例可能是主要原因。

（3）骨血管内血窦阻塞与血管外血窦阻塞 有一些疾病在骨髓血窦内占据空间形成了骨血管内血窦阻塞，如减压病，产生的骨坏死如肱骨头坏死等。另一些疾病在骨髓血管外占据空间，形成了血管外血窦阻塞，也导致了骨细胞营养不足而坏死。酒精性和激素性股骨头坏死是由于脂肪代谢障碍，大量脂肪填塞于骨髓腔内，取代了部分红骨髓。其结果是葡萄糖脑苷脂填充于组织细胞样的细胞中，这些细胞体积的膨胀，增加了髓腔内压，也产生了缺血性骨坏死。

综上所述，骨坏死的发病机制和有关影响因素中，局部骨组织缺血缺氧是骨坏死的最终共同通道。在这通道之前有各种致病因子，很难用一个病因来解释所有临床现象，因此可以认为骨坏死是多病因的，但最后通道只有 1 条。

（三）病理分期

尽管在骨坏死的发生、发展过程中存在多种相关因素和发病机制，缺血仍是最本质的原因。通常认为完全缺氧 6 小时就足以导致造血骨髓死亡。

骨死亡后引起机体对死亡组织的炎症反应，在坏死区与存活区间血管增生及炎症细胞浸润，并在坏死区的周边出现反应性纤维组织修复界面。坏死骨吸收和新骨形成仍不明显。该期（Ⅰ期）影像学上没有明显的密度改变，只有 MRI 能显示骨坏死的征象。对于股骨颈骨折后骨坏死病例，伤后需 4 周或更长时间才能形成 MRI 上可见的反应性界面。该条带在 T_1 相上为低信号，T_2 相上为高信号，组织学上即为反应性界面，其中的坏死骨质中可见空的骨陷窝。而对于非创伤性骨坏死，活检标本中也可见 3 个区带（坏死区、修复区、存活区）的分布，随着血管进一步深入到坏死区，骨吸收和骨形成的修复过程在影像学上表现为透亮带和硬化带（Ⅱ期）。朝向反应性界面的外缘，先前死亡的松质骨部分被纤维或板层骨所替代。该区被活的骨小梁所包绕而在影像学上表现为边界硬化。这种骨形成的方式称为爬行替代。该期尚没有关节变形或股骨头塌陷。

随着骨小梁的不断吸收，骨支持结构逐渐减弱。负重应力可导致软骨下骨折伴局灶性软骨变形和最终塌陷（Ⅲ期）。软骨下骨折碎片和挤压导致沿骨折线的软骨下透明区形成（新月征）。由于常位于股骨头的前半部分，故侧位像上往往显示得更清楚。骨质吸收后也可引起股骨头深部骨折，导致节段性塌陷。关节的变形和塌陷使得关节面不匹配，最终导致退行性关节炎（Ⅳ期）。

(四)临床表现

疼痛通常为首发症状。股骨头坏死最常见的为腹股沟区疼痛,可放射至大腿前侧。关于0期病例是已经发生梗死还是正在梗死,以及何时疼痛更显著尚存在争论。常常因为有症状的骨坏死而行 MRI 时,无意中发现无症状的对侧也出现骨坏死。疼痛最明显的原因是由于死骨修复反应时的骨松质微骨折,这在 X 线上可能无法表现,或表现为新月征或股骨头稍变平。疼痛可能为急骤剧烈的,也可能是隐匿慢性的,有时甚至有静息痛,髋关节活动或负重时加重。患者常表现为忍痛步态,体格检查可发现相应的髋关节活动范围减少,尤其是屈曲和内旋受限。

骨坏死的并发症包括关节炎、关节脱位及半脱位、骨折和继发感染。关节炎常继发于软骨下骨折,而随着股骨头塌陷加重会出现脱位或半脱位,整个股骨头广泛坏死会造成骨折,未行手术而继发感染并不常见。有时膝关节的骨软骨破碎后会形成游离体或骨软骨瘤病,但髋关节很少出现这种情况。

不同时期的骨坏死影像学表现不同,如 X 线、MRI 和骨扫描等具有不同特点。

除特殊原因外(如血红蛋白病等),骨坏死患者的实验室检查大多正常。血细胞计数、CRP和 RF 都正常,这些可除外化脓性或类风湿关节炎。部分病例可发现纤维蛋白溶解减低,此时组织中血浆酶原激活物水平较低,血浆酶原激活物抑制剂水平升高,脂蛋白 A 水平很高,抗血栓蛋白 C 或蛋白 S 水平下降及对激活的蛋白 C 下调凝血因子 V 和因子 VIII 功能耐受。

(五)诊断和鉴别诊断

1.诊断

尽管已经用许多种技术来尽可能早期诊断骨坏死,如 X 线平片、静脉造影、骨髓腔内压力测定、活检、CT、骨扫描和 MRI 等,但没有一种技术能确切诊断。另一种替代的方法是使用临床诊断标准。日本骨坏死多中心协会提出了标准化的股骨头非创伤性坏死的临床诊断标准。最简单有效的诊断标准如下。①X 线上股骨头塌陷而无关节间隙变窄或髋臼异常(包括新月征)。②股骨头边界硬化而不伴关节间隙狭窄或髋臼异常。③骨扫描示放射性低减区。④MRI 在 T_1 相上的低信号带。⑤组织学上显示骨小梁及骨髓坏死。

上述 5 条中满足任何 2 条,诊断的敏感性和特异性分别为 91% 和 99%。

和所有的疾病一样,只有早期诊断才可能获得好的治疗效果。1985 年 Ficat 提出骨功能检查,其是一种安全简便的早期诊断方法,即第一步进行骨内压测定,第二步进行骨髓静脉造影和髓芯活检。但这是一种创伤性的方法,目前临床很少应用。骨同位素显像对股骨头坏死早期诊断亦有较高的阳性率。

2.鉴别诊断

需与 I 期骨坏死鉴别的情况包括疲劳骨折、炎症性疾病、非特异性滑膜炎和一过性骨质疏松。MRI 有助于排除这些情况。疲劳骨折或隐匿骨折时,T_1 相为低信号带,T_2 相为该信号带周边的高信号区。滑膜炎时,股骨头信号正常,伴有渗出或滑膜肿胀。一过性骨质疏松时,股骨头(有时包括股骨颈)大多在 T_1 相上显示弥漫低信号,T_2 相上则为高信号。尽管在坏死周边发生塌陷后就可见到骨髓水肿,但骨坏死时 T_1 相上示低信号区,T_2 相上内侧条带为高信号区,而外侧条带为低信号区。骨坏死时骨扫描示放射性低减区,而一过性骨质疏松时为弥漫性放射性增高区,因而能增加诊断的准确性。骨扫描对诊断多发性骨坏死也很有用,对 II 期和 III 期骨坏死,X 线基本就能明确诊断,但尚需排除肿瘤,后者也符合诊断标准。对严重的 IV 期骨坏死,原因已经难以弄清,无法区分退行性骨关节炎和创伤后骨关节炎。

(六)临床处理

创伤性骨坏死与非创伤性骨坏死总的治疗原则是相同的。临床上习惯将其治疗方法划分为非手术治疗和手术治疗两大类。

1.非手术治疗

(1)保护性负重:使用双拐可有效减少股骨头坏死患者的疼痛,但不提倡使用轮椅。关于应用该方法能否减少股骨头塌陷仍存在争论。

(2)药物治疗:药物治疗对早期骨坏死有治疗作用,但目前尚无特定的药物经过严格科学方法证明可以使骨坏死的病理过程逆转。有些血管舒张药物或改善骨质疏松的药物也许对治疗有所帮助,舒筋活血的中药对患者全身的作用可能大于局部治疗骨坏死的作用。

(3)介入治疗:股骨头坏死的介入治疗是在 C 臂机监视下将溶栓、抗凝、血管扩张药以及中成药等直接注入旋股内、外侧动脉及闭孔动脉等股骨头供血动脉,或插管灌注配合局部坏死区内注射促骨生长剂,以达到扩张股骨头区血管、溶解脂肪栓子、疏通股骨头微循环改善局部血供、促进新骨生长和修复坏死股骨头的目的。

(4)基因治疗:关于股骨头坏死的基因治疗还局限于实验阶段。实验证明转染血管生成素-1(Ang-1)基因的骨髓间充质干细胞对兔股骨头坏死有修复作用。血管内皮生长因子(VEGF)基因、碱性成纤维细胞生长因子(bFGF)基因转染可促进坏死骨组织内血管再生,促进坏死骨修复,但应用于临床还有许多难题没有解决。

(5)干细胞移植:目前,临床上有应用自体骨髓间充质干细胞移植治疗早期股骨头坏死的报道,但具体疗效研究较少,而且其诱导分化过程以及相关机制有待进一步研究。

(6)组织工程治疗:骨形态生成蛋白(BMP)是目前唯一能诱导异位成骨的细胞因子,因而成为骨组织工程学研究中最重要的生长因子。目前已有采用髓芯减压后非细胞型组织工程化异体骨复合 bBMP、自体骨髓植入治疗青壮年股骨头坏死的报道,近期疗效尚可,但远期疗效有待进一步研究。

2.手术治疗

以股骨头坏死的手术治疗原则为例,总结骨坏死的手术方法,同样适用于其他部位骨坏死的手术方法选择。手术治疗包括保留患者自身股骨头的手术和人工髋关节置换术两大类。保留股骨头的手术包括髓芯减压术、植骨术、截骨术等,如果方法选择恰当,可避免或推迟行人工关节置换术。

(1)股骨头髓芯减压术:由于钻孔减压可以预防股骨头塌陷,尤以 Ficat Ⅰ期明显,所以也是一种治疗选择。减压术的主要危险是股骨颈骨折,术后至少保护下负重 2～3 个月。

(2)带血管自体骨移植:包括带血管腓骨移植、带血管髂骨移植等,但此类手术可能导致供区并发症,并且手术创伤大、手术时间长、疗效差别大。

(3)不带血管骨移植:植骨方法包括压紧植骨、支撑植骨等,应用的植骨材料包括自体骨松质、异体骨、骨替代材料。此类手术适用于Ⅱ期和Ⅲ期早期的骨坏死。

(4)截骨术:包括成角截骨和旋转截骨,可减少病变区的应力,缓解症状,并使得股骨头变形不再加重,病变愈合。

(5)人工关节置换术:股骨头一旦塌陷较重,出现关节功能障碍或疼痛较重,应选择人工关节置换术。对 50 岁以下患者,可选用有限股骨头表面置换、金属对金属的表面置换或双动股骨头置换。此类关节成形术为过渡手术,能为日后翻修术保留更多的骨质,但各有其适应证、技术要求和并发症,应慎重选择。人工关节置换术对晚期股骨头坏死有肯定疗效,人工全髋置换术是目前治疗晚期股骨头坏死的最好选择。然而,人工全髋关节本身也有不少的并发症,尤其是关节的松动尚未能解决。

(七)健康教育

(1)不宜进行剧烈运动或劳损性大的运动,例如跑步及过度剧烈的球类活动。若发现手术后关节有红肿、疼痛现象,应主动求诊。

(2)骨折牢固固定后,要早期开始功能锻炼,促进骨愈合,增加患部血运。术后应定期随访,适当口服促进血运的中药和钙剂,预防骨折处缺血的发生。

(3)因为相关疾病必须应用激素时,要掌握短期适量的原则,并配合扩张血管药、维生素D、钙剂等,切勿不听医嘱自作主张,滥用激素类药物。

(4)应改掉长期酗酒的不良习惯或戒酒,脱离致病因素的接触环境,清除酒精的化学毒性,防止酒精吸收。

(5)对职业因素如深水潜水员、高空飞行员、高压工作环境中的人员,应注意劳动保护及改善工作条件,确已患病者应改变工种并及时就医。

(6)饮食上应做到不吃辣椒,不过量饮酒,不吃含有激素类成分的食物,注意增加钙的摄入量,多食新鲜蔬菜和水果。多晒太阳,适度活动。

二、康复评定

(一)评定内容

1.肢体长度及周径测量

骨折后,肢体的长度和周径可能发生变化,测量肢体长度和周径是必要的。

(1)肢体长度的测量:上肢和下肢分别测量。下肢长度有真性长度和假性长度之分。假性长度指从脐到内踝间的距离。假性长度的测量方法在临床上并不常用,常常使用的方法是下肢真性长度的测量。下肢真性长度的测量方法是用皮尺测量髂前上棘通过髌骨中点至内踝(最高点)的距离。测量时可以测量整个下肢长度,也可分段测量大腿长度和小腿长度。大腿长度是指从髂前上棘至膝关节内侧间隙的距离。而小腿长度是指从膝关节内侧间隙至内踝的距离。

(2)肢体周径的测量:进行肢体周径测量时,必须选择两侧肢体相对应的部位进行测量。为了解肌肉萎缩的情况,以测量肌腹部位为佳。测量时用皮尺环绕肢体已确定的部位1周,记取肢体周径的长度。患肢与健肢同时测量进行对比,并记录测量的日期,以便康复治疗前后疗效对照。下肢测量常用的部位是测量大腿周径时取髌骨上方10 cm处,测量小腿周径时,取髌骨下方10 cm处。

2.肌力评定

发生骨坏死后,由于疼痛等原因肢体活动减少,常发生肌肉萎缩,肌力下降。肌力检查是判定肌肉功能状态的重要指标,常用徒手肌力评定(MMT)法,主要检查坏死骨周围肌群,上肢有三角肌、肱二头肌、腕屈伸肌,下肢有股四头肌、腘绳肌、胫前肌、小腿三头肌等。也可采用等速肌力测试。

3.关节活动度评定

检查患者关节活动范围是康复评定主要内容之一,检查方法常用量角器法,测量关节各方向的主、被动关节活动度。

4.步态分析

下肢骨坏死后,极易影响下肢步行功能,应对患者施行步态分析检查。步态分析的方法有临床分析和实验室分析。临床分析多用观察法、测量法等,实验室分析包括运动学分析和动力学分析。

5.下肢功能评定

下肢骨坏死,重点是评估步行、负重等功能。可用 Hoffer 步行能力分级、Holden 功能步行分类。

6.神经功能评定

常检查的项目有感觉功能检查、反射检查、肌张力评定等。

7.疼痛评定

通常用 VAS 法评定疼痛的程度。

8.平衡功能评定

常用的量表主要有 Berg 平衡量表,Tineti 量表,以及"站起-走"计时测试。

9.日常生活活动能力评定

常用改良 Barthel 指数和功能独立性评定。

10.骨坏死治疗效果的评定

骨坏死治疗效果缺乏统一的标准。有研究者提出了成人股骨头缺血性坏死疗效评价标准(草案),该评价标准包括临床评价(60 分)和 X 线评价(40 分)两个部分,满分为100 分,故又称为百分法成人股骨头缺血性坏死疗效评价法。

成人股骨头缺血性坏死的疗效评价法(百分法)为临床评价(60 分)+X 线评价(40 分)=100(分)。

(二)注意事项

评定需在详细了解病史、全面检查患者的基础上进行,切忌只顾局部,不看整体,或单凭X 线片做出草率诊断或评估。评定要在治疗前、中、后分别进行,并需粗略了解患者手术情况。随着康复的进程,康复评定的内容应有所侧重和调整。

三、康复治疗

康复治疗对促进坏死区骨质修复、改善关节功能、加强关节塑形、提高患者生活质量、降低致残率等有较好的作用。

(一)目的和原则

1.康复治疗目的

防止组织粘连、肌肉萎缩、关节僵直,改善患病关节的功能状态,重塑坏死的骨组织。

2.康复治疗原则

(1)尽早开始功能训练,并以不负重训练为主。

(2)坚持长期训练,循序渐进,防止暴力训练。

(3)根据患者的不同病情将训练个体化。

(4)主动训练为主,被动训练为辅。

(5)防止训练中再次损伤。

(6)局部训练与全身训练有机结合。

(二)康复治疗方法

(1)康复知识宣传教育:对骨坏死要早诊断、早发现、早治疗。

(2)避免负重:包括部分负重及不负重,应该病侧扶拐,减少病髋的负重。应用于塌陷前的股骨头坏死,即 Ficat Ⅰ期及Ⅱ期时效果更好一些。

(3)牵引:可缓解股骨头压力、减轻疼痛、促进血液循环。在卧床休息的同时,配合牵引治疗是一种较好的辅助治疗措施,牵引重量一般为体重的 10% 左右。牵引时间为 30~60 分钟,每天3 次,80 天为 1 个疗程。牵引患者可进行以下运动:①利用床上吊环,屈曲健膝关节,用健足蹬床,保持患肢在牵引下抬高臀部运动,每次 5 遍,要求保持整个臀部平衡,不能歪斜,抬离床面15°~30°;②利用床上吊环抬高上身及扩胸运动,每次 10 遍,胸背部抬离床面>30°,训练每天3~4 次,由治疗师演示、指导、协助完成。

(4)传统康复治疗方法:可使用针灸、推拿、药熏等。

(5)药物治疗:适用于早期股骨头缺血性坏死的患者,可采用非类固醇消炎剂,针对高凝低纤溶状态可用适量肝素、阿仑膦酸钠等防止股骨头塌陷,以及扩血管药物,止痛药物等。可用相应中药治疗,采取辨证施治,服用一些促进骨愈合的药物来促进骨生长,增加骨密度,恢复血运,加速坏死骨的修复。

(6)物理因子治疗:①超短波,患部对置或并置,微热或温热量,每次 15~20 分钟,每天1 次,15~20 次为 1 个疗程。②磁疗,脉冲电磁疗法或旋磁疗法,患区局部,每次 20 分钟,每天1 次,15~20 次为1 个疗程。③红外线,患区局部照射,距离 30 cm 左右,温热感,每次 20~30 分钟,每天 1 次,④毫米波,患区局部照射,每次 30 分钟~1 小时,每天 1 次,15~20 次为 1 个疗程。⑤低频调制的中频电疗,患区对置,选用止痛或改善血液循环的处方,每次 15~20 分钟,每天1 次,15~20 次为 1 个疗程。⑥冲击波疗法,适应证为 Ficat Ⅰ期、Ⅱ期及Ⅲ期病例。病程超过 6 个月时,Ficat Ⅰ期、Ⅱ期效果较Ⅲ期为佳,要求局部软组织无明显感染及无全身禁忌证。

(7)患肢股四头肌等长收缩练习:保持 10 秒,放松 5 秒,由每天 10 次开始,每次 15~20 遍,逐渐增加。足趾伸、屈及踝关节跖屈、背伸练习,特别强调踝的背伸运动。

健侧下肢和双上肢各关节的主动活动及抗阻运动,每天 3~4 次,每次 10~15 分钟,或以有轻度疲劳感为度。

(8)鼓励患者进行患肢足、踝、膝关节主动运动。其间可用 CPM 做髋、膝关节的被动功能锻炼,从 30°开始逐渐增加到 90°,每天 2 次,每次 1~2 小时。腘绳肌、臀大肌伸髋、伸膝位等长收缩,每次 10~20 遍,每天 2~3 次。还可进行抬高臀部运动、扩胸运动等。

开始定时给患者行按摩(由足趾向上轻柔按摩),患者可取半卧位。

(9)仰卧位主动屈、伸髋、膝关节,0°~30°膝关节等张伸直练习,末端保持 10 秒,放松 5 秒。忌屈髋>90°。每次 10~20 遍,每天 2~3 次。让患者半卧位,以防坠积性肺炎及心肺功能障碍,注意测血压、心率。

继续桥式运动,末端保持 10 秒,放松 5 秒。

悬吊髋外展位髋内收肌及外展肌的等长收缩,保持 10 秒,放松 5 秒,以上动作每次重复10~20 遍,每天 2~3 次。

坐位水平移动:向患侧移动时,先患肢外展,再手及健足支撑移动臀部向患侧。向健侧移动时相反。治疗师注意协助患者保持患肢外展位屈髋90°。每次 5~10 遍,每天 2~3 次。

(10)站立训练:①外展训练,由被动-助力-完全主动。注意不可髋内旋,末端保持 10 秒;

②屈髋、屈膝训练,注意身体直立,屈髋<90°,不可内旋;③髋后伸训练,注意身体直立,不可内旋,末端保持10秒。

(11)助行器步行训练:根据骨折愈合和内固定情况,鼓励患者使用助行器,不负重行走,宜采用渐进式,早期不易久站,下肢使用弹力绷带包扎。注意转身时应先向转身侧迈出一步,移动助行器,再跟上另一侧肢体。内固定患者若扶双拐,则采用四点步训练,可足尖点地步行,每次50~100 m,每天2~3次。

情况良好者可进行单拐三点步训练和上、下楼梯训练:上楼梯时顺序为健肢、患肢及拐;下楼梯时患肢、拐、健肢。

进行使用穿袜器及拾物器的训练,给予家庭环境改造的建议。

(12)2周后改为主动活动为主,活动范围逐渐增大,术后4周时接近正常活动范围。床上坐起:逐渐坐起,让患者渐取坐位和缓慢翻身。继续增加髋与膝的主动屈伸运动,避免引起明显疼痛。继续肌力及步行练习:注意步行的速度、耐力、楼梯及斜坡技巧。必要时行被动牵伸及水疗。辅以日常生活活动训练及辅助具使用。

(13)逐渐负重:逐渐增加下肢内收、外展的主动运动,股四头肌抗阻力练习,恢复膝关节伸屈活动的练习。增加下蹲站起训练、马步练习。进行本体感觉和功率自行车的训练。

3个月至半年后视骨坏死情况,从双拐而后用单拐做部分负重的步行训练,再到大部分负重行走。待X线摄片显示骨折已愈合,无股骨头坏死,方可弃拐行走。

(14)支具的使用:骨折及软组织损伤严重时,可考虑使用支具将肢体保持在功能位。

(15)心理指导:把心理康复作为功能康复的枢纽,以心理康复促进和推动功能康复。

(三)康复具体方法

1.对患侧肢体进行减重练习

(1)侧卧,可以使用悬吊带,做髋关节前屈、后伸动作,动作缓慢,每个动作20~30次为1组,2~4组连续练习,组间休息30秒。

(2)仰卧,可以使用悬吊带,做髋关节外展、内收动作,动作缓慢,每个动作20~30次为1组,2~4组连续练习,组间休息30秒。

2.髋关节活动度训练

(1)屈髋分合:仰卧位,双手置于体侧,双足不离床面,屈膝屈髋45°,以双足为轴心,以膝为主,带动大腿向两侧尽量分开,使髋关节充分舒展,然后回位,幅度逐渐增加,每次5~10分钟。

(2)内外旋转练习:仰卧位,双腿伸直,双足分开与肩等宽,双手置于体侧,以双足跟为轴心,双足尖及腿做内旋、外旋活动,每次5~10分钟。

(3)展髋开合法:仰卧位,双腿伸直并拢,分腿尽量外展,再并拢,动作要慢,每次5~10分钟。

(4)屈膝动髋法:仰卧位,两腿轮流屈、伸膝关节,左腿屈时,右腿要尽量伸直,足跟贴床。反复活动20~30次。

(5)抱膝法:仰卧位,患肢屈髋、屈膝,双手叉指合掌抱住小腿近端前方,反复屈肘向上拉与主动屈髋运动相结合,加大屈髋力量及幅度,持续3~5分钟,次数、幅度逐渐增加。

(6)空蹬屈伸法:仰卧位,双手置于体侧,双腿向上伸直,然后双腿交替屈髋屈膝,使小腿悬于空中,像蹬自行车一样运动,以屈曲髋关节为主,幅度、次数逐渐增加。

(7)患肢摆动法:仰卧位,双腿伸直,双手置于体侧,患肢直腿抬高或抬高到一定限度,做内收、外展活动,重复8~10次。

(8)直腿后伸法:俯卧位,双腿伸直,双手置于胸前上方,单腿后伸,双侧交替。重复 8～10 次。尽力后伸,动作缓慢,逐渐加大幅度、次数。

(9)蹬车活动法:患者稳坐于功能锻炼车,如蹬自行车行驶一样,动作缓慢,速度逐渐加快。

(10)坐位屈髋法:患者正坐于床边或椅子上,双下肢自然分开,患腿反复做屈髋屈膝运动。重复 8～10 次。

3.肌力练习

肌力练习可预防及治疗肌无力,避免肌肉萎缩,使关节肌力、稳定性增强,具有关节保护作用,防止向骨关节炎进展;同时还具有缓解疼痛及改善关节功能的作用。

(1)仰卧,屈膝屈髋 20～30 次为一组,以轻微疼痛为限,2～4 组连续练习,组间休息 30 秒。

(2)仰卧,直腿抬高 20～30 次为一组,以轻微疼痛为限,2～4 组连续练习,组间休息 30 秒。

(3)侧卧,大腿外展 20～30 次为一组,以轻微疼痛为限,2～4 组连续练习,组间休息 30 秒。

(4)俯卧,大腿后伸 20～30 次为一组,以轻微疼痛为限,2～4 组连续练习,组间休息 30 秒。

(四)注意事项

(1)了解患病关节的运动范围及明确关节运动受限的原因。

(2)检查运动范围内的疼痛部位及明确运动受限的直接原因。

(3)根据骨坏死的分期、类型、骨关节周围软组织的功能受限程度及体质,选择适宜的锻炼方式和方法。

(4)尽早开始功能锻炼,关节运动要慢慢进行,绝不可粗暴,注意患者的疼痛反应和逃避现象。

(5)功能锻炼应以主动为主,被动为辅,主动、被动锻炼相结合,且动作要协调,适当增加一些抗阻力锻炼。

(6)运动量应由小到大,由少到多,循序渐进,逐步增加,以第二天不感到疲劳为度。

(7)并发骨关节炎患者因运动所致的疼痛以在 1 小时内消失为度。

(8)指导正确扶拐。运用拐杖保护性负重,可以减轻患肢负荷,是减轻症状、延缓骨结构损害的最好措施。

(9)锻炼要持之以恒,康复工作者应给予及时、正确的指导。

(五)随诊

数天内拍 X 线片复查,然后每 2～3 个月复查摄片 1 次。骨折愈合后仍应继续随诊,每 6～12 个月复查 1 次,直至术后第 5 年。

(杨　云)

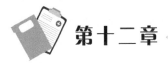

第十二章

中医治未病

第一节　春季疾病防治

春三月，从立春到立夏前，包括立春、雨水、惊蛰、春分、清明、谷雨六个节气。春为一年四季之首，乃万象更新之始，春回大地，天气由寒转暖，是阳气升发的季节。正如《素问·四气调神大论》所云："春三月，此谓发陈。天地俱生，万物以荣。"自然界各种生物萌发生育，一派欣欣向荣的景象。所以，春季养生在起居、情志、饮食、运动锻炼诸方面，都必须顺应春天阳气升发，万物萌发向上的特点，以保持内环境的相对平衡。注重保护阳气，着眼于一个"生"字。

一、起居调养

春回大地，春天人体的阳气开始趋向于表，皮肤腠理逐渐舒展，肌表气血供应增多而肢体反觉困倦，故有"春眠不觉晓，处处闻啼鸟"之说。《素问·四气调神大论》曰："春三月……夜卧早起，广步于庭，被发缓形，以使志生……此春气之应，养生之道也。"指出人们春季起居养生，应该晚睡早起。早晨起床，披散长发，舒缓形体，在庭院中信步漫行；晚睡，多沐浴春日暖暖的阳光，使身心感到舒畅，以顺应春季升发之气。

春季阳气始升，气候变化较大，极易出现乍寒乍暖的情况，加之人体肌表腠理开始变得疏松，对于外邪的抵抗能力有所减弱，所以，此时不宜过早脱去棉衣，特别是年老体弱者减脱冬装尤应审慎，不可骤减。对此，早在《千金要方》就有告诫，主张春天衣着宜"下厚上薄"，既养阳又收阴。《老老恒言》亦有类似的记载："春冻未泮，下体宁过于暖，上体无妨略减，所以养阳之生气。"我国民间历来有"春捂秋冻"之说，确为春季养生经验之谈。否则，过早脱去棉衣极易受寒，易患流感、上呼吸道感染、气管炎、肺炎等呼吸系统疾病。因此春季必须注意保暖御寒，做到随气温变化而增减衣服，使身体适应春天气候变化的规律。

二、情志调节

春属木，与肝相应。肝主疏泄，在志为怒，恶抑郁而喜调达。故春季养生，在情志方面，切勿暴怒，更忌精神忧郁，要加强精神修养，用积极向上的态度对待任何事情，做到心胸开阔，乐观豁达，精神愉快。如《类修要诀》指出："戒怒暴以养其性，少思虑以养其，省言语以养其气，绝私念以养其心"。在对待自然界万物态度方面,亦如《素问·四气调神大论》所言:"生而勿杀,予而勿夺,赏而勿罚",即要培养热爱大自然的良好情怀和高尚品德,对自然万物多加关爱,注意保护。所以我国古代就有春季"禁伐木,毋覆巢杀胎夭"(《淮南鸿烈·时则篇》)之戒。在春光明媚,风和日丽,鸟语花香的春天,踏青问柳,登山赏花,临溪戏水,行歌舞风,陶冶性情,使自己的精神情志与春季的大自然相适应,充满勃勃生机,以利春阳之生发。

三、饮食调养

《素问·藏气法时论》言:"肝主春……肝苦急,急食甘以缓之……肝欲散,急食辛以散之,用辛补之,酸泻之。"肝旺于春,与春阳生发之气相应,喜条达疏泄;肝木太过则易克伐脾土,影响脾胃的消化功能。酸味入肝,具收敛之性,不利于阳气的生发和肝气的疏泄;而甘味补脾培中,故春季宜食辛甘发散之品,而不宜食酸收之味。《摄生消息论》曾言:"当春之时,食味宜减酸增甘,以养脾气。"《金匮要略》亦有"春不食肝"之说,以防肝木太过而克伐脾土。

一般而言,为适应春天阳气升发和肝之疏泄的需要,春季在饮食上应遵循上述原则,适当食用辛温升散或辛甘发散类食物,如麦、枣、葱、花生、香菜等。但也不能矫枉过正,过用辛辣和发散,可使腠理开泄过度,给病邪打开方便之门,民谚有"春忌麻黄夏忌苏""茼蒿、芥菜,吃了痒难忍"之说,许多医家对这种看法也是肯定的。如《食医心镜·食五辛以避厉令》说:"是月(三月)节五辛,以避厉气,五辛,葱、蒜、韭、薤、姜是也。"《云笈七签》也曰:"是月(三月)勿发汗以养脏气……令人发疮毒热病。"金元时名医李东垣对此作了明确的解释:"蒜、韭、姜、醋、大料物之类,皆大力发散之品,都易耗伤,不宜多服、久服。"

春天,气候开始由寒转暖,雨水增多,适宜万物生长,同时也适合细菌滋生,而这时人们经过一冬的蛰居斗室,体内多有积热,人体抵抗力减弱,各种旧疾便易发作出来,邪气也易乘虚而入,所以人们说春天是多发病的季节,为适应这种气候所造成的体质状况,我国饮食养生学还主张春天"宜净膈去痰水,小泄皮肤微汗,以散玄冬蕴伏之气"。宜食散寒、祛风的屠苏酒、防风粥等食物,少食过于辛温燥辣的食物,特别是有肝病的人更应注意。《养余月令》记载得很是详细:"春日宜用芡实粥……益精气,强智力,灵耳目。""有地黄粥以补虚。""怀山药粥补肺肾,固肠胃。""防风粥……以去四肢风。""茯苓粥,健脾安神,治欲睡不得睡。""白木耳粥,补肺阴、肺虚、咯血、劳咳、潮热。"

四、运动锻炼

为了适应春天阳气升发的需要,可结合自己的身体条件,选择合适的运动方式,如玩球、跑步、打拳、做操等,形式不拘,灵活掌握。运动锻炼最好到空气清新的地方,如公园、广场、树林、河边、山坡等处进行。

放风筝是春日里一种非常有益的而有趣的娱乐体育活动。放风筝有起步、小跑、带线等动作,急缓相间,对身体极为有益,其乐无穷。对此古人早有体会。宋代李石的《续博物志》记载:"春日放鸢,引线向上,令小儿张口而视,可以泄内热。"在锻炼身体之时,也愉悦了心神,舒畅了情怀。

五、防病保健

初春,由寒转暖,温热毒邪开始活动,致病的微生物细菌、病毒等,随之生长繁殖。因而风温、春温、温毒、瘟疫等,包括现代医学所说的流感、肺炎、麻疹、流脑、猩红热等传染病多有发生、流行。预防措施,一是讲卫生,除害虫,消灭传染源。二是多开窗户,使室内空气流通。三是加强保健锻炼,提高机体的防御能力。根据民间经验,在饮水中浸泡贯众(取未经加工的贯众约 500 g,洗净,放置于水缸或水桶之中,每周换药一次);或在室内放置一些薄荷油,任其挥发,以净化空气;另外,可按 5 mL/m² 食醋,加水一倍,关闭窗户,加热熏蒸,每周两次,对预防流感均有良效。用板蓝根 15 g、贯众 12 g、甘草 9 g,水煎,服一周,预防外感热病效果也佳。每天选足三里、风池、迎香等穴做保健按摩两次,能增强机体免疫功能。此外,注意口鼻保健,阻断温邪上受首先犯肺之路,亦很重要。

(杨 云)

第二节 夏季疾病防治

夏天,指阴历 4 月至 6 月,即从立夏之日起,到立秋之日止。其间包括立夏、小满、芒种、夏至、小暑、大暑等六个节气。在一年四季中,夏季是一年里阳气最盛的季节,气候炎热而生机旺盛,对于人来说,此时是新陈代谢旺盛的时期。因此,夏季养生在起居情志饮食运动锻炼诸方面,都必须顺应夏天阳盛阴虚的特点,以保持内环境的相对稳定。

一、起居调养

《素问·四气调神大论》载:"夏三月……夜卧早起,无厌于日,使志无怒,使华英成秀……此夏气之应,养生之道也。"在夏季人们每天宜早点起床,以顺应阳气的充盈与盛实;要晚些入睡,以顺应阴气的不足。夏季多阳光,不要厌恶日长天热,仍要适当活动,以适应夏季的养长之气。

夏天,人体阳气外发,伏阴在内,气血运行亦相应地旺盛起来,并且活跃于机体表面。为适应炎热的气候,皮肤毛孔开泄,而使汗液排出,通过出汗,以调节体温,适应暑热的气候。汪绮石在《理虚元鉴》云:"夏防暑热,又防因暑取凉,长夏防湿",明确指出了夏季养生的基本原则。在盛夏防暑邪;在长夏防湿邪;同时又要注意保护人体阳气,防止因避暑过分贪凉而伤害了体内的阳气。

二、情志调节

《素问·四气调神大论》曰:"使志无怒,使华英成秀,使气得泄,若所爱在外,此夏气之应,养生之道也",意思是说,在夏天要使精神像含苞待放的花一样的秀美,并要切忌发怒,使机体的气机宣畅,通泄自如,情绪外向,呈现出对外界事物有浓厚的兴趣,这是适应夏季的养生之道。

夏日炎炎,往往令人心烦,而烦则更热,故宁心静神尤为重要。邱处机在《摄生消息论》说:"夏三月,欲安其神者",应"澄和心神,外绝声色,内薄滋味,可以居高,朗远眺望早卧早起,无厌于日,顺于正阳,以消暑气。"他还强调说,为了避免暑热,不仅宜在"虚堂、水亭、木阴等洁净而空敞之处"纳凉,更宜"调息净心,常如冰雪在心,炎热亦于吾心少减;不可以热为热,更生热矣"。此说极有见地,心静自然凉也。古有歌云:"避暑有要法,不在泉石间,宁心无一事,便到清凉山"。

长夏季节,以湿热为主,表现为气温高、湿度大、无风,早晚温度变化不明显,这种天易使人感到心胸憋闷,产生焦躁和厌烦情绪,诸如绘画、书法、雕刻、音乐、下棋、种花、集邮、钓鱼、旅游等娱乐项目,均能使人精神有所寄托,并能陶冶情感,从而起到移情养性、调神健身的作用。

三、饮食调养

《饮膳正要》曰:"夏气热,宜食菽以寒之,不可热也。"夏季气候炎热,暑热当令,心火易于亢盛,一般情况下,饮食上宜用寒凉清心泻火、解暑之物,如西瓜、香瓜、绿豆、赤豆、苦瓜之类;暑热出汗较多,可适当用些冷饮,补充水分,帮助体内散发热量,清热解暑。但切忌贪凉而暴吃冷饮、冰水、凉菜、生冷瓜果等,否则会使脾胃功能受到影响,甚至酿生疾病。老年人、小儿体质较弱,对于过热过冷刺激反应较大,所以更不可过贪冷饮之类。

夏季人体气血运行趋向体表,相对而言,消化道的气血供应减少,使脾胃的消化功能减弱,若暑热挟湿则更易伤及脾胃,致脾胃运化失司,升降失常,则会出现胸闷、纳呆、肢体困倦乏力、精神萎靡、大便稀薄等症状。因此夏季尤其是长夏,饮食又以清淡、少油腻、易消化为原则,也可适当选具有酸味、辛辣香气的食物,以开胃助消化,增强脾胃的纳运功能。

对于长夏季节的饮食,元代著名养生家邱处机主张应"温暖,不令大饱,时时进之……其于肥腻当戒"。也就是说,长夏的饮食要稍热一点,不要太寒凉;亦不要吃得太多,但在次数上可稍多一些,这对维持脾的健运非常有利。

夏季致病微生物极易繁殖,食物极易被污染而腐败、变质。这个季节是肠疾病多发高发的时际,因此要讲究饮食卫生,谨防"病从口入"。对于剩饭剩菜要回锅加热,经常使用的炊具、饭具、茶具等要经常消毒,妥善保管。

四、运动锻炼

夏天由于气温高、湿度大,给运动锻炼增加了困难。宋代陈直在《寿亲养老新书》收载了许多夏季健身措施:"午睡初足,旋汲山泉,拾松枝,煮苦茗啜之,随意读周易、国风……陶、杜诗、韩、苏文数篇。从容步山径、抚松竹,与麛犊共偃息于长林丰草间。坐弄流泉,漱齿濯足。"晚饭后,则"弄笔窗间,随大小作数十字,展所藏法帖、墨迹、画卷纵观之……出步溪边,邂逅园翁友,间桑麻、说粳稻、量晴核雨探节数,相与剧谈一俏。归而倚杖柴门之下,则夕阳在山,紫绿万状,变幻顷刻,悦可入目。"其中属于小劳的汲山泉,抬松枝;属于夏季旅游的步山径、抚松竹;属于戏水活动的弄流泉,漱齿濯足等。除健身外,读书习字、品茶吟诗、益友清谈和观景纳凉等,亦是有益于身体健康的夏季养生活动。此外,适合夏季养生的运动锻炼还有游泳、垂钓等。

日常运动还可在清晨或傍晚天气凉爽时进行室外运动锻炼,清晨起来应到公园、湖边、庭院等空气较为新鲜的地方活动,项目有广播操、气功、太极拳等。运动量要适度,不要过度疲劳;运动后会感到口渴,但不宜过量、过快进食冷餐或冷饮,以防胃肠血管急骤收缩,引起消化功能紊乱而出现腹痛、腹胀、腹泻。可适当喝些盐开水,最好洗个热水澡,既可消除疲劳,又使人感到格外舒服。

五、防病保健

(一)预防暑热伤人

夏季酷热多雨,暑湿之气容易乘虚而入易致疰夏、中暑等病,在夏令之前,可服补肺健脾益气之品,并少吃油腻厚味,减轻脾胃负担;进入夏季,宜服芳香化浊,清解湿热之方,如每天用鲜藿香叶、佩兰叶各10 g,飞滑石、炒麦芽各30 g,甘草3 g,水煎代茶饮。

如果出现周身乏力、头昏、胸闷心悸、注意力不集中、大量出汗、四肢发麻、恶心口渴等症状，是中暑的先兆。应立即将患者移至通风处休息，给患者喝些淡盐开水或绿豆汤，若用西瓜汁、芦根水、酸梅汤，则效果更佳。预防中暑的方法：合理安排工作，注意劳逸结合；避免在烈日下过度暴晒；注意室内降温；睡眠要充足；讲究饮食卫生。另外，防暑饮料和药物，如绿豆汤、酸梅汁、仁丹、十滴水、清凉油等，亦不可少。

（二）"冬病夏治"保健

从小暑到立秋称之"伏夏"，即"三伏天"，是全年气温最高，阳气最盛的时节。对于一些每逢冬季发作的慢性病，如慢性支气管炎、肺气肿、支气管哮喘、腹泻、痹证等阳虚证，是最佳的防治时机，即所谓的"冬病夏治"。其中，以老年性慢性支气管炎的治疗效果最为显著。具体方法：可内服中成药，也可外敷药于穴位之上。内服药，以温肾壮阳为主，如金匮肾气丸、右归丸等，每天2次，每次1丸，连服1个月。外敷药可以用白芥子20 g，延胡索15 g，细辛12 g，甘遂10 g，研细末后，用鲜姜60 g捣汁调糊，分别摊在6块直径约5 cm的油纸或塑料薄膜上，贴在双侧肺俞、心俞、膈俞或贴在双侧肺俞、百劳、膏肓等穴位上，以胶布固定。一般贴4～6小时，如感灼痛，可提前取下；局部微痒或有温热舒适感，可多贴几小时。每伏贴4次，每年3次，连续3年。可增强机体非特异性免疫力，降低机体的过敏状态。通过如此治疗，有的可以缓解，有的可以根除。对于无脾肾阳虚症状表现，但属功能低下者，于夏季选服苁蓉丸、八味丸、参芪精、固本丸等药剂，也能获得较好的保健效果。

（杨　云）

第三节　秋季疾病防治

秋三月，从立秋开始，到立冬之日止，历经处暑、白露、秋分、寒露、霜降六个节气，其中的秋分为季节气候的转变环节。《素问·四气调神大论》说："秋三月，此为容平，天气以急，地气以明。"时至金秋，自然界阳气渐收，阴气渐长，即"阳消阴长"的过渡阶段，人体的生理活动要适应自然界的变化，故体内的阴阳双方也随之由"长"到"收"改变。因此，秋季养生须注意保养内守之阴气，凡饮食起居、精神情志、运动锻炼等都离不开"养收"这一原则。

一、起居调养

《素问·四气调神大论》曰："秋三月……早卧早起，与鸡俱兴；使志安宁，以缓秋刑……此秋气之应，养收之道也。"意思是说，秋季七、八、九月，阴气已升，万物果实已成，自然界一派容态平定的气象。秋风劲急，物色清明，肃杀将至。人们要早睡，并且要早起，鸡鸣时即起；使志意安逸宁静，以缓和秋季肃杀之气的刑罚；应当收敛神气，以应秋气的收敛清肃；志意不要受外界干扰，以使肺气清静，这就是应秋季收敛之气、调养人体"收气"的道理。

自"立秋"节气以后，气候是处于"阳消阴长"的过渡阶段，《管子》指出："秋者阴气始下，故万物收。"人体的生理活动，随"夏长"到"秋收"，而相应改变。因此，秋季养生不能离开"收养"这一原则，也就是说，秋天养生一定要把保养体内的阴气作为首要任务。亦即"秋冬养阴"，秋冬阴气内收，为来年阳气生发奠定了基础。立秋至处暑，秋阳肆虐，温度较高，加之时有阴雨绵绵,湿气较重,天气以湿热并重为特点,故有"秋老虎"之说。"白露"过后,雨水渐少,天气干燥,昼热夜凉,气候寒热多变,稍有不慎,容易伤风感冒,许多旧病也易复发,被称为"多事之秋"。寒露过后,气温日趋下降,昼夜温差逐渐增大,北方冷空气会不断入侵,出现"一场秋雨一场寒"。如果到了深秋时节,遇天气骤变,气温明显下降,阴雨霏霏,仍是薄衣单裤,极易受到寒冷的刺激,导致机体免疫力下降,引发感冒等病,特别是患有慢性支气管炎、哮喘、慢性阻塞性肺病、心脑血管病、糖尿病等病的中老年人,若不注意天气变化,防寒保暖,一旦受凉感冒,极易导致旧病复发。因此,要顺应秋天的气候变化,适时地增减衣服,做到"秋冻"有节,与气候变化相和谐,方能维系身体健康。

二、情志调节

宋代养生家陈直说:"秋时凄风惨雨,老人多动伤感,若颜色不乐,便须多方诱说,使役其心神,则忘其秋思。"秋日自然界的萧瑟景象,使人易于触景生情,尤其是对于老年人来说,更易在他们心中引起萧条、凄凉、垂暮之感,勾起忧郁的心绪。《红楼梦》中曹雪芹也有"已觉秋窗愁不尽,那堪秋雨助凄凉"的动人诗句。那么,怎样克服这种情况呢?第一,要让阳光围绕着你,在工作场所,要争取照明充分;第二,当情绪不好时,最好的方法是转移一下注意力,去参加体育锻炼,如打太极拳、散步等,或参加适当的体力劳动,用肌肉的紧张去消除精神的紧张,运动能改善不良情绪,使人精神愉快。有条件的最好去旅游,去游山玩水,因为游山使人开朗,玩水使人宠怡,泛舟水中,怡然自得,年轻的攀山登岩,历练意志。此外,还可采取琴棋书画易情法,正如吴师机在《理论骈文·略言》里说:"七情之病也,看书解闷,听曲消愁,有胜于服药者矣。"因此,当处于"秋风秋雨秋愁时",可以听一听音乐,欣赏一下戏剧,或观赏一场幽默的相声,这样,苦闷的情绪也随之而消。

三、饮食调养

《素问·藏气法时论》载:"肺主秋……肺欲收,急食酸以收之,用酸补之,辛泻之。"酸味收敛补肺,辛味发散泻肺,秋天宜收不宜散。所以,饮食上尽可能少食葱、姜等辛味之品,适当多吃一些酸味果蔬。秋时肺金当令,肺金太旺则克肝木,故《金匮要略》又有"秋不食肺"之说。

每年自秋分到立冬,天气少雨,气压高,空气干燥,为燥气当令之时,外界的燥气容耗伤人体的阴津,使人出现一派"燥"象。如感受秋燥,易患感冒;秋燥再多食辛辣之品便会出现喉痒、呛咳等咽喉炎的表现;某些疾病在秋燥的影响下,也易复发或加重,如支气管扩张、肺结核等,此时咳嗽、咳痰、咯血等症状加重;还有平素胃热而阴津不足的人,容易发生大便干结,同时出现目赤、口舌生疮、烦躁不安等一系列症状。为防止秋燥对人体带来不良影响,在饮食上宜养阴润燥润肺为法。

《饮膳正要》曰:"秋气燥,宜食麻以润其燥",《瞿仙神隐书》主张入秋宜食生地黄粥,以滋阴润燥,皆说明"润其燥"是秋季饮食养生之大法。具体来说,首先要多喝开水、淡茶、果汁饮料、豆浆、牛奶等流质,以养阴润燥,弥补损失的阴津;其次多吃新鲜蔬菜和水果。秋燥最易伤人的津液,多数蔬菜、水果性质寒凉,有生津润燥、清热通便之功;蔬菜水果含有大量的水分,能补充人体的津液。果蔬富含维生素 C 及无机盐、纤维素,可以改善燥气对人造成的不良影响。另外,还可多吃些蜂蜜、百合、莲子、芝麻、木耳、银耳、冰糖等清补润燥之品,以顺应肺脏的清肃之性。

四、运动锻炼

金秋时节,天高气爽,是运动锻炼的大好时机。在秋天"养收"的时候,因人体的生理活动也随自然环境的变化处于"收"的阶段,阴精阳气都处在收敛内养的状态,故运动养生也要顺应这一原则,即不要做运动量太大的项目,以防汗液流失,阳气伤耗,尤其是老年人、小儿和体质虚弱者。随着天气逐渐转冷,运动量可适当增加,在严冬来临之前,体质会有明显提高,大大增强抗寒耐冻的能力。

五、防病保健

秋季是肠炎、痢疾、疟疾、乙脑等病的多发季节。预防工作显得尤其重要。要搞好环境卫生,消灭蚊蝇。注意饮食卫生,不喝生水,不吃腐败变质和被污染的食物。群体大剂量投放很重要,如板蓝根、马齿苋等煎剂,对肠炎、痢疾的流行可起到一定的防治作用;为防治乙脑则应按时接种乙脑疫苗。

秋季总的气候特点是干燥,故常称之为"秋燥"。燥邪伤人,容易耗人津液,常见口干、唇干、鼻干、咽干、舌上少津、大便干结、皮肤干,甚至皲裂。预防秋燥除适当多服一些维生素外,还应服用宣肺化痰、滋阴润燥的中药,如沙参、西洋参、杏仁、川贝等,对缓解秋燥多有良效。

(杨　云)

第四节　冬季疾病防治

冬三月,从立冬至立春前,包括立冬、小雪、大雪、冬至、小寒、大寒六个节气,是一年中气候最寒冷的季节。草木凋零、冰冻虫伏,是自然界万物闭藏的季节,人的阳气也要潜藏于内。因此,冬季养生的基本原则为"藏"。由于人体阳气闭藏后,人体新陈代谢相应就较低,因而要依靠生命的原动力"肾"来发挥作用,以保证生命活动适应自然界变化。冬季时节,肾脏功能正常,则可调节机体适应严冬的变化,否则,即会使新陈代谢失调而产生疾病。因此,冬季养生很重要的一点是"养肾防寒"。

一、起居调养

冬季起居调养,《素问·四气调神大论》曾有详细的描述"冬三月,此为闭藏,水冰地坼,无扰乎阳;早卧晚起,必待日光……去寒就温,无泄皮肤,使气亟夺,此冬气之应,养藏之道也。"指出冬季的起居养生,宜早睡晚起,最好等待日出以后活动,以免扰动阳气;还要注意防寒保暖,护阳固精。否则《千金方·道林养性》也说:"冬时天地气闭,血气伏藏,人不可作劳汗出,发泄阳气,有损于人也。"在寒冷的冬季里,不应当扰动阳气,破坏阴成形大于阳化气的生理现象。因此,要早睡晚起,日出而作,以保证充足的睡眠时间,以利阳气的潜藏,阴精的积蓄。

实践证明,人体的许多疾病都与季节和天气变化有关。在严冬由于气温下降,冷空气刺激使呼吸道抵抗力下降,易致一些慢性气管炎急性发作;若气温骤降或寒潮来临,还会使心血管病患者感到胸闷、气短、头晕、恶心和全身不适,可能会诱发心肌梗死和中风;流行性感冒的发生和流行与冷空气的袭击也有密切关系。所以在冬季,一定要适时增减衣物,注意防寒保温,防止各种疾病的发生。

在性生活方面,也应注意顺应自然界主收主藏的规律,节制房事,蓄养阴精,性生活应审慎安排,适中为度。若一味恣情纵欲,则会折年损寿。

二、情志调节

为了保证冬令阳气伏藏的正常生理不受干扰,首先要求精神安稳,正如《素问·四气调神大论》:"冬三月,此为闭藏…使志若伏若匿,若有私意,若已有得"所说,使神藏于内。其次还要学会及时调摄不良情绪,当处于紧张、激动、焦虑、抑郁等状态时,应尽快恢复心理平静。同时,在冬季还要防止季节性情感失调症的发生。所谓季节性情感失调症,是指一些人在冬季易发生情绪抑郁、懒散嗜睡、昏昏沉沉等现象,并且年复一年地出现。这种现象多见于青年,尤其是女性。预防的方法是多晒太阳以延长光照时间,这是调养情绪的天然疗法。

三、饮食调养

冬季饮食调养,应当遵循"秋冬养阴""无扰乎阳"的原则,既不宜生冷,也不宜燥热,适宜用滋阴潜阳、热量较高的膳食。

冬月天寒地冻,人体的阴精秘藏,阳气不致妄泄,脾胃的功能每多健旺,是营养物质易于蓄积的最佳时机。一般而言,在秋冬季节,尤其是寒冬,应防寒保暖,多吃温热之物及血肉有情之品,如羊肉、鸡肉、鹿肉等,以达温阳则阴不穷。而素体阴亏者,宜进食养阴滋液之品,如阿胶、龟肉、兔肉、鳖肉、鸭肉、猪肉、鳗鲡鱼、木耳、银耳等,使阴阳协调平和,生化无穷。

某些慢性病患者,如虚劳、中风等,可根据节令时间进行调理。对阳虚者,在"冬至一阳生"之时,乘势给以养阳之药、食;对阴虚者则在"夏至一阴生"之时,给予养阴之药、食。这是养阳以配阴,滋阴以涵阳的方法,可收事半功倍之效。

从饮食五味与脏腑的关系而言,《素问·藏气法时论》记载:"肾主冬……肾欲坚,急食苦以坚之,用苦补之,咸泻之。"因冬季是肾主令之时,肾主咸味,心主苦味,咸能胜苦。所以饮食之味宜减咸增苦以养心气,使肾气坚固。

四、运动锻炼

俗话说:"冬天动一动,少生一场病;冬天懒一懒,多喝药一碗。"事实证明,冬季多参与室外活动,使身体受到适当的寒冷刺激,可使心脏跳动加快,呼吸加深,体内新陈代谢加强,身体产生的热量增加,有益健康。

冬日虽寒,仍要持之以恒进行自身锻炼,但要避免在大风、大寒、大雪、雾露中锻炼。在冬日早晨,由于冷高压的影响,往往会发生逆温现象,即上层气温高,而地表气温低,大气停止上下对流活动,工厂、家庭炉灶等排出的废气,不能向大气层扩散,使得户外空气相当污浊,能见度大大降低。有逆温现象的早晨,在室外进行锻炼不如室内为佳。

五、防病保健

冬季是进补强身的最佳时机。进补的方法有两类:一是食补,一是药补,两者相较,"药补不如食补"。不论食补还是药补,均需根据体质、年龄、性别等具体情况分别对待,有针对性,方能取效。

　　冬季是麻疹、白喉、流感、腮腺炎等疾病的好发季节,除了注意精神、饮食运动锻炼外,还可用中药预防,如大青叶、板蓝根对流感、麻疹、腮腺炎等均有预防作用;黄芩可以预防猩红热;兰花草、鱼腥草可预防百日咳;生牛膝能预防白喉。这些方法简便有效,可以酌情采用。

　　冬寒也常诱发疾病,如支气管哮喘、慢性支气管炎、心肌梗死、脑血管病,以及痹证等,多因感寒而诱发加重。因此,防寒护阳,是至关重要的。同时,也要注意颜面、四肢的保健,防止冻伤。

(杨　云)

参 考 文 献

[1] 陈燕清.解密中医节气养生[M].北京:中国中医药出版社,2022.

[2] 尹艳,李全.实用中医健康管理学[M].北京:科学出版社,2022.

[3] 白极,郭新宇,张文征.趣味中医诊法[M].北京:中国医药科技出版社,2022.

[4] 左媛媛,方雯玉,王进进.中医与芳疗[M].昆明:云南科技出版社,2022.

[5] 赵理明,赵小宁,赵培栋.中医古今诊法集萃[M].沈阳:辽宁科学技术出版社有限责任公司,2022.

[6] 杜革术.中医临床诊断与治疗技术[M].西安:陕西科学技术出版社,2022.

[7] 焦宏官,丁然,吕冰清.肝病中医诊疗规律研究[M].北京:科学技术文献出版社,2022.

[8] 马有度,刘世峰,何冠,等.中医百病防治养[M].北京:中国医药科技出版社,2022.

[9] 王晓军.水中中医运动疗法[M].北京:北京体育大学出版社,2022.

[10] 李淳.中医特效处方大全[M].北京:中医古籍出版社,2022.

[11] 郭恒怡.中医实证芳疗全书[M].北京:中国轻工业出版社,2022.

[12] 韩平.慢性筋骨疾病的中医治疗与养护[M].北京:中国中医药出版社,2022.

[13] 郭长青,谢汶珊,郭妍,等.中医脐疗[M].北京:中国医药科技出版社,2022.

[14] 李合国,王治英,尹国有.便秘中医调治问答[M].北京:中国医药科技出版社,2022.

[15] 徐文兵.中医的常识[M].南昌:江西科学技术出版社,2022.

[16] 范圣华,王云涛,谌海燕.意象思维与中医临床[M].北京:人民卫生出版社,2022.

[17] 叶秀珠,梅煜川.叶氏中医心病真传[M].北京:人民卫生出版社,2022.

[18] 麦建益,何锦雄,马拯华,等.常见病中医诊断与治疗[M].开封:河南大学出版社,2022.

[19] 郭长青,周莺莺,郭妍,等.中医皮肤针疗法[M].北京:中国医药科技出版社,2022.

[20] 张东方,税丕先,刁云鹏,等.中医药学概论[M].武汉:华中科学技术大学出版社,2022.

[21] 武建设.一看就懂中医入门[M].南京:江苏凤凰科学技术出版社,2022.

[22] 王家兰,杨茜.中医临床护理健康教育[M].昆明:云南科技出版社,2022.

[23] 任志浪.任光裕老中医临床六十六年医案录[M].太原:山西科学技术出版社,2022.

[24] 周春祥,吴颢昕,王忠山,等.中医经典大讲堂讲义[M].北京:北京华世优图文化发展有限公司,2022.

[25] 李其信,黄娜娜,曾令斌,等.实用中医疾病诊疗学[M].开封:河南大学出版社,2022.

［26］张贵民,严冬.中医食养知要［M］.北京:中国医药科技出版社,2022.

［27］李淳.中医经典处方大全［M］.北京:中医古籍出版社,2022.

［28］周鸿艳.中医传承史略［M］.北京:化学工业出版社,2022.

［29］李家雄,郑艳,迟辉芳.图解中医诊断学［M］.沈阳:辽宁科学技术出版社有限责任公司,2022.

［30］刘志勇.新编中医诊治学［M］.郑州:河南大学出版社有限责任公司,2022.

［31］李琨.实用中医养生学［M］.北京:中国纺织出版社,2022.

［32］魏明刚.中医肾脏病学［M］.苏州:苏州大学出版社,2022.

［33］毕鸿雁,李刚,李念虎.中医导引临床手册［M］.济南:山东科学技术出版社,2022.

［34］胡钰颖,高菲,高娟.中医儿科学［M］.上海:上海交通大学出版社,2022.

［35］衡先培.中医老年衰弱学［M］.成都:四川科学技术出版社,2022.

［36］丛慧芳.传承中医精华 构建中医思维的几点思索［J］.中国毕业后医学教育,2022,6(3):207-211.

［37］王永炎.加强中医基础理论研究推动中医药事业发展［J］.中国中医基础医学杂志,2022,28(1):3-5.

［38］詹杰,傅巧瑜,王章林,等.当代中医病势概念的演变［J］.中国中医基础医学杂志,2022,28(6):868-871.

［39］王艳英,马堃,费飞.基于中医传承辅助系统挖掘名老中医治疗围绝经期失眠的用药规律［J］.中国医药导报,2022,19(14):154-157.

［40］李莎莎,程趁娜,佟琳,等.中医妇科古籍书目计量分析及思考［J］.中国中医药图书情报杂志,2022,46(5):15-20.